JN433946

소수치 잔존 증례의 치료

소수치 잔존 증례의 치료

Nagata Syozo (永田省藏) 저

한 금 동·최 진 역

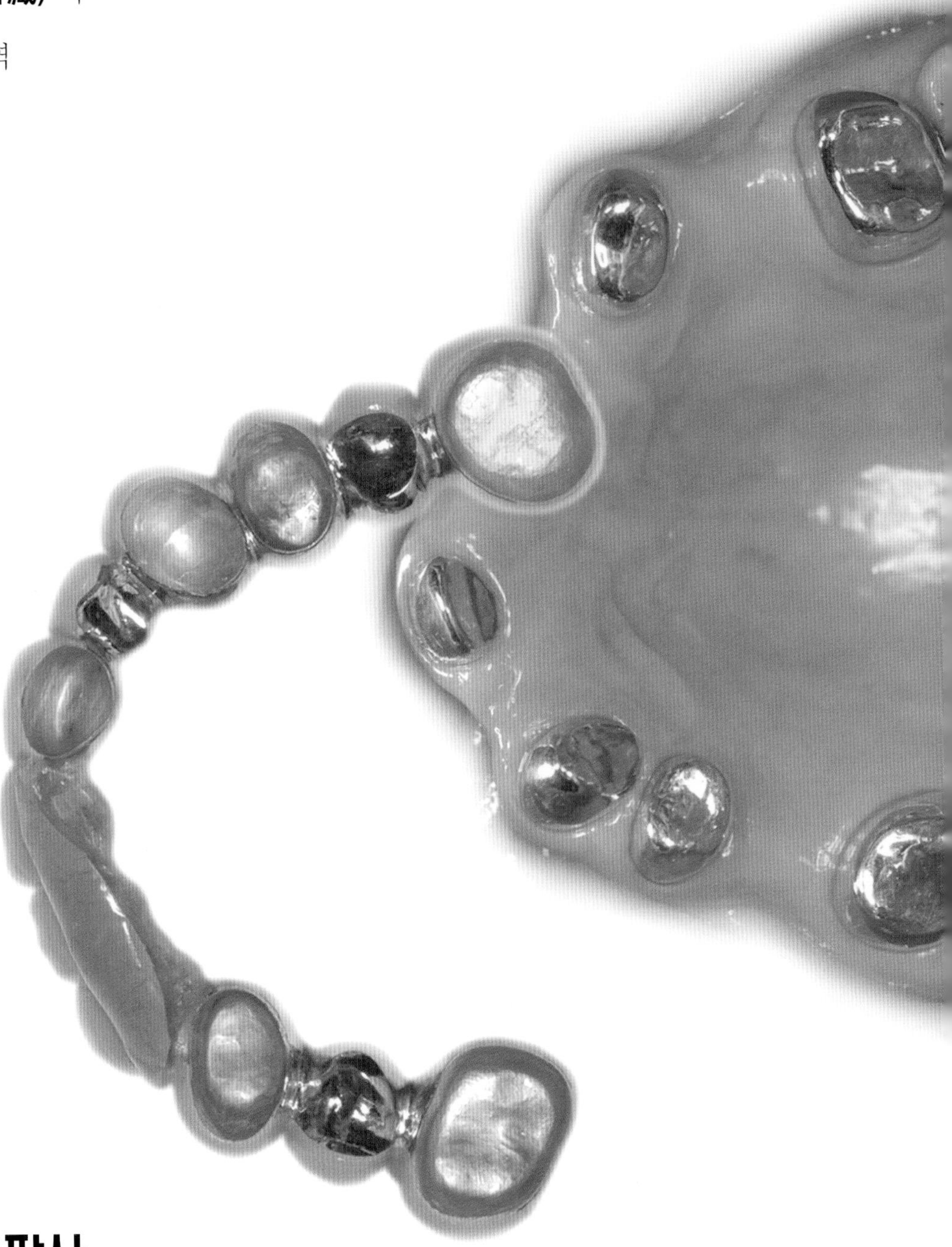

dh 대한나래출판사

DaehanNarae Publishing, Inc.

SK V1 Tower 1507
Younmujang 5 gagil 25, Sungdong-gu,
Seoul 04782, Korea
TEL: +82-2-922-7080
FAX: +82-2-922-0841
E-mail: nrpub@naver.com
Website: www.nrbooks.kr

患者さんに喜ばれる 少数歯残存症例のトリートメント
永田省藏 著
医歯薬出版株式会社 (東京), 2011

This book was originally published in Japanese under the title of:
Clinical Case Treatment of a Few Remaining Teeth Arch that Pleases a Patient
Author: Syozo Nagata
© 2011 1st ed.
ISHIYAKU PUBLISHERS, INC.
7-10, Honkomagome 1 Chome, Bunkyo-ku,
Tokyo 113-8612, Japan

Korean translation copyright © 2021 by DaehanNarae Publishing, Inc.
Seoul, Korea

소수치 잔존 증례의 치료

발행일 2021년 3월 10일
저자 Nagata Syozo
역자 한금동 · 최 진
발행인 최용원
편집디자인 이은의
표지디자인 이은의
교정 · 교열 김경미
발행처 **대한나래출판사** (등록 제2012-000051호/1994.6.10)
주소 서울시 성동구 연무장 5가길 25, 성수역 SK V1 Tower 1507호 (성수동 2가 315-61)
전화 (02) 922-7080
팩스 (02) 922-0841
이메일 nrpub@naver.com
홈페이지 www.nrbooks.kr

Copyright © 2021 by DaehanNarae Publishing, Inc.

본서는 Ishiyaku Publishers, Inc.와의 계약에 의해 **대한나래출판사**에서 발행합니다.
본서의 내용 중 본사의 서면동의 없이 일부 또는 전부를 무단으로 복제하는 것은 법으로 금지되어 있습니다.

ISBN 978-89-5741-760-7

정가 70,000원

Printed in Korea

서문

어려워져 가는 현재의 치과계에서 젊은 치과의사는 이제부터 자신의 치과의원을 어떻게 발전시켜 나가야 할지를 진지하게 생각해야 할 것이다. 환자에게 기쁨을 주고 치과의사로서 납득할 수 있는 치료를 하는 것과 더불어, 타 원과의 차별화를 도모해 경영 측면에서도 양호하기를 바라고, 그것을 지향하는 것이 심미나 임플란트와 같은 영역일 것이다.

기본이라고 여겨지는 근관치료나 충전 처치로부터 더 진보한 영역으로의 상승을 도모하려고 할 때, 심미나 임플란트는 치료기술에 상당히 예민한 영역이어서 환자의 높은 요구를 해결하고 만족하는 결과를 내는 것은 꽤 어렵고, 임플란트 등 외과 처치를 동반하는 경우에 미숙한 기술로 시술하면, 사고나 술후 문제와 같은 바람직하지 않은 사태도 상정해야 한다.

한편 근관치료나 치주치료와 같은 영역과 비교해 결손 보철치료는 교합이나 기공에 대한 지식 부족도 부정할 수 없어, 술후 대응 경험이 적은 젊은 치과의사는 자신이 치료한 보철의 follow up을 포함하여 예후에 대한 불안도 적지 않을 것이다. 또한 여러 가지 비보험 보철치료의 옵션에 관해서도 어림짐작으로 임상 응용을 결단하기에는 어려움이 있고, 의치 치료를 어쩐지 꺼린다는 느낌도 있다.

이 책은 굳이 소수치 잔존 증례에 초점을 맞추어 그 대응을 정리하였다. 왜냐하면 결과도 내기 쉽고, 환자의 의식과 차이가 생기기 어려우며, 양호한 예후를 가져오는 영역이라고 생각했기 때문이다.

제1부에서는, 먼저 소수치 잔존 증례에 대한 도전이 진료실에서 제공할 수 있는 서비스의 확대를 가져오고, 한정된 개수의 자연치를 소중히 치료하면 심미성과 기능성을 회복할 수 있다는 것을 보여주었다. 그리고 이를 통해 씹는 것이나 심미성 등으로 고생해온 환자에게 '치아의 중요성'을 여실히 느끼게 하면서 임상의로서의 기쁨을 맛볼 수 있는 분야라는 것을 큰 목소리로 전하고자 하였다. 자연치가 몇 개라도 남아 있는 환자는 그 치아들을 소중히 하고 싶어서 유지관리를 위해 열심히 내원하며, 그 결과로 충분히 교합을 관리함으로써 부분적인 수복을 통해 오랜 기간에 걸친 안정을 얻을 수 있다는 사실을 데이터로 제시하였다.

소수치 잔존 증례 환자는 대부분 나이가 많다. 앞으로 4반세기를 조망해 보았을 때 압도적으로 고령자의 비율이 높아질 것이고, 치과질환 실태조사의 데이터 등을 보아도 상당한 비율로 결손치가 있는 현시점에서 "치료해서 좋았다."라는 환자의 입소문은 가볍게 넘길 수 없다.

불충분한 치과치료를 받을 수밖에 없었던 분들에게 정확한 접근으로 요구에 대응할 수 있는 기술이 있으면, 자가관리를 열심히 하고 정기적으로 내원하는 호의적인 환자들을 많이 확보할 수 있게 되고, 이로써 환자와 치과의사가 서로 무리 없는 비보험 진료를 할 수 있게 되는 것이 소수치 잔존 증례 분야라고 생각한다.

제2부에서는 검사·진단, 제3부에서는 교합위의 설정법, 제4부에서는 소수 임플란트를 포함한 각종 유지장치의 사용법과 제작법, 제5부에서는 기술편으로서 고딕 아치 묘기법, 인상, 교합기 부착, 인공치의 선택과 같은 기술적인 것, 제6부에서는 술후 평가와 유지관리에 관해 서술하였고, 제7부에서는 게재한 증례의 설계에 관한 해설을 담았다.

이 책에 등장하는 환자들은 본인들의 얼굴 사진을 싣는 것을 기분 좋게 승낙해 주셨다. 깊은 감사의 뜻을 표한다.

이 책을 통해 고령자와 그들의 소수치 잔존 증례에 대한 이해가 깊어지고, 치료를 통해 더욱 좋은 기능성과 심미성을 회복함으로써 초고령 사회에서 국민의 건강에 조금이라도 도움이 되기를 바란다.

2011년 동일본 대지진의 해에

Nagata Syozo (永田省藏) 씀

저자 약력

Nagata Syozo (永田省藏)

1955년　구마모토현 출생
1979년　일본치과대학 졸업
　　　　치바현 센스이치과의원 근무
1980년　구마모토시 도치하라빌딩 치과진료소 근무
1985년　구마모토시에 개업
2005년　신축 이전

일본임상치주병학회 회원(지도의)
임상치과를 이야기하는 회 회원
일본보철치과학회 회원
시록스 보철 세미나(교합·결손 보철) 주재
임플란트 센터 규슈 20day 코스 강사

역자 약력

한 금 동
전남대학교 치과대학 졸업
(현) 일곡열린치과의원 원장

최　진
전남대학교 치과대학 졸업
일본 심미치과협회 회원
Basic Dental Practice Group(BDPG) 정회원
(현) 서울미르치과의원 원장

역자 서문

소수치 잔존 증례에 대한 치료에서 환자에게 기쁨을 주는 방법을 찾기란 사실 매우 어려운 일이다. 고령일수록 치료의 선택지는 좁아질 수밖에 없고, 모든 상실 치아를 임플란트로 해결할 수도 없는 상황에서 다수 치아에 대한 대응이 언제나 환자에게 만족을 주기가 거의 불가능한 일이기 때문이다. 그러나 의료(치과의료)가 언제나 이상적인 조건으로만 실천되는 것이 아니듯이, 치아 상실에 대한 대응도 하나의 답을 가지고 해결할 수는 없다. 어떤 조건에서도 필요한 치료는 이루어져야 하고, 제한적인 여건에서도 최선의 해결책을 찾아야 하는 것이 임상의의 일이다. 이 책은 이런 상황에 대한 '친절하고 정성스러운' 임상이 담겨 있는 책이라 소개하고 싶다.

책의 도입부에서 여러 통계를 인용하여 치과질환의 현황과 전망 등에 대한 해석과 의치치료의 정당성에 대한 저자의 해설이 있는데, 우리나라도 이런 치과 관련 연구들이 많아져야 할 것이라는 생각도 든다. 또한 이론적인 설명보다는 임상증례 중심의 설명이 큰 흐름으로 구성되어 있어, 책의 전반적인 흐름을 따라가다 보면 소수치 잔존 환자에 대한 진단과 치료계획, 치료과정과 평가(환자 만족도 평가), 치료 후 변화에 대한 대응 등을 쉽게 이해할 수 있을 것이다. 증례 설명과 함께 곳곳에 첨부된 칼럼(column)이 있는데, 여기에는 여러 가지 개념에 대한 설명과 토픽들에 대한 저자의 생각이 진솔하게 담겨 있다. 매우 진지하고 때로는 실용적인 저자의 고민을 접할 수 있어서 흥미로운 구성이라고 생각된다.

책에 소개된 문턱이 없는 진료실은, 의치와 가철성 보철치료를 천직으로 생각하고 환자에게 기쁨을 주고자 하는 저자의 평생 철학이 담긴 치과의 모습이라고 생각되는데, 오랜 세월을 거쳐 자신의 임상 철학을 한 걸음씩 담아내는 것도 멋진 일이라고 생각한다.

잔존 치아가 적게 남았다는 것은 앞으로 더 많은 치아가 상실될 수도 있다는 의미이므로, 치료의 개입은 매우 정교하고 한편으로는 유연하게(추가적인 문제에 대응할 수 있도록) 이루어져야 할 것이다. 우식에 대한 대응은 물론, 근관치료, 치주질환 치료 등의 개별처치도 잘 되어야 하고, 지대치 형성, 인상채득, 보철(의치), 교합재구축 치료 등 총체적인 접근이 필요하다는 것이다. 이를 위해서는 진료 스태프와 기공사의 역할도 중요해지므로 원활한 의사소통 시스템을 갖추어야 한다. 책의 후반부에 기공사 소개와 증례를 통해 설명되어 있으므로 많은 도움이 되리라고 본다.

한편으로는 우리 현실과는 약간 다른 접근이라고 생각되는 부분도 있지만, 최신 술식과 기구(디지털 기기 등)를 잘 활용하기 위해서도 전통적인 치료 술식에 대한 기본 지식을 갖추는 것이 꼭 필요다고 생각된다.

부디 이 책이 많은 임상의들에게 도움이 될 수 있기를 소망하며, 유례없는 비대면 시대임에도 불구하고 꾸준하게 좋은 책을 출간하고 있는 대한나래출판사의 최용원 사장님과 편집진에도 수고와 감사의 말씀을 전한다.

2021년 새해의 축복을 기원하며

한 금 동 · 최 진

소수치 잔존 증례의 치료

제1부 왜 소수치 잔존 증례 치료를 위해 노력해야 하는가

제3부 악위의 검사와 결정법

제4부 보철물 제작

제5부 고딕 아치, 인상, 교합기, 인공치

제6부 술후 기능 평가와 유지관리

제7부 국소의치 디자인

제 1 부

왜 소수치 잔존 증례 치료를 위해 노력해야 하는가

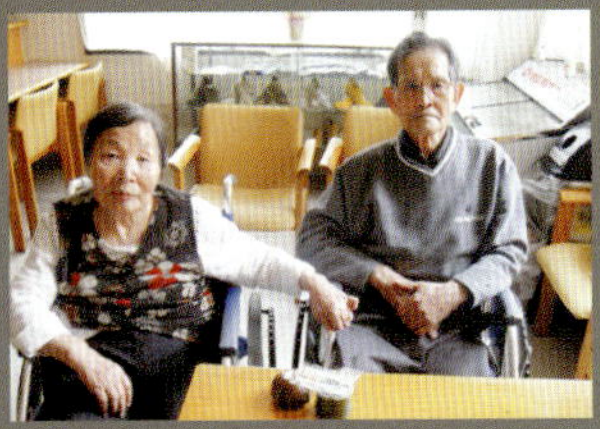

현재 꾸준히 고령화를 걷는 일본 사회에서 치과계도 전신과의 관계, 건강이나 보험제도를 포함한 다양한 사정을 고려하면서 현재와 미래상을 둘러싼 여러 가지 토론이 이루어지고 있다.

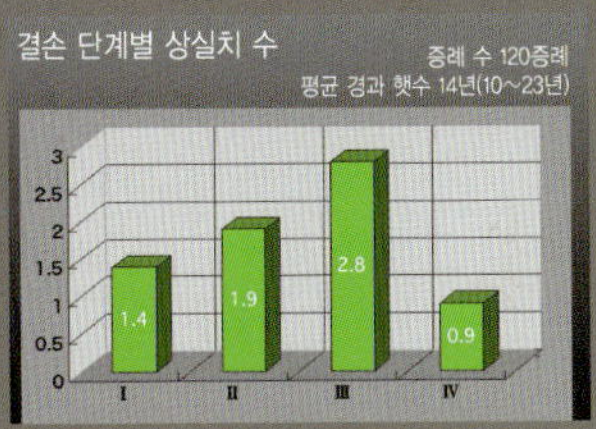

결손에 대한 선택지도 보험·비보험 치료를 묶어서 '의치=빼야 하는 것, 이물감', '임플란트=고정성, 쾌적'이라는 어느 정도의 사회통념도 있는 것 같은데, 처음부터 이것을 만든 것은 술자일 것이라고 생각하는 사람은 필자뿐일까?

앞으로의 4반세기는 고령자의 비율이 더 높아지고, 경제 성장도 신통치 않을 것이다. 그리고 전신질환·돌봄 등 신체를 둘러싼 상황을 고려하면, 언제까지나 위를 올려다보는 대응만으로 좋은 것일까?

시대 배경도 생각하면서 어떠한 대응이 바람직한지를, 그리고 치과의사로서는 치과의료의 흐름을 재고해야만 하는 시기가 되지는 않았을까?

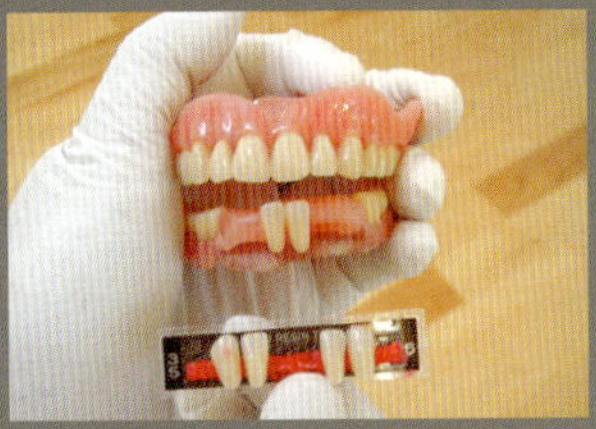

제1부에서는 왜 소수치 잔존 증례 치료를 위해 노력해야 하는가를 주제로, 여기서 드러나는 몇 가지 포인트를 제시하고자 한다.

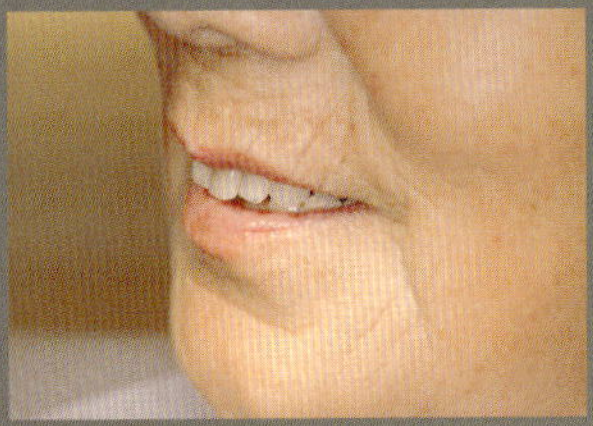

제1장

일본 인구 구성의 변화와 치과계 현황

■ 노년 인구는 앞으로 증가 일로를 걷는다

일본은 현재 '소자녀 고령사회'라고 일컬어지는 것처럼, 20세기 말에 65세 이상의 '노년 인구'가 0~14세의 '청소년 인구'를 웃돈 이래로 인구 수와 비율이 모두 증가 일로를 걷고 있다.

2000년에 2,200만 명이던 노년 인구는 10년 동안 740만 명이 늘어 2,940만 명으로, 총인구의 23.1%가 되었다. 또한 2012년에는 일차 베이비붐 세대가 65세가 되고, 이후에는 더 급속히 고령화가 진행되어 2020년에는 고령자가 3,450만 명이 될 것이며, 2030년이면 3,670명으로 고령자가 늘어날 것이다. 2040년에는 고령화율이 약 30%가 될 것으로 추산되고 있다. 한편 출생률은 여전히 낮아서 추계로는 21세기 중반의 총인구가 2010년보다 3,500만 명 적은 9,200만 명이 되어, 그중 40%가 고령자가 된다고 한다. 그다지 생각하고 싶지 않은 미래상이지만, 그것이 일본의 미래인 것 같다.

치과 진료소의 총수는 2010년 현재 약 68,000곳이므로, 현 단계에서도 단순 평균으로는 1곳의 의원당 400명 남짓의 고령자가 내원하게 된다.

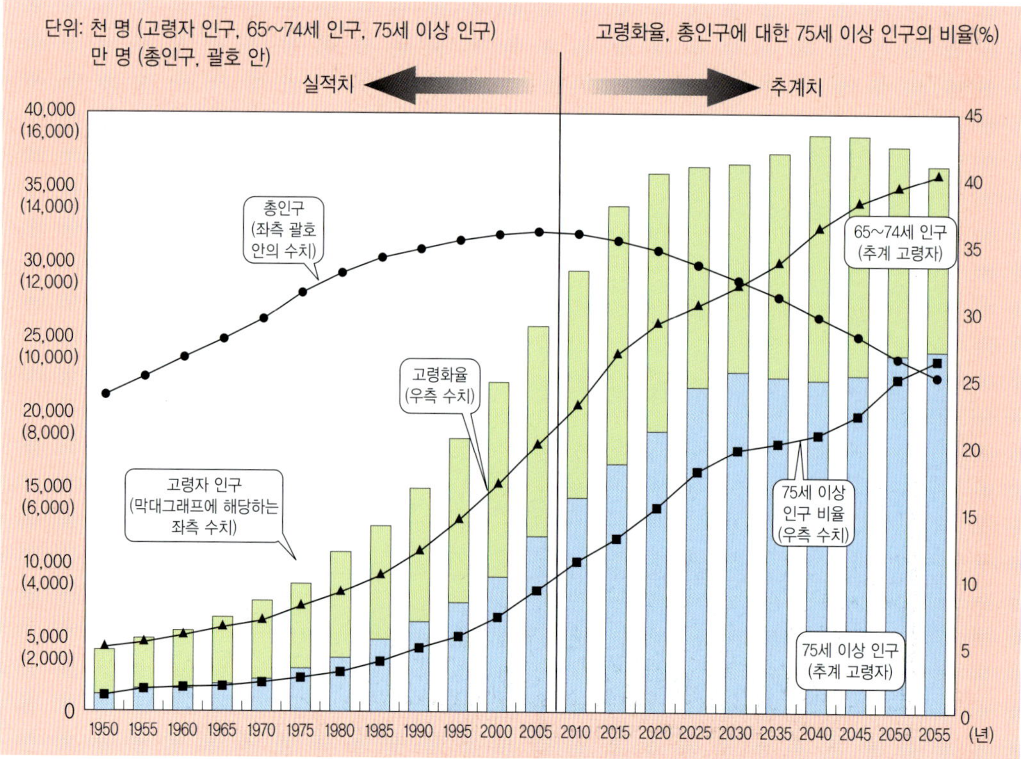

그림 1. 일본 인구의 과거와 미래(2009년판 "고령사회 백서"에서 인용).

■ 고령자의 구강 내 상황

다음으로 2005년의 치과질환 실태조사를 살펴보고자 한다.

먼저 '치아가 20개 이상인 인구 비율의 연차 추이' 그래프를 보면, 65~69세에는 60%의 인구가 20개 이상의 치아를 가지고 있고, 8020운동 등의 성과도 있어서 앞으로도 이 비율은 높아지리라 생각한다. 하지만 '1명당 현재 평균 치아 수의 연차 추이'를 보면 70~74세에는 약 10개의 치아를 상실하는데, 75~79세에서는 10.7개의 치아가 남는 소수치 잔존 증례이다.

한편 2005년의 조사에서 치아가 20개 이상인 인구의 비율을 보면 60~64세에서는 약 70%로 나타나, 치료할 수 있다면 대부분 크라운·브리지로 대응할 수 있을 것이다. 가능하면 치아가 20개 이상일 때 제대로 된 대응이 바람직하다.

필자의 경험에서도 초진 때 14개 내외의 치아를 가진 환자가 소수치 잔존이 되어버린 사례는 있어도 다수치 잔존에서 시작해 소수치 잔존이 된 사례는 없다. 그리고 10개 이상의 치아를 상실한 그룹에서는 전악의 보철수복이 필요한 경우가 많지만, 크라운·브리지나 bone anchored 브리지로 대응하는 것은 상당한 고가의 치료가 되고, 전신적 요인으로부터 모든 환자가 이런 치료를 받을 수 있는 것은 아니다. 이러한 사실은 보철물 장착자의 비율과 장착된 보철물의 비율에서도 간파할 수 있다.

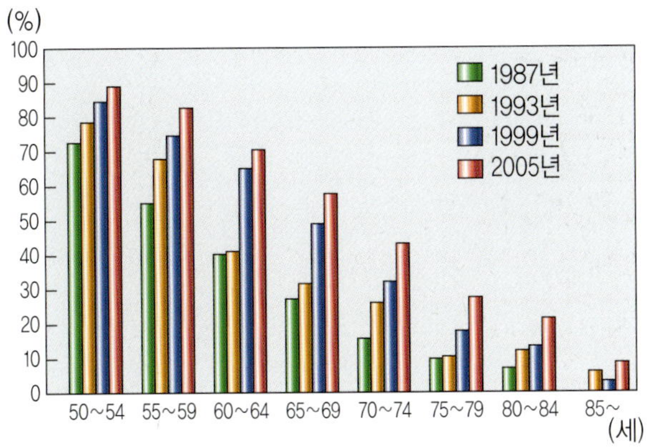

그림 2. 치아가 20개 이상인 인구 비율(그림 2~5는 2005년의 치과질환 실태조사에서 인용).

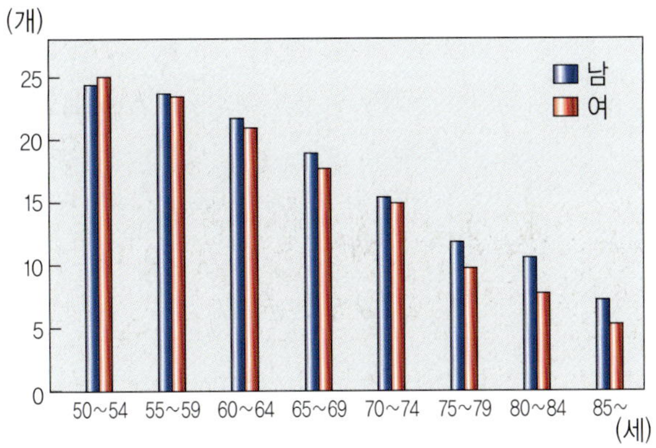

그림 3. 1명당 현재 평균 치아 수.

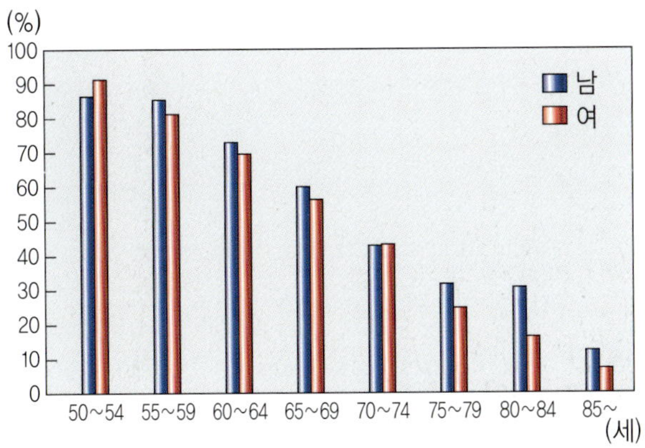

그림 4. 보철물 장착자의 비율.

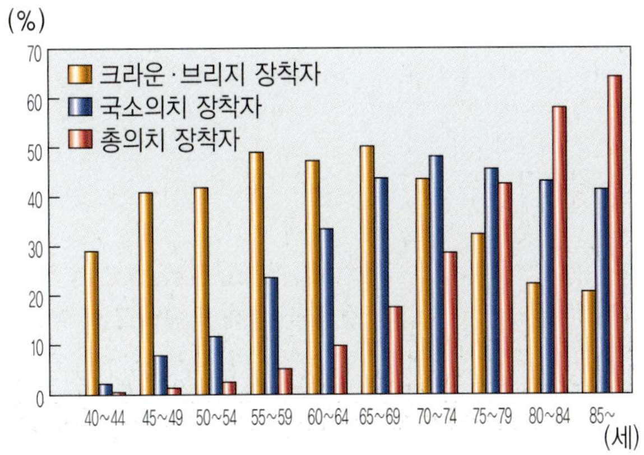

그림 5. 장착된 보철물의 비율.

앞에서 보여준 데이터는, 앞으로 4반세기 동안 치과의사들이 일하는 방식을 보여주는 것이 아닐까? 소아나 청소년에 대해서는 법랑질이나 치수보호에 노력하고, 40~50대에 대해서는 치주질환 및 힘 조절에 노력하며, 그 후는 전신적인 QOL과도 깊이 관계되는 치열·교합의 보존에 노력한 결과, 이른바 치료의 대상자로서 고령자의 비율이 높아지리라 생각한다.

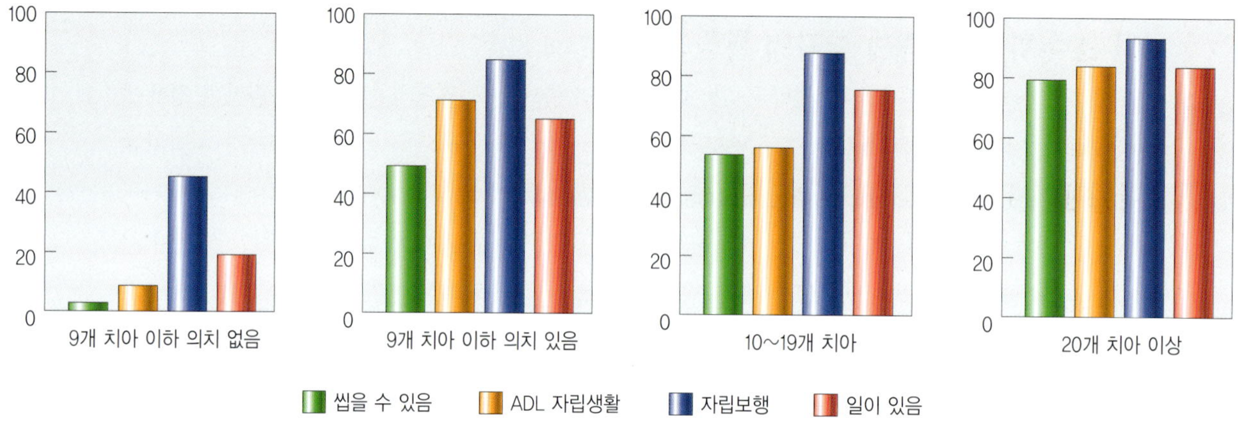

그림 6. 치과치료는 고령자의 QOL과 깊은 관계가 있다는 사실이 많은 연구나 조사로부터 증명되었다(오모미치시시 치과의사회 조사결과에서 인용).

■ 고령자의 풍요로운 인생을 위해

치과질환 실태조사가 보이듯이, 고령자의 치과치료에서는 70대가 되면 보철수복의 범위가 확대해 브리지보다는 의치 장착의 비율이 늘어나므로, 치료의 완성도가 저작의 회복 정도에 직결된다. 정년 후의 삶을 더 건강하고 의미 있게 보내기 위해서도 치과치료, 특히 결손 보철의 역할이 크다.

해를 거듭하면서도 개성이 풍부한 생활을 하기 위해서는 더욱 쾌적한 장착감, 아름다운 입매, 자연감 등의 부가가치가 요구되는 경향이 있다. 각각의 다양한 요구에 응하려면, 쇠퇴한 구강기관을 상대로 한 정확한 진단 안목과 더 좋게 재건하는 수단을 습득할 필요가 있고, 나이에 따른 변화에 대한 대응성 등도 포함하여 검토해야 한다. 그리고 치료 후의 케어나 유지관리에서는 인생 후반의 풍부한 삶을 지원할 수 있는 의원 체제도 필요할 것이다.

제 2 장

소수치 잔존 증례 치료는 환자 만족도가 높다

■ 소수치 잔존 증례 환자의 특징

필자는 '소수치 잔존 증례'를 대략 '10개 치아 이하의 증례'라고 정의하는데, 이런 환자의 경우에는 오랜 세월 방치했기 때문에 자연 탈락이 되거나 치료를 받았지만 시원찮은 결과로, 치과치료에 대한 기대가 없거나 또는 체념한 분이 많다고 느낀다.

10개 치아 이하가 잔존한 상태라는 것은 뒤집어 말하면 2/3에 가까운 치아를 상실한 상태이다. 저작에 불편이 있고 심미적으로도 바람직하지 않은 상태로 내원하는 경우가 많다.

이렇게까지 결손이 진행한 이유는 치아우식증, 치주질환, 이갈이(bruxism), 치료에 대한 공포감, 치료를 위한 비용이나 시간이 없는 등 다양하다. 하지만 그 이면에는 사실 여기서 결손의 진행을 멈추고 싶은 마음과 구강에 대한 고민이나 콤플렉스로부터 해방되고 싶다는 생각도 강할 것이다.

한편 내원은 했지만 과거의 좋지 않은 치료경험에서 오는 치과에 대한 불신이나 극도의 공포감이 있는 경우도 있다. 그러므로 현재 사용하는 의치의 개조 등으로 씹을 수 있도록 하거나 심미적인 개선을 일찍 체험하게 해, 치료에 대한 기대감과 신뢰감을 가질 수 있도록 배려하는 것이 성공의 열쇠이다.

■ 극적인 개선을 얻을 수 있다

지금까지 받은 치료의 부정적인 결과가 소수치 잔존이므로 저작기능과 심미성이 낮은 수준인 경우가 많다. 먼저 어느 부분의 개선을 가장 바라고 있는지를 파악해, 사용하고 있는 의치를 개조하면서 치료의 실효성을 맛보도록 한다.

소수치 잔존은 분명 부정적인 요소이지만, 'Kaneko(金子)의 분류 3단계'나 'Miyachi(宮地)의 제3영역'(58쪽)처럼 잔존치가 많은 경우보다 보철의 자유도가 높기 때문에, 악위나 교합평면의 시정을 도모하기 쉽다는 치료의 긍정적인 면도 있다. 의치상이나 인공치를 이용하므로 어떤 의미에서는 이상적인 보철 설계를 할 수 있는 경우가 많고, 술전의 상태가 열악한 만큼 술후의 결과는 극적이라 할 정도의 전환을 도모할 수 있다.

환자는 반신반의한 채로 치료를 시작해 많은 기대를 하지 않은 경우도 자주 있지만, 이러한 이유 때문이라도 치료 후의 상태를 접했을 때 "의외로 큰 만족을 얻었다."라고 크게 감사해주는 것이 소수치 잔존 증례의 임상이다.

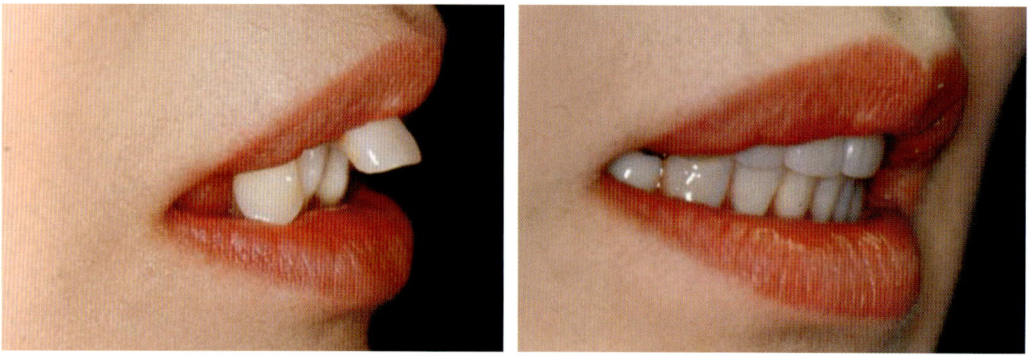

그림 7. 수정 후 극적인 개선을 얻을 수 있는 것은 소수치 잔존 증례만 가능한 효과이다.

씹을 수 있게 되고 심미적으로도 회복되면 콤플렉스도 해소되고 사회생활에 적극적으로 되며, 먹을 수 있게 되어 전신적인 건강에도 이바지한다.

양호한 치료결과를 스스로 실감하는 것과 동시에 주위로부터도 '젊어졌다'라는 평가를 받아 자신감이 생기고, 특히 여성 환자의 경우에는 옷맵시, 화장, 머리 모양 등이 바뀌어 몰라볼 정도로 변모를 보이는 분도 많다. 그리고 "○○ 씨도 한 번 치료해 보면 어때?"라고 주위를 자극해주는 것 같고, 적극적으로 환자도 소개해준다.

필자의 치과의원을 견학한 치과의사가 환자에게, "의치 장착 후 무엇이 바뀌었습니까?"라고 물었을 때, "모든 것이 바뀌었습니다."라는 대답이었다고 하는데, 이런 말을 들을 수 있는 보람이 있는 분야이다.

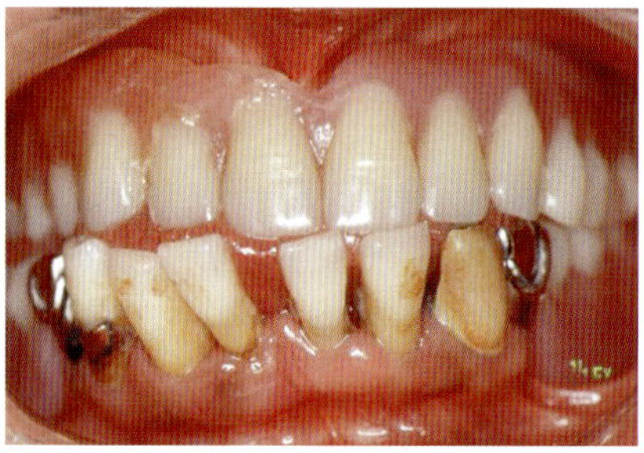

그림 8-1. 소수치 잔존 증례. 술전의 상태로 치주질환과 전치의 경사, 치간이개가 보인다.

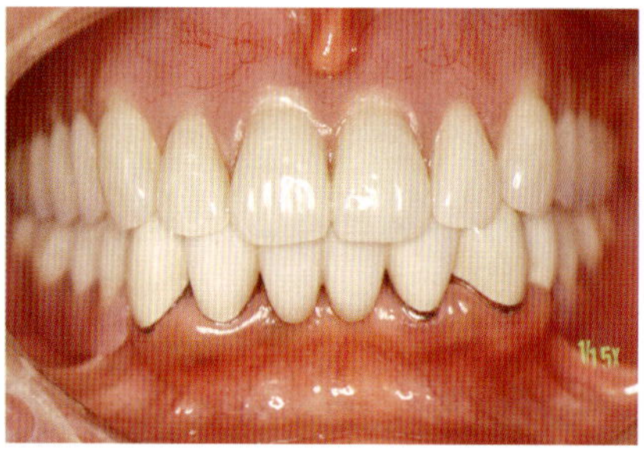

그림 8-2. 술후 정면 모습. 치태조절과 보철치료를 통해 겉모습과 교합 등을 많이 개선할 수 있다.

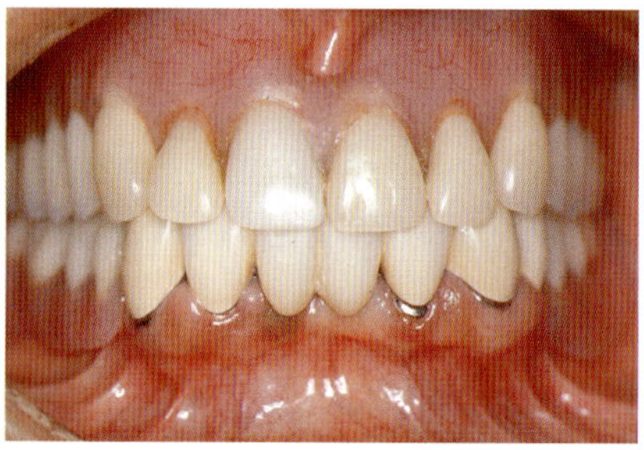

그림 8-3. 14년 후의 상태. 총의치 파손이나 인공치 탈락 등을 경험하면서도 더 이상 치아 상실 없이 오랜 기간 양호한 경과를 보인다.

■ 약 10년의 양호한 경과를 얻을 수 있다

필자의 경험에 비추어보면, Kaneko(金子)의 분류(58쪽) 4단계의 소수치 잔존 증례는 1단계 소수치 결손 증례와 필적할 만큼 경과가 좋다. 그러나 환자는 물론 술자도 소수치 잔존 증례의 예후를 좋다고 믿지 않는 것을 왜일까?

실제로, 필요한 기능회복을 충분히 달성하고 나면 뒤에는 개상(rebasing)이나 수리가 필요해지지만, 정기적으로 관리하면 대체로 10년은 별 문제없이 안정된 경과를 얻을 수 있다(그림 9).

Miyachi(宮地)는 10년 동안에 평균적으로 1개 치아 정도가 상실한다고 하였고, Hayashi(林)는 '아플 때만 내원하는 사람'의 10년 평균 상실치가 1.9개이고, 정기 유지관리 내원 환자는 그 1/3인 0.8개라고 하였다(그림 10). 따라서 치과의원의 관리 아래에 있는 경우에는 대략 10년에 1개 정도의 상실로 억제할 수 있고, 대개는 국소적인 처치로 극복할 수 있으므로 책임을 다했다고 생각해도 좋을 것 같다.

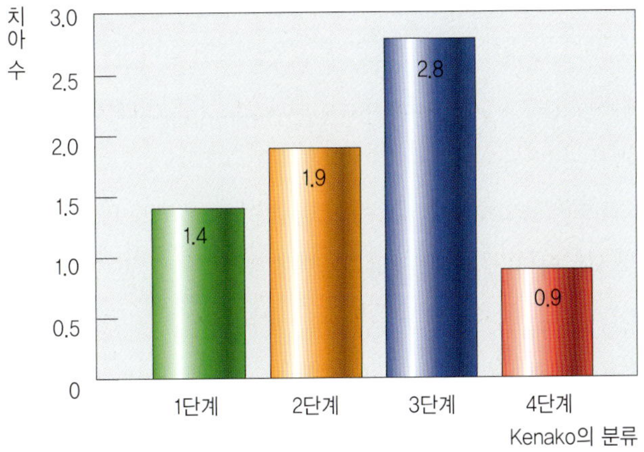

그림 9. 필자 치과의원의 데이터. 술후 10년 경과와 상실치 수. Kaneko의 분류 4단계의 소수치 잔존 치열은 예후가 좋다.

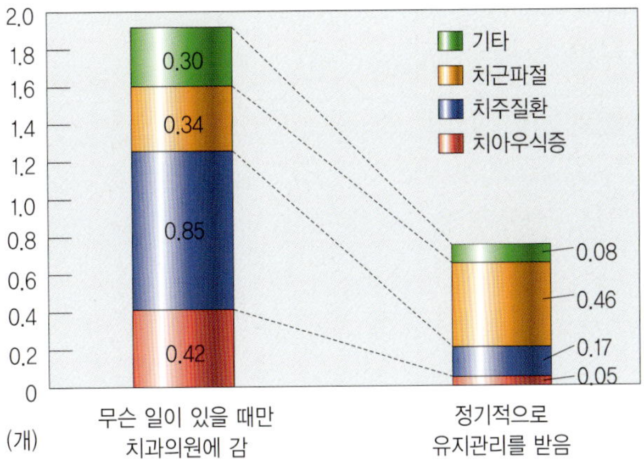

그림 10. 정기검진을 받는 사람은 10년 동안 상실한 치아 수가 0.8개였다. [구마모토현 기쿠치시 개업 Hayashi Yasuhiro(林 康博) 선생님의 데이터에서 인용]

시술 직후의 큰 만족감은 정기검진 응답률의 향상으로도 이어져, 양호한 상태를 국소적인 처치로 극복할 수 있다면 치과의원에 대한 신뢰도는 한층 깊어지리라 생각한다.

그리고 10년 정도가 지나 잔존치를 사용할 수 없게 되어 무치악이 된 경우라도, 악위가 시정되고 근육도 균형 있게 기능하고 있으므로, 총의치가 되어도 어려움이 적다.

■ 의치로도 충분한 만족을 줄 수 있다—가능하면 치아를 남긴다

현재 임플란트를 이용한 치료의 신뢰도는 높다. 임플란트를 효과적으로 사용하는 것에 이견은 없지만, 치과의사의 경제성이나 의치가 서툴다는 이유로 안이하게 발치하고 임플란트에 의지하려고 하면 문제이다. 또한 결손이 있는 모든 환자가 임플란트 치료를 바라는 것도 아니다.

비용 면에서 적용할 수 없는 경우, 심한 치조제 흡수로 식립이 어려운 경우, 심미 회복을 위해 의치상이 필요한 경우, 전신상태와 같은 조건이 문제가 되는 경우, 그리고 지역적인 특성도 있을 수 있지만 필자의 치과의원에서는 의치(1~2개의 소수 임플란트를 추가할 때도 있음) 수복을 선택하는 환자들이 많다. 그 이유는 이미 의치 사용 경험이 있는 분들이 많고 고령이기도 해서 의치 자체를 꺼리는 환자가 적기 때문일 수도 있다.

치과의사의 첫 번째 사명은 치아를 지키는 데 있으므로, 먼저 그 원칙하에 치료해야 한다고 생각한다.

잔존치가 적어지면 환자도 치아를 남기고 싶은 마음이 더 많아진다. 술자로서도 비록 치근만 남더라도 치아의 감각은 기능하는 것이 좋다고 생각한다.

현시점에서 치과의사 스스로가 '환자는 가철성 의치를 싫어한다.'라는 지나친 생각을 한다고 느끼는 사람이 필자만은 아닐 것이다.

■ 총의치로 이행하지 않는 노력이 필요하다

소수치 잔존 증례 환자는 남은 치아가 아프거나 잇몸이 부어 오랜 세월 고생했기 때문에, 때로는 "차라리 다 빼고 완전 틀니로 해주었으면 좋겠다."라고 이야기하는 경우도 있다.

그러나 환자는 총의치로 어느 정도 씹을 수 있는지는 물론, 부자유스러운 체험도 하지 않았으므로 알지 못한다. 치과의사도 부자유스러움을 인식하고 있지 않으면 환자가 말하는 대로 안이하게 무치악이 되도록 만들기 쉬울 것이다.

소수치 잔존 증례의 환자가 약 10년 동안을 국소의치로 만족한 생활을 지낸 후 마지막 1개의 치아를 잃고 총의치가 되었는데, 그 1개 치아의 유무에 따른 차이를 통감해 부자유스러움을 호소한 경험도 있다.

그림 11의 증례는 2개의 임플란트를 식립하고 발치 전의 상태로 되돌렸지만, 비록 몇 개의 치아라 해도 유치악과 무치악은 큰 차이가 있다고 생각한다.

이때 임플란트의 적용은, 기능을 더 높이기보다는 '소수치 잔존 상태로 되돌린다'는 목적으로 시행하는 처치이다.

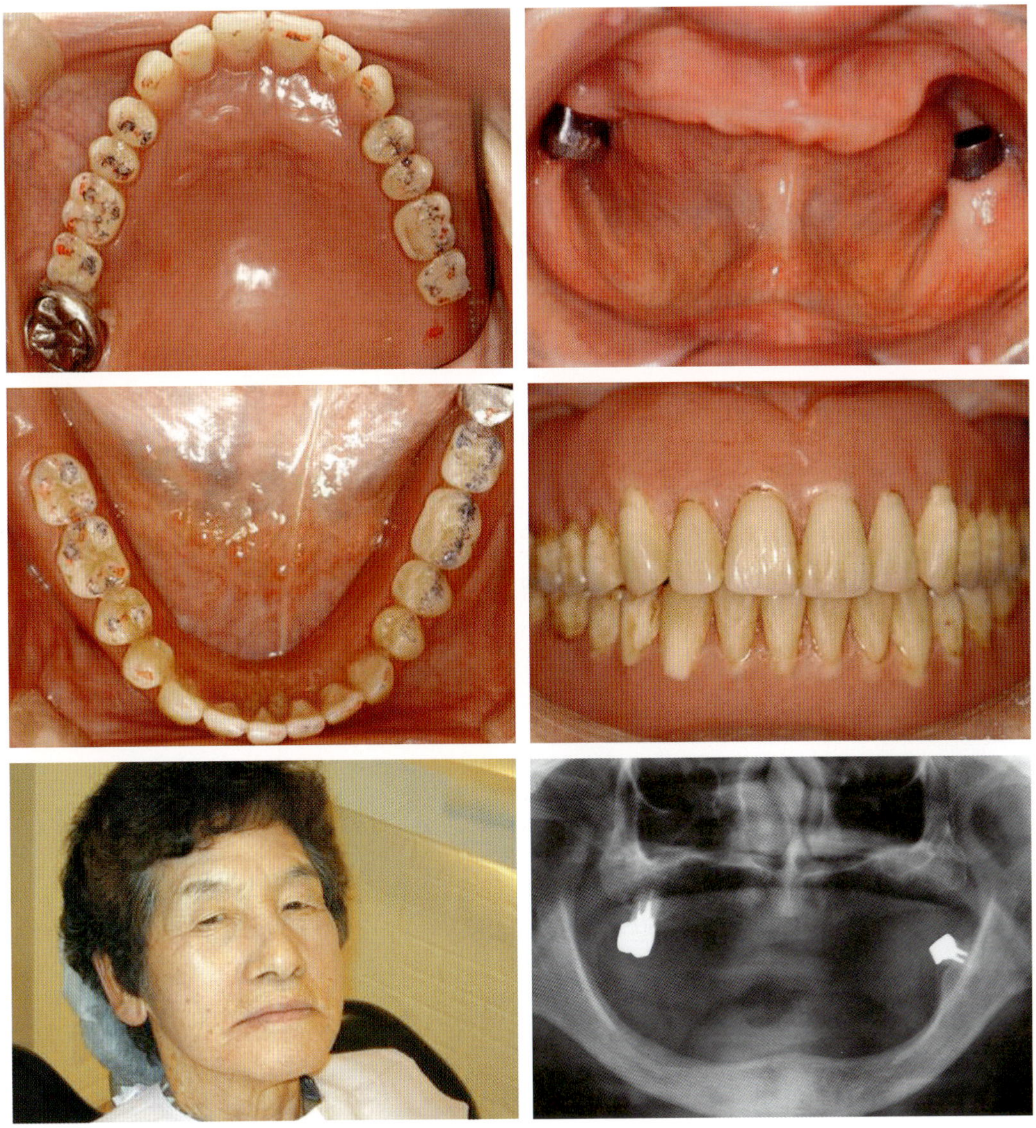

그림 11-1. 상·하악 모두 결손 치조제의 흡수가 심하지만, 각각 1개의 잔존치만 있어도 의치에 효과적인 지지가 된다.

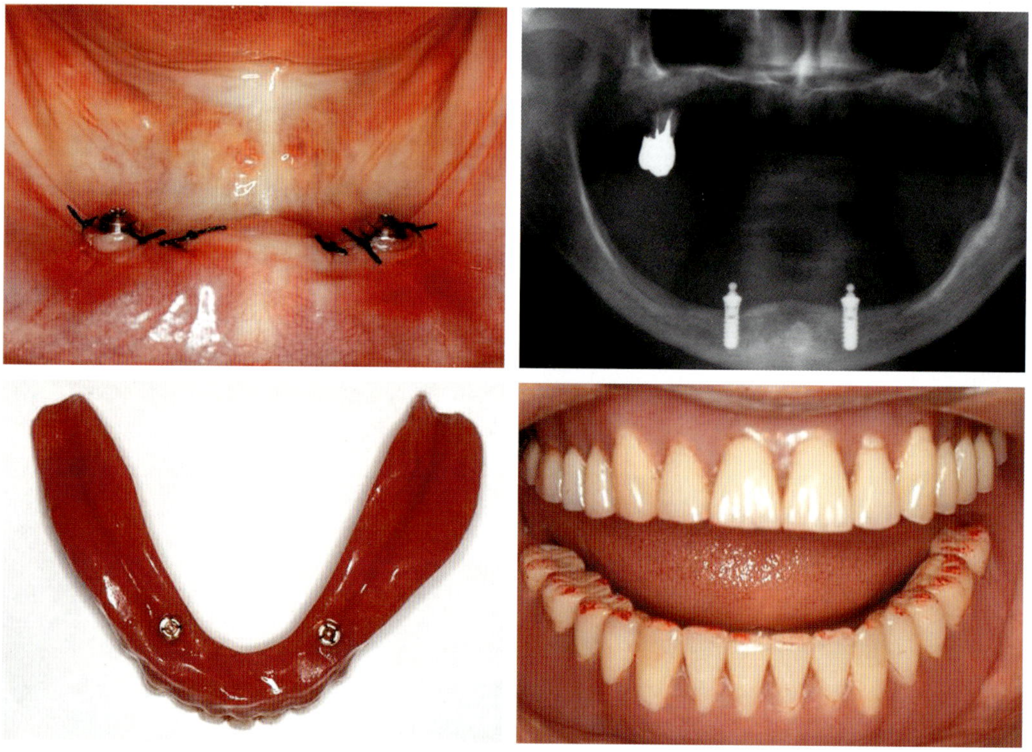

그림 11-2. 술후 약 10년이 지났을 때 하악 잔존치의 상실을 계기로 #33과 43 부위에 임플란트를 식립해 새로운 지지를 만들고, 현재 사용하는 의치를 개조해 기능을 유지하고 있다.

제 3 장

소수치 잔존 증례와 의원 경영 —무리 없는 비보험 진료

■ 치료개입을 피할 수 없다

10개 치아 이하의 잔존 증례는 치료개입을 피할 수 없으므로, 여기에서는 법랑질과 치수보호보다는 치아 자체의 보존이나 교합의 안정이 우선된다. 그리고 보철하는 치아 수가 적으므로, 악위와 교합평면 등의 시정이 비교적 쉬워 보철의 자유도가 높다.

한편, 환자도 치료의 필요성에 대한 인식이 명확해, 적극적으로 표명하는지는 별개로 하더라도 자신의 현 상황을 긍정하고 있는 것이 아니라 개선을 강하게 바라는 경우가 많다. 비용 문제만 해결할 수 있다면, 환자와 의사 모두에게 '어디까지 개입해야 하는가?'와 같은 고민은 줄어들 것이다. 또한 심미 치료를 희망하는 일부 환자들과 달리 억지에 가까운 요구가 없고, 술자의 생각과 환자의 희망 사이의 조율도 원활하게 진행되는 경우가 많다. 치료를 통한 개선을 진심으로 기뻐해주는 환자가 대부분이다.

■ 비용 면에서 합의를 얻기 쉽다

많은 환자들은 불편을 느끼고 있으므로 그것이 해소되는 것을 체험할 수 있거나 이해를 얻을 수 있으면, 어느 정도의 비보험 부담도 받아들이는 경우가 많다. 그러기 위해서는 빠른 단계에서 '좋아진다'는 반응을 느낄 수 있도록 해야 한다.

환자의 생활환경은 다양하지만, 고령자의 경우에는 한정된 수입이라도 자신을 위해 사용할 수 있는 범위가 넓고, 건강에 대한 지출을 아까워하지 않는 경향이 합의를 얻어내기 쉬운 요소 중 하나일 수 있다.

소개 환자 또는 친구나 가족의 치료 전후 상태를 보고 내원한 분들은 미리 정보를 입수하고 있어, "대충 ○○○ 정도 들겠지요!"라며 스스로가 필요한 금액을 알려주는 등 대부분은 비용 설명이 필요 없는 경우가 많다.

■ 소수치 잔존 증례에서는 비보험 보철치료를 권하기 쉽다 —환자와 치과의사 모두에게 무리 없는 비보험 진료

고정성 임플란트와 가철성 보철을 비교했을 때, 예를 들어 Kaneko(金子)의 분류 3단계인 경우를 만약 임플란트로 치료한다면 상당한 개수가 필요하다. 여기에 더해 자연치의 치료도 있으므로, 치료비는 상당한 고액이 되어버린다.

그리고 잔존치 수가 많은 3단계에서는 예후 불량도 예상할 수 있으므로, 치료 후에 잔존치를 더 많이 상실하는 일도 있을 수 있다. 물론 국소의치로 대응하기도 어렵다.

한편 4단계의 소수치 잔존 증례가 되면, 그렇게 고액이 아니어도 비보험 진료로 치료할 수 있다는 점과 예후를 내다보기 쉽다는 점에서 환자에게 권하기 쉽다.

현재 보험 진료만으로 치과의원을 경영하기는 어려운 것이 사실이다. 어떠한 형태로든 비보험 진료가 없으면, 성실하게 기본 치료를 하고 예후가 양호하다고 판단할 수 있는 치료를 계속해가는 것이 해마다 어려워지고 있다고 느낀다.

필자의 치과의원도 전악 크라운·브리지의 다수 치아 수복이 없는 것은 아니지만, 적어도 고령자의 치료에서는 술후의 변화에 대응하기 쉬운 설계를 생각하는 것이 좋다고 생각한다. 서로가 고정성 임플란트에 너무 집착하면 원상태로 돌아올 수 없게 되고 만다.

필자도 환자나 치과의원의 관점에서 무리가 없는 비보험 진료를 바라고 있는데, 사용하기 쉬운 작은 의치, 소수치 잔존 증례에 대한 konus 의치, 임플란트를 몇 개 포함한 오버덴처 등이 거기에 해당한다고 생각한다.

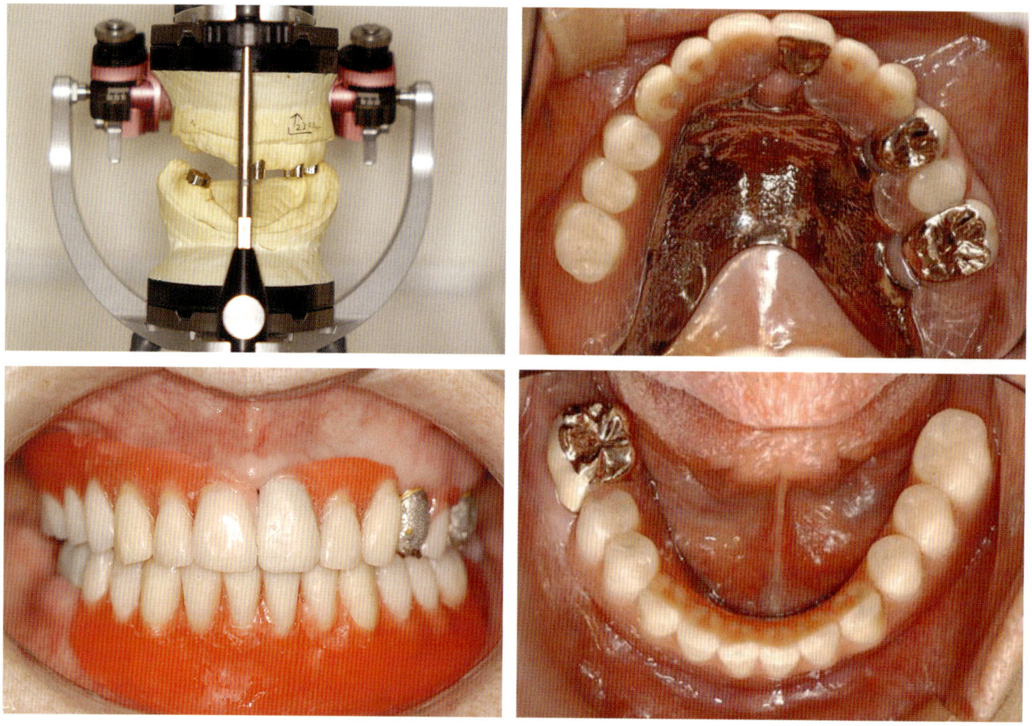

그림 12. 소수치 잔존 증례의 AGC telescope 전악 보철. 잔존치가 한쪽에 치우쳐 있지만, telescope 의치는 다른 보철물과 비교해 기능회복 효과가 높다.

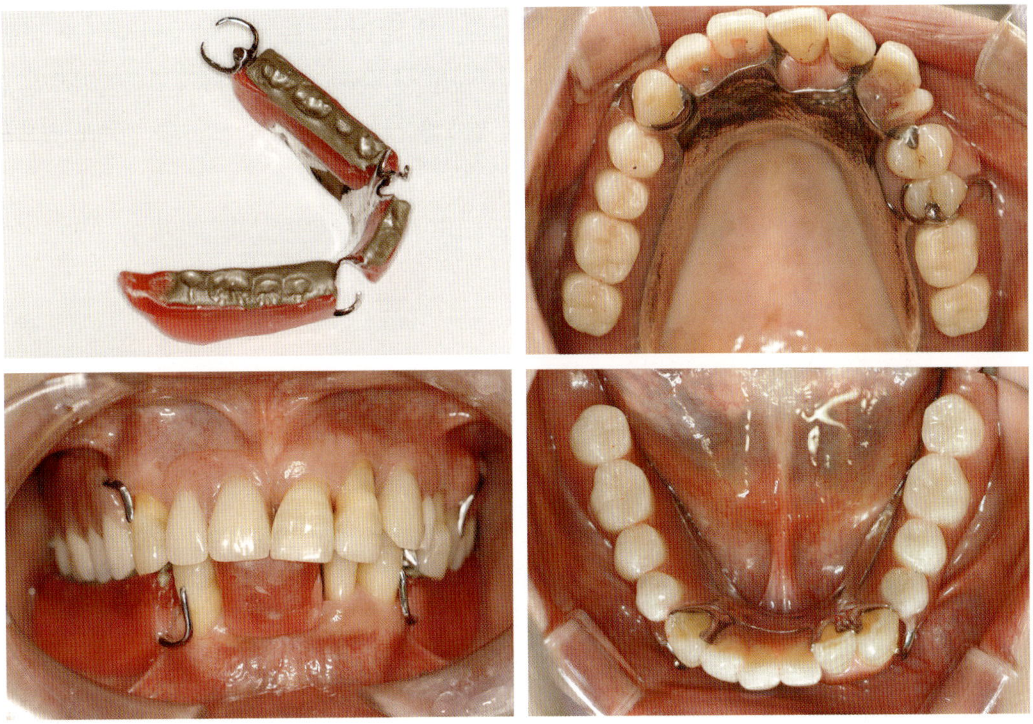

그림 13. 소수치 잔존 증례의 클래스프 의치. 치주질환이 있지만 술후 20년 동안 안정된 경과를 보인다. 그 후 환자의 희망으로 금속 플레이트로 재제작하였다.

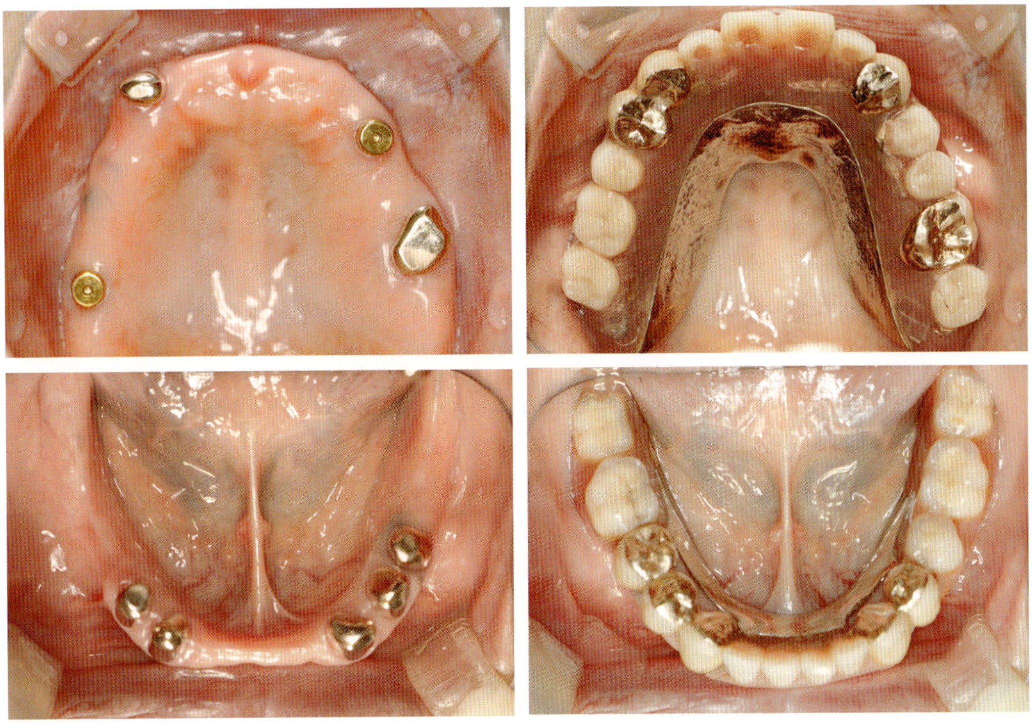

그림 14. 술후 문제에 대한 대응 예. 소수치 잔존 증례를 AGC telescope로 보철. 술자의 기대와는 반대로 술후 4년이라는 이른 시기에 #14, 23을 치근파절로 상실하였다. Follow up 처치로서 #17, 24 부위에 임플란트를 식립하고, 자석을 상부에 장착한 오버덴처로 수리하였다. 이 치료에는 추가비용이 발생했지만, 환자는 기분 좋게 받아들여 주었다.

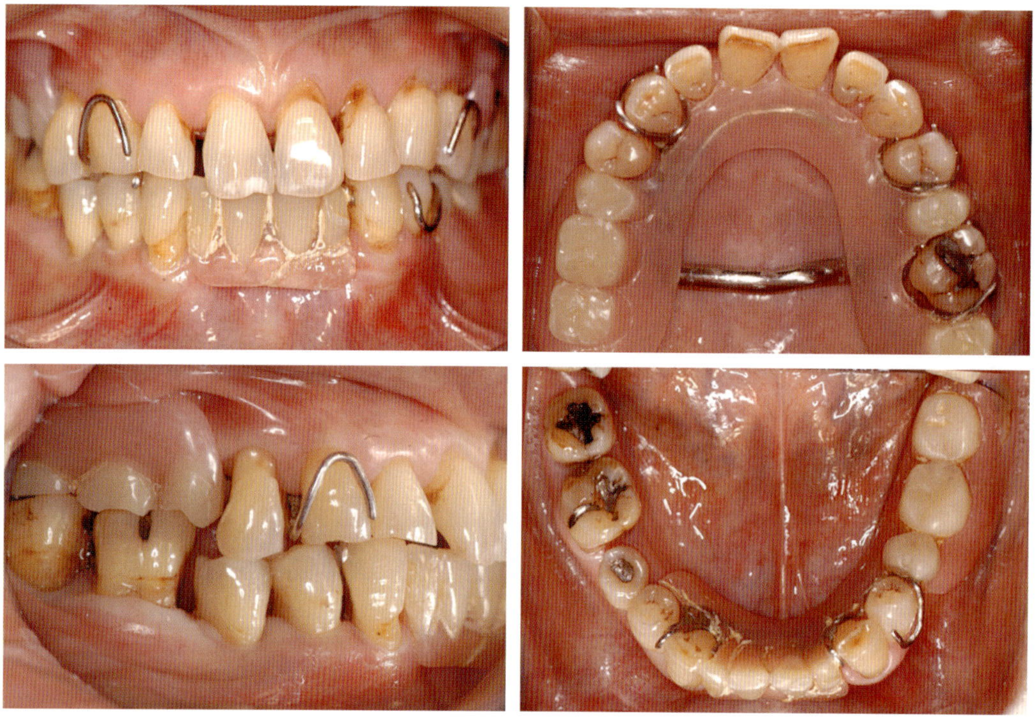

그림 15-1. 이런 의치는 당연히 불만이 생긴다. 교합지지 치아 수는 4이고 구치부가 엇갈려 상실된 치열을 레스트가 없는 와이어 클래스프 의치로 기능회복을 도모했는데, 악위의 지지는 괜찮을까?

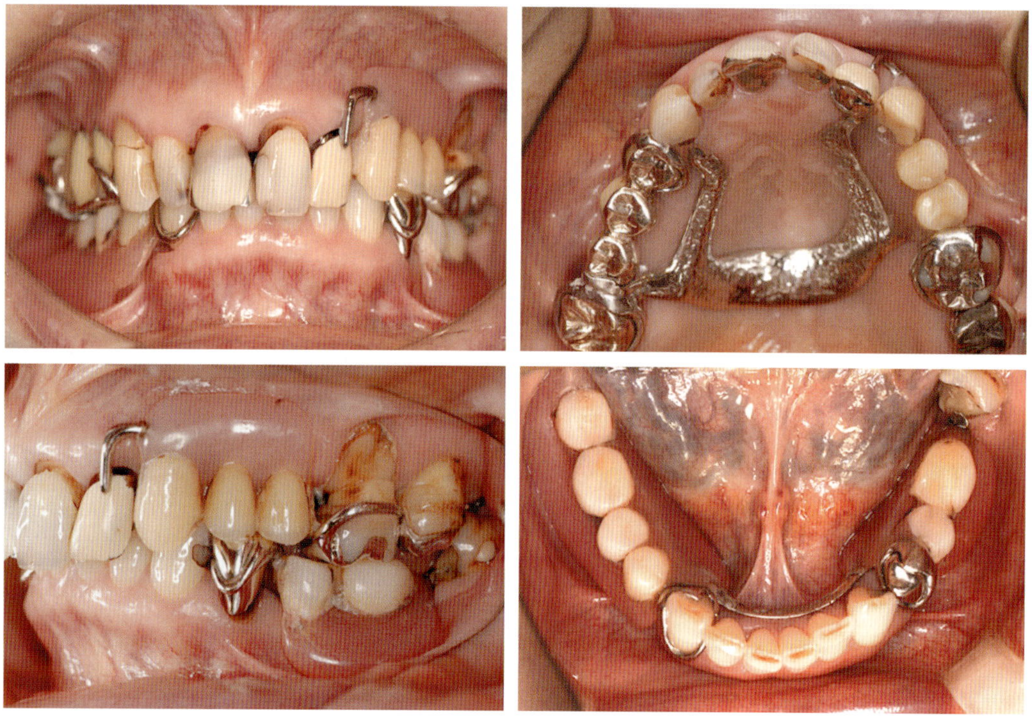

그림 15-2. 상악의 3개 치아 결손을 비보험의 의치로 치료한 증례인데, 상악 구개의 연결장치는 어떻게 검토해 설계한 것일까?

■ 소개 환자에게 설명하기 쉽다

고령자의 경우에는 친구나 가족과의 대화 중에 건강이나 음식에 얽힌 화제가 많을 것이고, 따라서 입이나 치아에도 관심이 높아 그 연장으로 "어디의 치과의사가 잘한다."라는 정보교환도 활발한 것 같다.

항간에 떠도는 말처럼 소문은 경시할 수 없는 것으로, 그런 평판이나 치료에 만족한 환자 덕분에 필자의 치과의원에서도 고령자와 결손 치열의 소개 환자가 늘고 있다.

어쩌면 젊은 환자는 치료한 것을 숨기고 싶은 생각이 많은 것처럼 보이지만, 고령자의 경우에는 친구끼리 함께 내원하든지 아내가 남편을 데리고 오는 경우도 많다.

국소의치의 경우에는 아무래도 비보험 진료가 되지만, 소개하는 환자에게 여러 가지 정보도 제공해주는 것 같아서 의료인의 설명을 순순히 받아들이고, 신뢰감도 가지므로 매우 대하기 쉽다.

게다가 제대로 돈을 들여 치료했다는 것을 자랑으로 생각하는지, 오히려 넉넉하게 이야기하므로 비용 면에서 받아들이는 것도 매우 원활하다.

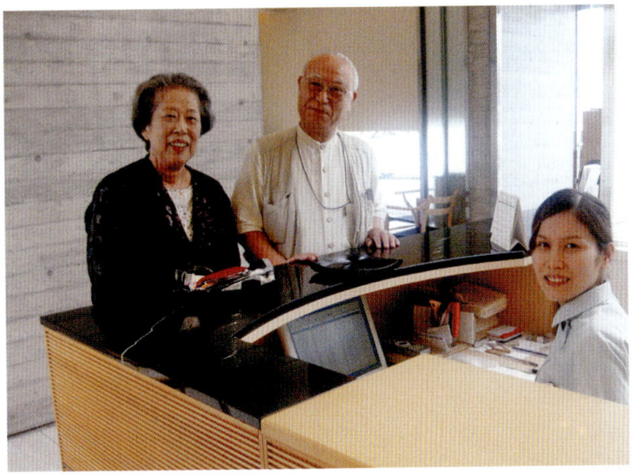

그림 16. 아내가 남편을 데리고 내원하는 경우도 많다.

■ 높은 정기검진율

적은 수의 치아가 힘껏 기능을 지지하고 있는 것을 환자도 충분히 이해하고, 치과의사가 그 치아를 남기려고 노력하는 것에 솔직하게 감사해하며, 자신도 자가 관리를 열심히 하는 경우가 많다.

고령이 되어도 의치 환자는 내원을 잘한다. 그 이유는 나이를 먹으면 남은 치아도 줄어진다는 불안감이나, 한 번 나쁜 상태를 경험했으므로 그 상태로 돌아가고 싶지 않다는 의식이 작용하기 때문일지도 모른다.

그리고 많은 환자들이, "선생님에게 진찰을 받으면 안심"이라고 말씀하신다.

"약간만 이상해도 망가지는 경우가 있으므로, 변화가 있으면 거리낌 없이 연락해주세요."라고 이야기하기 때문이기도 하지만, 내원해서 진찰 후 "괜찮네요."라는 말을 들으면 환자는 안심하고 돌아갈 수 있다.

치과위생사도 유지관리의 중요성을 느끼고 있는 소수치 잔존 환자와는 양호한 관계를 유지할 수 있다.

치아 수가 적으므로 청소성을 고려해 설계하면 고령자여도 자가 관리가 가능하고, 전문가 관리도 무리 없이 해나갈 수 있다.

자연치가 남아 있으면 '더는 치아를 잃고 싶지 않다'는 생각도 강하고 비교적 시간적인 여유도 있어, 고령 환자는 정기적인 내원을 오히려 기대하는 경우도 많다.

의료인의 입장에서도 큰 부담이 없는 follow up은, 나름의 경제 효과도 가져다주는 즐거운 만남의 장이다.

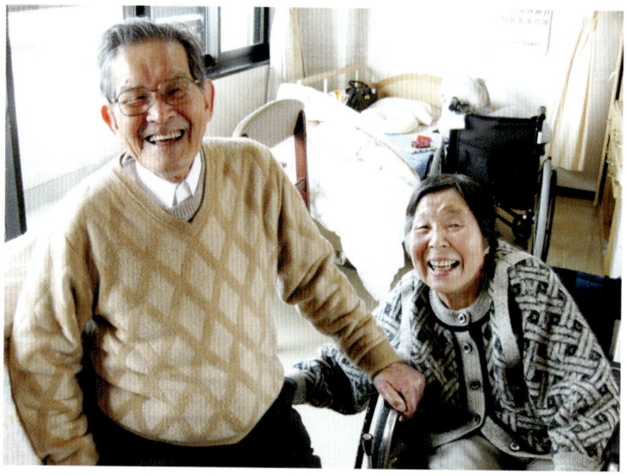

그림 17. 왕진 가서 의치 수리 후, 신바람 나서 대화하는 모습(요양 시설에서).

■ 환자와 편안한 관계—치아상실 후에도 계속되는 신뢰 관계

일반적인 치과치료의 경우에는 입을 계속 벌리지 않으면 치료를 할 수 없으므로, 치과의사가 환자와 대화를 하는 일이 의외로 적다.

그러나 의치 환자의 경우에는 체어사이드에서 조정하거나 수리를 하는 경우가 많다. 이때에는 유닛체어를 세우고 의치를 삭제하거나 연마하면서, 예를 들면 대합치의 상태를 환자에게 보이고 지금 하는 작업에 관해 설명하면, 의치 환자들 중에는 말하기 좋아하는 분들이 많아 질문을 주고받거나 잡담을 하는 등 신나게 대화하다 보면 친숙함도 늘어난다.

또한 '나를 위해 애쓰고 있다'는 의식을 가지는 것 같아 관계가 끈끈해지는 것처럼 느낀다. 게다가 신뢰가 깊어지면 적극적으로 환자를 소개해준다.

조정이나 수리를 계속하면서 10년이 지나 치아를 상실한 경우에도 '잘 지켰다'는 평가를 해주고, 교합이나 씹는 방법도 개선되었으므로 비록 무치악이 되었다고 해도 총의치를 제작하기 쉽고 환자도 받아들이기 쉬워진다.

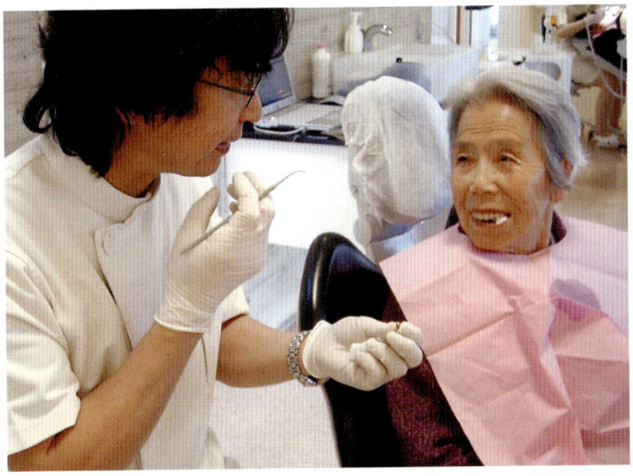

그림 18. 환자의 아드님이 전근하여 다른 지방으로 이사를 했지만, 항상 정기적으로 내원하는 환자이다.

제 4 장

임상의 폭을 넓힐 수 있다 —다양한 요구에 응할 수 있다

■ 의치 임상을 할 수 있다는 것의 중요성

필자가 개원한 치과의원 부근에 한정된 이야기일지도 모르지만, 임플란트를 다루지 않는 치과의원이 더 적을 정도이므로 임플란트는 치과의원의 차별화에 도움이 되지 않는다. 머지않아 전국적으로 같은 상태가 되리라 추측한다.

한편 의치는 시대에 뒤떨어진 것이라고 생각하는지 젊은 세대가 경원하는 경향이 많은 듯하지만, 모든 결손 치열 환자가 bone anchored 브리지를 원하는 것도 아니고, 경제성이나 전신상태 등의 측면에서 적용할 수 없는 경우도 있다. 다양한 선택지를 제공할 수 있는 치과의원이야말로, 고령자는 물론 결손이 진행된 환자가 원하는 치과의원일 것이라고 생각한다.

임플란트 치료를 희망하거나 결과적으로 임플란트 보철이 되는 경우도 의치 임상을 할 수 있으면 치열이나 교합상태, 저작습관 등을 개선할 수 있고, 최종 보철까지의 이행 기간을 쾌적하게 지낼 수 있으므로 전 처치로서도 중요하다고 생각한다.

■ 가철성 보철물 치료를 위해 노력한다

앞에서도 다루었지만, '환자는 가철성 의치를 싫어한다'고 믿는 사람은 치과의사가 아닐까?

물론 그렇게 생각하는 환자도 있지만, '뺄 수 있으면 깔끔하게 닦을 수 있다', '확실히 씹을 수 있으면 어느 쪽이라도 좋다', '떨어지지 않으면 된다'라고 생각하는 환자도 많다.

오히려 위화감이 적고 움직이지 않아 잘 씹을 수 있어서 환자가 받아들일 수 있는 의치를 만들려는 노력 없이, 바람직하지 않은 것으로 설명하고 있는 것은 치과의사가 아닐까? 제대로 순서를 밟아 완성도가 높은 의치를 제공하면, 환자도 '지금까지 사용하던 것과는 다른 것'이라는 사실을 이해할 것이다.

젊은 치과의사의 경우, 결손에 대한 대응으로 브리지와 보험적용 클래스프 의치 그리고 총의치, 비보험 임플란트만 취급하는 치과의원도 많은 것 같은데, 그 사이에 다양하고 복합적인 선택지가 있다는 사실을 알았으면 좋겠다. 예를 들면, 수술은 싫지만 좀 더 씹을 수 있었으면 좋겠다는 경우에는 편측의 작은 의치를 응용하는 등 비용을 포함해 환자의 요구에 응할 수 있는 선택지를 다양하게 가지는 것이 꼭 필요하다고 생각한다.

이때 고려해야 하는 것은 회복 정도, 청소성, 술후 follow up의 세 가지다. 고령자가 대상인 경우에는 그러한 점들을 이해해주고, 치과의사들이 그러한 것들을 위해 노력하고 있다는 것에 솔직하게 감사해하며 자가 관리에도 열심인 경우가 많다.

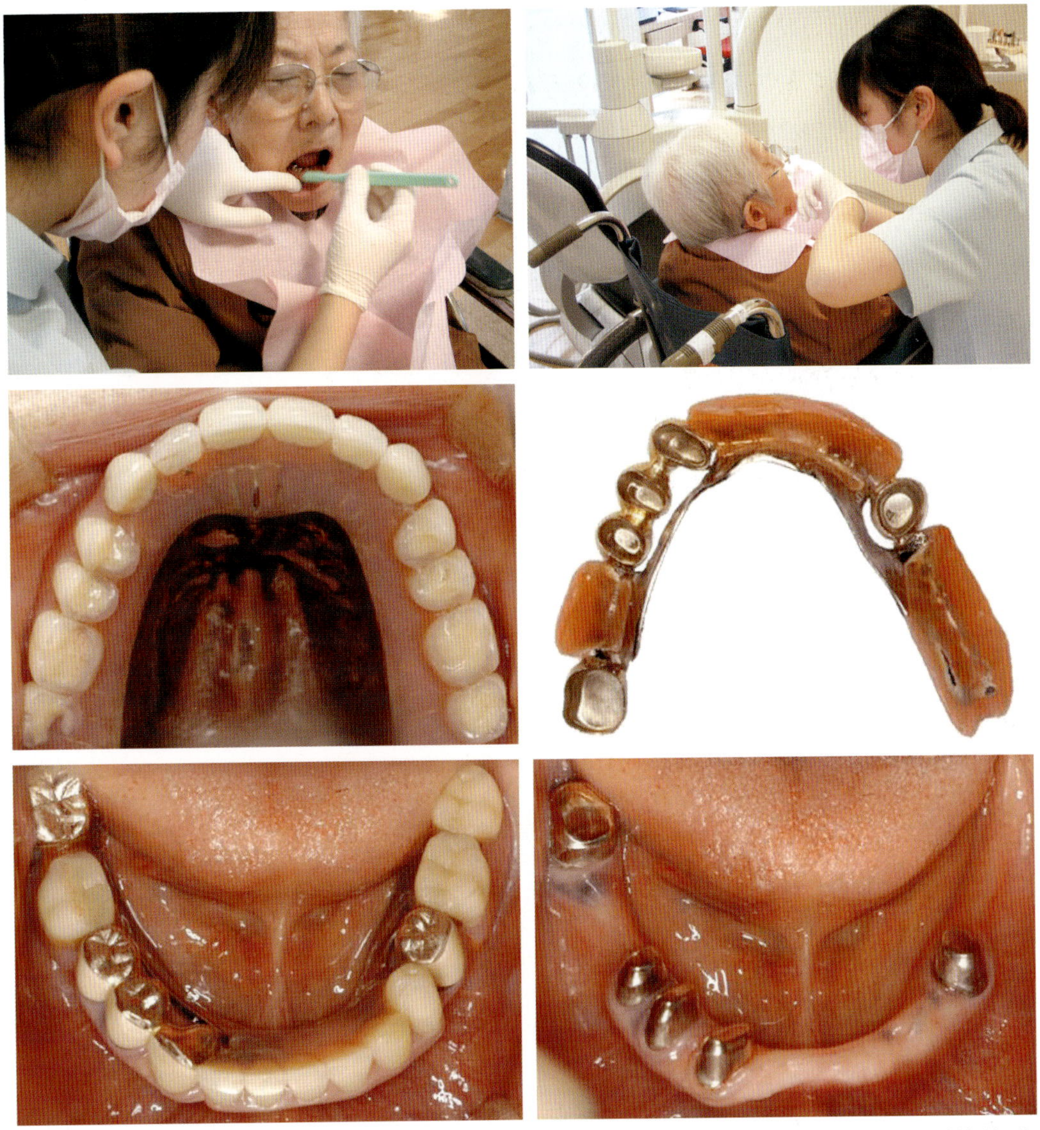

그림 19. 1992년에 제작한 의치인데, 환자는 72세로 건강하다. 현재는 요양보호사와 함께 휠체어를 타고 내원하는데, 19년 동안 1개의 치아도 상실하지 않고 양호한 상태를 유지하고 있다. 구강 내 사진은 16년이 지났을 때의 상태이다.

■ 치과기공사와의 협력 관계

그다지 고액은 아니지만, 비보험 보철을 어느 정도 꾸준하게 의뢰할 수 있으면 치과기공사와의 양호한 관계 구축도 쉬워진다. 몇 가지 증례를 협력해 다루는 사이에 서로에게 필요한 정보와 요구하는 목표가 같은 점으로 합의되어, 효율적으로 높은 수준의 보철물을 얻을 수 있게 된다.

현재 젊은 치과기공사들이 치과계를 떠나고 있다고 알려지듯이, 신뢰할 수 있는 기공소와 양호한 관계를 구축하지 않으면 의뢰를 받아주는 기공소가 없어지는 사태가 가까운 미래에 일어날 수도 있다.

힘든 치과계이지만 가장 가혹한 위치에 있는 치과기공사에게 적절한 기공료를 지급할 수 있는 것도 비보험 진료의 장점 중 하나라고 생각한다.

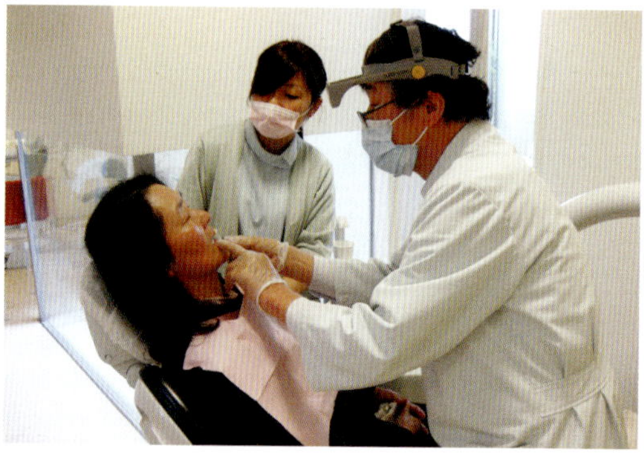

그림 20-1. 비보험 의치의 경우에는 기공사에게 와달라고 해서 환자와 함께 인공치의 색조나 형태를 검토한다.

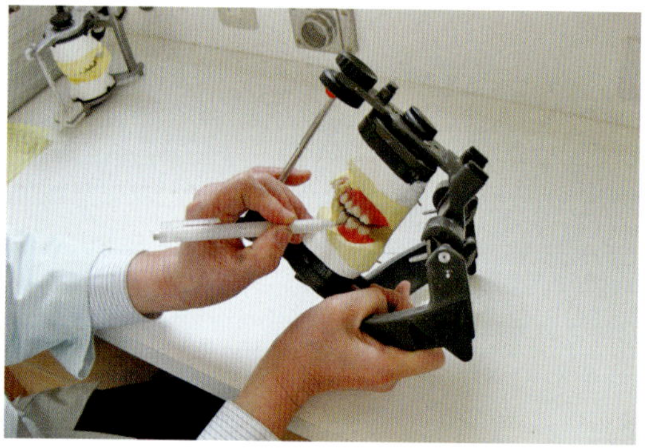

그림 20-2. 인공치 배열도 환자가 보는 앞에서 치과의사와 치과기공사가 의견을 모아 수정한다.

제 5 장

소수치 잔존 증례의 특징

■ 환자와 치과의사의 입장에서 의료개입의 필요성이 명확하다

이 책에서는 잔존치가 10개 이하인 경우를 '소수치 잔존 증례'라고 하는데, 대개는 Eichner 분류의 C에 해당해 교합지지 치아가 없으므로, 보철적으로 회복하지 않으면 저작기능을 영위할 수 없다. 따라서 환자도 저작이 자유롭지 못하고 심미적으로도 회복이 필요하다는 자각이 있으므로, 환자와 치과의사가 치료개입이라는 의미에서 망설이는 일이 적다.

다만 전제로서 환자의 요구에 맞는 다양한 선택지를 제공할 필요가 있다.

치경선이 맞지 않거나 골흡수에 의한 협측의 볼륨 부족과 같이 고정성 보철의 경우에는 문제가 되는 점을 가철성 의치로는 쉽게 회복할 수 있다는 장점이 있다. 게다가 기성 인공치를 이용하므로 치관 보철과 비교하면 저렴한 비용으로 환자에게 어울리는 아름다움을 되찾을 수 있다.

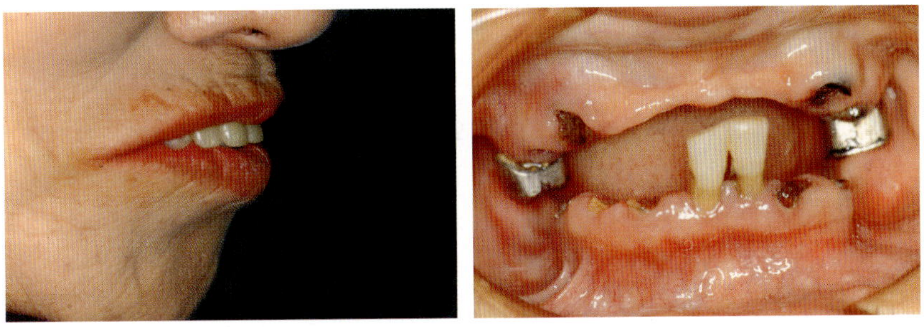

그림 21-1. 술전 모습. 상·하악 전돌이고 입술도 돌출해 있다.

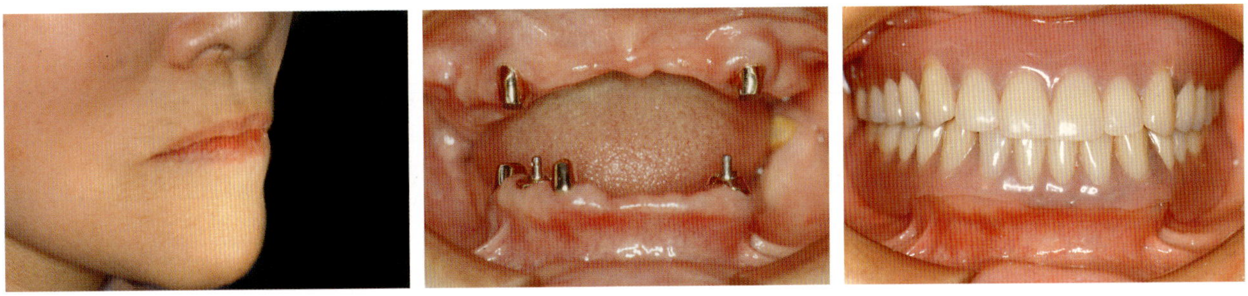

그림 21-2. 치근면 어태치먼트를 이용해 비교적 쉽게 심미성을 개선할 수 있었다.

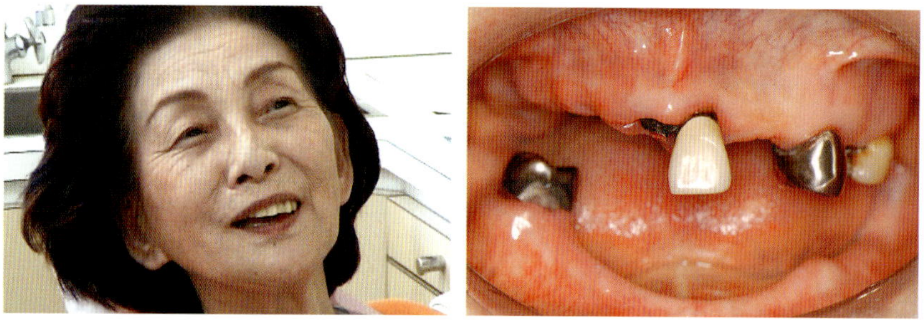

그림 22-1. 술전 모습. 교합평면의 경사가 안모에도 영향을 준다.

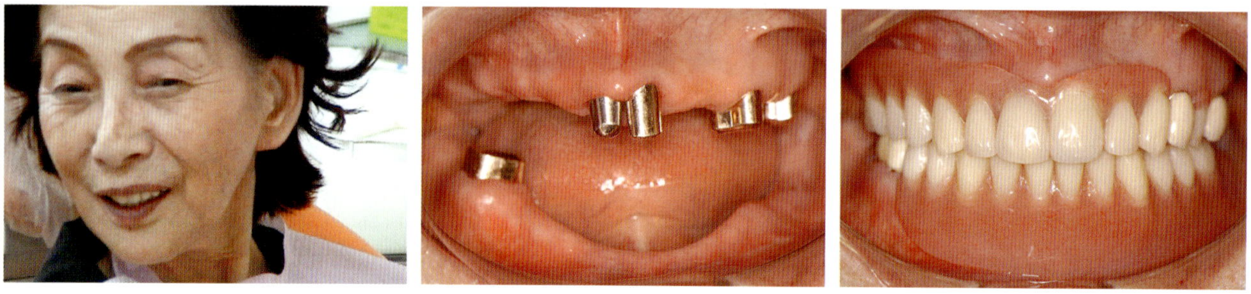

그림 22-2. 술후 개선된 모습.

■ 소수치 잔존 증례의 치료방침

소수치 잔존 증례에서 전략적 발치라는 이유로 잔존치를 발치하고 bone anchored 브리지로 수복하는 예도 볼 수 있지만, 너무 강한 회복은 대합하는 악궁에 손상을 줄 수 있다는 점에 유의하는 것이 좋다.

설계를 포함해 소수치 잔존 증례를 파악하는 방법에 오해가 있거나 다루는 방식을 혼동하고 있는 것처럼 생각된다. 다시 말해서 소수치 잔존 증례를 총의치로의 이행 과정으로 파악함으로써 치료 목표를 잘못 설정하고 있는 것은 아닐까?

잔존치를 안이하게 코핑으로 수복한 오버덴처 설계도 자주 있지만, 원칙적으로는 telescopic type으로 해서 의치에 필요한 3요소를 치아도 담당하게 하고, 측방 가이드를 중시해서 의치의 부담을 줄여야 한다고 생각한다.

청소년이나 다수치 잔존 증례의 경우에는 법랑질이나 치수보호에 집착해야 하지만, 소수치 잔존 증례이면서 고령자라면 치열·교합의 보존이 제일 목표가 되어 거기에 적합한 형태의 지대치로서 활용한다.

'이런 치료를 하면 이렇게 회복할 수 있다'라는 제안이 없으면, 환자는 자신의 구강상태에 어느 정도 단념해 "모두 빼고 완전 틀니로 해주세요."라는 체념 섞인 치료를 희망하는 경우도 가끔 있다. 그러나 여기서 안이하게 주소를 따라 무치악으로 만들어버리면, 특히 하악의 경우에는 회복 수준이 급격하게 떨어진다.

고령자들은 치과의사가 방침을 제시하지 않으면, 속마음으로는 더 씹을 수 있게 해주었으면 좋겠다거나 심미적으로 치료해주었으면 좋겠다고 생각하면서도 말을 꺼내기 어려운 경우가 많다.

많은 환자들은 이미 의치 장착을 체험했고, 그것이 보험 의치인 경우에는 "틀니가 다 그렇지!"라고 체념하는 경우가 많다.

필자는 이전 의치를 개조해 치료용 의치로 사용할 때가 많은데, 보존 불가능한 치아를 발치한 후 클래스프를 제거해야만 하는 때에도 잘 수정한 telescope 의치 등을 체험하게 하면, 치료에 대한 의욕이 늘어나는 경우를 자주 경험한다.

치료 전의 상태가 나쁘면 나쁠수록 치료 후와 차이가 커서 환자의 심리적인 만족은 커진다. 그리고 그만큼 환자의 기쁨은 커서 깊은 신뢰 관계를 맺어준다.

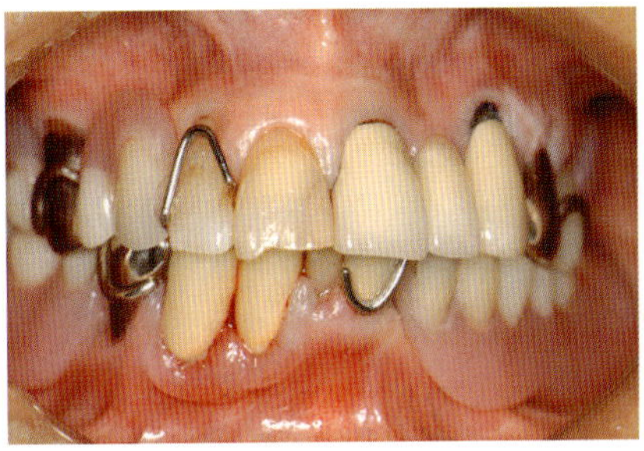

그림 23-1. 환자가 불만을 가졌던 클래스프 의치.

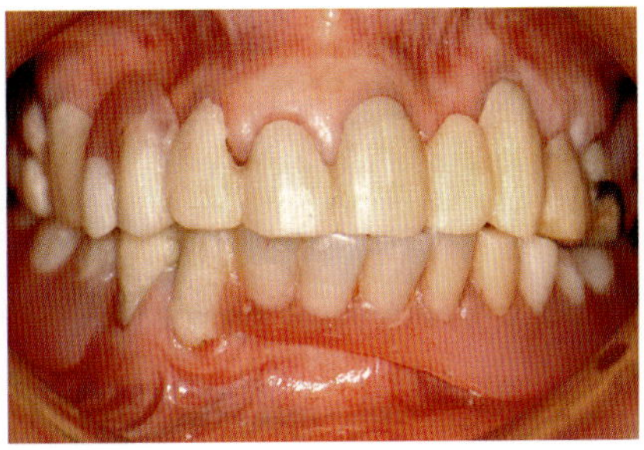

그림 23-2. 이전 의치를 개조한 치료용 의치. 형태나 교합을 더 수정하였다.

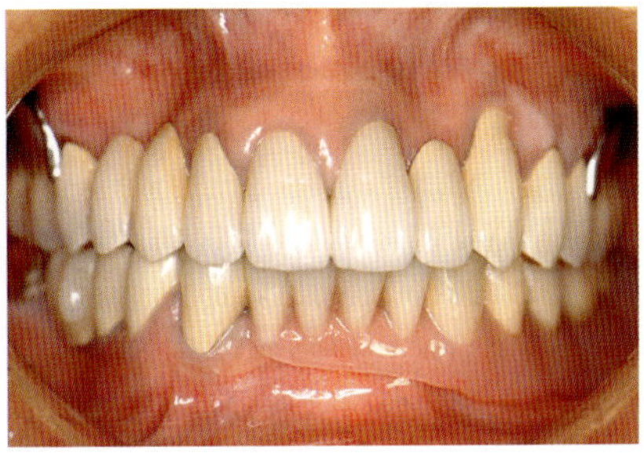

그림 23-3. 환자의 희망과 비용 등 조건에 알맞은 유지장치, 사용감, 겉모습의 느낌 등을 설명한 후 동의를 얻어 최종 보철로 진행하는데, 특히 여성 환자의 경우에는 나이가 들어도 예뻐지는 것에 대한 기쁨이 크다.

■ 교두감합위·악위가 불안정한 증례나 편위된 증례가 많다

소수치 잔존 증례는 악위나 치아의 위치이상이 발생할 확률이 높으므로, 먼저 이에 대한 진단이 중요하다.

대부분의 증례가 Eichner 분류의 C인, 다시 말해 교합지지 치아가 전혀 없고 소수의 치아가 상·하악에 남은 상태로 바람직하지 않은 저작습관을 지닌 경우가 많다. 게다가 의치에 의해 악위가 유지되고 있어도 의치가 적절히 수정되지 않으면 변화를 따라갈 수 없어, 보상하면서 사용하는 사이에 악위가 편위된 증례를 자주 본다. 오랜 기간 부적절한 의치를 사용하는 경우에는 어긋남도 더 크다.

그리고 상·하악의 한쪽이 무치악이 되어 마주하는 치조제의 관계가 불량한 경우에는 악위와 교두감합위의 불안정성이 두드러진다. 따라서 치료를 시작할 때는 먼저 교합위의 검사가 필요하고, 의치를 제작할 때는 교합채득 단계가 매우 중요해진다.

■ 검사 포인트

잔존치가 많은 경우에는 턱관절 증상 등이 없거나 심하지 않으면 교두감합위를 중시해 보철이 이루어진다. 한편 왜곡이나 편위가 커도 잔존치가 많은 경우에는 많은 치아에 손을 대야 하는데, 그렇게 해도 반드시 양호한 예후를 기대할 수 없는 경우가 있어 현 상태를 따라 보철을 해야 할 때가 많다.

한편 소수치 잔존 증례에서는 흐트러짐이나 왜곡이 누적될 빈도가 높지만, 문제를 바로잡기가 비교적 쉬우므로 좌우의 대칭성, 교합평면, 악위, 저작습관 등을 검사하는 의미가 크다. 구강 내뿐만 아니라 전신의 비대칭과 안모 등에도 눈을 돌릴 필요가 있다.

아래에 검사항목을 열거한다. 자세한 사항은 제2부를 참조하기 바란다.

① 두위·안모 검사
② 방사선 검사
③ 구강 내 검사
④ 저작습관: 잔존치의 위치가 저작습관에 깊이 관계하지만, 대개는 하악의 잔존치가 있는 쪽으로 씹는다.
⑤ CO와 CR의 어긋남
⑥ 고딕 아치에서의 수평위 확인

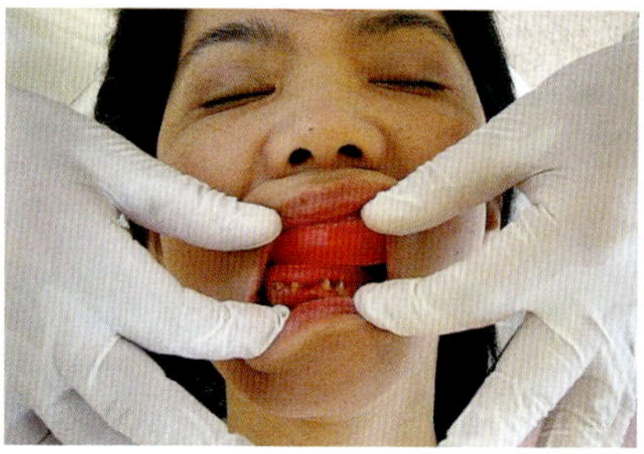

그림 24-1. 하악의 편위와 수정. 습관성 교합위.

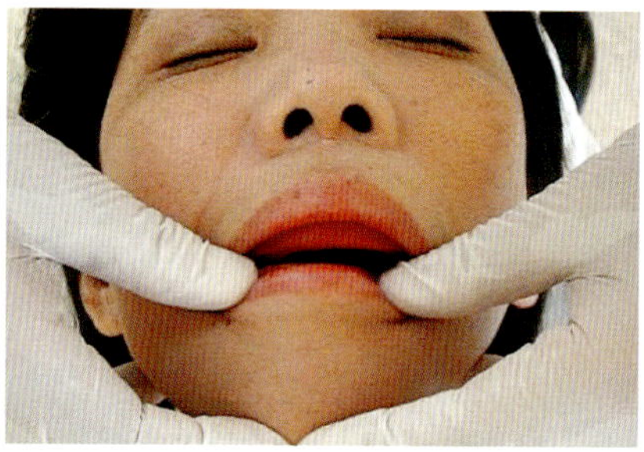

그림 24-2. 하악 유도.

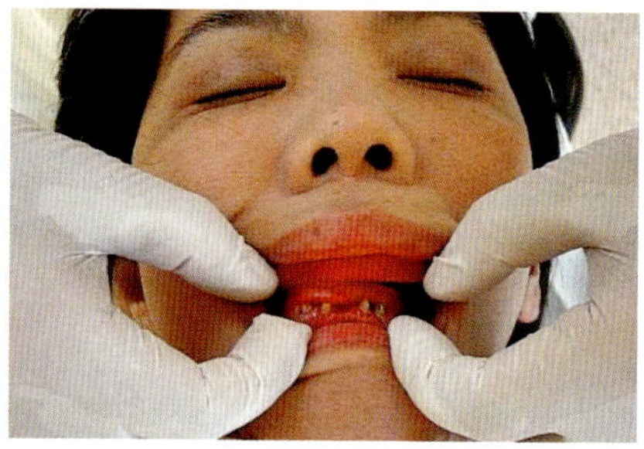

그림 24-3. 과두가 안정된 위치에 있는 하악위. 물리는 위치(교합위)는 환자가 물어 결정된 교합위와 술자가 유도해 위치시키는 과두위에서 결정된 교합위 등이 있는데, 둘 사이가 상당히 떨어진 위치에 있을 때도 있다.

■ 문제를 바로잡기 쉽다

악위가 흐트러진 증례가 많아 그것을 수정하려면 잔존치의 치관 보철 등이 필요하지만, 잔존치가 많은 경우에는 대폭적인 수정이 어렵다. 반대로 말하면, 잔존치가 적은 경우에는 수정이 쉽다고 할 수 있다.

악위와 교합평면은 밀접한 관계가 있는데, 소수치 잔존 증례의 경우에는 교합평면 수정이 훨씬 자유롭다.

엇갈린 교합 증례가 보철이 어려운 이유는 어긋남이나 왜곡이 커서 그것을 바로잡기 위해서는 잔존치의 대폭적인 삭제가 필요하고, 비록 보철수복을 할 수 있었다고 해도 예후가 반드시 양호하지 않으므로 망설임이 크다는 데 있다.

그러나 치아 수가 적어지면 기술·예후·비용과 같은 면을 포함해 이전 단계에서 할 수 없었던 것을 시행하기가 더 쉬워진다.

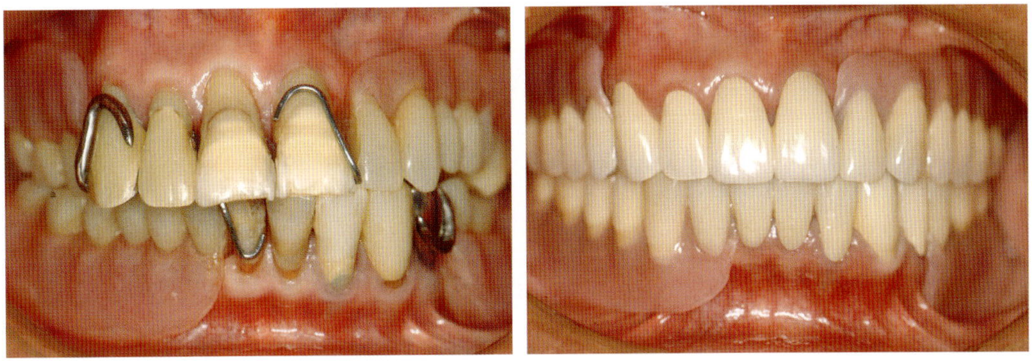

그림 25. 잔존치의 가치는 낮아도 소수치이기 때문에 치료개입이 어렵지 않고, 수정 측면에서도 훨씬 자유롭다.

■ 자연치 기능을 살린다 —환자에게 배우는 '치아가 있는 것'의 장점

하악의 어긋남이나 습관성 편측저작이 지속된 채 총의치로 이행하면, 저작습관이나 악위의 어긋남을 바로잡을 수 없는 경우가 많고 난증례가 된다. 한편 소수여도 잔존치가 있으면 보철 방식에 따라서는 악위도 잘 회복할 수 있다. 여기서 바로잡을 수 있으면, 만약 총의치가 되어도 난증례가 되지 않을 가능성이 높다.

이것이 감각수용기(proprioceptor)의 유무와 관계가 있는지는 모르겠지만, 무치악 증례에서는 근육의 기억 흔적을 제거할 수 없는 경우가 많다고 느낀다.

필자는 총의치에서는 고딕 아치 묘기를 그다지 하지 않지만, 소수치 잔존 증례에서 잔존치의 치관 수복을 포함하여 의치를 제작하는 경우에는 악위 수정의 목적으로 많은 증례에서 고딕 아치 묘기를 한다. 왜냐하면 지금까지의 경험으로부터 치아가 있으면 수정한 악위에 순응한다고 생각하기 때문이다. 실제로 '결정한 위치를 치아가 유지한다'라고 생각한다.

한편 자연치의 교합접촉이 몇 곳이라도 남아 있는 증례에서는 그것을 소중히 보존하는 것이 좋다. 소수치 잔존 증례의 경우에는 대부분 치아끼리의 지지가 없고, 의치를 치아로 지지하는 설계가 된다. 그런데도 치아의 감각수용기가 중요하다고 생각한다.

이러한 점에 더해 치아의 유무에 따라 씹는 것에 관한 만족도가 상당히 다르다는 사실을 무치악이 된 환자가 가르쳐준다. 대개는 소수의 임플란트 이용으로 의치의 동요방지 등을 이전으로 되돌릴 수는 있지만, 씹는 기분은 다르다고 한다.

식별 능력에 대한 흥미 깊은 논문도 있지만, 실제적인 임상 감각에 의하면 딱딱한 것을 씹고 있는지, 부드러운 것을 씹고 있는지의 식별은 자연치가 없는 총의치에서는 뒤떨어지며, 이것이 맛과도 관계가 있으리라 생각한다. 씹는 기분의 차이는 식사의 만족도와도 깊은 관계가 있다.

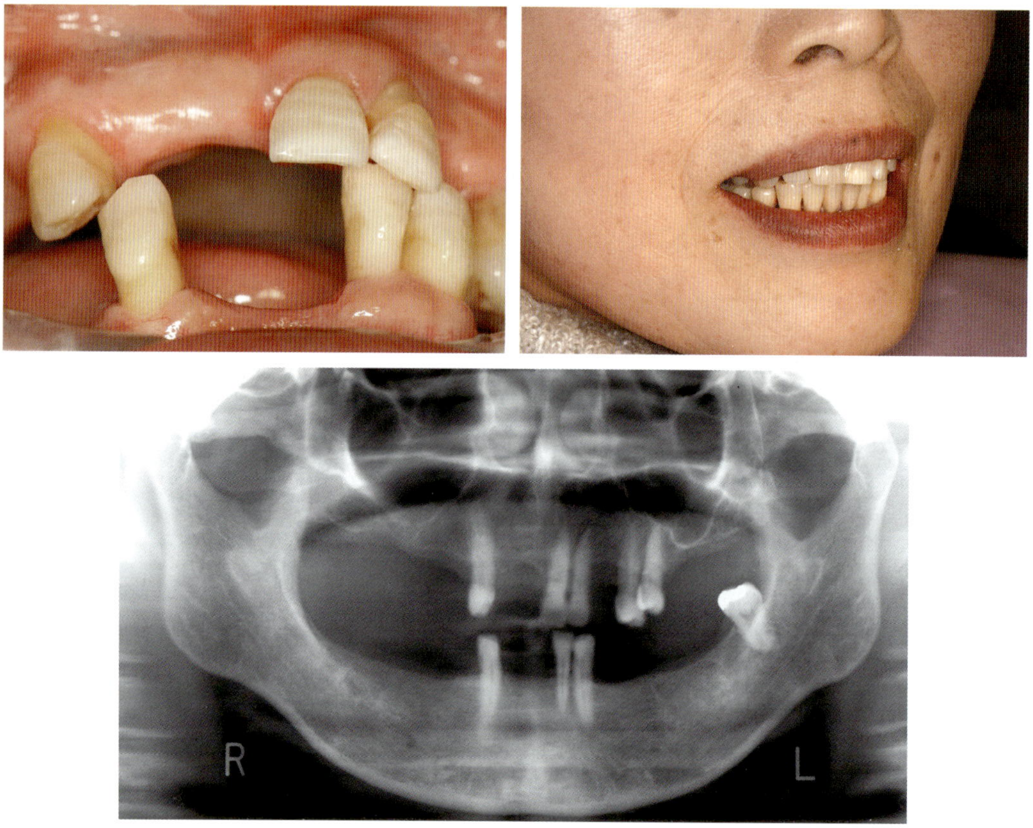

그림 26. 잔존치의 교합접촉을 될 수 있으면 남기고 감각수용기의 기능을 보존해 씹는 기분이나 맛을 중요하게 생각하는 것이 좋다.

제 6 장

의치 수복의 장점

■ 기술·기간·비용 모두가 합리적이다

소수치 잔존 증례의 경우에는 대부분 전악 치료를 한다. 잔존치에 대해서는 근관치료, 치주치료, 치아이동 등을 하지만, 잔존치가 적어 수고와 시간이 줄어들기 때문에 비용도 비교적 소액에 그친다. 보철치료에 대해서는 인공치와 의치상이 보철의 대부분을 차지하므로 크라운·브리지 수복과 비교해 치과의사가 하는 일은 적고, 기공료도 적어 총비용이나 기간이 줄어든다는 장점이 있다.

■ 의치상의 장점을 살린 심미 수복

심미성 획득을 위해서는 치경선을 맞출 필요가 있는데, 크라운·브리지를 이용한 수복에서는 치주외과 등이 필요해진다. 한편 의치는 의치상을 이용함으로써 아름다운 치경선이나 순측의 볼륨 등 연조직을 포함해 회복할 수 있으므로, 특히 나이가 많은 환자의 경우에는 외관상 현격히 아름다워진다. 입술 부위의 부푼 정도를 매우 걱정하는 환자가 있는데, 이러한 경우에는 심미 회복의 효과가 커서 극적인 변모에 기뻐 놀라는 일도 자주 있다.

"○○ 씨가 선생님께 치료하고 매우 아름다워졌어요."라며, 이른바 소문을 듣고 내원하는 환자도 있다. 여성의 경우에는 그 부분을 좋게 보는 것이고, 고령자도 예외는 아니다.

■ 인공치로 개성을 살린다

특히 여성 환자의 경우에는 나이가 많아도 미에 대한 기대가 높아서, '이렇게 할 수 있다'는 사실을 아는 것은 매우 큰 효과가 있다. 현재는 다양한 형태의 인공치가 시판되고 있어 개성 있는 표정을 표현할 수 있다. 크라운·브리지 제작에서 치아 색조, contour, emergence profile 등과 같은 다양한 점에 대해 배려하는 것처럼 인공치의 선택이나 배열에도 신경을 써야 한다고 생각하지만, 대개는 치과기공사에게 맡기는 것 같다.

필자는 치과기공사와 상담하면서 인공치를 선택한다. 남성 환자의 경우에는 때로 square type을 사용하지만, 여성 환자의 경우에는 압도적으로 ovoid type이 많다. Square, tapering, ovoid 외에도 tapering·square, tapering·square·ovoid 등으로 혼합해 사용하는 등 선택지가 많으므로, 안모와 분위기 등을 가미해 선택한다(제5부 제4장 참조).

색에 대해서도 "틀니처럼 보여도 좋으니, 어쨌든 희고 예쁘게 하고 싶다."는 환자가 있는 한편, "마모나 균열 등이 들어가 자연스러운 느낌으로 하고, 틀니 같지 않은 것이 좋다."는 환자도 있어, 이런 취향은 환자에게 듣지 않으면 알 수 없으므로 다른 환자의 사례 등을 보여주면서 선택하게 한다.

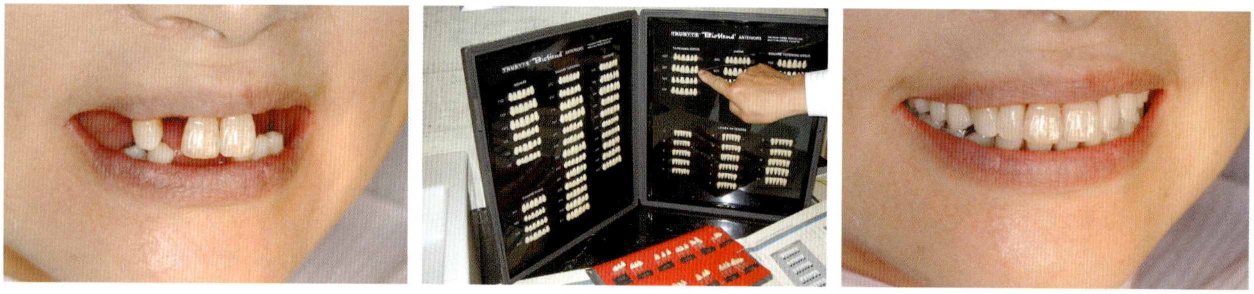

그림 27. 심미 수복은 아니지만 잔존치를 더 잘 보존해, 거기에 어울리는 인공치를 선택함으로써 자연스러운 느낌으로 마무리할 수 있다.

■ 다양한 설계—여러 가지 계획을 제시할 수 있도록

의치로 설계하는 경우에는 어떠한 형태로든 잔존치를 이용하게 되므로, 적절한 유지장치의 선택이 필요하다. 가장 간단한 것은 자연치에 클래스프를 거는 것이다. 하지만 소수치 잔존 증례에서는 잔존치의 치관 보철을 포함하여 손을 대는 경우가 많다는 점과 좀 더 예쁘게 하고 싶다는 환자의 희망 등의 이유로, 클래스프가 없는 오버덴처 타입에 치근면 어태치먼트를 설계하거나, 확실히 씹고 싶은 경우에는 kouns 의치 또는 잔존치나 1~2개의 임플란트에 자석 어태치먼트를 장착하는 등 다양한 설계를 할 수 있다.

고령 환자인 경우에는 먼저 술자가 생각한 2~3가지 계획을 제안한다. 많이 선택되는 것은 telescopic type이며, 나이가 들어 손가락 기능이 조금 떨어진 환자의 경우에는 축면의 높이를 조금 늘려 자석 어태치먼트를 장착하기도 한다.

필자는 대부분 의치 형태를 제안하지만, 환자의 요구에 따라 다양한 변화가 있다.

● Case 1

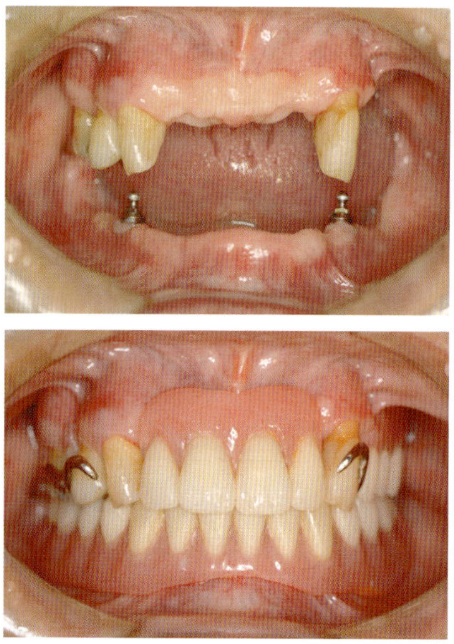

그림 28. 상악은 클래스프 의치, 하악은 임플란트에 볼 어태치먼트로 수복한 증례.

● Case 2

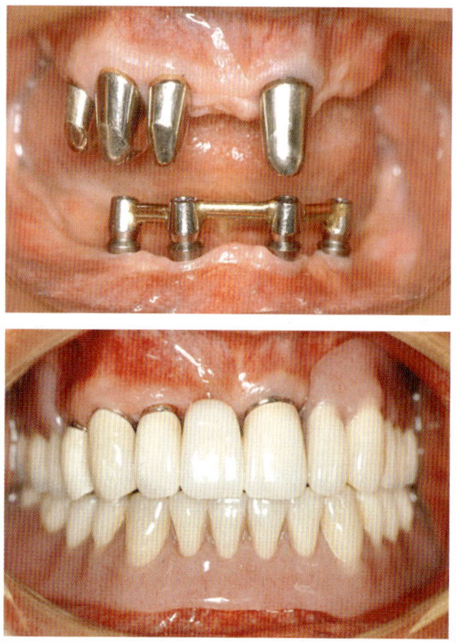

그림 29. 상악은 konus 의치, 하악은 바 어태치먼트로 수복한 증례.

● Case 3

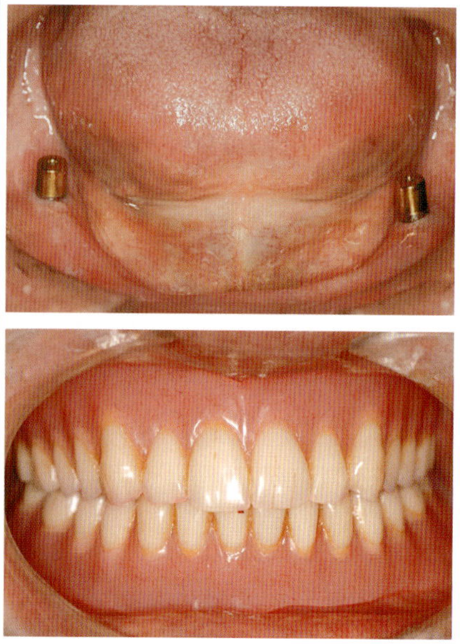

그림 30. 상악은 총의치, 하악은 자석 어태치먼트로 수복한 증례.

■ 사용하는 유지장치는 몇 가지 종류로 한정—테크닉을 습득한다

설계는 잔존치의 배치, 건전도, 환자의 희망 등에 따라 많은 변화가 있는 한편, 이용하는 수단은 몇 가지 종류로 한정되므로, 그것들을 자신의 테크닉으로 습득하는 것은 그렇게 어렵지 않다.

선인의 경험을 바탕으로 신뢰할 수 있는 것은 이미 선택되어 있어 임플란트, 여러 종류의 어태치먼트, 자석, telescope 등이고, 게다가 수가 적은 치아에 이러한 유지장치를 자신의 임상에 도입할 수 있는 것이 소수치 잔존 증례의 임상이다. 각각의 특징을 잘 이해해 구분하여 사용하는 것이 좋다.

자세한 사항은 제4부를 참조하기 바란다.

표 1. 유지(지지)장치의 특징—효과와 리스크

	클래스프(I bar)	Konus telescope	비 완압성 어태치먼트
★교합지지·악위의 안정	△	○	○
★지대치의 과중한 부담	○	△	△
★지대치의 삭제	○	△	△
★치조제의 보호	△	○	○
보철물의 장착·위화감	△	○	○
보철물의 강도 설계	○	○	△
심미성 배려	△	△	○
제작 기술·수고·비용	○	△	△

■ 우수한 청소성

환자의 희망을 잘 듣고, 심미성이 뛰어난 적절한 유지장치를 선택해 보철 설계를 함으로써 위화감이 작은 의치를 제안하고, 정중한 설명과 치료 접근으로 이해가 깊어져 치료에 대한 적극성이 생기면 환자는 큰 만족을 얻을 수 있다. 적절하게 교합재건 치료가 이루어지면, 환자는 "먹고 싶었던 식자재나 요리를 즐길 수 있었다."라며 기뻐해준다.

그리고 크라운·브리지와 비교했을 때, 의치의 장점 중 하나로 청소성이 좋다는 점을 들 수 있다. 대규모 브리지에서는 항상 시멘트의 wash out이 걱정이지만, 의치의 경우에는 지대치의 상황을 언제든지 확인할 수 있어, 비록 치근파절 등이 발생했을 때 발견은 물론 대응도 쉽다. 오히려 청소의 편리성을 환영하는 환자도 있다.

■ 고령자는 전신상태에 따라서도 구강 변화가 일어난다

소수치 잔존 증례의 설계에서는 술후 대응이 쉽도록, 다시 말해 변화에 대한 follow up이 쉽도록 고려하는 것이 중요하다. 또한 고령자는 전신상태의 변화를 항상 생각해야 한다. 뇌경색, 골절 등으로 입원하면 자가 관리의 수준이 급속히 떨어지거나, 의사 또는 간호사가 의치 장착을 하지 못하게 해서 부적합이 되는 사례도 있다. 물론 그런 신체적 변화가 없어도 잔존치를 상실해 어쩔 수 없이 설계를 변경하는 경우도 있다.

변화에 대한 대응의 편리성이 필요하다고 서술했지만, 변화에는 시간의 흐름에 따른 필연적인 것과 돌발적인 문제의 두 가지가 있다.

뇌신경 질환의 후유증 등으로 손가락 기능이 쇠약해져서 자가 관리가 불충분해지거나, 입원 또는 수술을 받을 때 장착하지 않은 의치가 시간이 지나 구강에 맞지 않는 것도 고령자에게는 종종 발생하는 일이다. 힘의 불균형 때문에 발생한 것은 별도로 하고, 전체적인 점막 변화에 대한 개상 등은 술후 문제가 아니라 시간의 흐름에 따른 변화에 대한 대응이라고 받아들이고 있다.

■ 보철물 자체를 새로 만들지 않고 짧은 시간에 대응할 수 있다

의치로 설계하면 많은 내원이 필요하지 않고 대응할 수 있는 점도 고령자에게는 중요한 포인트이다.

고정성 보철이면 1개 치아에 문제가 생겨도 대규모 치료가 필요하게 되지만, 의치로 설계하면 문제에 대한 대응성이 좋다. 대응성의 좋은 점으로는 국소적인 교체로 가능하다는 것, 구강 외 작업으로 대응할 수 있다는 것 등을 들 수 있다.

의치상 파절이나 인공치 탈락과 같은 문제나 발치 후의 인공치 추가라면 체어사이드에서 당일에 대응할 수 있으므로, 환자로서는 비록 발치가 되어도 같은 의치를 계속 사용할 수 있다는 사실에 안도하는 것 같다.

개상 등이 필요해 의치를 맡기고 기공소에서 대응할 필요가 있을 때는 하루 정도 참고 지내는 경우도 많다. 추천하지는 않지만, 걱정되어 예비 의치를 만들어주기를 바라는 환자도 있는데, 이것도 의치의 장점 중 하나일 수 있다.

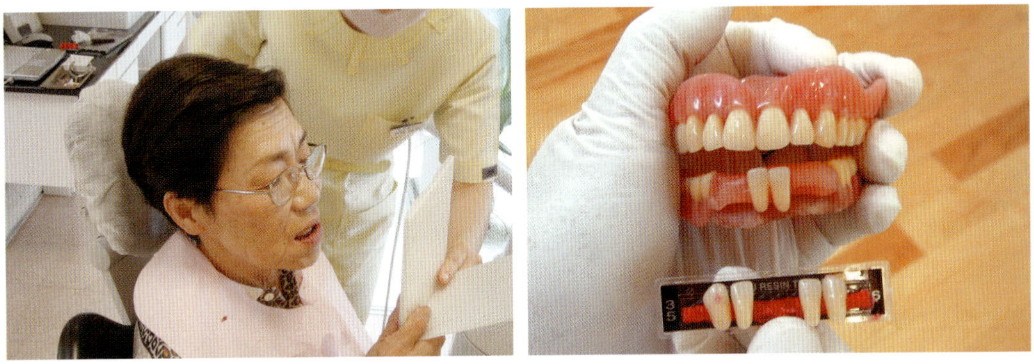

그림 31-1. 발치 후의 인공치 추가는 체어사이드에서 당일에 대응할 수 있다.

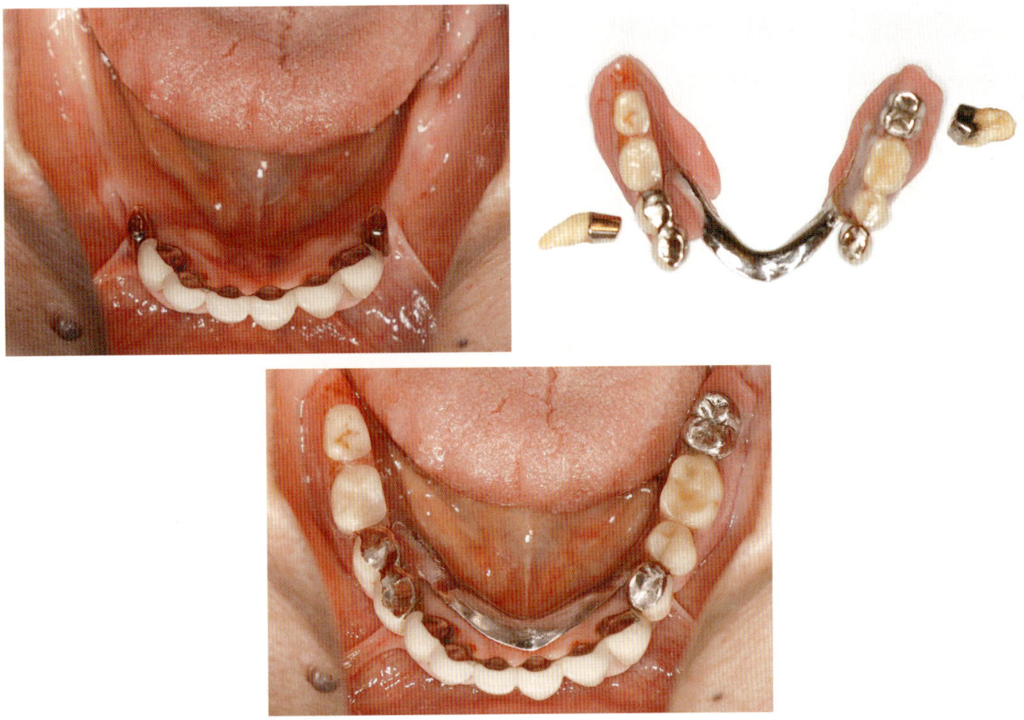

그림 31-2. 오랜 기간 사용한 telescope 의치인데 자연치 2개를 상실하였다. 좌우에 하나씩 건전한 지대치가 있으면, 충분한 저작기능을 유지할 수 있고 의치상도 짧은 시간에 수정할 수 있다.

제 2 부

소수치 잔존 증례의 검사와 치료방침

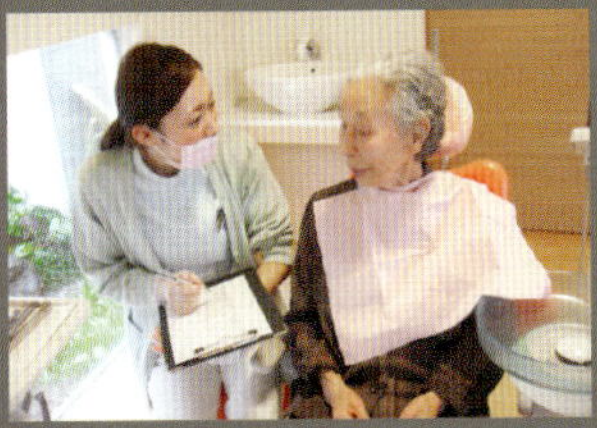

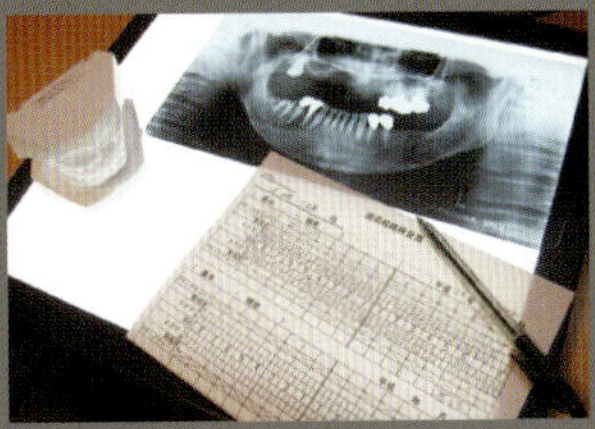

소수치 잔존 증례의 검사는 신체와 기초 질환에 관한 문진에서 시작해, 주소에 대해 지금 희망하는 개선사항 파악 등의 술전 검사를 통해 더 많은 환자 정보를 수집할 필요가 있다. 많은 치아를 상실했다는 것은 치과적인 약자라고도 할 수 있고, 현재의 상태에 이르기까지 치아를 상실한 원인과 적절한 치과진료를 받지 못한 이유가 있을 텐데, 그것이 치과의료에 대한 공포심이나 불신감일 수도 있다. 자신의 현재 상태에 체념이 잠재되어 있을 때도 있지만, 회복에 대한 희망도 사실은 클 것이다.

환자의 신체적·정신적 배경을 이해하고 나서 구강 기능과 질환에 관한 구체적인 검사 내용이나 순서를 정리할 필요가 있다. 구강 조직·기관의 검사를 거쳐 결손 치열의 병태를 검사하고, 개개인의 구강·신체·생활조건 등의 수준에 적합한 기능회복 방책을 검토한 후에 치료방침과 치료계획을 제안할 필요가 있다.

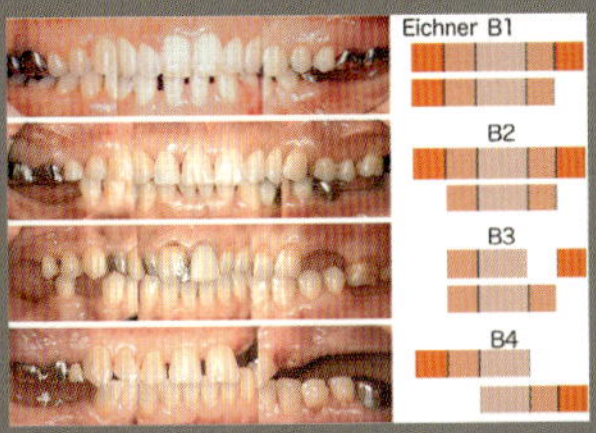

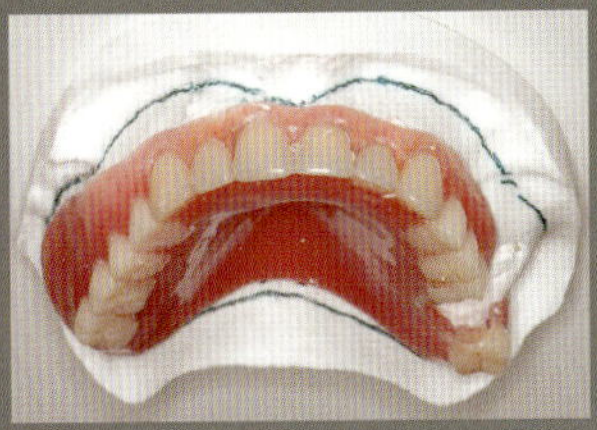

제 1 장

검사의 흐름과 순서

검사의 주의점

다른 진료도 거의 같지만 소수치 잔존 증례와 무치악 환자의 경우에는 고령자나 유병자의 비율도 높으므로, 환자의 전신상태나 생활배경을 파악하면서 주소와 기능회복에 대한 희망을 정중하게 들어야 한다.

많은 치아를 상실했다는 것은 치과적인 약자라고도 할 수 있고, 현재의 상태에 이르기까지 치아를 상실한 원인과 적절한 치과진료를 받지 못한 이유가 있을 텐데, 그것이 치과의료에 대한 공포심이나 불신감일 수도 있다. 자신의 현재 상태에 체념하지만, 회복에 대한 희망도 사실은 클 것이다. 이런 배경을 이해하고 초진에 대응하는 것이 좋다.

이번 내원이 혼자 온 것인지 보호자와 함께 왔는지도 확인한다. 돌봐주는 사람이 필요한 이유가 신체적 요인인지 또는 인지도의 문제인지 등을 파악하는 것도 이후의 치료 계획이나 내용과 관계되는 정보가 된다.

문진표는 보통 환자 본인에게 작성하게 하지만, 시력이나 신체 기능에 문제가 있는 경우에는 스태프가 물어서 작성하든지 또는 보호자의 협력이 필요할 때도 있다.

■ 검사 사항과 순서

진료실로 들어올 때의 걸음걸이 등의 전신상태 관찰은 중요하다. 주소를 들으면서 전신의 건강상태, 현 증상, 복용 약제 등을 파악하고, 이어서 안모나 발음, 의치의 장착 상태 등을 관찰한다.

문진표를 작성할 때는 보호자에게 작성 내용을 확인하게 하고, 이후 진료의 주의사항이나 치료기간 등을 전달하면서 환자에 관한 더 많은 정보를 듣는다. 그 후 구강 내 검사에 들어가는데, 상·하악의 대합관계, 치열상태, 개개 치아의 검사 등과 같이 여기서도 전체에서 세세한 부위로 검사하는 것이 순서이다.

소수치 잔존 증례에서는 지금 장착하는 의치의 사용 상황과 철거한 후의 체크도 중요한 포인트이다.

자세한 사항은 제2장 이후에서 서술하는데, 표 1에 검사 사항과 순서를 보인다.

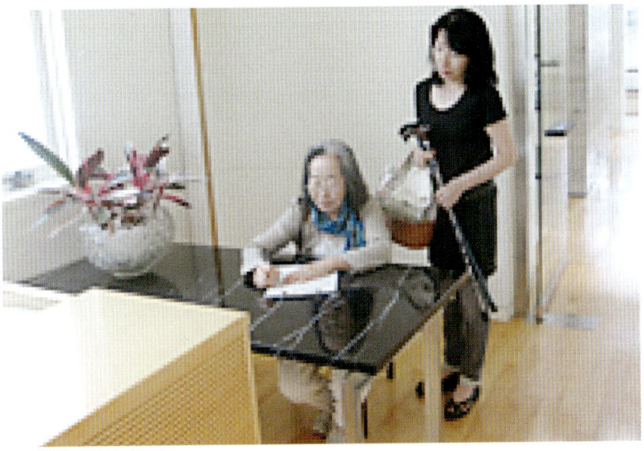

그림 1. 보호자와 상의하면서 문진표를 작성할 때도 있다.

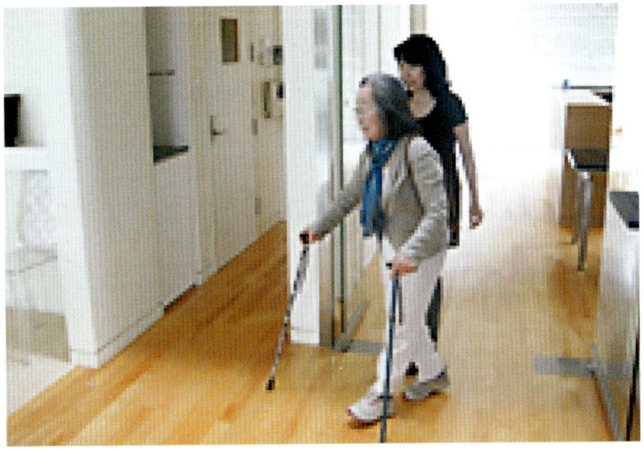

그림 2. 진료실로 들어오는 걸음걸이 등을 보고 건강 정도를 파악한다.

표 1. 소수치 잔존 증례의 검사 사항과 순서

Ⅰ. 내원 상황
1. 혼자 내원했는지, 보호자가 필요한지
2. 진료실로 들어오는 걸음걸이 → 전신 건강 정도 추측

Ⅱ. 문진과 청취
1. 전신상태, 기초 질환과 현 상태 파악
2. 주소 청취
3. 기왕력을 통한 병력(구강 소견) 파악

Ⅲ. 구강 내 검사
1. 치아·치열
   ① 치아
      • 상·하악 관계, 마주하는 치열의 관계와 정적 삼차원 진단 → 연구모형
      • 치관부의 실질 결손 정도(심도, 범위) → 시진, 방사선 검사
      • 치근, 근첨부 조직과 염증의 유무 → 촉진(타진), 방사선 검사
   ② 치주조직
      • 치주낭 깊이(과거 염증의 존재) → 치주낭 깊이 측정
      • 염증 정도 → 출혈
      • 동요도(bony stability, 지지력)
      • 교합성 외상의 유무(fremitus) → 촉진
   ③ 결손부 치조제
      • 시진
      • 의치상 지지영역 점막의 촉진
      • 의치상 변연 설정 부위의 촉진
2. 턱관절
   개구량, 기폐구 경로 궤적, 편위 유무 → 시진·촉진
3. 주위 근육
   압통 유무, 경련 → 근육 촉진
4. 교합
   중심위·중심교합위의 어긋남, 하악 편위 → 술자에 의한 하악 유도법(Dawson법)
5. 교합지지, 잔존치 분포, 결손 형태 → 시진·연구모형

Ⅳ. 지금 장착하는 의치의 검사
1. 의치상 형태
2. 의치상 점막면의 적합성
3. 인공치의 배열위치나 교합면의 마모
4. 의치 장착 상태의 안모
5. 교합평면 관찰
6. 교합상태(교두감합위·편심위의 가이드)
7. 의치의 청소 상태

Ⅴ. 치료방침
1. 내원 횟수나 치료기간, 환자 상황과의 조정
2. 치료 의치, 즉시 의치, 이행 의치를 이용한 재활
3. 보철 전 처치
4. 새로운 의치 제작
   → 인상채득(재료와 방법)
   → 교합기의 선택·face bow transfer
   → 교합채득(고딕 아치·교합 양식)
   → 인공치의 선택·배열
   → 시적
   → 완성·조정·장착

제2장

문진과 청취

■ 전신상태, 기초 질환과 현 상태 파악—환자의 전체적인 이미지와 배경

소수치 잔존 환자의 경우는 고령자가 많고 몇 가지 전신질환을 앓고 있는 예도 적지 않다. 전신의 건강상태를 알기 위해, 현재 다른 병원의 진료 상황이나 복용 약제에 관해서 묻는 것과 동시에 환자의 과거 병력과 입원 경험 등을 물어본다.

직업에 대해서도 알아두면 그 사람을 이해하기 쉬울 때도 있다. 현재는 무직이어도 퇴직 전의 이야기를 들을 수 있으면 앞으로의 의사 소통에 도움이 된다. 그리고 가족 상황이나 통원 수단에 대해서도 물어봄으로써 무리가 없는 치료계획이 되도록 한다.

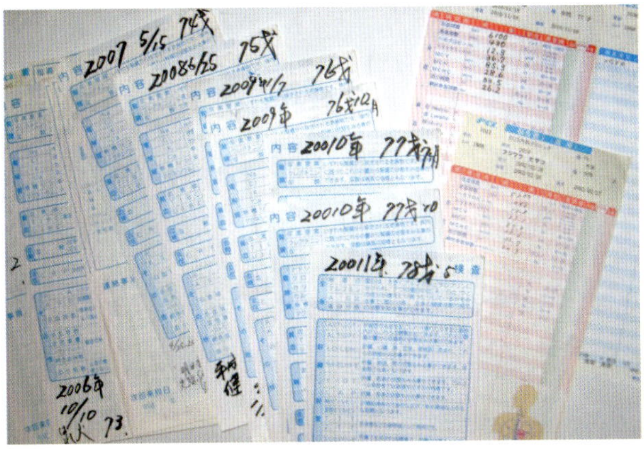

그림 3. 환자의 전신상태를 파악하기 위해서는 내과 검진표도 참고가 된다.

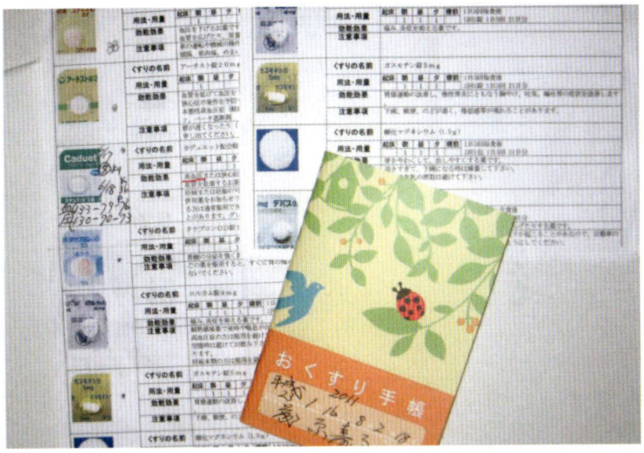

그림 4. 현재 복용하는 약제로 진료과를 알 수 있으면 치료할 때 유의해야 할 정보를 얻을 수도 있다.

■ 기초 질환과 치료할 때의 주의점

과거 및 최근에 생긴 질환, 입원기록, 투약 내용, 치료내용 등을 포함해 필요에 따라 주치의에게 연락을 취해 건강상태, 현재의 상태, 내복 약제 등에 관한 정보를 수집할 필요가 있다.

각종 유병자를 치료할 때의 주의점을 열거하면 다음과 같다.

① 고혈압

혈압 강하제 복용자는 기립 저혈압을 일으키기 쉬우므로, 유닛체어를 천천히 일으켜 세운다. 오전 중(아침 식사 1시간 이후)에는 혈압이 안정되어 있다.

② 협심증

오랜 시간의 치료를 피한다. 발작력이 있는 환자에게는 아질산 제제를 지참하도록 한다. 치료 시간대는 가능하면 오후가 좋다.

③ 심근경색

아질산 제제를 예방적으로 투여한다. 증상 발현 후 6개월 이내에는 치료하지 않는다. 심부전이 있는 환자의 경우에는 앉은자세에서 치료한다.

④ 당뇨병

식사를 섭취한 시간과 양이 평소대로인지, 인슐린이나 경구 혈당 강하제가 처방대로 투여되었는지 확인한다. 식사와 약제 섭취의 모든 조건을 만족할 필요가 있다.

⑤ 호흡기계

편하게 호흡할 수 있도록 앉은자세에서 치료한다. 기도의 반응성이 높기 때문에 레진 분말의 흡입에 주의한다.

⑥ 만성 관절 류머티즘

경추관절, 고관절, 무릎관절의 굴곡과 신장 등이 어려운 상태인 경우에는 목, 등, 무릎 아래에 삼각 매트나 수건 등을 넣어 변형된 목, 등, 다리가 유닛체어에 편안히 닿도록 한다.

주소 청취

내원한 이유와 무엇을 호소하는지를 정확하게 듣도록 노력하고, 불만·불쾌·부자유스러움에 대한 것들을 질문해 호소의 원인이 무엇인지를 파악한다. 그리고 이번 치료에서 원하는 것을 듣는다.

잔존치의 우식에 관한 호소로는 '아프다, 시리다, 빠졌다, 부러졌다, 충전물이 떨어졌다' 등이 있다.

치은·치주질환에 관한 호소로는 '치석을 제거하고 싶다, 부었다, 피가 난다, 고름이 나온다, 구내염, 치아가 흔들린다, 들뜬 느낌이다, 사랑니가 아프다, 칫솔질 지도를 받고 싶다' 등이 있다.

의치에 대해서는 '맞지 않는다, 느슨하다, 갈라졌다, 틀니 거는 데가 깨졌다, 발음하기 어렵다, 다시 만들고 싶다' 등을 호소한다.

심미적인 사항으로는 '치아 색깔이 맘에 안 든다, 형태가 이상하다, 삐뚤어졌다' 등이 있다.

그 밖에 '잘 안 씹힌다, 어깨결림, 두통' 등이 있다. 이 밖에도 '턱에서 소리가 난다, 입을 벌리기 어렵다' 등의 턱관절 질환에 관련한 호소나 임플란트에 대한 설명을 원하는 등 내원의 이유는 여러 가지이다. 특히 여성은 비교적 솔직하게 이야기하지만 잠재한 것들도 많다.

기왕력을 통한 병력 파악

현재 상황에 이르기까지 어떤 이유로 치아를 상실했는지를 환자에게 기억하게 해, 우식의 문제인지 치주질환의 문제인지 또는 힘에 의한 문제인지 등 치과질환의 경위를 가능하면 많이 듣는다. 대개는 술전·후에 같은 문제를 초래하는 증례가 많고, 경과가 어렵지 않은 증례라도 어떤 리스크 경향이 있는지가 술후 경과와 적잖은 관련이 있다.

문진은 환자의 병태 흐름이 어떠한지를 파악하기 위해 필요하다. 결손 치열 증례는 과거에 적잖은 치과치료 이력이 있어, 병력의 문진으로부터 얻을 수 있는 정보는 증례의 병세로부터 예후를 검토하는 데 단서가 된다.

치주질환이 원인인 경우에는 치조제 흡수가 심해 의치의 유지가 어려워진다. 또한 잔존치가 대합관계에서 악역을 하는 경우에는, 대합 악궁의 치조제가 많이 흡수되어 형태의 악화를 초래할 때도 있다.

표 2. 일반 문진표

일반 문진표

되도록 자세히 기록해주세요. 년 월 일 초진

이름 ______________________ (남·여) 생년월일 ________년 ____월 ____일생 (_____세)

자택 주소 ____ 전화번호 _____________________

근무처 __________________________________ 전화번호 ______________________

소개자 __________________________________

I. 내원 이유

1. 어디에 문제가 있습니까? (오른쪽 위, 위 앞쪽, 왼쪽 위, 오른쪽 아래, 아래 앞쪽, 왼쪽 아래)
2. 충치
   아프다, 시리다, 빠졌다, 부러졌다, 충전물이 떨어졌다, 검진을 받으라는 말을 들었다
3. 치주질환
   치석을 제거하고 싶다, 부었다, 피가 난다, 고름이 나온다, 구내염, 치아가 흔들린다, 들뜬 느낌이다, 사랑니가 아프다, 칫솔질 지도를 받고 싶다
4. 의치(틀니)
   맞지 않는다, 느슨하다, 갈라졌다, 틀니 거는 데가 깨졌다, 발음하기 어렵다, 다시 만들고 싶다
5. 심미성
   치아 색깔이 맘에 안 든다, 형태가 이상하다, 삐뚤어졌다
6. 기타
   잘 안 씹힌다, 어깨결림, 두통, 턱에서 소리가 난다, 입을 벌리기 어렵다, 임플란트에 대한 설명을 듣고 싶다

II. 이번 치료에서는

1. 나쁜 곳을 전부 치료하고 싶다.
2. 아픈 곳만 치료하고 싶다.

III. 치료비에 대해

1. 보험으로 가능한 범위의 치료
2. 되도록 보험으로 치료하고, 일부는 비보험 치료를 희망한다.
3. 상담한 후 결정하고 싶다.
4. 비보험 치료가 되어도 좋으므로, 가능하면 좋은 방법으로 치료하고 싶다.

IV. 전신적인 질문

1. 건강상태: 양호·불량
2. 임신: 개월
3. 혈압: (~)
4. 알레르기: 유·무 (약물·음식물·마취)
5. 과거의 질환:
6. 현재 치료 중인 질환:
7. 현재 복용 중인 약제:

V. 그 밖에 치료에 대한 희망이나 질문이 있으면 적어주세요.

표 3. 결손 보철용 문진표

결손 보철(의치)용 문진표

년 월 일

의료보험으로도 의치(틀니)를 만들 수 있지만, 여러 가지 제약이 있어 더 잘 씹히고, 쾌적하고, 보기도 예쁜 의치를 원할 때는 비보험 치료가 됩니다.
이때는 상담을 통해 여러 가지 장치 중에서 환자의 구강에 적합한 것을 선택해, 만족하실 수 있는 의치를 만들 수 있도록 최대의 노력을 합니다. 그러기 위한 참고 질문입니다.

이름 ________________________ (남·여) 생년월일 ________년 _____월 _____일생 (______세)

Ⅰ. 이번 내원은 어떻게 오셨습니까?

1. 혼자서 내원
2. 보호자와 함께 내원

Ⅱ. 치료기간은

1. 치료기간은 충분히 낼 수 있다.
2. 치료기간에 제약이 있다. (월 일 무렵까지)
3. 많이 올 수 없다.

Ⅲ. 지금 사용 중인 의치(틀니)에 대해 개선하고 싶은 점이나 불만·불쾌·부자유스러움 등이 있습니까?

1. 씹을 수 없다. 아프다.
2. 보기 안 좋다.
3. 말하기 어렵다.
4. 이물감이 있다.

Ⅳ. 지금까지 치아를 상실한 이유는? (아는 범위에서)

1. 충치로 뽑았다.
2. 치아가 갈라졌다. 부러졌다.
3. 잇몸병으로 뽑았다.

Ⅴ. 이번 치료로 의치를

1. 새롭게 다시 만들고 싶다.
2. 되도록 지금의 의치를 사용하고 싶다.
3. 치과의사의 판단에 맡긴다.

※발치가 필요하고 의치를 다시 만들어야 하는 경우에는 어떻게 합니까?
위의 1, 2, 3에서 선택해주세요.

Ⅵ. 치료비용에 대해서

1. 보험 범위 내에서 치료, 금속이 붙은 의치라도 상관없다.
2. 비보험 치료가 되어도 확실히 씹을 수 있고 보기 좋은 의치를 원한다.
3. 때에 따라서는 의치의 버팀목이 되는 임플란트가 매우 도움이 됩니다. 설명을 원하십니까?(예/아니오)
4. 예정한 범위 내에서 그 비용을 효과적으로 사용합니다. 생각하고 있는 비용을 알려주세요.
   (원 정도)

Ⅶ. 기타 질문이나 희망이 있으면 적어주세요.

제 3 장

구강 조직·기관의 검사

■ 구강 조직·기관 검사의 포인트

1. 치조제·협점막

의치상 하부점막의 두께, 경도(피압변위량) 등 교합압 부담에 적합한 부위와 범위를 확인한다. 그리고 점막의 각화증이나 욕창성 궤양, flabby gum, 의치성 섬유증, 편평태선, 종양, 색소침착 등의 유무를 검사한다.

구강 전정의 깊이와 의치상 변연의 길이·두께, 소대의 부착위치·크기·운동범위 등을 입술과 뺨을 운동시키거나 당기면서 압력을 부담할 수 있는 치조제 부위의 기능적 범위를 확인한다. 치조제의 흡수 정도나 악궁의 형태는 인공치 배열과 관련이 있다.

2. 구개

형태, 색조, 구개융기, 절치유두, 구개주름, 구개소와, ah-line 등을 관찰하고 의치성 구내염 유무, 혈종 유무 등을 관찰한다. 발적해 평평하고 매끈한 경구개 점막에서는 의치성 구내염의 징후를 볼 수 있다. 그리고 의치 장착자에게서는 소타액선의 많은 개구부가 폐쇄되기 때문에, 점상 출혈로 염증이 생기는 경향이 있다.

3. 상악결절

의치상으로 덮여 의치의 양호한 유지와 안정을 얻을 수 있지만, 협측으로 부푼 커다란 언더컷이 있는 경우에는 블록 아웃을 할 필요가 있다.

4. 혀

크기와 운동을 관찰한다. 혀는 너무 크거나 너무 작아도 의치에는 마이너스 요인이 된다. 그리고 반복성이나 상시적인 불수의 운동을 나타내는 구강운동이상증(oral dyskinesia)이 있는 환자는, 끊임없는 혀의 불수의 운동으로 의치 장착의 어려움을 초래한다.

5. 타액

타액은 치주조직이나 의치상 하부점막의 건강과 관련이 있고, 의치의 유지·안정에 크게 관계되어 있다. 타액선의 기능에 장애를 주고 분비량을 감소시키는 질환에는, 중년 여성에게서 자주 발생하는 자가면역질환의 일종인 쉐그렌 증후군 외에도 파킨슨병, 우울증, HIV 감염증 등이 있다. 약물 중에는 항우울제, 항히스타민제, 항정신병약, 진정제 등 타액 분비량을 감소시키는 것이 있어, 고령자의 경우에 구강건조증을 호소하는 환자들이 많다. 분무식·겔 형태 등 여러 가지 인공 타액이 시판되고 있지만, 작용시간이 짧다는 점 등의 문제가 있어 사용자의 평판이 다양하다. 또한 치은암 등의 치료에 사용되는 화학요법이나 방사선요법 후에도 타액선 기능이상을 볼 수 있다.

● 구강조직·기관 검사 ●

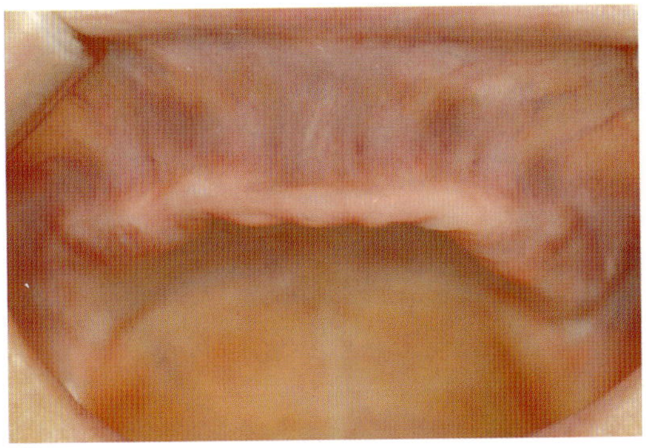

그림 5-1. Flabby gum. 하악 전치의 압력에 의한 상악 치조제 전치부의 골흡수로 불량 치조제가 된다.

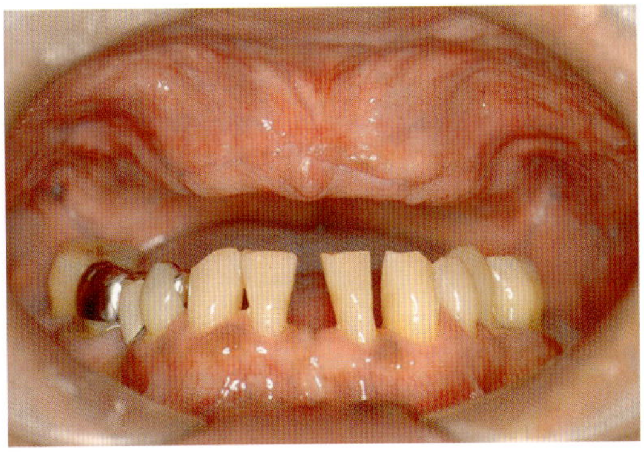

그림 5-2. 상·하악의 마주하는 관계. 상·하악이 전후·협설적으로 마주하는 관계의 균형은 의치의 안정과 관련이 있다.

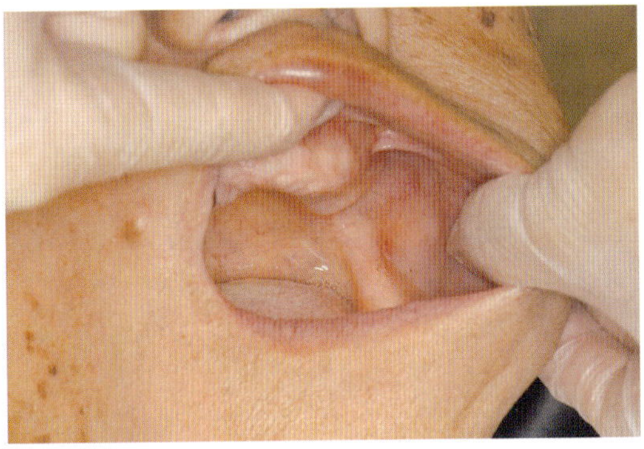

그림 5-3. 치조제의 검사 ①. 소대를 당기거나 입술을 크게 움직여 보아 기능압을 부담할 수 있는 범위를 확인한다.

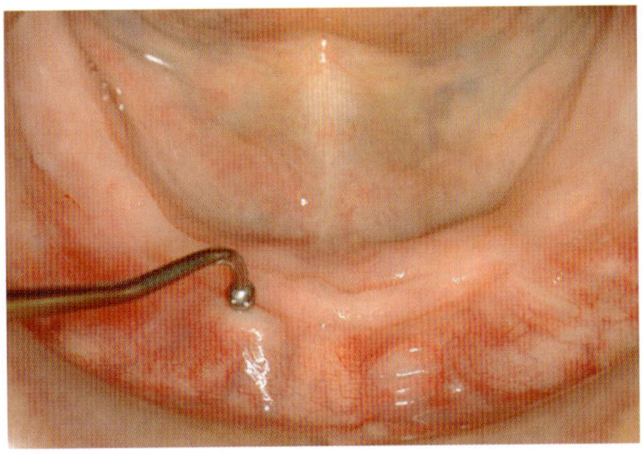

그림 5-4. 치조제의 검사 ②. 의치상 변연이나 구개점막을 검사할 때는 끝이 둥근 기구로 딱딱함이나 성질을 확인한다.

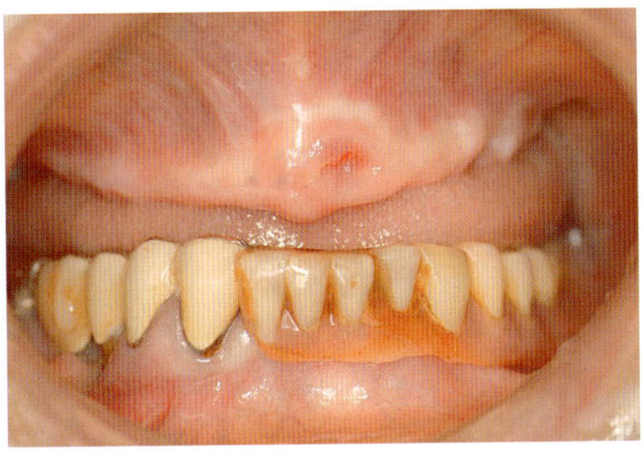

그림 5-5. 치조제 부위의 의치성 구내염이나 욕창을 검사한다.

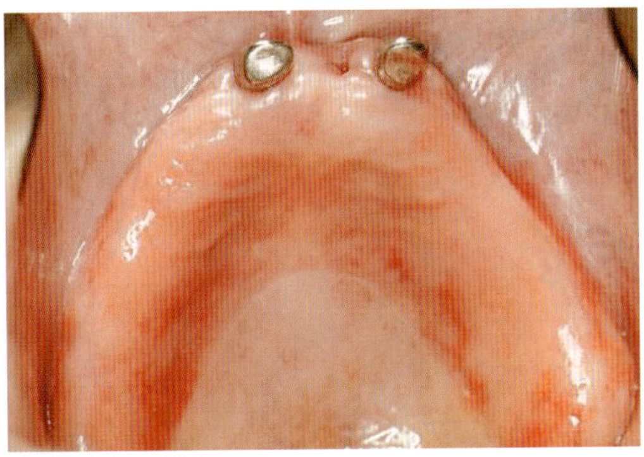

그림 5-6. 소타액선의 개구부가 폐쇄되어 의치상 변연의 형태를 따라 발적해 세포가 약화되어 있다.

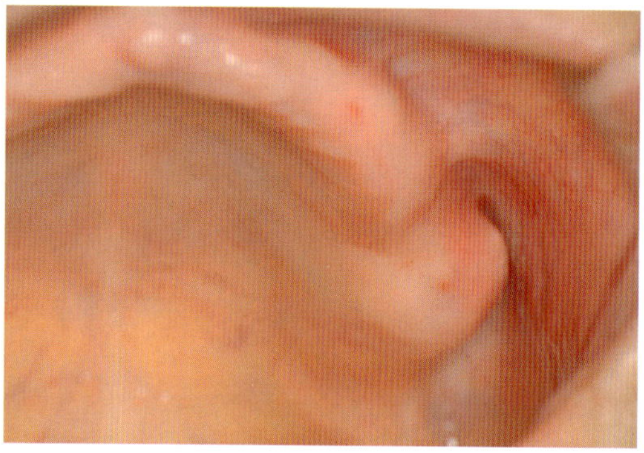

그림 5-7. 상악결절 ①. 과도하게 부풀면 의치에는 좋은 조건이지만, 너무 크면 덮을 수 없다.

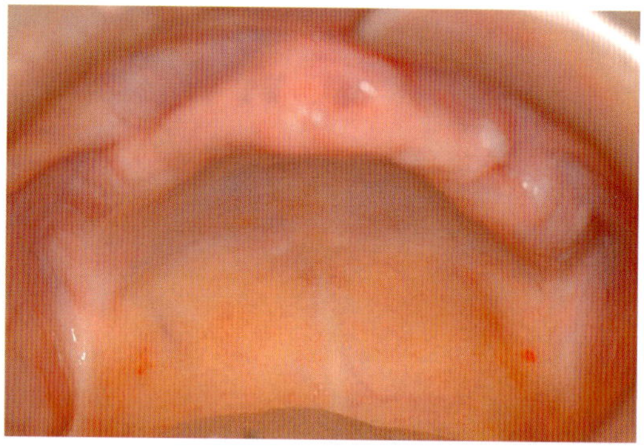

그림 5-8. 상악결절 ②. 너무 작은 경우에는 의치의 측방 흔들거림을 버티지 못하고, 흡착에서도 조건이 저하한다.

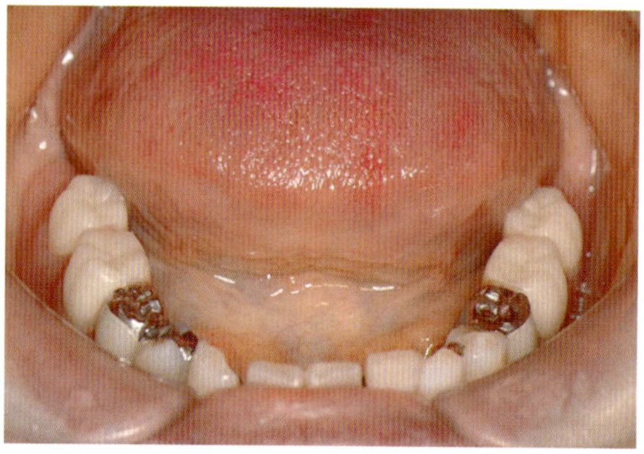

그림 5-9. 큰 혀는 하악 의치를 탈락시키거나 의치 불안정의 요인이 된다.

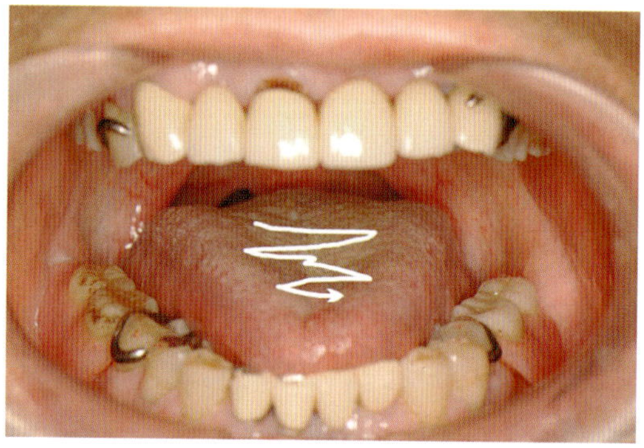

그림 5-10. 구강운동이상증(oral dyskinesia). 불수의 운동을 하는 환자의 경우에는 악위의 불안정을 보여 교합검사가 어렵다.

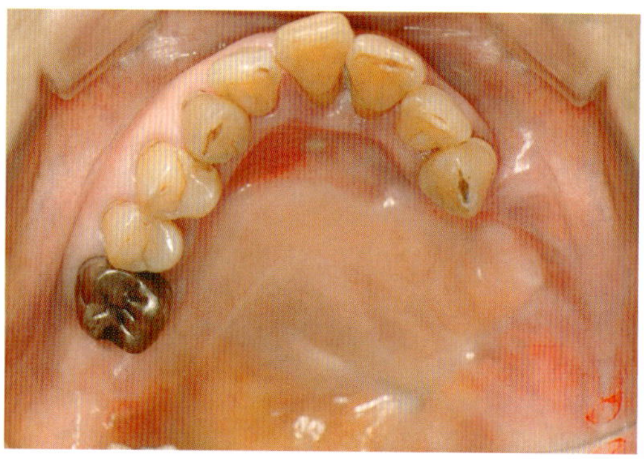

그림 5-11. 구강건조는 잔존치의 치주조직이나 의치의 흡착 등에 영향을 미친다. 치은암 치료의 방사선요법 후에 구강건조가 심해진 구강 내 상태이다.

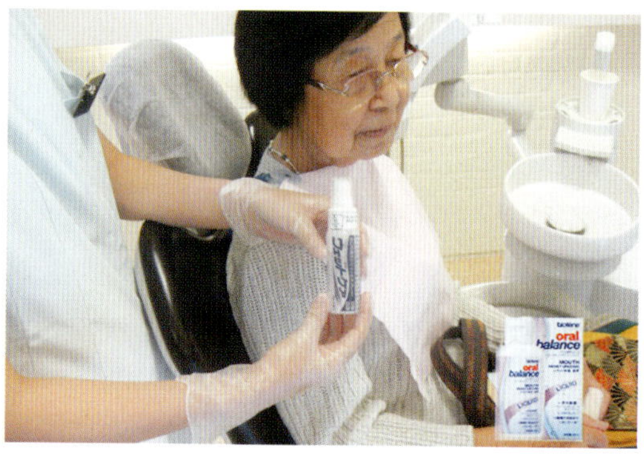

그림 5-12. 인공타액은 형태와 성질, 사용법 등이 다양한 제품들이 시판되고 있지만, 효과가 있다는 평가는 적다.

제 4 장

결손 치열의 병태 검사

■ 결손 치열의 검사 순서

잔존치의 병태와 기능장애의 정도를 알기 위해서는 전체에서 각 치아로 차례차례 검사해갈 필요가 있다.

① 상·하악 관계 검사

소수치 잔존 증례는 잔존치가 적고 결손부가 대부분을 차지하며 결손기간도 오래되었기 때문에, 치조제 부위의 흡수상태나 상·하악 결손부 치조제의 마주하는 관계, 교합평면의 왜곡 등을 검사한다.

② 치열 검사

잔존치의 배치, 견치의 유무 등 결손 형태나 잔존치의 분포 상황을 검사한다. 소수치 잔존 증례여도 더 좋은 기능을 할 수 있는 상태인지, 이른바 치료를 통해 회복할 수 있는 정도를 검사한다.

③ 각 치아의 검사

우식에 의한 치관 붕괴의 정도, 치주질환에 의한 치아 지지조직 약화의 정도 등을 치아별로 하나씩 검사해간다. 또한 힘에 관한 검사도 중요하다. 교합의 부정에 기인한 치아의 외상 또는 이상기능(parafunction)에 의한 치아 및 지지조직의 소모나 과중 부담 등 다양한 각도에서 치아의 등급을 검사한다.

■ 교합지지 영역과 잔존치의 병태

잔존치의 병태와 기능장애의 정도를 검사한다. Miyachi(宮地)의 검사항목을 이용하면 더욱 정확히 결손 치열을 이해할 수 있다고 생각해, 필자는 그것을 골자로 약간 추가해 사용한다.

1. 교합지지 영역

증례가 결손 치열 분류의 어디에 위치하는지를 치열이나 악위의 붕괴 정도로부터 진단하기 위해서는, 잔존치의 병태(우식, 치주질환의 진행도)나 교합지지를 파악하는 것이 중요하다. 악위의 붕괴 정도를 진단하는 척도로는 Eichner의 분류 및 교합지지 치아 수에 의한 분류를 이용한다. 이러한 결손의 분류는 증례의 현 상태 평가와 예후를 추측하기 위해 필요한 것이다.

2. 잔존치의 병태

잔존치 질환의 정도로 결손 치열의 리스크 크기를 검사한다. 치열의 회복이나 대합하는 악궁과의 교합지지 재건에는 잔존치의 우식·치주질환·교합성 외상 등 질환의 정도가 크게 영향을 준다. 우식의 경우에는 치아의 붕괴 정도, 치주질환의 경우에는 염증의 파급도, 교합성 외상의 경우에는 가해지는 병적인 힘의 정도를 파악한다.

잔존치 수로 본 결손 단계 분류

1단계: 27~23개 치아

2단계: 22~18개 치아

3단계: 17~12개 치아

4단계: 11~1개 치아

[Kaneko Kazuyoshi(金子一芳)]

그림 6. Kaneko(金子)의 분류. 3단계에는 난증례라 불리는 증례가 많지만, 반대로 4단계에는 경과가 양호한 증례가 많다.

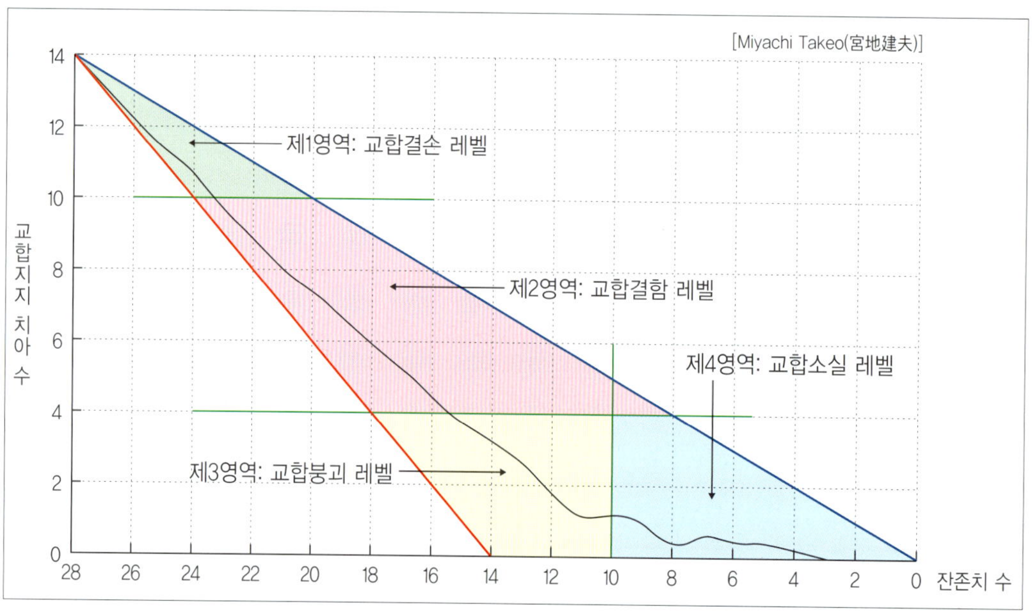

그림 7. Miyachi(宮地)의 교합 삼각. 교합지지 치아 수와 잔존치 수로부터 결손 치열의 위치와 흐름을 평가한다.

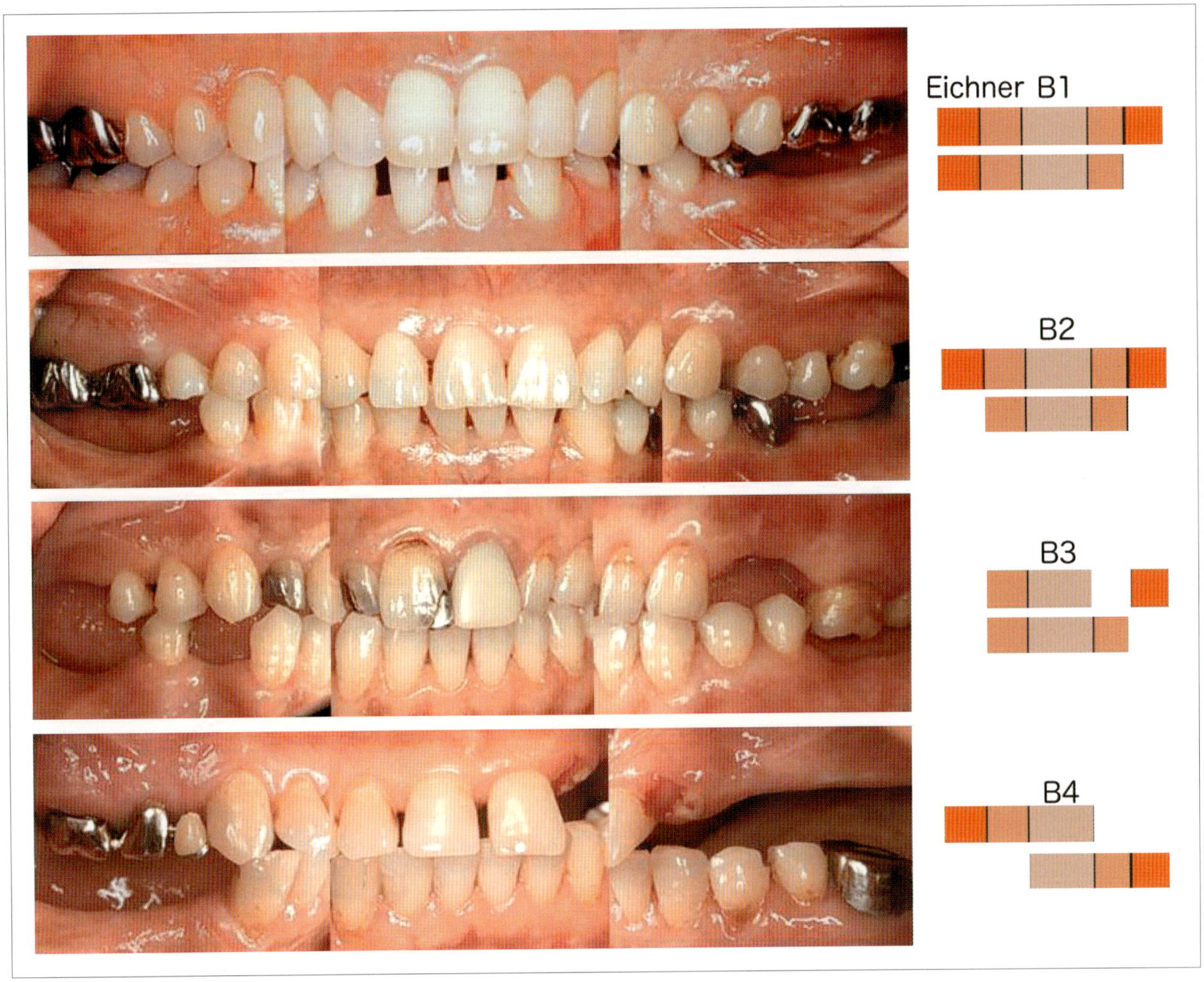

그림 8. 교합지지 치아 수로 본 Eichner의 분류. 악위 붕괴의 양상을 검사한다. B1은 1개의 지지영역을 상실한 경우이고, B2~B4는 각각 2~4개의 지지영역을 상실한 경우이다.

표 4. 교합지지 치아 수—예후 예측의 기준[Miyachi(宮地)]

〈악위의 붕괴 정도로부터 예후 예측의 기준을 삼는다〉

- 10 이상: 안전영역
- 9~7: 리스크 영역
  - (8 이상: 보철 대응에 주의하면 비교적 안정된 경과를 기대할 수 있음)
  - (7: 평균적인 경과를 보임)
- 6~5: 리스크가 높은 영역(적극적인 대응을 하지 않으면 경과가 나빠짐)
- 4 이하: 종말 영역(교합이 붕괴된 증례로 대응함)

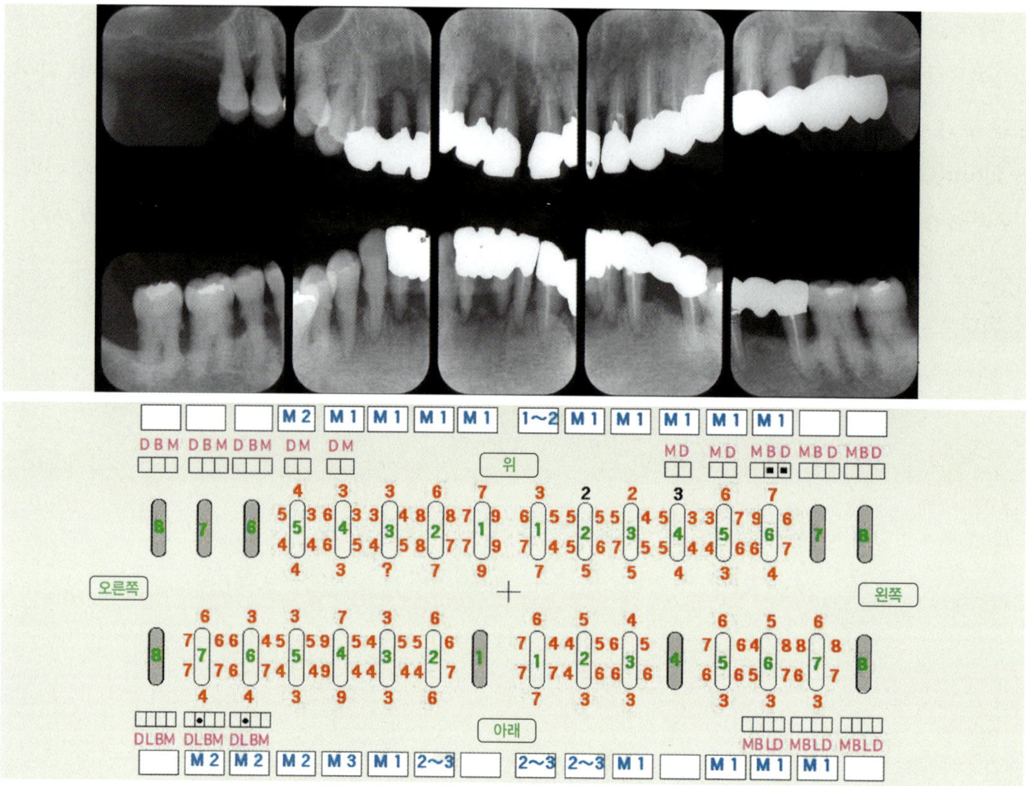

그림 9. 잔존치의 병태는 정확히 촬영한 10매법 방사선사진과 치주조직 검사표로 평가한다.

3. 결손 치아 수와 결손 형태, 잔존치의 치열 내 분포

결손 치아 수(결손 단계의 분류표 등)는 치열의 붕괴 정도를 나타낸다. 결손 형태, 바꿔 말하면 잔존치의 치열 내 분포는 치열의 회복 정도를 나타낸다. 잔존치의 분포는 치열의 재건과 가장 크게 관계가 있는 조건이다.

의자의 다리처럼 치열의 네 모서리에 잔존치가 존재하고, 마주하는 악궁에 대해 4점의 지지가 있으면 대합관계는 안정되지만, 지지가 3점, 2점으로 감소할수록 불안정해져 재건했다고 해도 견고하게 회복되는 것을 바랄 수 없다.

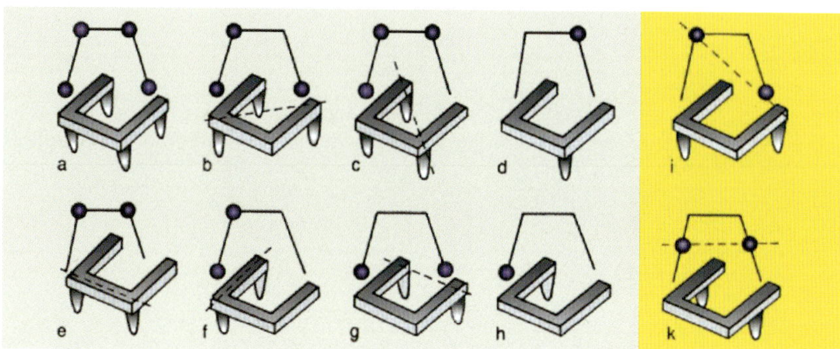

그림 10. 잔존치의 치열 내 분포.

4. 가이드하는 치아의 유무

가이드하는 치아의 유무는 수평적 악위의 유지에 영향을 미친다. 특히 견치는 하악의 측방 가이드와 관계가 있을 뿐만 아니라, 회복의 정도를 좌우하는 것으로서 모든 결손 치열에서 핵심이 되는 치아이다. 구치부가 붕괴된 치열이라도 견치가 그 진행을 멈추게 하는 방파제 역할을 담당한다.

지금까지 서술한 1~4를 이용해 결손 치열의 병태를 진단하는 것은 잔존치의 병태와 수직적·수평적 악위의 지지능력을 인식하는 것이고, 결손 치열이 안고 있는 리스크 정도의 평가에 도움이 된다.

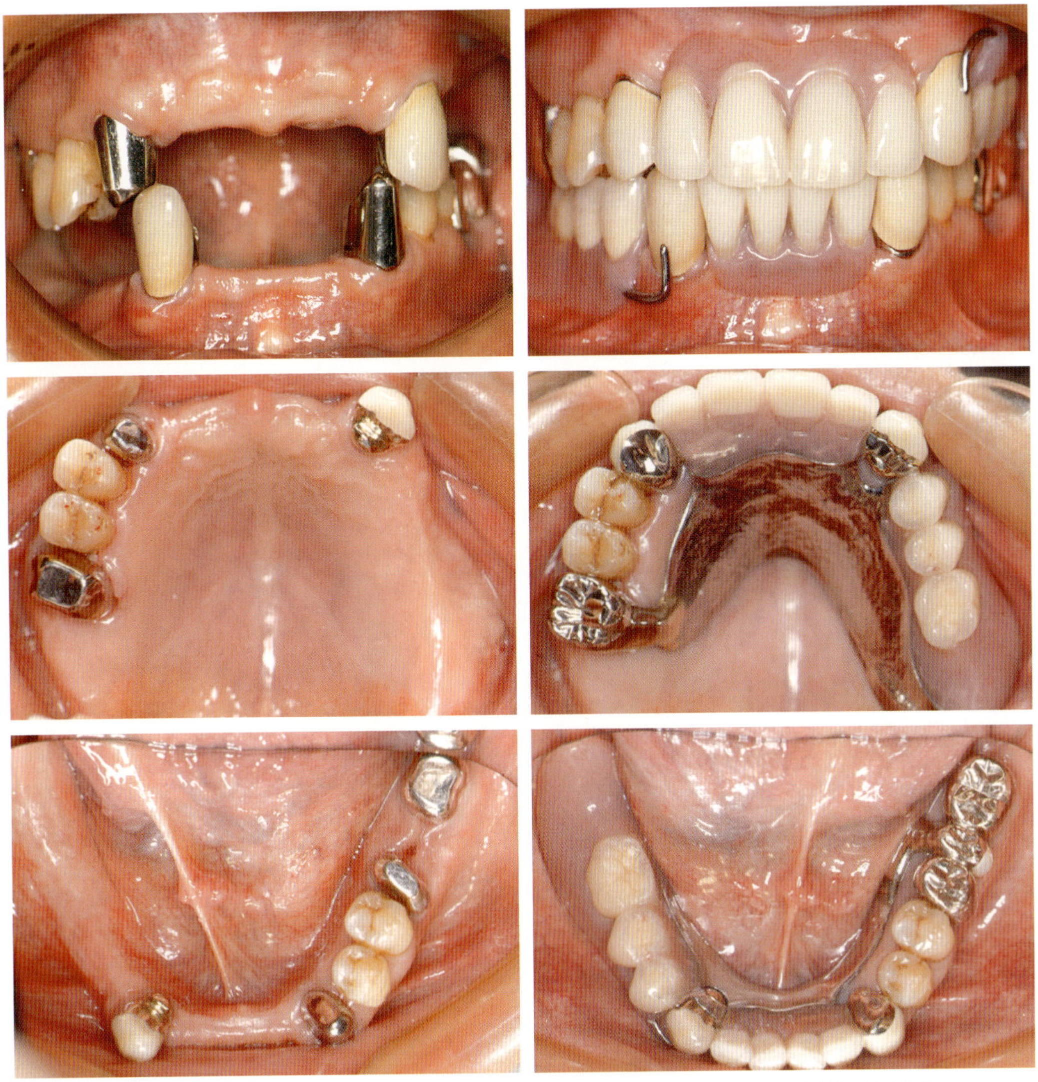

그림 11. 견치가 특히 중요한 존재이므로, 이 증례에서는 #23과 43이 치열의 행방을 좌우한다.

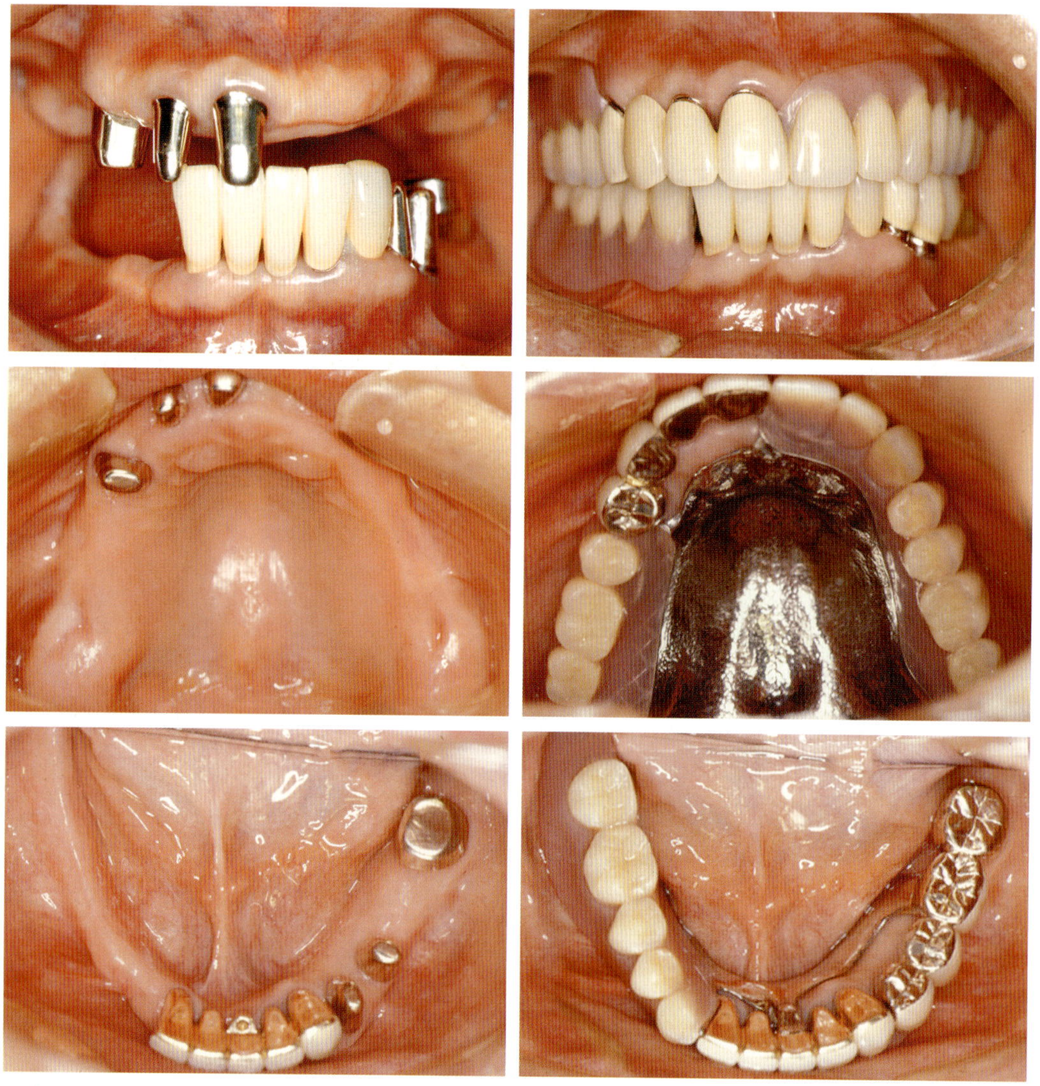

그림 12. 견치를 상실한 치열에서는 좌우 지지의 손상으로 균형과 안정성이 저하해, 회복의 난이도 등 치열 전체 등급이 낮아진다.

5. 수압 조건, 가압 요소

Miyachi(宮地)가 제창한 것으로, 수압 조건이란 결손 보철이 필요한 쪽의 조건을 말하는 것으로서 재건의 회복 정도를 나타내는 잔존치의 치열 내 분포에 따라 좋고 나쁨이 나뉜다. 가압 요소란 유리단 결손에 마주하는 잔존치를 말하는 것으로, 일반적으로 대합하는 악궁에는 악역인 잔존치가 된다. 결손 치열의 붕괴가 진행된 증례에서는 이러한 조건이 예후에 크게 영향을 미친다.

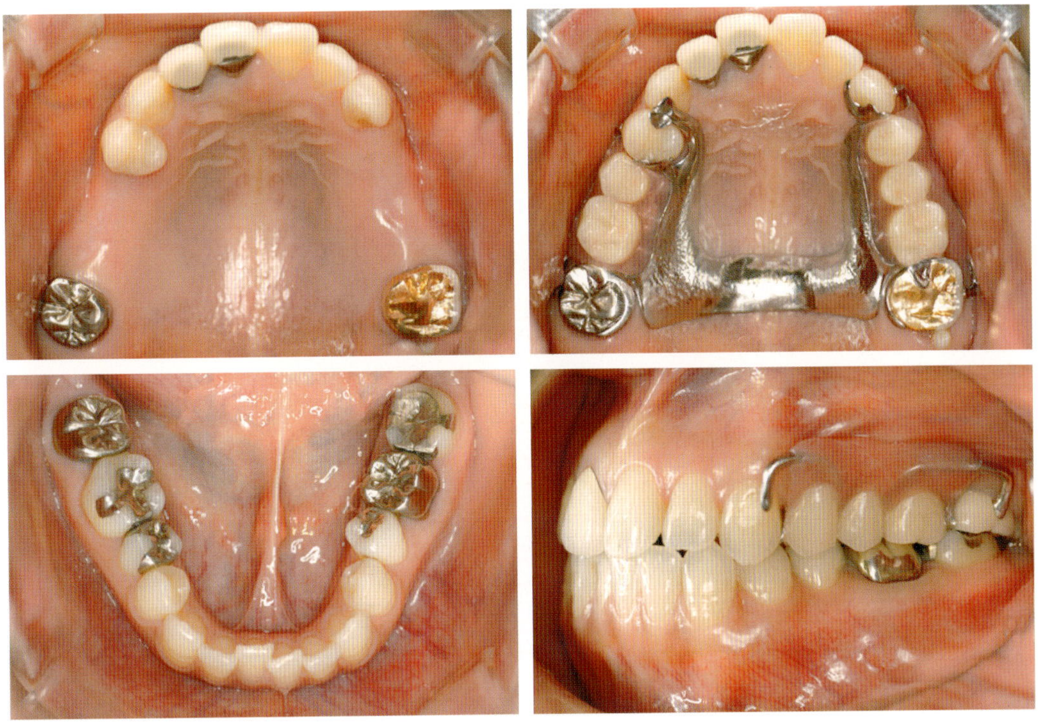

그림 13-1. 수압 조건이 양호한 예. 유지장치가 클래스프여도 레스트만 제대로 설치되면 rigid한 지지를 회복할 수 있다.

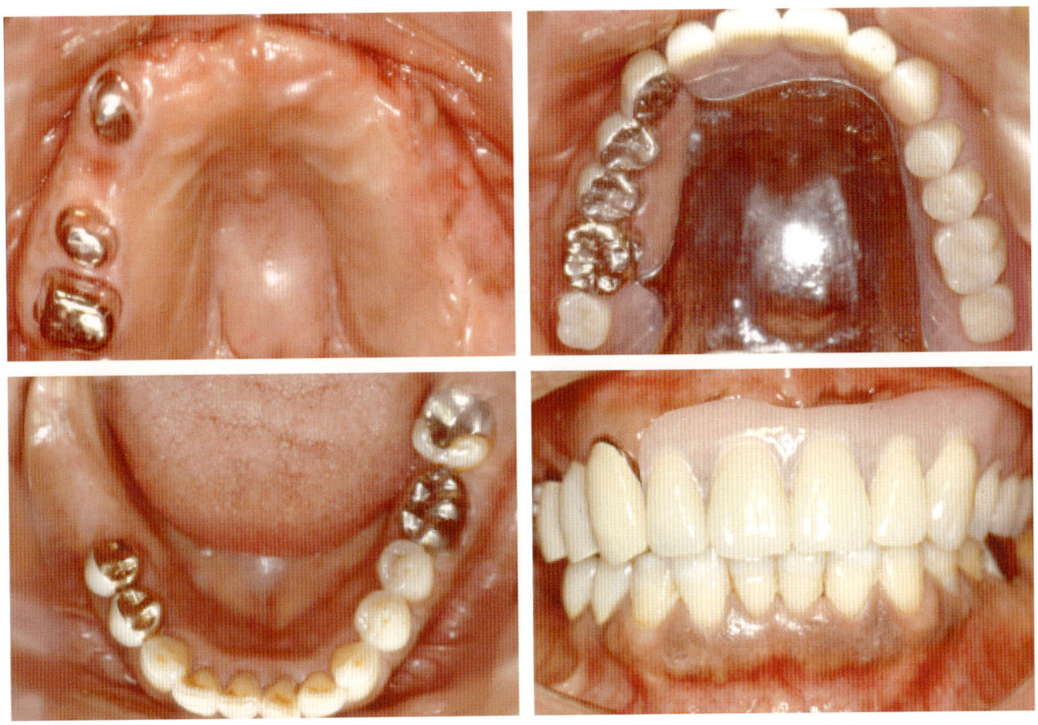

그림 13-2. 수압 조건이 불량한 예. Telescope로 강하게 의치상과 연결해도 대합하는 악궁에 대한 지지는 그다지 강해지지 않는다.

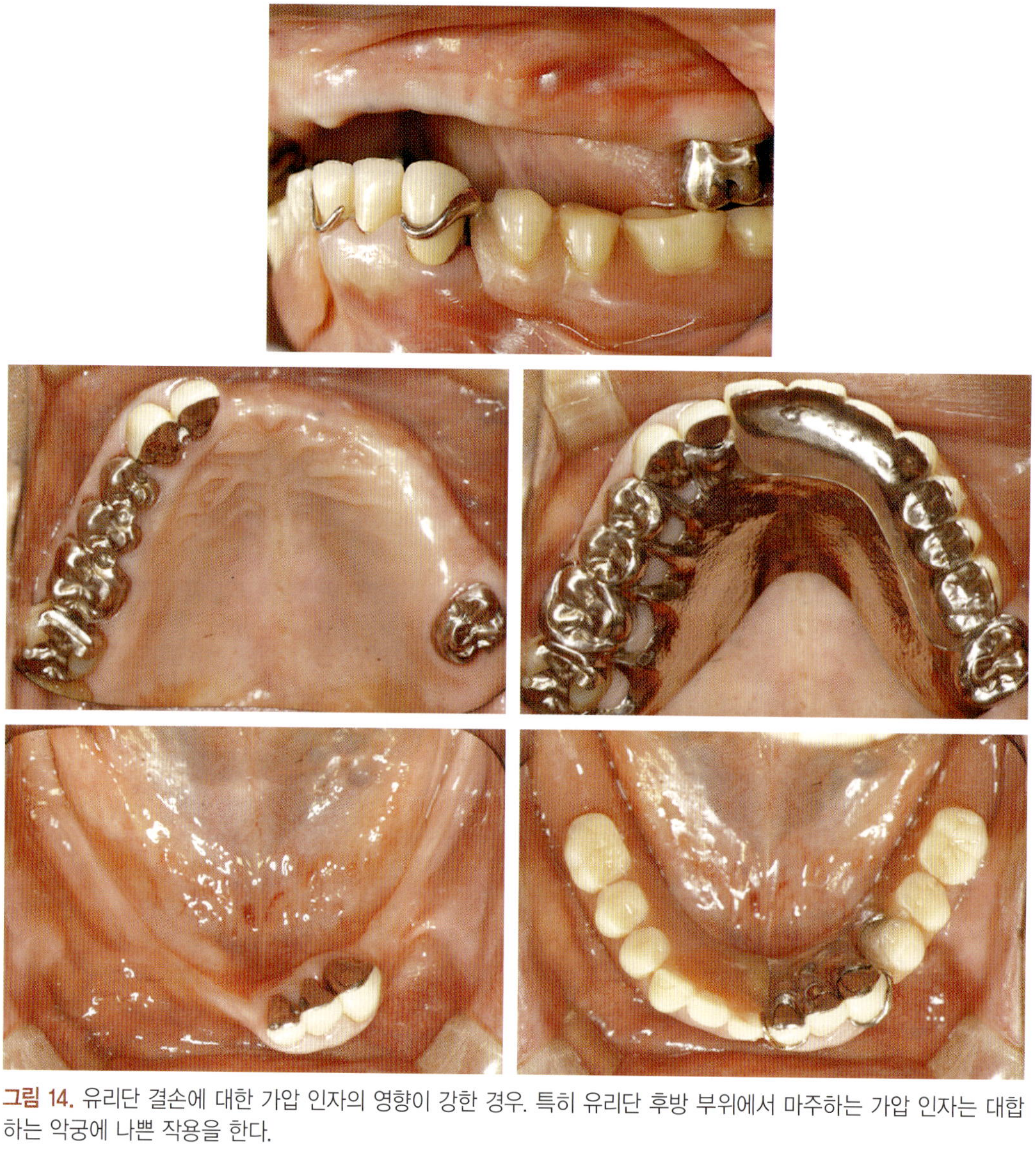

그림 14. 유리단 결손에 대한 가압 인자의 영향이 강한 경우. 특히 유리단 후방 부위에서 마주하는 가압 인자는 대합하는 악궁에 나쁜 작용을 한다.

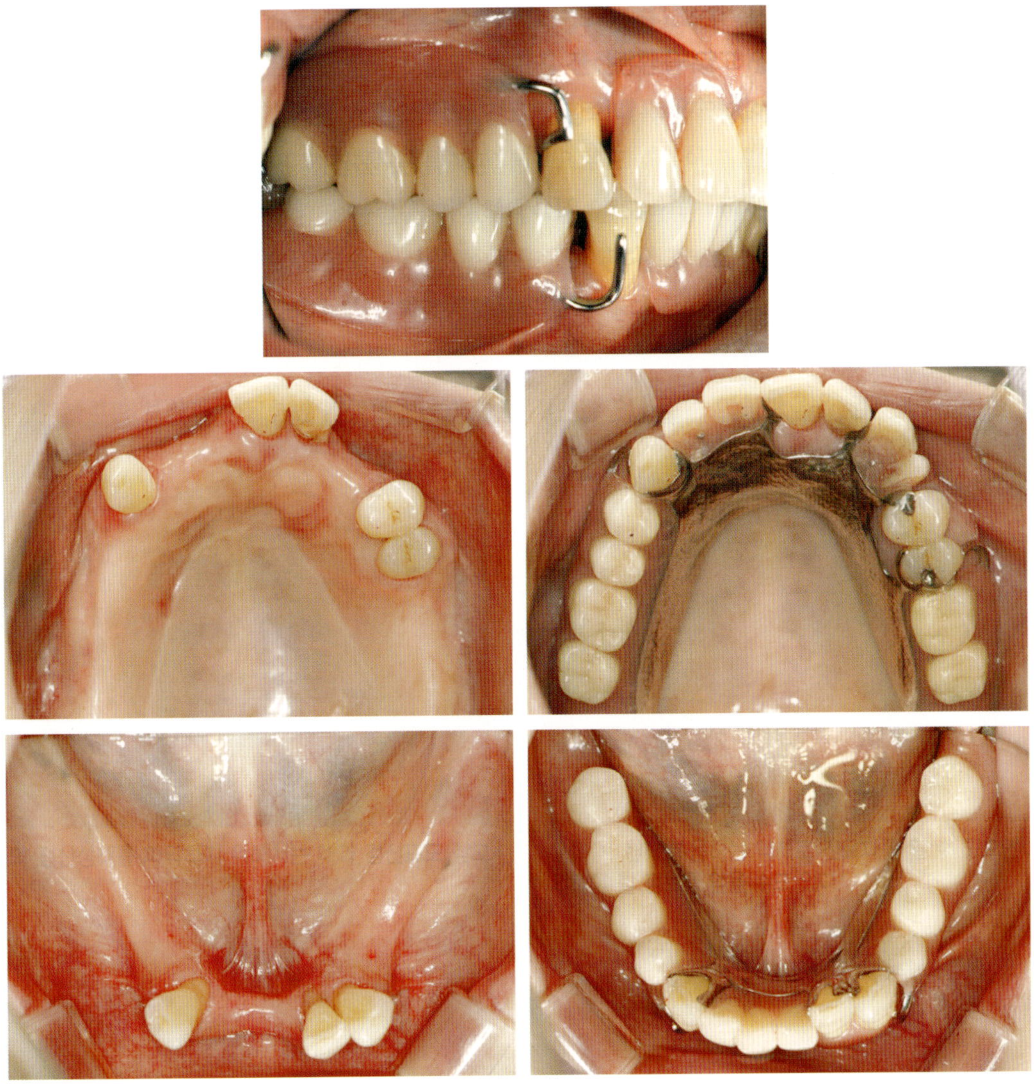

그림 15. 유리단 결손에 대한 가압 인자의 영향이 그렇게 강하지 않은 경우. 상·하악 모두 회복 정도에는 한계가 있지만, 상·하악은 서로에게 주는 부담이 적어 예후가 양호하다.

제5장

사용하는 의치의 검사

■ 무엇을 볼 것인가

문진에서는 지금 장착한 의치에 얼마나 만족하고 있고 어떤 불만이 있는지를 검토할 필요가 있다. 새로운 의치 치료를 시작하기 전에 지금 의치의 상황을 파악할 필요가 있는 것이다.

환자가 호소하는 원인이 지금 장착한 의치의 제작상의 문제인지, 환자의 악구강계 장애에 의한 것인지를 진단해 이번 치료로 그러한 문제를 개선할 수 있는지를 판단할 필요가 있다.

1. 의치상 형태

의치의 유지·지지·안정과 관계가 있다. 기능압 부담에 관여하는 부분을 의치상이 정확히 덮고 있는지, 소대나 뺨·혀와 양호한 형태 관계에 있는지, 특히 총의치에서는 변연봉쇄를 가능하게 하는 형태인지를 검사한다.

2. 의치상 점막면의 적합성

화이트 실리콘(pit checker 등) 적합검사 재료의 피막 두께를 관찰해 의치상 점막면과 치조제 전체에 균등한 적합이 얻어져 있는지를 검사한다.

3. 인공치의 배열위치나 교합면의 마모

구치부가 협측 가까이에 배열되었거나 상하 피개가 작은 경우에는 협점막의 교상을 초래한다. 그리고 설측 가까이에 배열되면 혀공간(tongue space)이 좁아져 하악 총의치의 불안정 요인이 된다.

구치부 인공치에 심한 교모가 보이는 경우에는 교합고경 저하를 예측할 수 있고, 이갈이(bruxism) 등의 악습관이 있을 가능성이 있다.

4. 의치를 장착했을 때의 안모

안모의 자연감, 입술의 돌출상태, 전치부 인공치의 피개 상황, 상악 전치 절연과 아랫입술 dry-wet line의 관계 등에 대해 관찰한다.

5. 교합평면의 관찰

시상면에서는 교합평면이 캠퍼 평면과 평행한지, 전두면에서는 동공간선과 평행한지를 관찰한다.

6. 교합상태

교두감합위에서 tapping 운동을 하게 해 치열 전체에서 균등한 교합접촉을 얻을 수 있는지를 교합지의 인기 상태를 통해 관찰한다. 편심위의 가이드는 특히 중요한데, 상악 의치의 측면을 엄지손가락과 집게손가락으로 지지해 측방·전방으로 운동할 때 의치의 동요 유무를 촉진한다.

7. 의치의 청소 상태

의치의 오염은 의치성 구각염이나 호흡기 관련 질환의 원인이 되는 경우가 있다는 사실을 지도해야 한다.

8. 의치에 대한 관심도

보험 의치인지, 어느 정도의 비용을 들인 의치인지에 따라 진료를 받아들이는 것이 다른 경우도 있다.

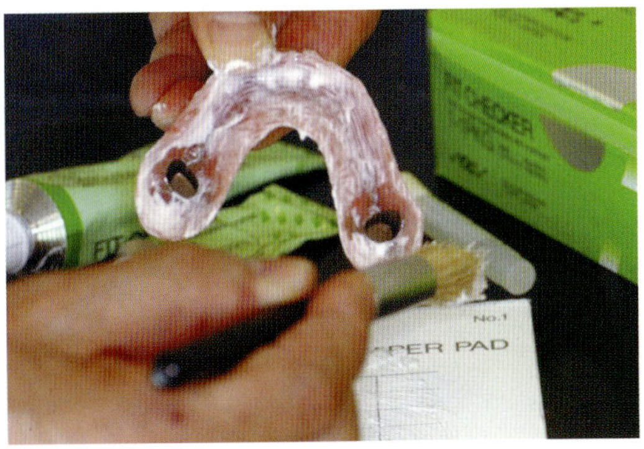

그림 16-1. 지금 장착하는 의치의 검사. Pit checker는 경화 지연재를 넣고 재빠르게 연화해 붓으로 얇게 의치상 내면에 발라 사용한다.

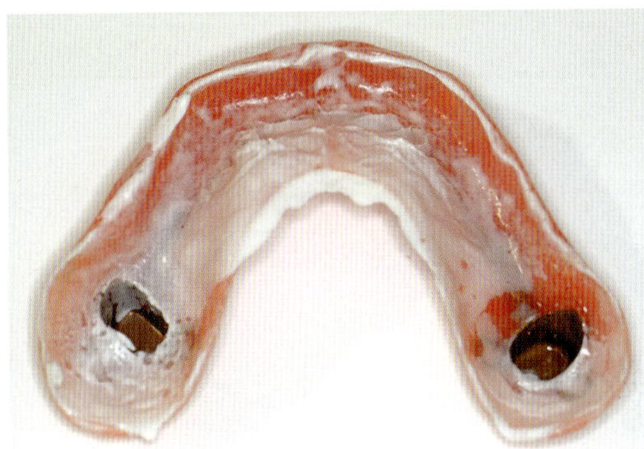

그림 16-2. 의치 내면의 적합 상태.

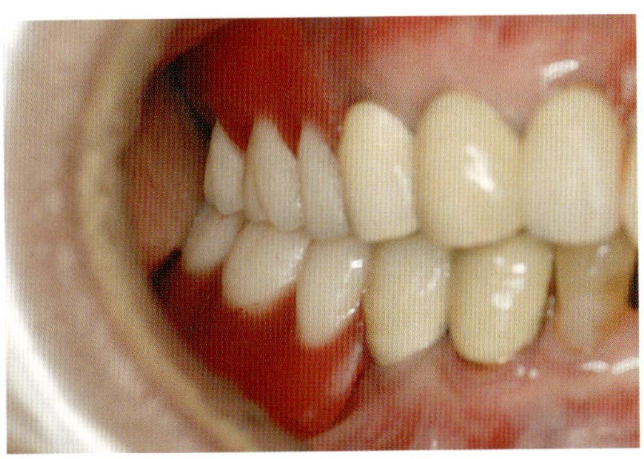

그림 16-3. 인공치 배열의 편향과 협점막의 교상이 있는 증례.

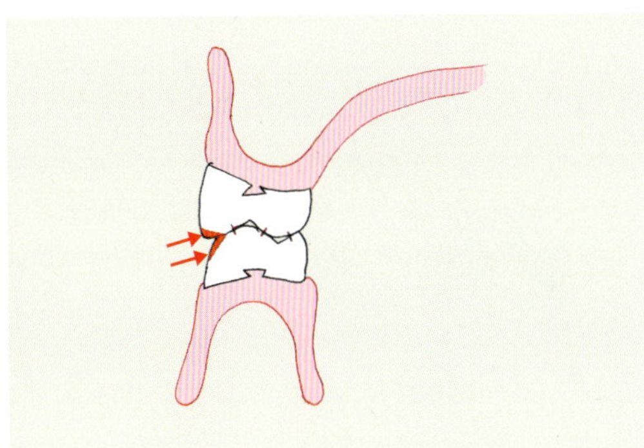

그림 16-4. 교합조정을 하는 부분.

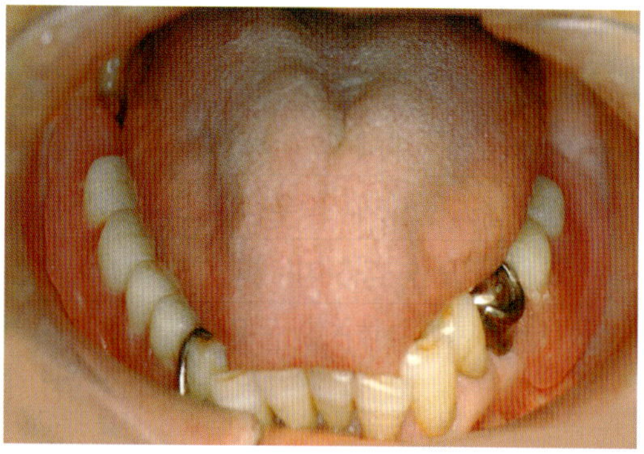

그림 16-5. 설측 공간이 좁고, 의치가 혀를 누르는 증례.

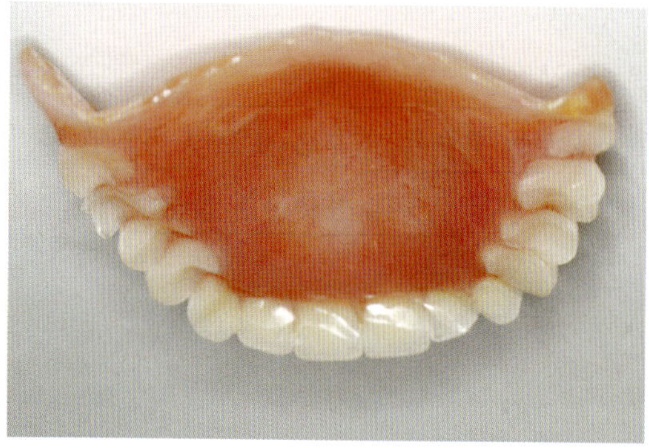

그림 16-6. 이갈이(bruxism)로 인공치가 극심하게 마모한 상악 총의치로, 악위도 저하되었을 가능성이 있다.

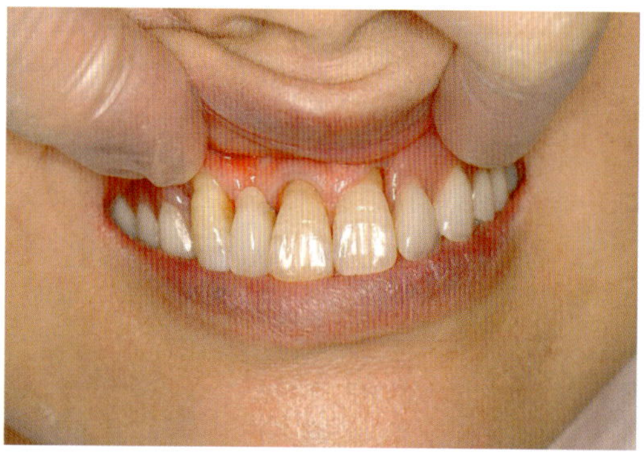

그림 16-7. Dry-wet line. 윗입술을 올린 상태에서 상악 전치 절연이 아랫입술에 가볍게 닿는 상태가 좋다.

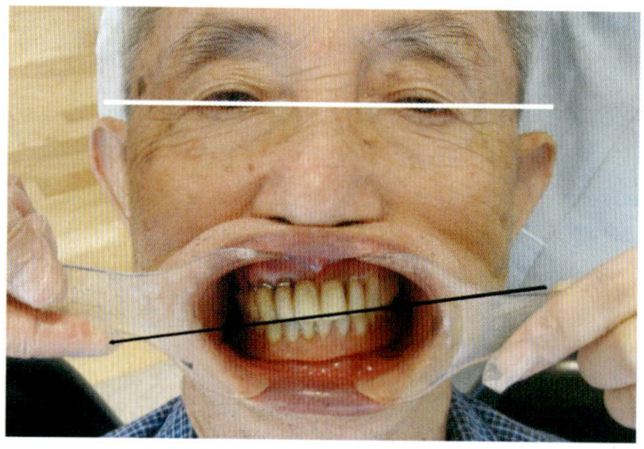

그림 16-8. 좌우 교합평면의 경사는 안면(동공간선)과 평행인 것이 이상적이다.

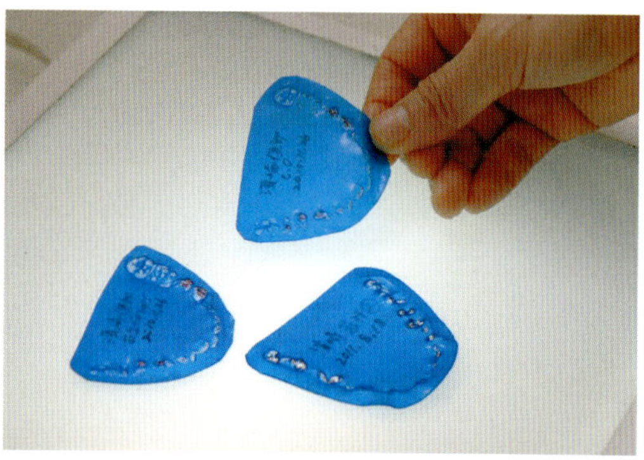

그림 16-9. 교합검사 ①. 교합지를 이용해 tapping을 하도록 한다. 그리고 시트왁스를 이용해 교합력이 가해지는 상태를 검사한다.

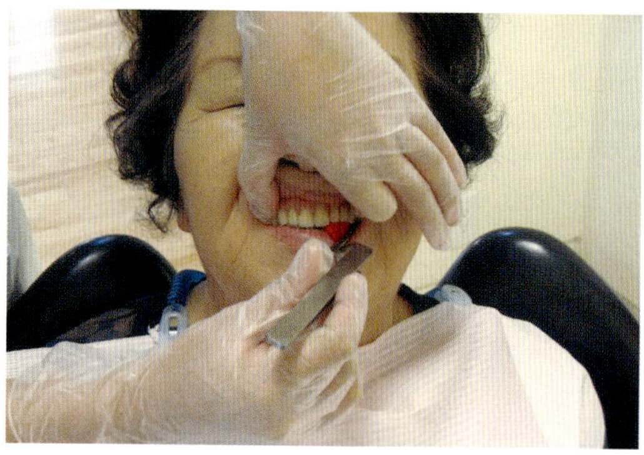

그림 16-10. 교합검사 ②. 상악 의치의 협측면을 손가락으로 지지하고, 교합·가이드를 할 때의 동요를 촉진한다.

■ 사용 의치의 개조

환자가 사용하고 있거나 가지고 온 의치를 보고 불편한 점을 들어보면, 대략 개선방법이 보이는 경우도 많다.

1. 상악 총의치로의 이행과 의치상 변연의 형태—치조제의 크기가 크거나 중등도인 경우

일반적인 의치상 후연의 설정방법대로 구개소와의 전방 2mm에 설정한다.

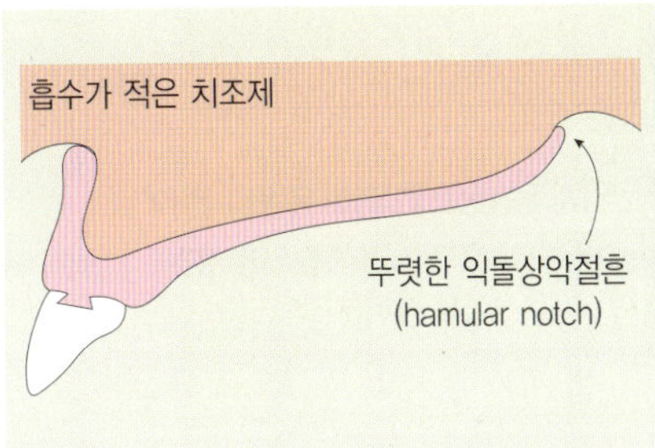

그림 17-1. 상악 치조제가 크거나 중등도이다.

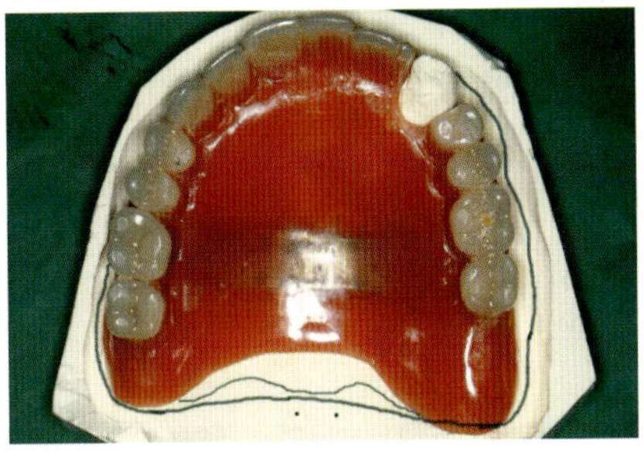

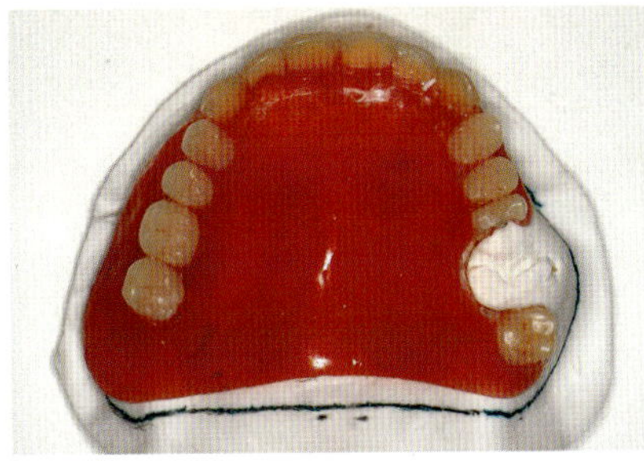

그림 17-2, 3. 일반적으로 후연은 구개소와의 전방 2mm에 설정해 posterior dam을 만든다.

2. 상악 총의치로의 이행과 의치상 변연의 형태—치조제가 작고 흡수된 경우

구개소와의 후방에 의치상 후연을 설정할 수 있다. 이것으로 후방 봉쇄가 향상한다.

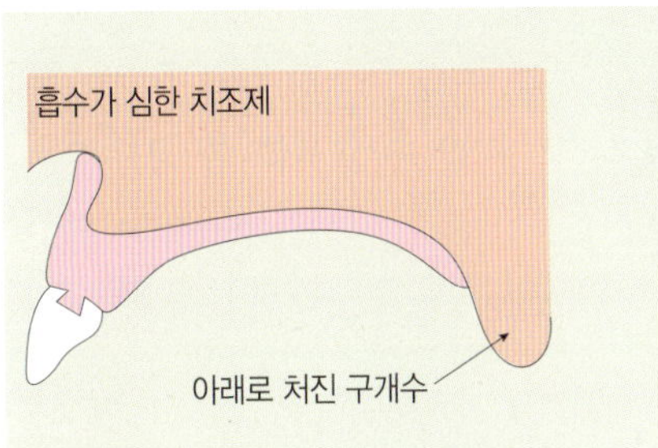

그림 18-1. 흡수되어 작아진 상악 치조제.

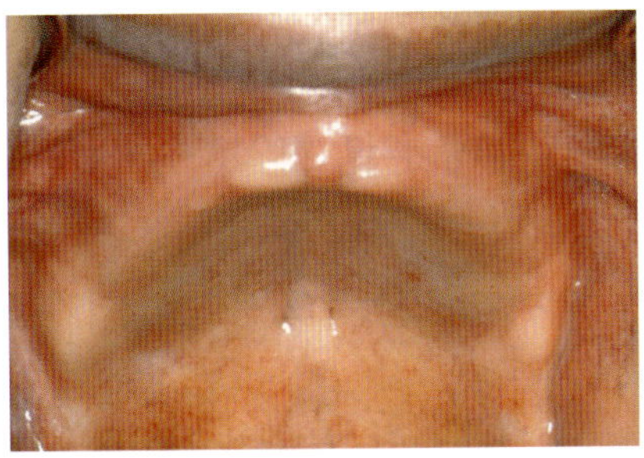

그림 18-2. 상악결절은 흡수되고 연구개는 아래로 처져 조건이 불량한 상악.

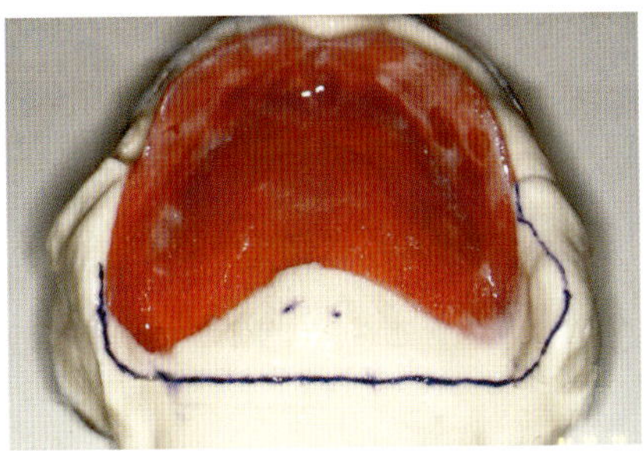

그림 18-3. 의치 내면에 접착제를 바르고 알지네이트 인상을 채득해 의치상 후연을 연장한다.

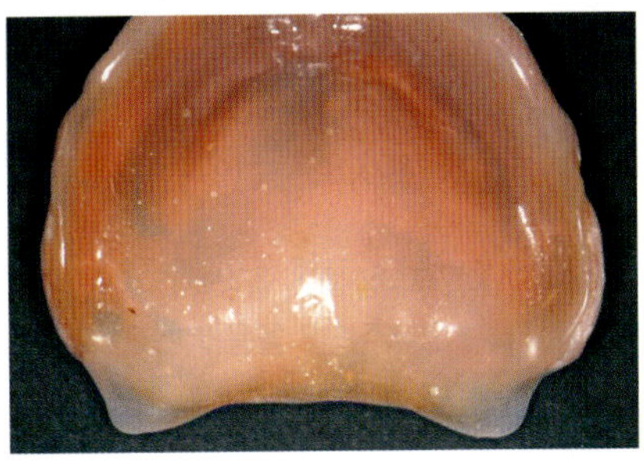

그림 18-4. Posterior dam은 연성 접착제를 이용해 후연을 연장하는 방법도 있다.

3. 상악 의치상 변연이 불량한 예

전방 의치상 변연부가 너무 짧다. 변연봉쇄가 불량할 뿐만 아니라 어중간한 길이의 의치상 변연은 오히려 이물감이 느껴질 수 있다.

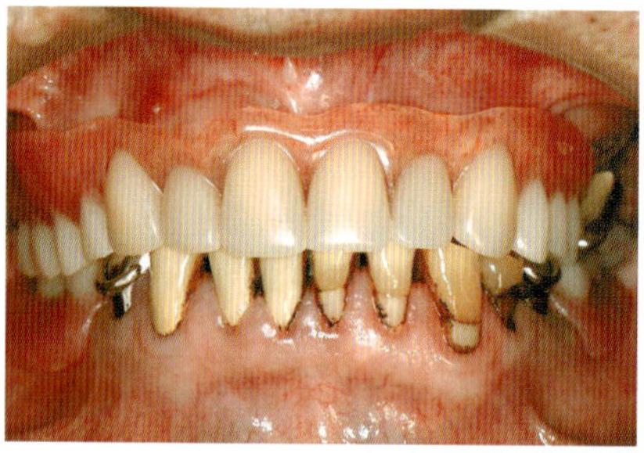

그림 19-1. 상악 전방 의치상이 짧다.

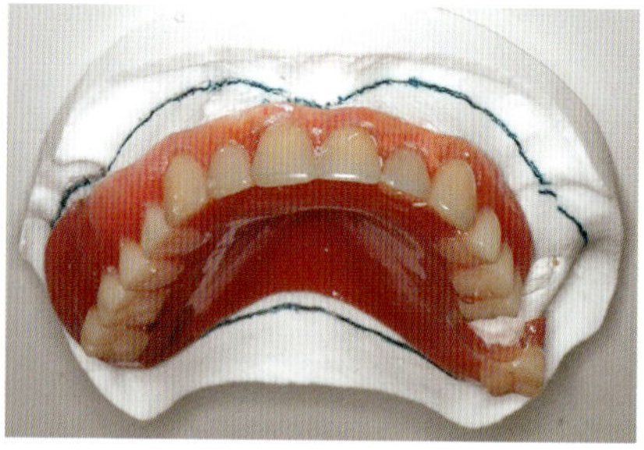

그림 19-2. 상순소대를 피해 의치상을 연장한다.

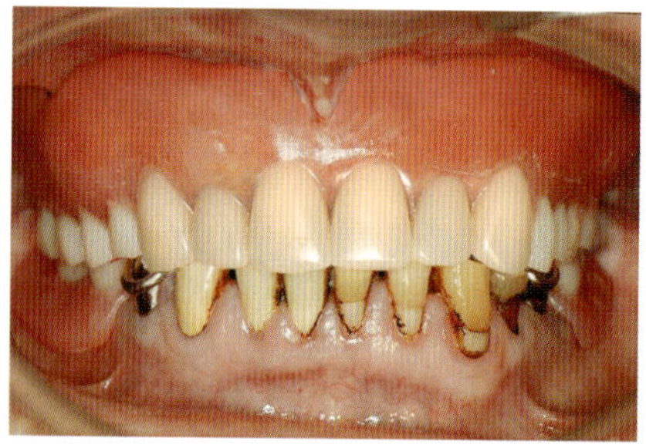

그림 19-3. 전치부 의치상 변연의 연장으로 의치의 안정성이 향상되고 위화감도 줄어든다.

4. 하악 총의치 의치상 변연이 불량한 예

구후융기(retromolar pad)의 전방 절반을 의치상으로 덮는다. 짧은 경우에는 원심 끝에 욕창을 만들기 쉽다. 설측 의치상 변연은 아래로 똑바로 내린 형태가 되어, 이 부분이 의치상에 가해지는 측방력에 저항하여 의치를 안정시킨다.

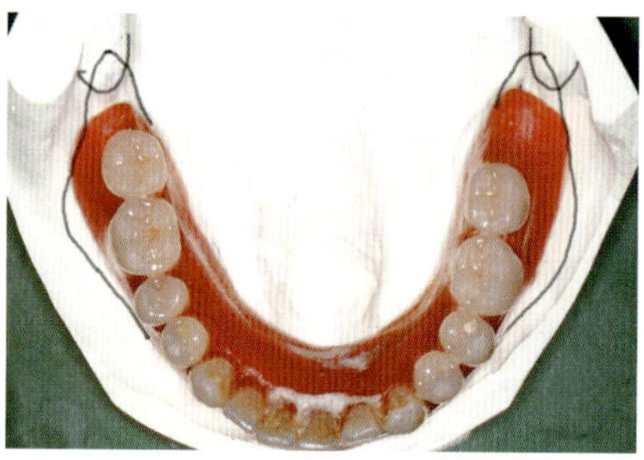

그림 20-1. 짧은 의치상 후연을 연장한다.

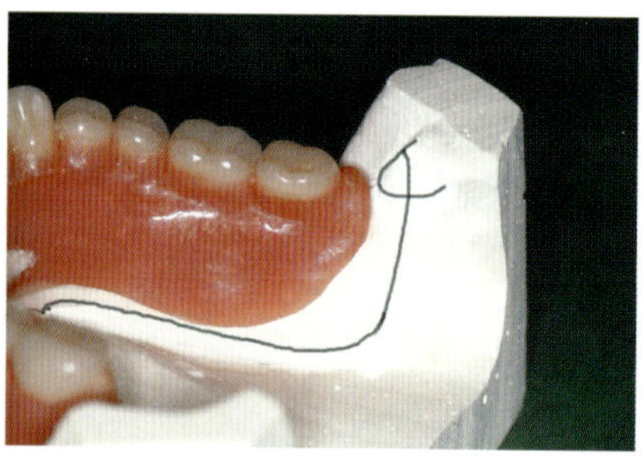

그림 20-2. 설측 후방 의치상 변연은 구후융기 절반을 덮고 설측으로 내린다.

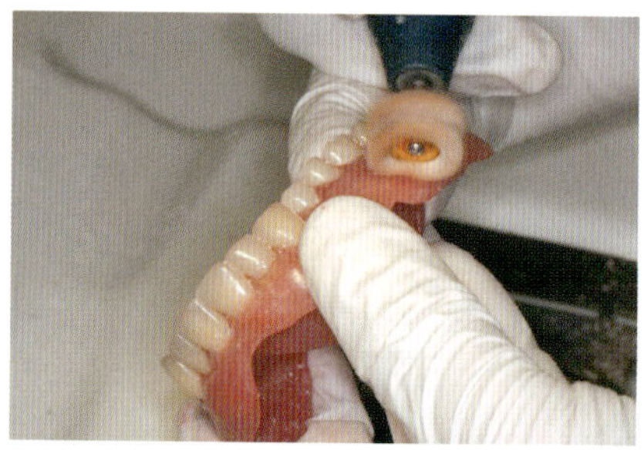

그림 20-3. 의치상 변연이 부족한 부분을 즉시중합 레진으로 연장수복한 후 연마해 부드러운 표면으로 만든다.

5. 하악 유리단 의치의 의치상 변연이 불량한 예

의치상 변연부가 너무 짧아서 유리단 치조제의 기능압 부담이 불량하였다.

의치를 장착한 상태에서 인상(의치의 픽업 인상)채득을 한 후 석고 모형을 제작하고, 즉시중합 레진을 이용해 의치상 변연을 확장한다.

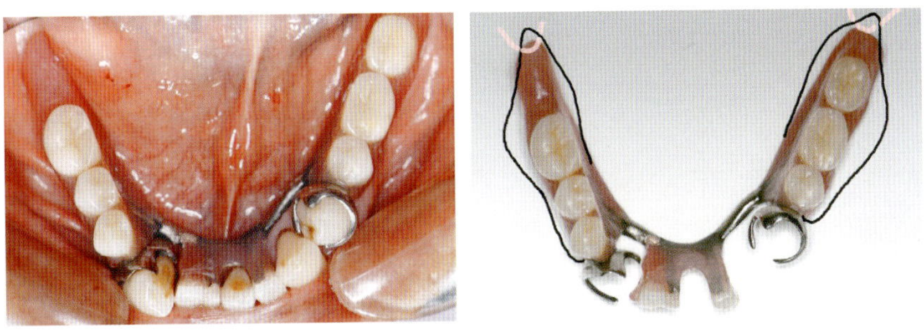

그림 21-1. 의치상의 면적이 좁은 의치는 욕창성 궤양을 일으키기 쉽다.

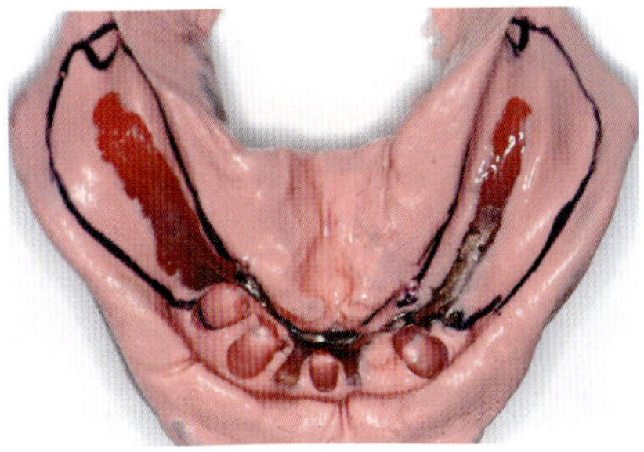

그림 21-2. 의치를 장착한 상태에서 인상채득을 한 후, indelible pencil로 변연을 그리고 기공소로 보낸다.

6. 하악 의치의 의치상 변연이 너무 긴 예

의치상 변연이 너무 길지만 위화감을 참고 있는 환자도 있다. 의치상이 유리단 결손부 치조제의 기능압 부담의 역할을 하기는 하지만, 국소의치는 변연봉쇄의 필요성이 없으므로 꼭 둥근 형태의 변연으로 만들어야 하는 것은 아니다.

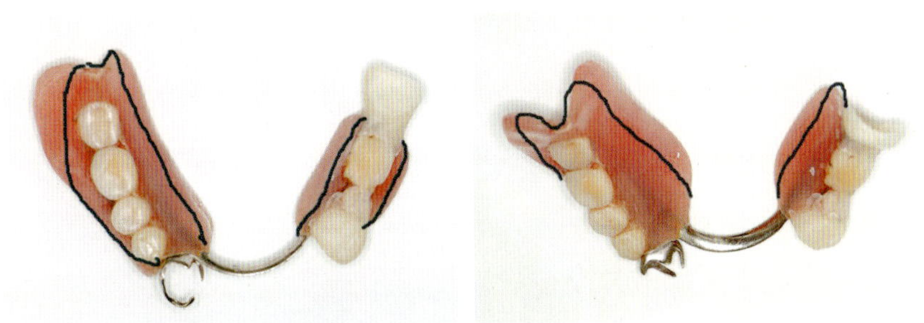

그림 22. 국소의치에서는 변연봉쇄의 기능이 필요 없으므로, 의치상을 덮는 면적이 최대일 필요는 없으며 위화감을 고려하는 것이 중요하다.

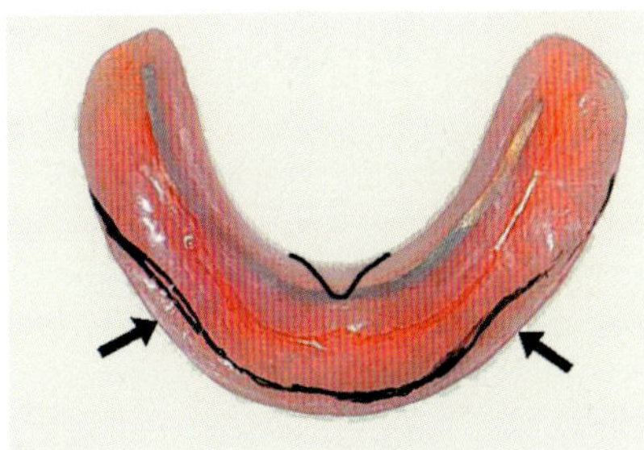

그림 23. 구각결절(modiolus)부의 의치상 가장자리가 과도하게 연장되면 의치상이 이탈하기 쉽다.

제 6 장

치료방침의 검토

■ 치료계획 수립

이상과 같은 검사에 기초하여 환자가 호소하는 것이 무엇 때문에 발생한 것인지를 진단하는 것과 동시에, 그 원인을 해소하기 위해서는 어떤 치료를 하면 되는지를 생각해 치료 계획과 치료과정을 검토한다. 지금까지 적절한 치료를 받지 않은 상태이고 중도의 우식이나 치주질환으로 발치가 필요한 치아가 여러개 있는 증례에서는 더 빠른 기능회복이 바람직하지만, 즉시 새로운 의치를 제작해도 완성도가 높은 의치를 바랄 수는 없다. 치료 의치, 즉시 의치, 이행 의치를 제작할 필요가 있고, 잔존치의 치료를 포함한 보철 전 처치가 필요하다.

제작단계에서는 인상채득의 재료와 방법, 특히 교합채득에서 잔존치의 교합지지에 의지하여 교합회복의 기준으로 삼을지를 결정해야 하는데, 교합고경을 상실한 교합붕괴 증례에서는 교합채득 방법과 그 의미를 알고 있어야 한다. 그것들에 대해서는 제3부에서 설명한다. 그리고 기공소와 연계하면서 교합기의 선택이나 face bow transfer, 인공치의 선택과 배열방법, 선택하는 교합양식도 고려해갈 필요가 있다.

이러한 일련의 처치를 시행한 후에 내원 횟수나 치료기간의 대략적인 일정과 비용 등에 대해 환자와 잘 상담해 결정하는 것이 중요하다.

■ 치료방침 설명

이상과 같은 검사에 기초하여, 환자의 호소를 해소하기 위한 처치를 고려해 치료계획 및 치료과정을 검토한다. 지금까지 적절한 치료를 받지 않은 경우에는 대개 치료 의치나 즉시 의치를 통한 재활의 필요성이 있고, 잔존치의 치료를 포함한 보철 전 처치가 필요하다.

제작단계에서는 기공소와 연계하면서 일련의 처치를 시행한 후에 내원 횟수나 치료기간의 대략적인 일정 등을 환자의 상황과 잘 맞춰가면서 결정해 간다.

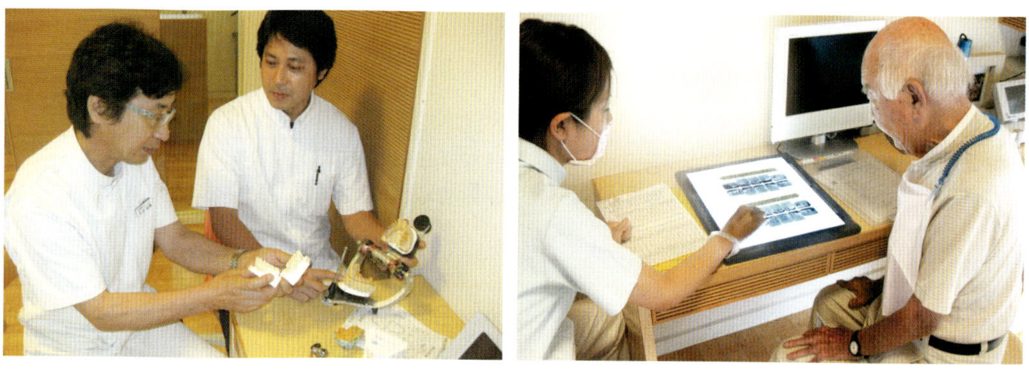

그림 24. 기공소(laboratory)와도 연계하면서 치료방침을 세워 환자에게 설명한다.

표 5. 치료방침

I. 환자 상담

내원 횟수나 치료 기간·비용(의료보험 내 진료 또는 비보험 진료)

의치에 대한 희망(저작의 회복 정도, 심미성, 장착감 등), 수리 또는 새로운 제작

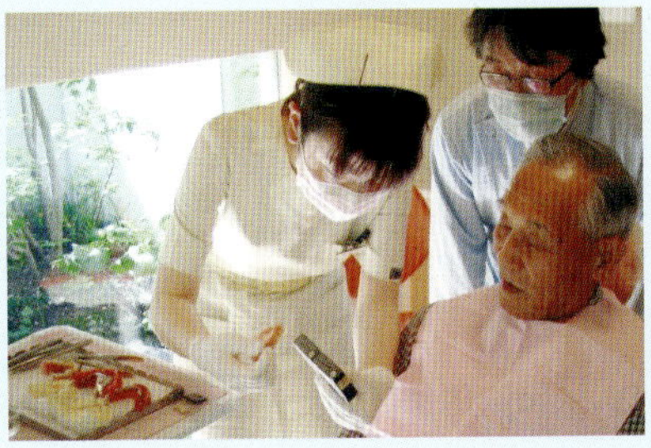

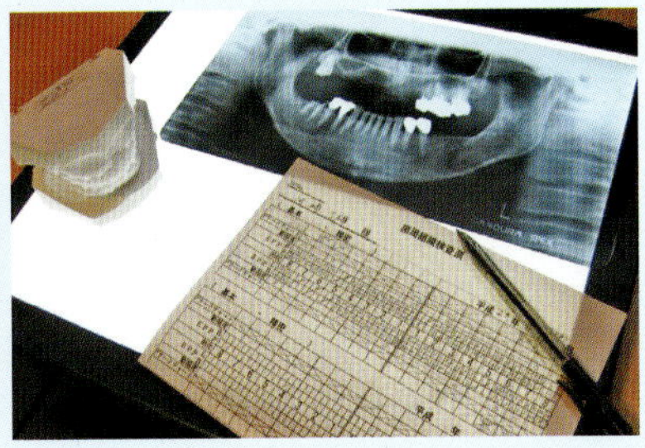

II. 보철 전 처치

발치·픽업 인상 → 인공치 추가, 클래스프 추가, 의치 수리

의치상 부족 → 의치상 변연 수정·첨상(relining)

의치 인공치의 교모와 배열 부정 → 교합면 수정, 즉시중합 레진을 이용한 형태 수정

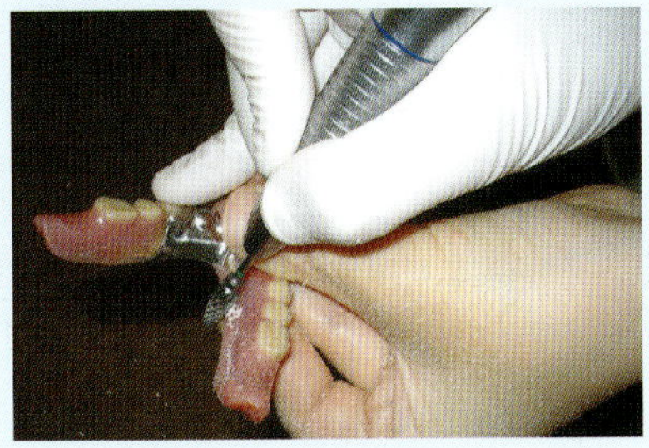

III. 새로운 의치 제작

유지장치·보철 과정의 검토와 결정

→ 인상채득(재료와 방법)

(기공소와 연계)

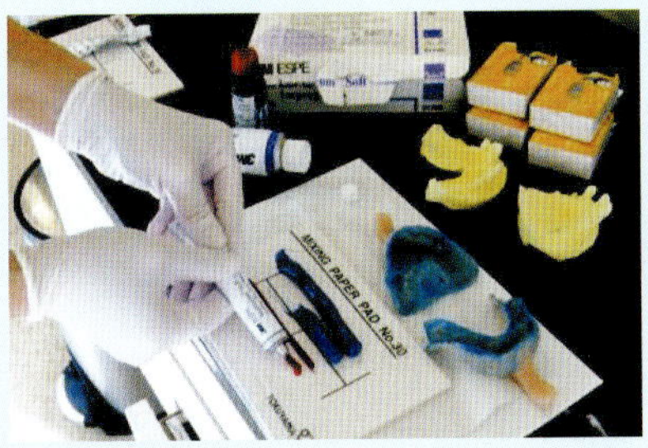

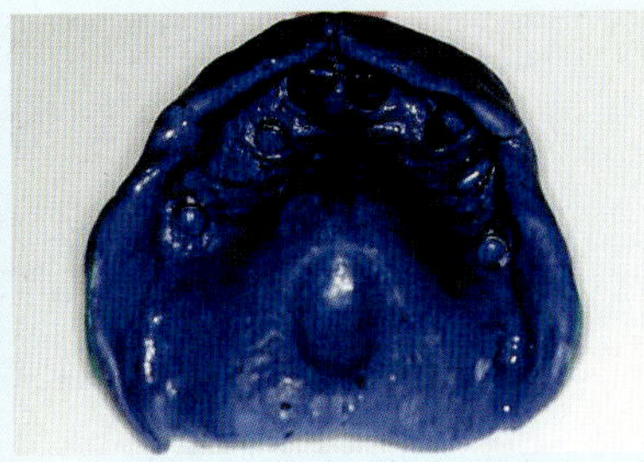

→ 교합기 선택·face bow transfer

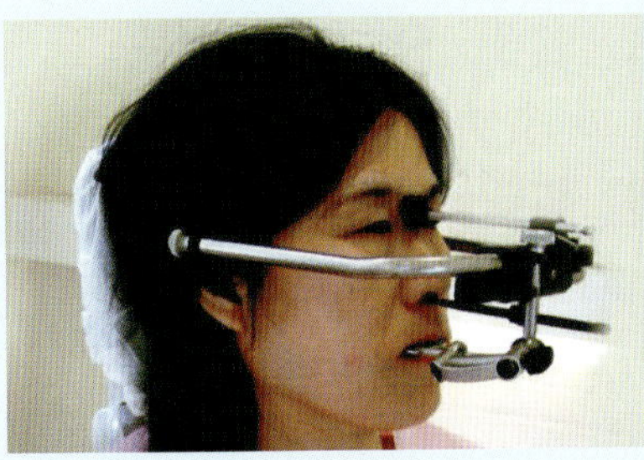

→ 교합채득(Go-A)

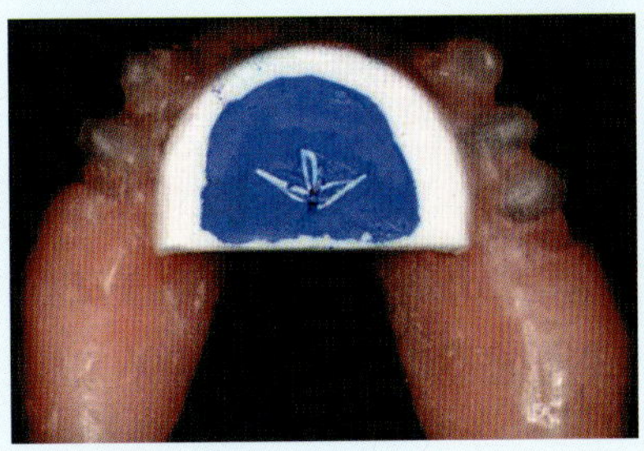

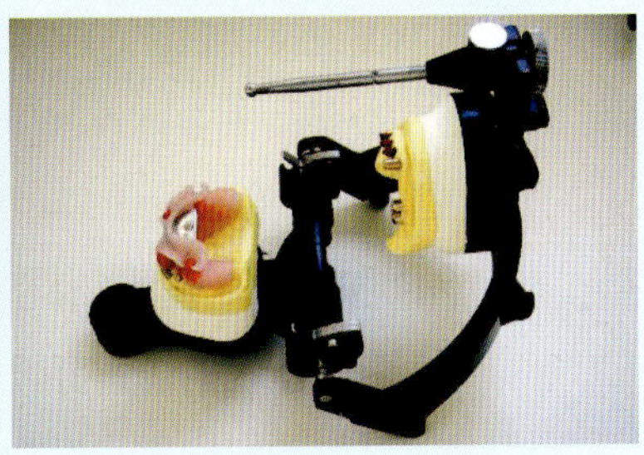

→ 인공치의 선택·배열

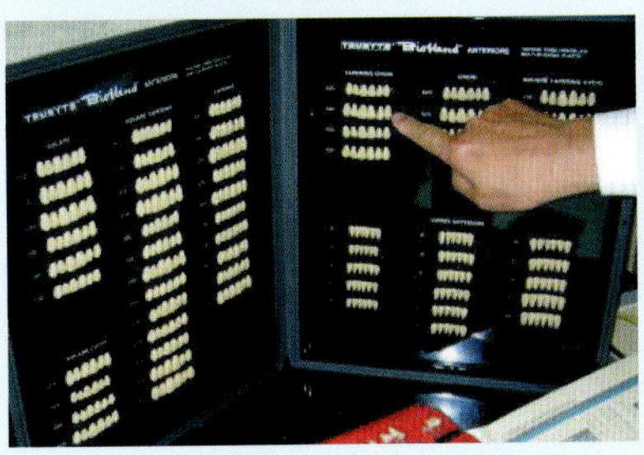

→ 시적

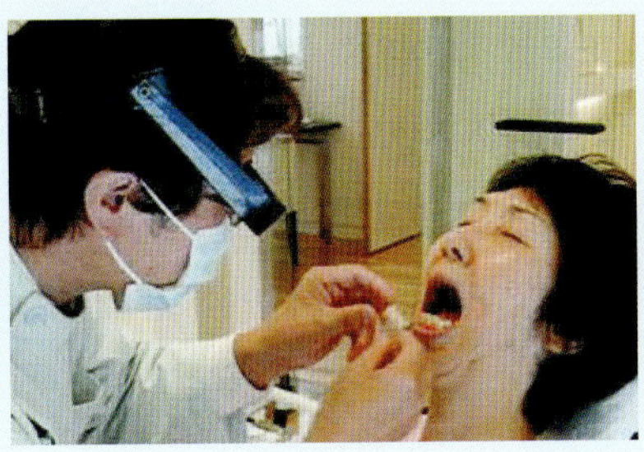

→ 완성 → 조정

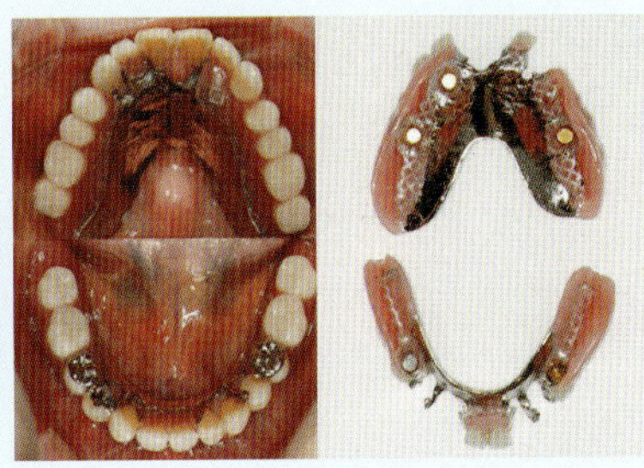

제 3 부 악위의 검사와 결정법

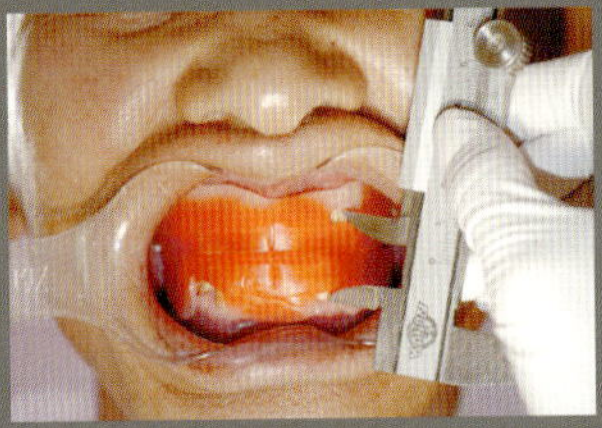

소수치 잔존 증례의 특징 중 하나가 교합의 결함이다. 교합지지가 상실되고 소수의 치아가 상·하악에 편재해 있어 악위와 교합위에 이상이 있을 확률이 높기 때문에, 교합에 관한 진단이 중요하다. 게다가 유지관리를 통한 의치의 수정이 이루어지지 않은 증례에서는 하악이 변위하는 경우를 많이 볼 수 있고, 치조제의 마주하는 관계가 불량인 증례에서는 수압 체제가 나빠 악위·교두감합위가 불안한 경우가 눈에 띈다. 이 단계의 증례에서는 악위나 교합 양상을 해독하는 안목이 중요하다.

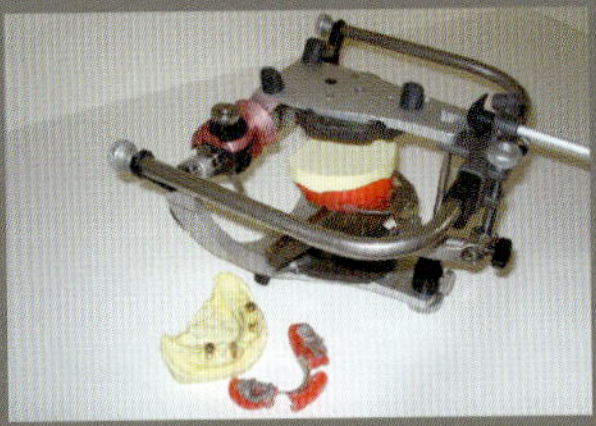

한편 재건에서는 잔존치가 적기 때문에 반대로 악위를 변경하기 쉽고 자연치의 기능도 이용할 수 있다. 자연치가 있으므로 교합에 대한 시정·회복이 가능하다.

잔존치의 감각수용기 기능을 이용해 편위한 하악위를 수정할 수 있다. 무의식중에 씹는 강도를 제어하거나, 방어 반사 등의 기능에서 비록 소수여도 치아가 존재하는 것은 중요한 의의가 있다. 붕괴가 진행되었다 해도 더 좋은 악위와 가이드 재건으로 치열은 소생한다.

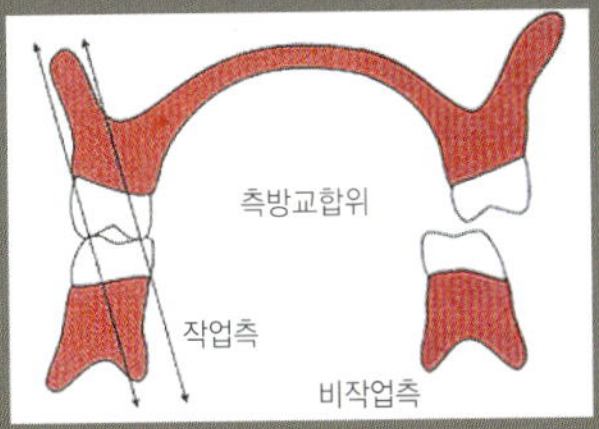

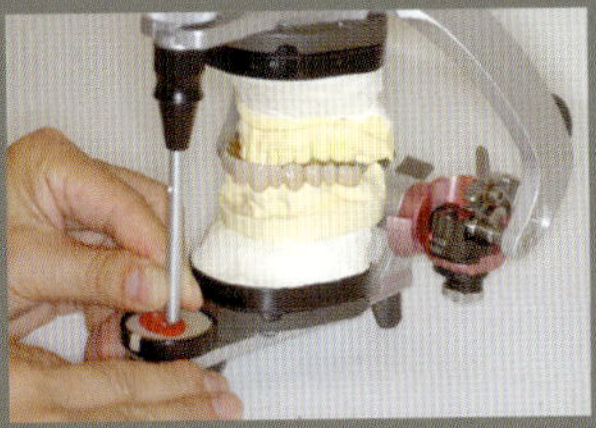

제1장

수직적 악위와 결정법—교합고경

■ 교합고경의 결정법

하악위를 검토하기 위해서는 수직적·수평적인 검사가 필요한데, 먼저 수직적인 교합고경이 유지되고 있는지 또는 저하된 상황인지를 판단한다.

소수치 잔존 치열에서는 대개 교합지지를 상실하고, 교합지지 치아가 있어도 그 지지로 하악위를 안정시키기 어려운 증례가 많아, 대체로 광범위한 결손부를 보완하는 의치에 의한 지지가 하악의 위치를 결정한다. 이런 상황에 놓인 교합고경을 어떻게 판정하고, 기준위를 어떻게 구해야 할까?

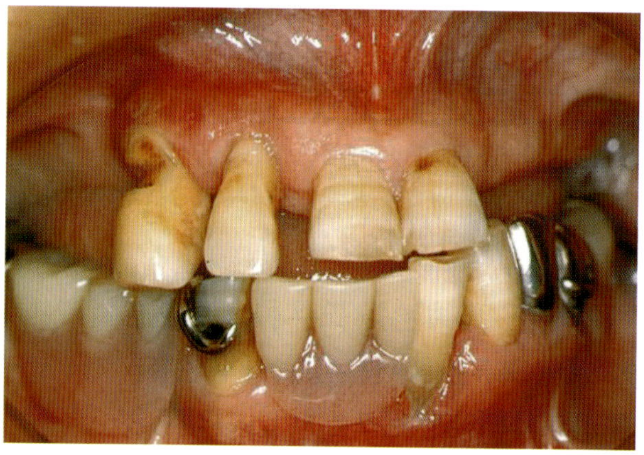

그림 1. 교합붕괴 증례.

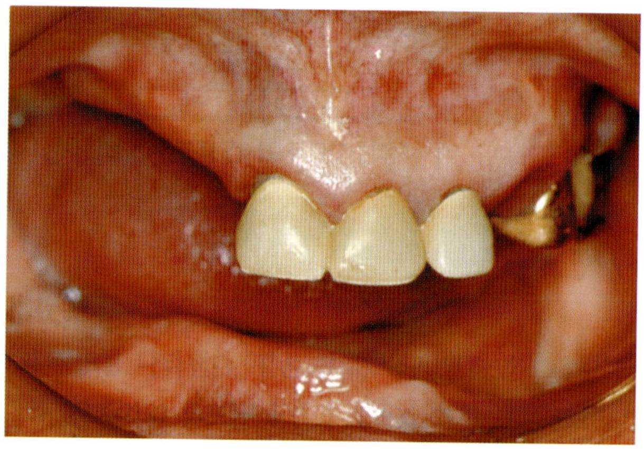

그림 2. 치조제가 심하게 흡수된 하악 무치악 증례.

잔존치의 상실, 마모, 치조제 흡수 등 시간 흐름에 따른 변화는 교합고경을 저하시키는 원인이 될 수 있지만, 한편 그러한 완만한 변화에 대해서는 치조 돌기의 신장 등에 의해 본래의 고경을 유지한다는 개념이 있다. 그리고 과두 형태나 하악골이 변화해 교합위의 변화를 보상하는 생체의 반응이 있다는 의견도 있다.

악위에 대해서는 술자의 판단을 거쳐 치료개입을 하지만, 생체의 측면에서 개체차도 크게 관련이 있으므로 의견 일치를 얻기 어려운 점도 많다고 느낀다.

일반적으로 결손이 대부분을 차지하는 소수치 잔존 증례에서 교합고경의 결정은, 잔존치에 의한 교합지지는커녕 마주하는 관계에 있는 잔존치 자체가 없는 예가 많아서 잔존치에는 의지할 수 없고, 기능적 근거나 형태적 근거에 의한 방법 등으로부터 술자가 정해야 한다.

여러 가지 평가 결정법에서 어떤 방법이 임상적으로 효과가 있고 신뢰성이 높을까? 지금까지 경험 등을 참작한 의견으로서 필자는 실제 임상에서 표 1과 같이 평가하고 있다.

표 1. 어떻게 기준위(교합고경)를 구할까?

① 잔존치나 이전 의치에 의해 유지되고 있는 교합고경을 참고로 한다.
② 기능적 결정법: 하악이 여러 가지 기능을 한 결과로서 도출되는 악위를 이용하는 방법
- 하악안정위와 안정공극을 이용하는 방법
- 발음을 이용하는 방법

③ 형태적 결정법: 정상 유치악자의 안면 각 부위의 계측 결과로부터 도출된 방법
- 계측법을 이용해 교합고경을 결정

■ 잔존치나 이전 의치로 지지가 되는 교합고경은 높은 정당성을 갖는다

1. 잔존치에 의해 확보되는 교합고경을 참고로 한다

잔존치에 의한 교합지지가 남아 있을 때는 그 부분이 약간 교모되거나 치관 보철이 되었다고 해도 교합고경의 지표가 될 수 있는 경우가 많다고 생각한다.

잔존치의 치관을 형성하기 전에 상하 잔존치 치은연 사이의 거리를 버니어 캘리퍼스로 계측해 기록해두고, 최종 보철의 교합을 채득할 때 확인한다.

그림 3 증례의 경우에는 이전부터 Angle Ⅱ급의 과개교합이며 지금도 본래의 피개 상황에 있을 것이므로, 교합고경이 저하했다는 견해를 가져서는 안 된다고 판단하였다.

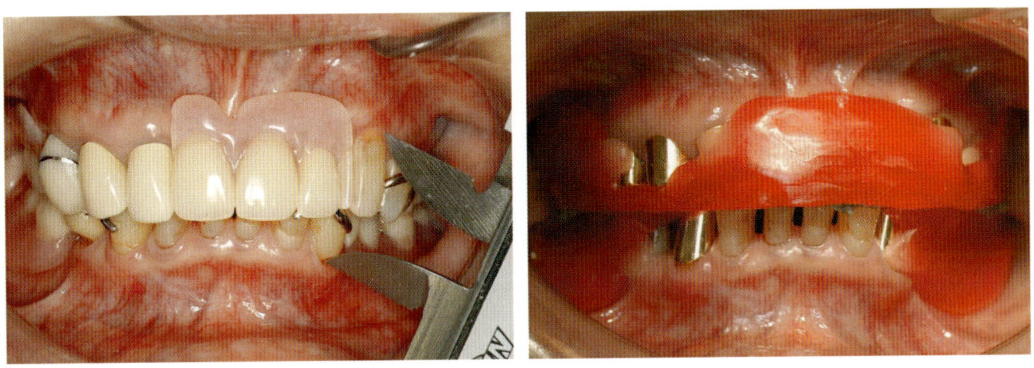

그림 3. 상하 잔존치 치은연 사이의 거리를 버니어 캘리퍼스로 계측해, 그 값을 기록해둔다. 예를 들어 #23과 33 사이가 21mm 등.

2. 이전 의치의 높이를 참고로 한다

의치에 의해 교합의 높이가 유지되고 있을 때는 잔존치에 의한 교합지지가 있을 때에 비하면 교합고경의 정당성이 낮아지지만, 극단적으로 교모된 의치가 아니면 참고가 될 수 있는 경우가 많다.

위와 같이 이전 의치를 장착했을 때의 상하 잔존치 치은연 사이의 거리를 기록해두고, 최종 보철의 교합을 채득할 때 참고 수치로 한다.

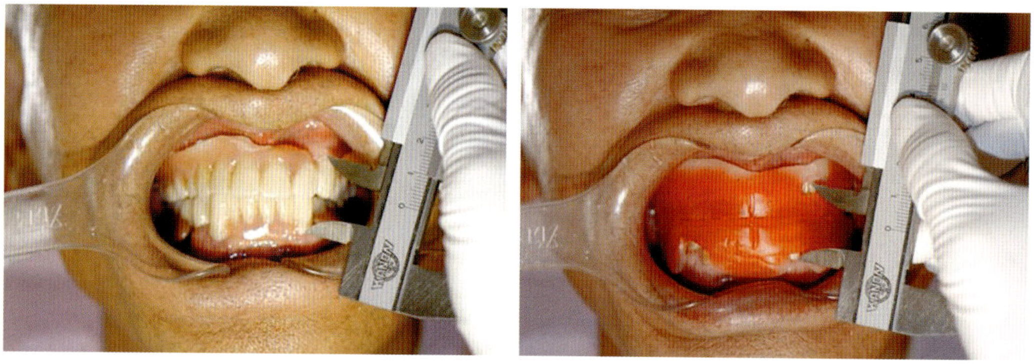

그림 4. 교합지지 치아가 없는 경우에는 의치에 의해 유지되고 있는 교합고경을 참고로 한다.

■ 새로운 교합고경을 구하는 경우—안정위·안정공극을 이용하는 방법

소수치 잔존 증례나 총의치 등을 새로 제작하는 경우에 치아나 의치로 교합고경이 유지되지 않을 때는 새롭게 교합고경을 설정해야 한다.

총의치 임상에서는 예로부터 다양한 지표가 제안되었는데, 각각 장단점이 있다(표 2). 필자는 임상 경험을 통해 '안정위·안정공극을 이용하는 방법'이 임상적으로 가장 효과가 있다고 생각한다.

1. 교합상 제작·조정의 임상 과정

먼저 기본적인 높이(치조정에서 교합상까지의 거리, 구치부: 10mm, 전치부: 12mm)와 HIP 평면[절치유두(incisive papilla)와 좌우 익돌상악절흔(hamular notch)을 이은 평면]을 참고하여 교합상을 제작한다.

교합상을 구강 내에 시적해 치조제 점막의 통증 등이 없는 것을 확인한다. 살며시 교합시키는데, 그 시점에서 상하 교합상의 균등한 접촉을 얻을 수는 없지만 어떤 상황(교합이 높은 곳, 입술과의 관계)인지를 파악해둔다.

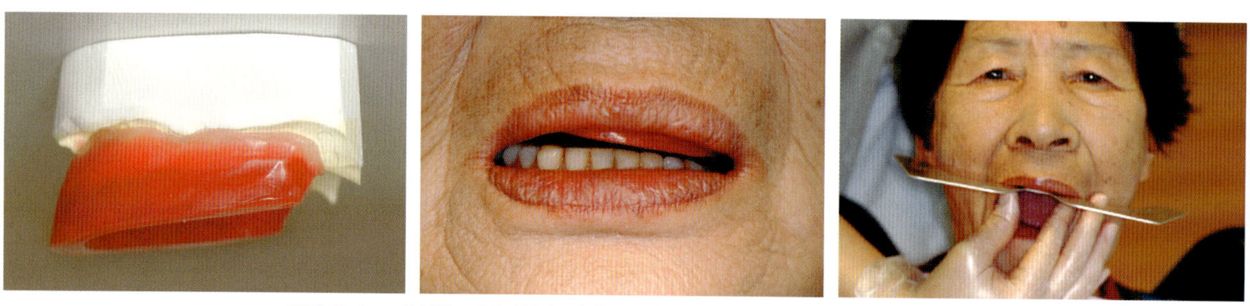

그림 5-1. 교합상은 기본적인 높이와 평면을 기준으로 제작해 먼저 시적한다.

표 2. 각종 검사법의 유효성과 문제점

채득방법	지지하는 의견	문제점
안정위·안정공극을 이용하는 방법	생체에서 일정하기 때문에 교합고경을 구하는 경우의 기준이 될 수 있다는 의견. 필자는 이 방법의 신뢰성이 높다고 생각한다. 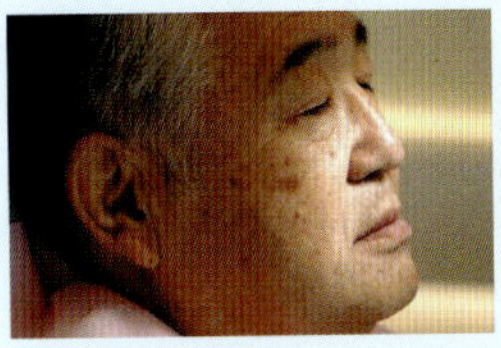 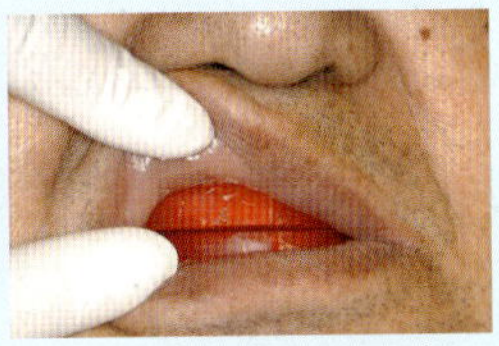	교합고경과의 관련성이 없어, 교합고경을 판단하는 기준이 될 수 없다는 의견도 있다.
발음을 이용해 구하는 방법	'S'나 'th'를 발음하게 했을 때 하악이 유지되는 위치는 상악에 접근하고, 상하 중절치 절연 사이에는 1~2mm의 공극이 있어 변동이 작다는 의견이 있다.	'S'를 발음할 때 순간적으로 상하 중절치 절연의 위치를 어떻게 확인할 것인지에 의문이 남는다. 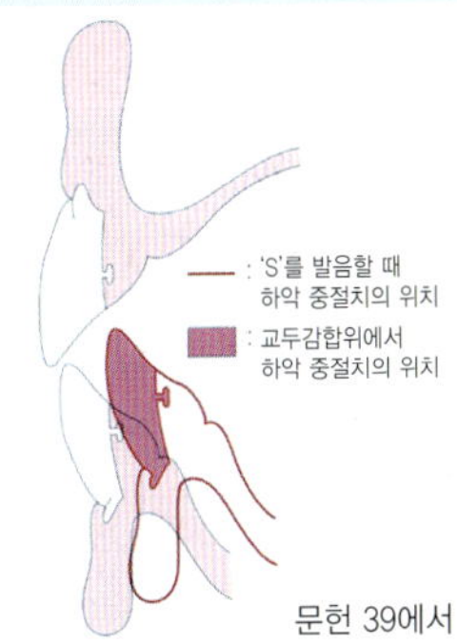 문헌 39에서 인용
생체(안면) 계측치로 구하는 방법	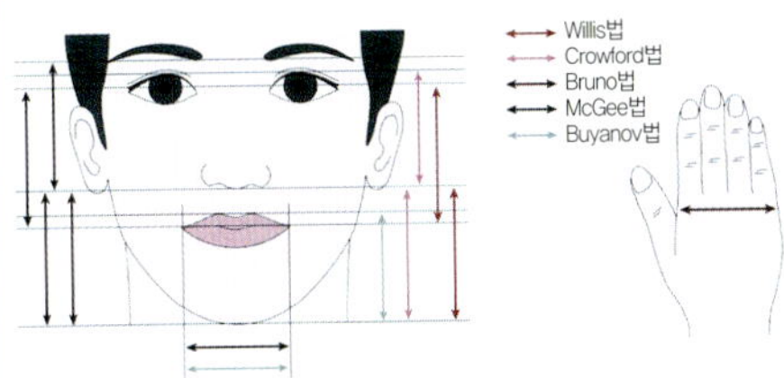 문헌 39에서 인용	안면 각 부위의 계측과 교합고경이 기준이 될 정도의 정당성을 가지는 것일까? 교합고경의 증감이 피부 위의 계측치와 얼마나 연동하는지 등이 의문이다.
ME 기기로 구하는 방법	Myomonitor 등 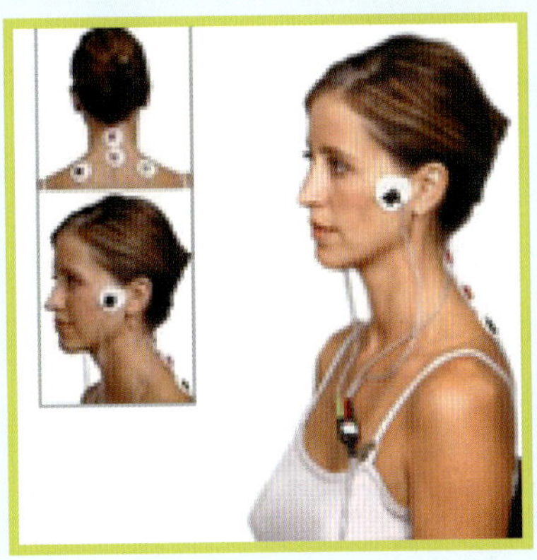	전기적인 자극으로 경련을 해제한 저작근에 의해 유지되는 악위는, 본래의 자연스러운 근육이 취해야 하는 위치와 같게 재현이 되는 것일까? 정당성은?

(neuromuscular-dentistry.png에서 인용)

2. 교합평면의 결정

교합평면은 상악 교합상을 이용해 결정하는데, 기준이 되는 것은 캠퍼 평면['비청도선'이라고도 불리며, 비하점(비익 하연)과 좌우 외이도 하연(이주 하연)을 연결한 평면]이다. 캠퍼 평면에 맞추어 안면 피부에 실을 대고 이것과 상악 교합상에 댄 교합평면판이 평행이 되도록 조정한다.

하악 교합상을 연화해 교합시켜 상하 교합상이 서로 균등하게 물리도록 조정한다.

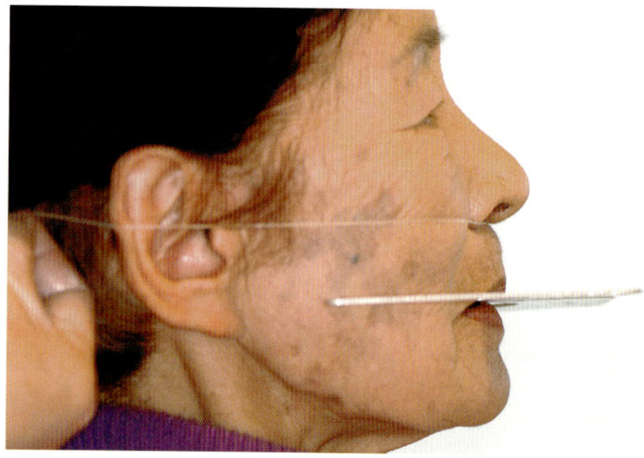

그림 5-2. 교합평면 결정. 캠퍼 평면과 평행하게 한다.

3. 교합고경 결정(안정위·안정공극을 이용하는 방법)

① 환자에게 하악안정위를 취하게 한다

조정된 교합상을 구강 내에 장착한 후 가볍게 어깨에 손을 올리고, 다음과 같이 환자에게 이야기한다.

"어깨의 힘을 빼주세요. 긴장을 푸세요……. 이제부터 맞물리는 것을 결정해갑니다. 힘을 빼시고, 씹지 않도록 해서 입술만 살며시 다물어주세요. 그리고 침을 꿀꺽 한 번 삼키고, 그대로 턱을 움직이지 마세요."

그리고 한 번 더 반복해서 말한다.

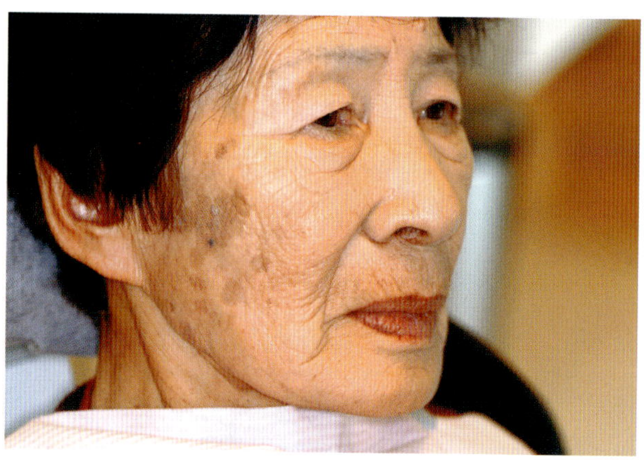

그림 5-3. 긴장을 푼 안정위를 취하게 한다. 상냥하게 이야기하는 것이 중요하다.

② 안정공극을 검사한다

입술을 살며시 벌려 상하 교합상 사이에 1~2mm의 틈이 있으면 이 높이로 결정한다. 상하 교합상 사이가 틈이 없이 붙어 있으면 교합고경을 줄일 필요가 있다. 하악 교합상의 전방부를 2mm 정도 삭제하고 후방부는 연화해, 상악에는 바셀린을 바르고 교합시킨다. 다시 ①과 같이 이야기 하고, 교합상 사이에 틈이 있으면 이 높이로 결정한다.

반대로 틈이 3mm 이상 있는 경우에는 '낮다'고 판단되므로, 교합상의 높이를 늘린다. 필자는 기준위가 소실된 경우에 이 방법을 주로 이용한다.

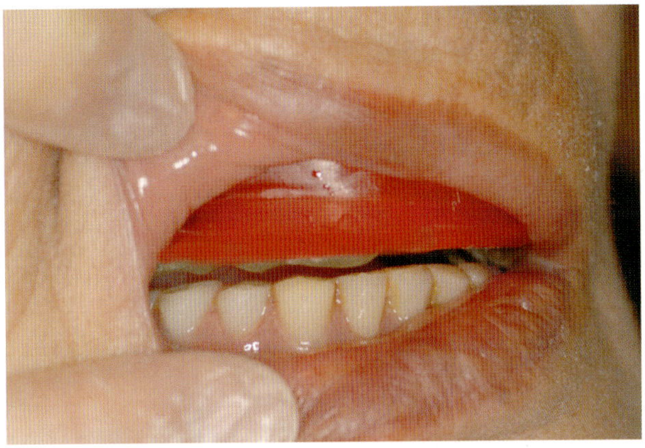

그림 5-4. 안정을 취하게 하고 살며시 입술을 벌려 안정공극량을 확인한다.

COLUMN 1

교합거상에 대한 각종 의견

■ 교합고경의 파악 방법

교합고경의 파악 방법이나 교합거상에 관한 논문은 다종다양해서 그다지 정리도 되지 않았다. 거상에 대해 긍정적인 의견도 있고, 반대로 부정적인 생각도 적지 않다. 심미 수복을 위한 이상적인 형태를 얻기 위해 교합을 거상하는 개업의도 있는데, 하악의 회전범위 내라면 좋다는 의견도 있다. 과두의 회전범위는 10~13° 정도라고 알려져 있으므로, 거상량은 상당하리라 생각하지만(절치부에서 20~25mm), 이 범위라면 거상이 가능하다고 어느 대학교수가 설명하였다(그림 a).

도대체 타당한 범위란 무얼까?

하악의 회전범위 내에서 과두의 편위를 초래하지 않는다는 것은 하악 운동론의 관점에서 말하면 타당할지도 모르지만, 한편으로는 거상하는 것이 저작근의 등척성 수축에서 리스크가 될 수 있다고도 한다(P. E. Dawson)(그림 b).

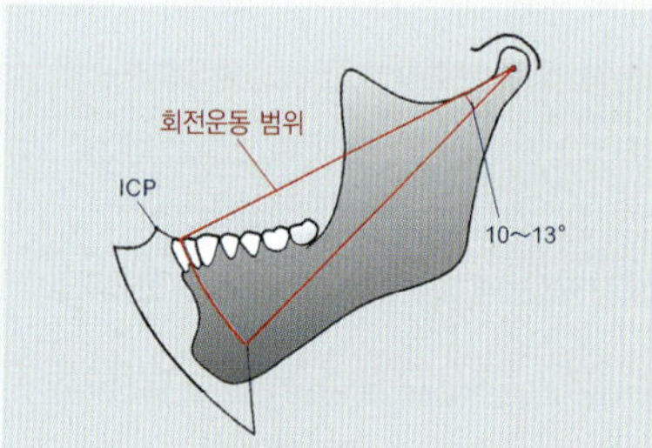

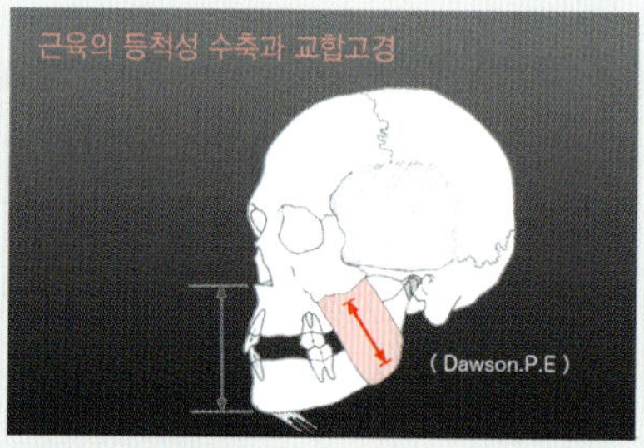

그림 a. 거상은 과두의 회전영역이어야 한다는 하악 운동론적인 견해는 정리가 되지 않았다.

그림 b. 교합고경은 거상근이 일정한 사이클에서 수축할 때 일정한 길이를 취하는 것에서 유래한다. 따라서 거상은 근육에 스트레스가 될 수 있다.

지금까지의 경험에 따르면, 거상에 관한 필자의 의견은 '부정적'이다. 특히 이악물기(clenching) 등 이상기능(parafunction)이 있는 증례의 교합을 거상하는 것은, 장기적으로 보면 리스크를 동반하는 경우가 적지 않기 때문이다. 교합고경을 거상했을 때 그것을 생체가 받아들일지는 몇 년 정도의 단기적인 경과 관찰로는 판단할 수 없고, 더 장기적인 경과 관찰로부터 그 실태를 해명해갈 필요가 있다. 거상이 저작근에는 위험한 행위가 될 수 있으므로 주의가 필요하다.

증례 1은 교합이 저하되었다고 생각되는 상악 대구치 유리단 결손 증례인데, 전치부에서 3mm 정도 거상해 전치의 피개를 개선하고 보철했지만, 교합지지를 담당하던 상악 치아에 외상이 생기고 이악물기의 버릇도 악화하였다. 술후 10년의 소견에서 교합고경은 원래의 높이로 되돌려졌다(그림 c~e).

● **증례 1**

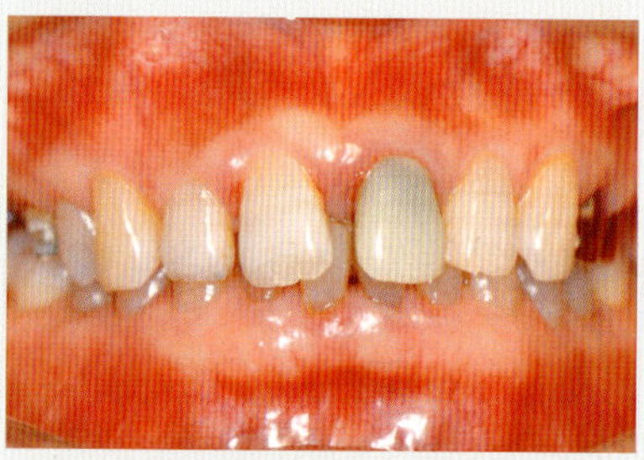

그림 c. 술전의 상황. 상악 전치는 flare out, 하악 전치는 상악 전치의 구개측 치은에 맞물리고 있었다.

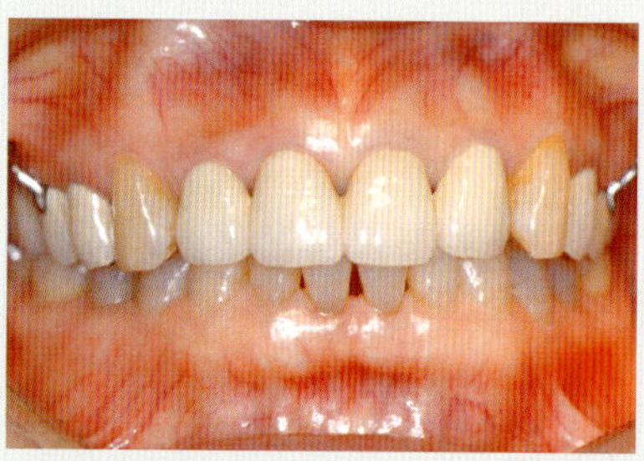

그림 d. 치료로는 절치부에서 3mm 거상하고, MTM으로 상악 전치를 구개측으로 이동하였다. Flare out을 개선해 상악 구치부는 I bar를 유지장치로 하는 의치로 보철하였다.

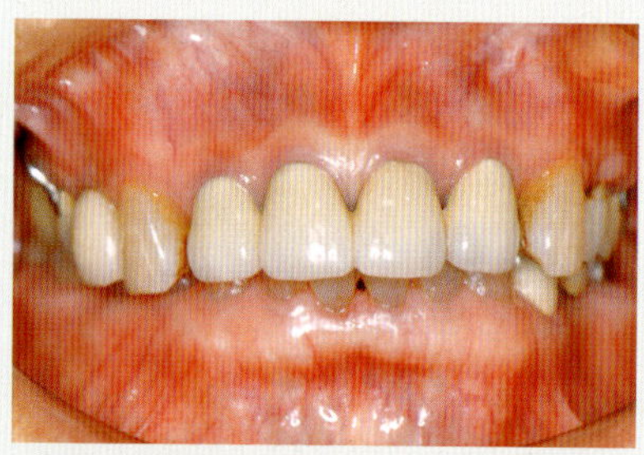

그림 e. 술후. 원래 있었던 이악물기 버릇이 심해져 의치는 압하되고, 전치는 다시 flare out을 초래하였다. 술후 10년에는 원래의 교합고경으로 되돌려졌다.

■ 교합고경에 대한 치료의 타당성

비록 한곳이라도 건전한 잔존치에 의한 교합지지가 남아 있으면, 상하 치열의 교합고경은 보존되고 있을 가능성이 크다. 그러나 잔존치에 의한 지지가 치열의 전후좌우에 남아 있었다고 해도 그것들이 모두 보철물에 의한 지지이면 악위의 고경에 대한 정당성이 낮아진다. 더욱이 교합붕괴 증례에서는 교합고경의 판정이 술자의 주관에 맡겨진다. 그리고 이갈이(bruxism)에 의해 마모된 치관으로 교합하는 경우 등에서는, 누구도 정확한 교합고경을 판단할 수 없다. 그런 만큼 현 상태를 유지하는 것이 최소의 리스크로 그치는 치료이다. Parafunction 증례에서는 그 예후를 술자의 보철수복으로 조절하는 것이 불가능하다고 생각하므로, 교합고경을 변경하는 것보다 생체의 변화에 따라갈 수 있는 체제를 유지해야 할 것이다. 그런 의미에서도 심미적인 이유로 터무니없이 교합을 거상하는 것은 피해야 한다고 생각한다.

■ 교합거상은 그렇게 간단하게 할 수 있는 것이 아니다—거상의 매직?

잡지 등에서 Angle II급 1류의 과개교합 환자의 피개를 개선한 증례를 자주 본다. Angle II급 1류 증례에서 악위를 거상하면 하악은 회전해 후퇴하므로 수평피개(overjet)가 치료 전보다 한층 더 커져, 상하 전치에 의한 전방유도(anterior guidance)를 설정할 수 없는 악위가 될 것이다. 그런데 잡지에 게재된 심미 증례에서는 더 좋은 guidance의 예쁜 치관 보철이 되어 있다. 이 매직은 하악이 전방으로 나온 상황(턱관절 과두가 전방에 나온 상태)으로 교합 재구성이 되어, 하악이나 과두를 안정위가 아닌 곳에 고정하는 것은 아닐까?

이런 상황은 TMD 증례의 교합치료에서도 이루어지고 있는 현상이다. 턱관절내장증의 과두가 후방에 위치하는 증례에서 스플린트를 장착할 때 악위를 약간 전방에 위치시킴으로써, 턱관절 증상이 완화되는 경험을 가진 술자가 적지 않을 것이다. 그러나 그런 '치료에서의 악위'와 환자가 평생을 가지고 살아야 하는 '보철의 악위'를 같이 취급해도 되는 것일까?

증례 2는 타원의 소개로 내원한 환자로, "교합치료를 했지만, 턱에 불안정감이 있고 치료 전의 턱관절 증상도 낫지 않았다."라며 불만 섞인 호소를 하였다. 악위 검사나 하악 구치부 치관 보철의 형태로부터 하악 구치부를 거상해 전방위에서 보철이 된 것을 알 수 있었다(그림 f, g). 교합치료로부터 이미 몇 년이나 지났고, 원래의 하악위로 되돌릴 수 있는 전망도 확실치 않았다. 그런데 치료 중 어느 날 환자가, "옛날에는 이랬습니다."라며 오래된 석고 연구모형을 내밀었다(그림 h). 교합치료 전의 치열로, 환자 스스로가 보존하고 있었다는 사실에 약간 공포를 느꼈다.

● 증례 2

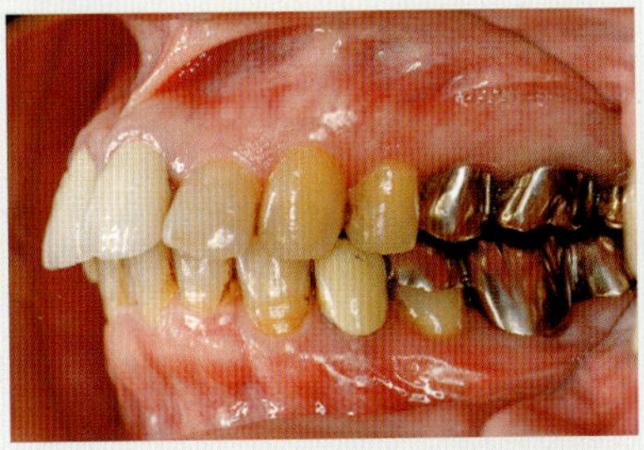

그림 f. TMD의 교합치료로, 하악 구치부가 거상된 악위에서 보철이 되어 있었다.

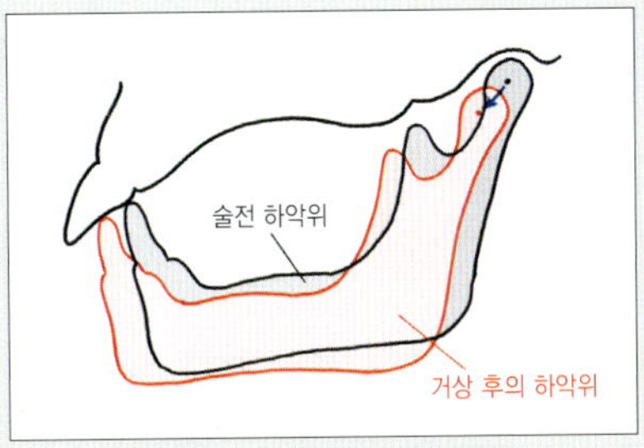

그림 g. 술전·후 하악위의 이미지.

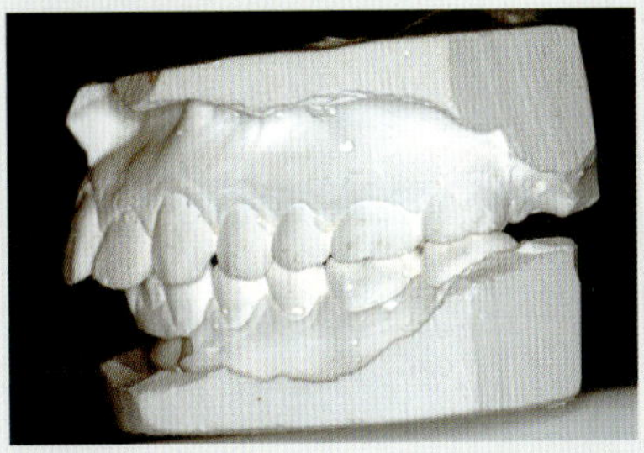

그림 h. 환자가 가지고 온 치료 전의 연구모형.

교합치료에는 여러 가지 개념이 있고 각각의 주장이 있다. 하지만 앞으로의 과제로서, 혼돈된 교합이론이나 교합치료 등에 관한 치료의 타당성에 대해 많은 경과 증례를 통한 검토가 대학이나 학회에서도 이루어지고, 적절한 개념이나 치료 본연의 자세를 보여줄 것을 한 사람의 임상의로서 간절히 바란다.

제2장

수평적 악위와 결정법

■ 수평적 악위

1. 술자에 의한 결정이 필요

교합고경의 설정 방법에서는 상실된 기준위의 재현성에 대한 문제점을 서술했는데, 3차원적인 요소 중 수평적 악위는 더욱 중요하다. 왜냐하면 수평적 악위의 어긋남이나 편위가 턱관절에 영향을 주어 형태적·기능적으로 악영향을 미치는 일이 있기 때문이다.

그리고 중심위로 대표되는 것처럼 턱관절에 의한 재현성이 있어, 만약 교두감합위가 상실된 경우에도 하악위를 구하는 방법에 대한 여러 가지 개념으로부터 다양한 방법이 검토되어 왔다.

수직적인 악위와 비교해 정상·비정상의 판정도 쉬워, 교합채득의 목표도 의견 일치가 얻어져 있다.

소수치 잔존 증례에서 교합지지가 불안정하거나 상실되었을 때는 안정도나 편위의 위험성을 진단해 술자가 수평적 악위를 결정해야 한다.

표 3을 참고로 수평적 악위의 검사법과 결정법을 정리하고자 한다.

표 3. 수평적 악위의 견해와 결정법의 흐름도(flowchart)

소수치 잔존 증례—교합지지가 불안정하거나 상실된 증례

1. Ta-P법: 교합상을 장착해 tapping으로 하악위의 안정도를 검사한다.

↓ Tapping의 안정 → OK

↓ 불안정 → 과두위에서 검사할 필요성이 있다.

↓

2. Go-A 묘기법

↓

무치악 교합상의 위치 불안정
Go-A 사용 불가능

↓

3. 하악 유도법

여기에 더해 tapping을 통해 확인한다.

2. Tapping을 통해 하악위의 안정도를 검사해, 교합채득에 이용

필자는 지금까지 시행한 고딕 아치(이하 Go–A)의 경험을 통해, tapping point(이하 Ta–P)가 하악위의 안정도와 관련되어 있다는 것과 급속 tapping을 하면 과두가 안정된 위치로 유도된다는 것을 인식하고 있다.

다음에 보이는 증례는 상악이 무치악이고 치조제가 크지만, 하악 잔존치와 마주하는 관계는 양호하다. 새로운 의치 제작을 위한 교합채득에서 왁스 바이트의 흡착도 양호하고, 수평적으로 흔들리지 않으며 tapping도 빠르게 반복할 수 있다는 점에서, 한쪽이 무치악이기는 해도 하악위가 안정되어 있다고 생각하였다.

교합채득은 교합상에 V자 홈을 파고 마주하는 교합상에 연화한 알루왁스를 올린 후, "살며시 어금니로 무세요."라고 지시하여 시행되었다. 채득한 악위를 확인하기 위해, "딱딱 어금니로 빨리 씹어보세요."라고 지시하였다.

결과는 교합채득에서 만든 V자 홈의 모양이 예쁜 형태로 남은 것으로 보아, 감합위가 안정되어 있다는 것과 채득한 악위가 어긋나지 않았다는 것 등을 추측할 수 있었다. Ta–P가 흔들리지 않고 일정한 위치에 수습한다는 것은 교두감합위가 안정되어 있는 것을 나타내는 하나의 지표가 된다.

새로운 의치 제작으로부터 12년이 지나 정기검진을 했을 때, 이 환자는 딱딱한 콩이나 큰 사탕도 씹을 수 있다는 것을 보여주었고, 벌써 80세가 넘었지만 건강하고 매우 쾌활한 분이다.

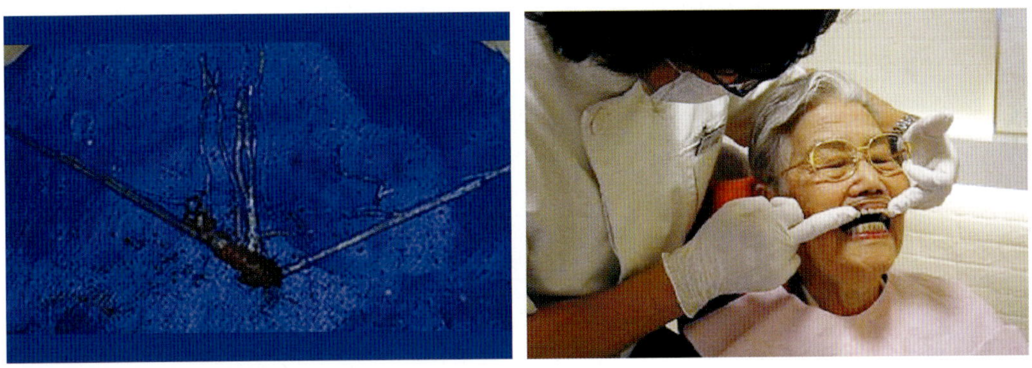

그림 6–1. Go–A 묘기장치를 장착해 빠른 tapping을 계속하면, 근육의 기억 흔적이 희미해지고 하악 과두는 안정된 위치로 유도되어, Ta–P가 apex(Ap)에 가까워진다.

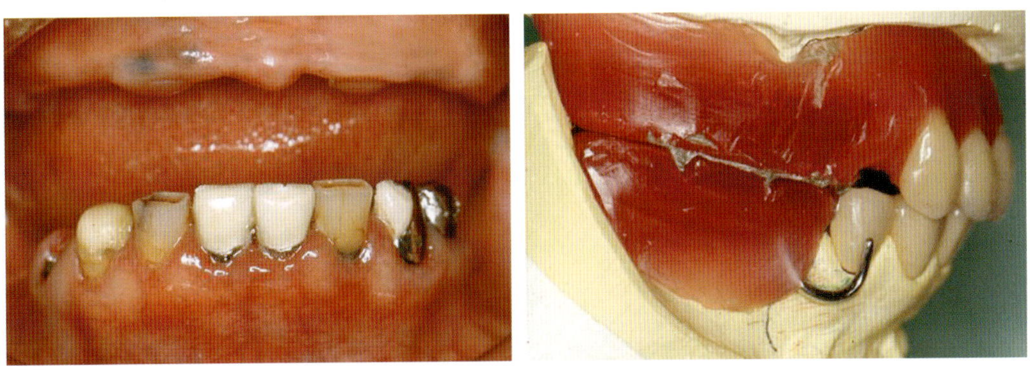

그림 6–2. 상악 무치악 치조제는 양호하고, 교합상으로 채득한 악위도 안정되어 있는 것 같았다.

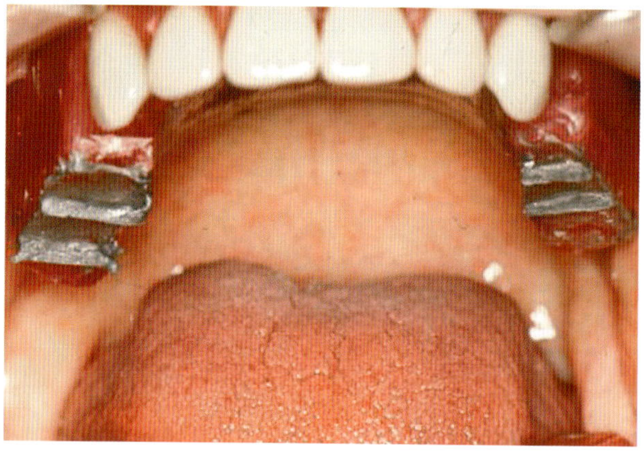

그림 6-3. 교합채득을 확인하는 방법으로 가능한 한 빠른 tapping을 하도록 했는데, 교합상의 V자 홈 모양이 망가지지 않아 악위가 안정되어 있다고 판단하였다.

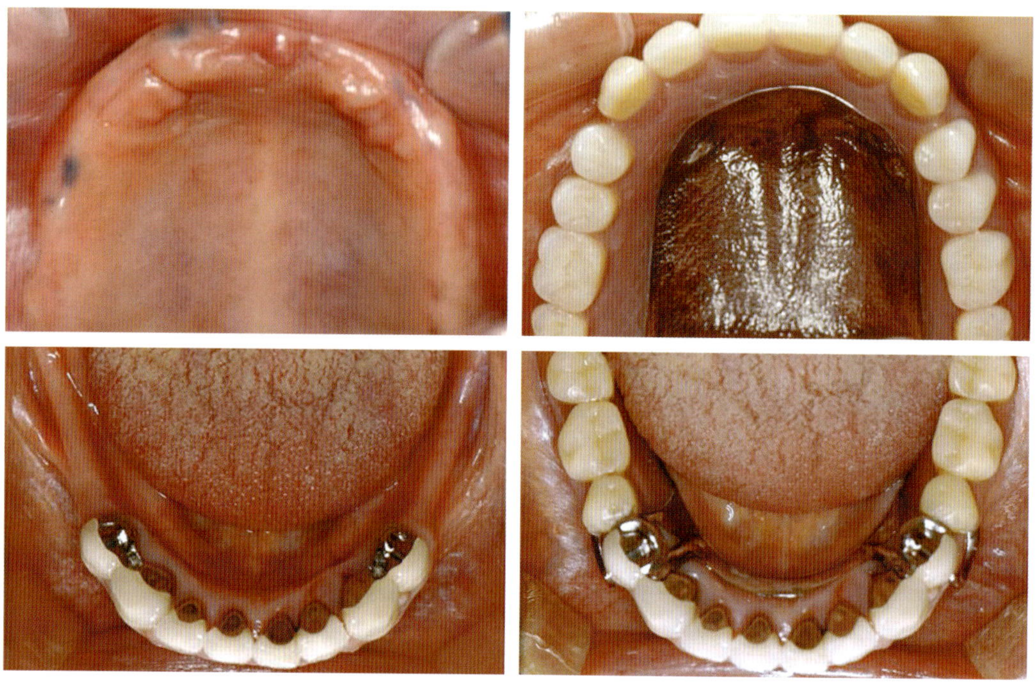

그림 6-4. 완성 의치를 장착했을 때.

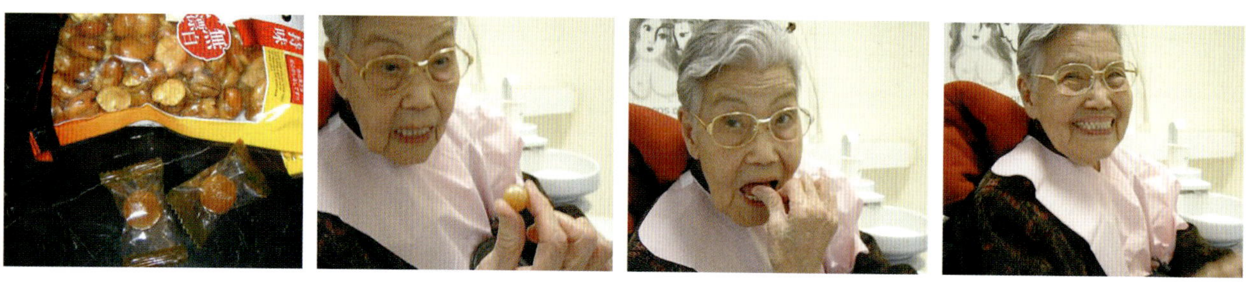

그림 6-5. 술후 12년째의 정기검진을 했을 때. 큰 사탕을 씹는 모습을 보여주어 우리를 즐겁게 하였다.

3. 고딕 아치 묘기법

Gysi가 제창한 것으로, 상·하악의 수평적인 위치관계를 기록하거나 술자가 임의로 부여한 수평적 악위의 타당성을 객관적으로 검토하는 방법으로서 예로부터 임상에 응용되어왔다. 소수치 잔존 증례와 같이 교합하는 치아를 상실한 증례나 편악이라도 무치악인 증례에서는, 불확정한 교합위를 기준으로 하는 것보다 재현성이 있는 과두위(Go-A의 apex; Ap)에서 하악위를 진단·인식해 결정하는 것이 타당하다고 생각된다(Go-A 묘기법의 실제에 대해서는 제5부 제1장 참조).

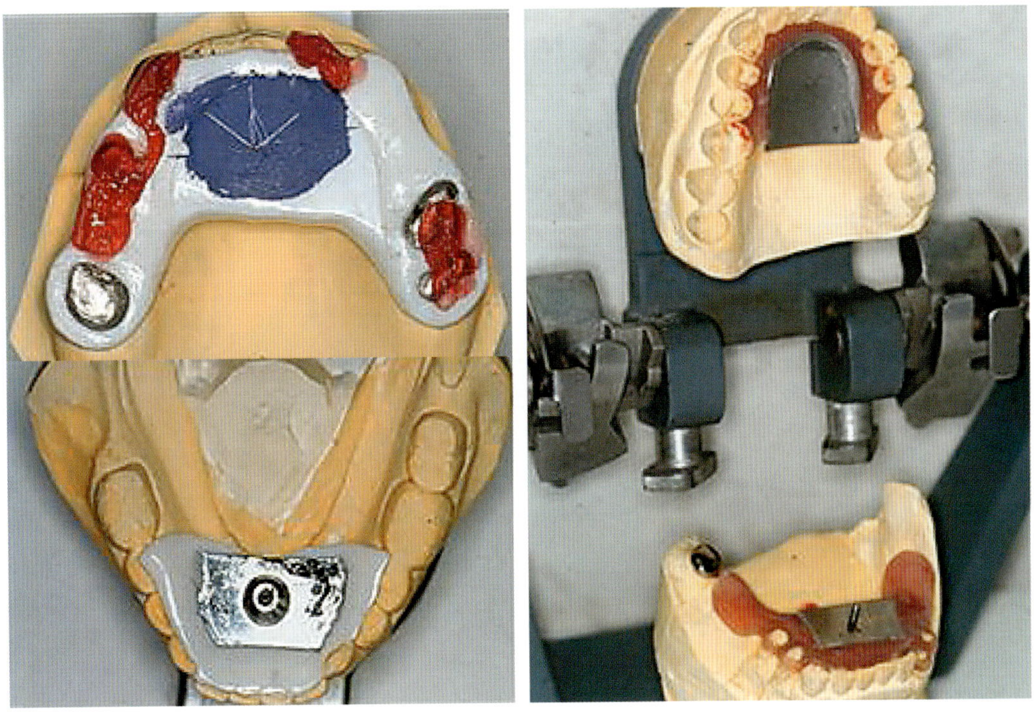

그림 7. Go-A 묘기장치.

4. 묘기 후 고딕 아치의 평가와 읽는 방법

전후좌우 악운동의 중심으로서 그려진 apex(이하 Ap), 또는 하악 유도법(Dawson법)에 의해 과두가 취하는 위치로서의 과두안정위·중심위와 같은 관절의 기준위, 또는 Ta-P가 나타내는 습관성 교합위를 확인해 서로 비교·검토한다. 더불어 실제로 그려진 모양이나 위치, Ta-P로부터 하악위나 턱관절의 상황을 추측할 수 있다.

좌우에 그려지는 측방 한계 운동로를 보면 과두 운동 제한의 유무나 습관성 저작측의 판단에 참고할 수 있고, Ap의 형태에 턱관절의 소모나 느슨함이 나타나 있는 것 등 하악위의 평가뿐만 아니라 대략적인 악기능 정보를 읽어낼 수 있다.

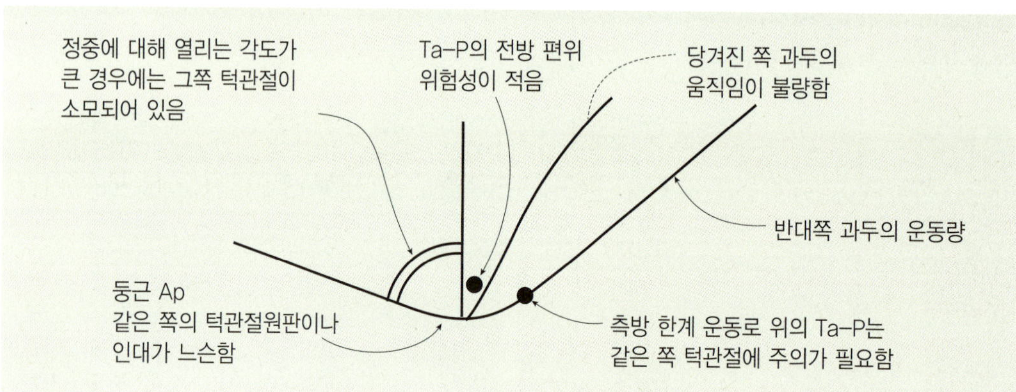

그림 8. Go-A의 기본적인 읽는 방법.

표 4. 고딕 아치의 모양과 읽는 방법 및 교합채득 위치

고딕 아치의 모양	읽는 방법 및 교합채득 위치
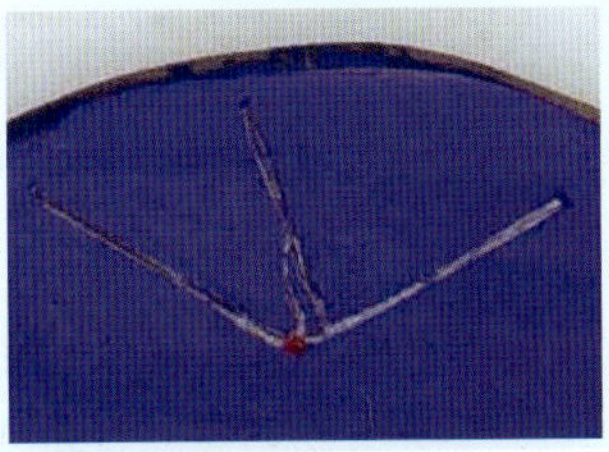	• Ap와 Ta-P가 일치. 하악위는 매우 양호한 위치에 있다고 판단할 수 있다. 좌우의 측방(한계) 운동로가 좌우로 같은 길이·방향인 것으로부터 양측 과두 운동이 양호하다는 사실을 추측할 수 있다. • 교합채득 위치→Ap
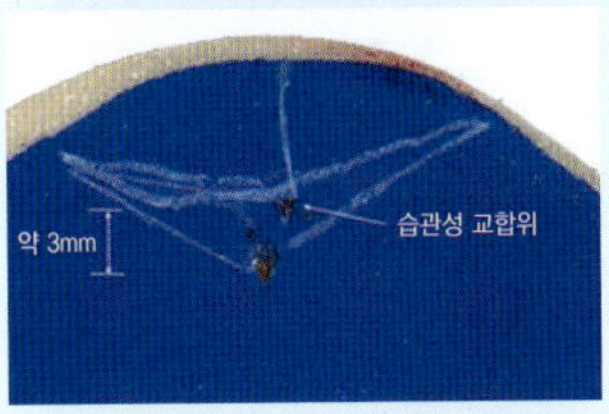	• Ta-P가 Ap의 전방에 위치하는 소견은, 환자의 습관성 하악위에서 과두가 안정위(중심위)보다 전방에 위치한다는 것을 나타낸다. Ap의 약간 전방에 있는 것은 생리적 범위 내로 간주하지만, 이 증례에서는 지금 사용하는 의치가 전치로 씹는 상태로 제작되어 있다. • 교합채득 위치→Ap
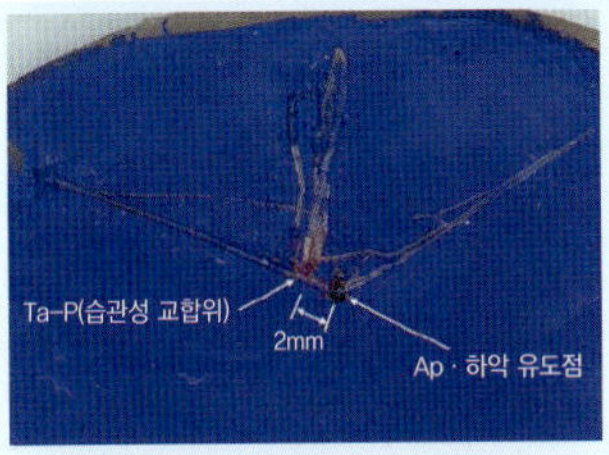	• Ta-P는 Ap의 우측 한계 운동로 위에 위치한다. 이 소견은 환자의 습관성 교합위가 우측으로 어긋난 것을 의미한다. 이때의 과두위는 우측 과두가 과두안정위(중심위)에서 후방위를 취하게 되어, 환자가 저작할 때 우측 과두의 동통을 호소하였다. • 교합채득 위치→Ap
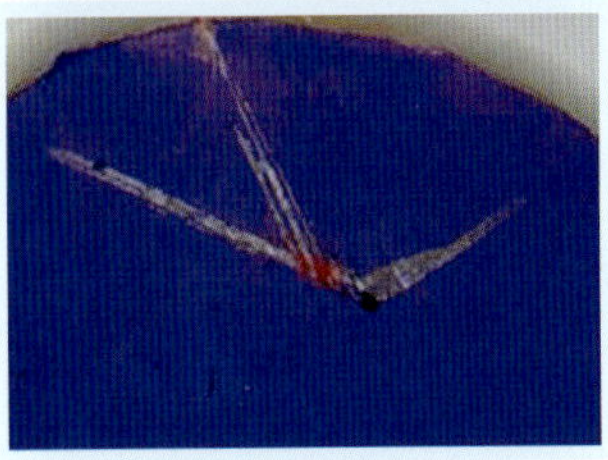	• Ta-P와 Ap의 관계, 과두의 편위나 환자의 통증 호소는 위의 증례와 같다. 한계 운동로를 읽는 방법은 좌우를 비교해 측방 운동로가 긴 쪽 또는 열린 각도가 큰 쪽이 습관성 저작측인 경우가 많다. • 교합채득 위치→Ap
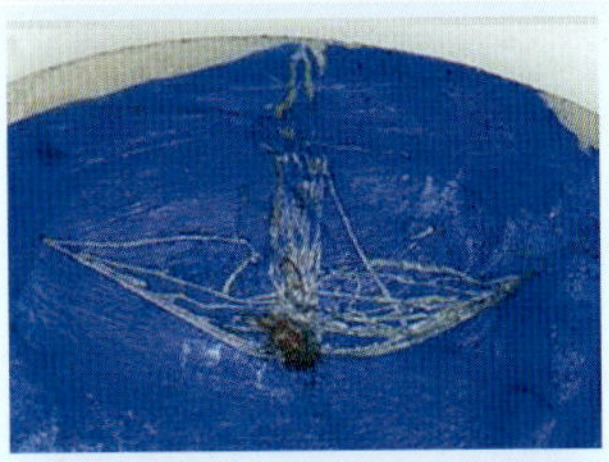	• Dawson법으로 유도한 위치와 Ta-P는 거의 일치하지만, Ap는 둥근 모양을 띤다. 이 증례는 이갈이(bruxism)가 있는 결손 치열(Eichner B4)로, 턱관절원판이 소모된 상황이라고 추측하였다. • 교합채득 위치→하악 유도의 위치, Ta-P
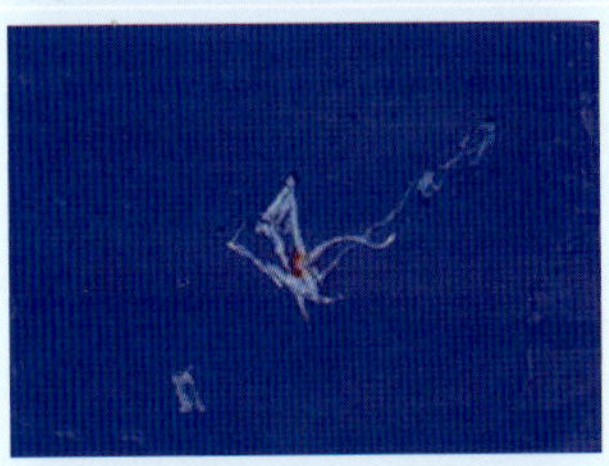	• 편측저작(좌측)이 있는 소수치 잔존 증례로, Ta-P는 좌측 한계 운동로 위에 산재한다. 좌측 과두걸림(closed lock) 상태여서 Go-A의 우측방 운동로는 그릴 수 없다(전방 운동로도 그릴 수 없는 경우와 그릴 수 있어도 크게 좌측으로 당겨진 경우가 있음). 일반적으로 작업측 과두는 움직일 수 없어도 작업을 할 수는 있으므로, 나쁜 쪽의 턱관절에서 저작한다. • 교합채득 위치→하악 유도의 위치, Ap
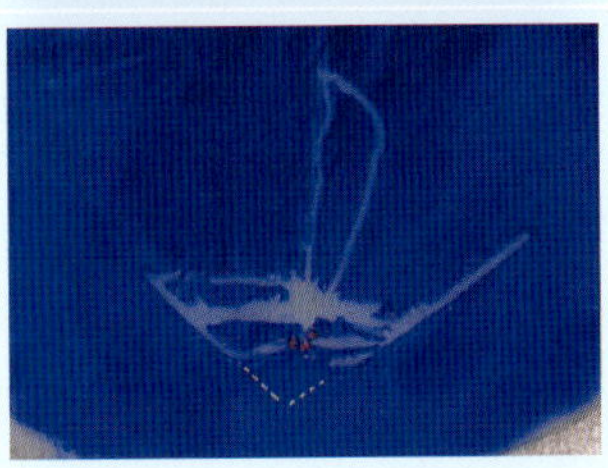	• Ap가 소실된 Go-A. 이러한 모양이 그려지는 경우는 묘기장치에 의해 하악이 거상되고, 게다가 전치로 물리는 장치가 들어간 상태에 있다. Ta-P가 전방에서 거의 수습했다고 해도 이 위치에서 교합채득을 하면 잘못된 악위 설정이 된다. 하악을 가볍게 후방으로 유도하면 점선의 연장으로 교차하는 곳에 위치할 것이다. 또한 묘기장치에 의해 하악이 거상된 경우도 과두가 전방에 위치하기 쉬우므로, 도형을 읽는 방법이나 교합채득 위치에 충분히 유의해야 한다.

*Go-A의 도형을 읽는 방법에 대한 자세한 사항은 COLUMN 9(176~177쪽)를 참조한다.

■ 힘을 가하지 않는 하악 유도법을 습득한다

교합붕괴 증례의 교합채득이나 하악위가 어긋난 악기능 장애 증례의 교합 진단에서는 과두를 안정위로 유도하고 하악을 검사하는 견해가 필요한 장면도 있다. 턱관절 과두가 변위하는 성질이 있는 한 생리적으로 더 좋은 위치를 구하는 기술을 습득할 필요가 있다.

하악 유도법은 하악을 중심위로 유도하는 방법으로서 gnathology의 중심위 개념을 재현하기 위해 고안되었다. 하지만 중심위 개념의 변천과 함께 그 방법도 변화해, 과두가 관절와의 전상방에 위치한다는 '중심위'의 개념에 따른 유도법으로서 Dawson법이 소개되었다.

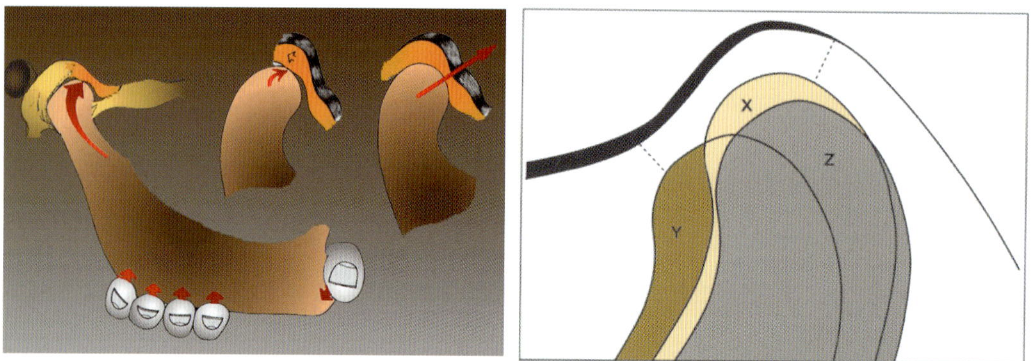

그림 9-1. Dawson법. 과두가 관절와의 전상방에 위치한다는 '중심위'의 개념에 따른 유도법으로서 Dawson법이 소개되었다. 전상방으로 가압해 과두를 위치시키는 유도법이다.

필자의 하악 유도 방법은 환자를 유닛체어에 눕힌 채 먼저 긴장을 풀고 어깨의 힘을 빼게 한 후, 하악도 마찬가지로 힘을 빼도록 상냥하게 작은 소리로 이야기한다. Dawson법을 모방해 가볍게 양손을 하악에 대고 천천히 흔든다. 술자도 힘을 주지 않고 가볍게 짧은 원호를 그리도록 흔들면, 과두는 자연스럽게 관절와의 안정된 위치로 이동한다. 유도법의 해설에는 '전상방으로 가압해 과두를 위치시킨다.'라고 되어 있지만, 필자는 가압하지 않는다. 유도된 과두의 위치는 관절와의 움푹 팬 부분의 깊고 들어가기 좋은 곳이며, Go-A 묘기장치에서는 Ap와 일치한다.

또한 양손의 가벼운 힘으로 유도되어 들어가는 과두는, Oishi(大石) 등이 제창한 과두안정위에 매우 가까운 위치라고 생각한다. 유도할 때 과두가 회전축이 되어 짧은 원호를 그리는 운동인 것을 술자가 실감할 수 있으면, 유도가 한층 더 안정된 것으로 생각한다.

일상의 보철 임상에서 하악 유도법은 술전 검사에서 하악위의 스크리닝으로도 이용된다. 이 방법을 이용하면, 환자의 일상적인 교합위로부터 벗어나 과두위로부터의 하악위를 볼 수 있다.

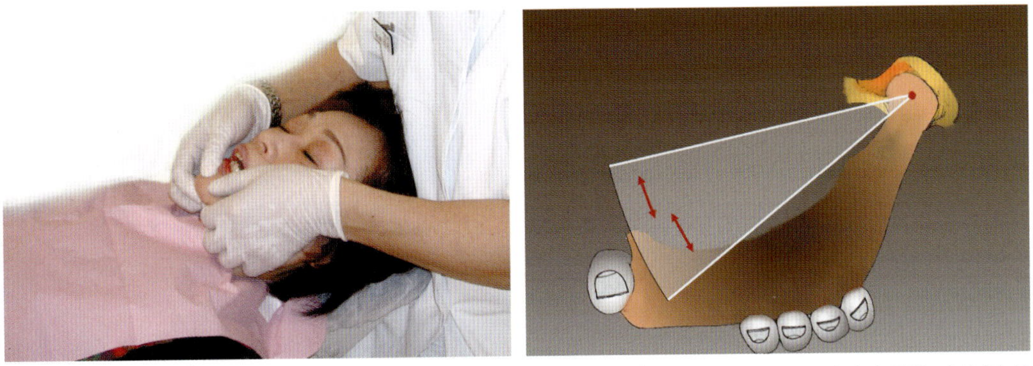

그림 9-2. 힘을 가하지 않는 하악 유도. 필자의 유도 방법은, 환자에게 긴장을 풀고 어깨와 하악의 힘을 빼게 한 후 Dawson법을 모방해 양손을 하악에 대고 천천히 흔드는 것이다. 가압은 하지 않고, 술자도 힘을 주지 않은 채 가볍게 짧은 원호를 그리도록 흔들면, 과두는 자연스럽게 관절와의 안정된 위치로 이동한다.

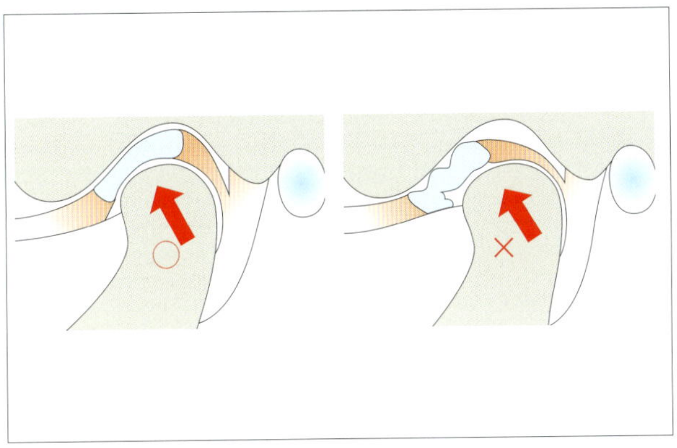

그림 10. 턱관절원판의 전위와 하악 유도. 임상에서는 턱관절원판이 정상인지 전위한 상태인지를 판별하기 어려우므로, 필자는 전상방으로의 가압은 하지 않고 과두가 수습되기 좋은 위치(과두안정위)를 의식해서 유도하고 있다.

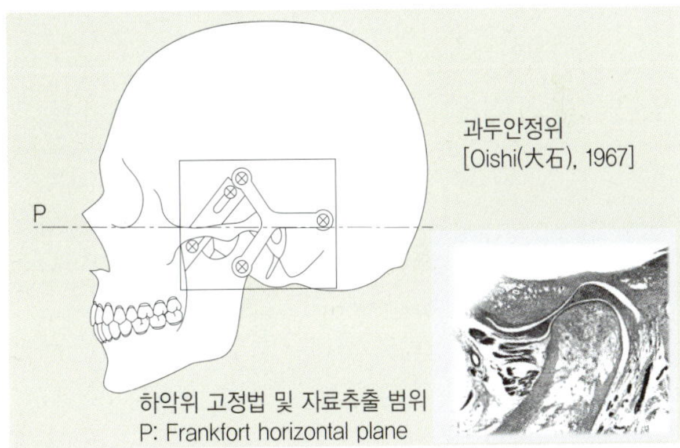

그림 11. 교두감합위에서 관절와 내 과두의 위치를 명확히 표현한 것이 과두안정위이다. 관절와 내에서 과두가 수습되기 좋은 위치이고, 현재의 중심위와 매우 가깝다고 생각한다.

■ 고딕 아치 판독의 주의점—오류 판별법

Go-A 묘기장치를 장착하면 불편한 장치가 들어가므로, 환자는 다루는 방법을 잘 이해하지 못한다. 상·하악은 핀 끝의 한 점으로 유지되어, 한순간 약간 불안정해져서 교합하는 위치를 찾게 된다. 모든 증례에서 Go-A를 잘 그릴 수 있다고 할 수는 없다. 교합을 채득할 때, Go-A 장치가 교합위와 같은 고경으로 설정되어 있어도, 치아의 교합이 없으므로 전후로 불안정한 상태이다. "힘을 빼고, 살며시 어금니로 씹으세요……."라고 이야기할 필요가 있다.

유치악 증례의 교합 진단에서는 Go-A 장치가 교합거상이 된 상황에서 장착되어 있으므로, 하악은 구치부가 거상되어 Go-A의 출발점은 전방으로 변위한 상황이고, 거기에서 그린 고딕 아치의 모양이나 Ta-P는 잘못된 악위나 악운동을 표현하게 된다. 그렇게 되면 Go-A의 모양도 잘 그릴 수 없는 데다가 tapping도 산재할 때가 있어, 하악위를 검사하려고 해도 아무런 정보를 얻을 수 없다.

한편, 하악을 가볍게 안정위로 유도하고 거기에서 묘기하도록 하면 고딕 아치의 모양도 잘 그릴 수 있고, tapping도 수습해 Ap와의 관련을 읽을 수 있게 된다. 고딕 아치 모양의 왜곡이나 tapping의 변위가 그 증례의 실태를 정확하게 나타내고 있는지, 아니면 오류인지를 확인해야 한다.

그 판별을 위해 필요한 것이 양손에 의한 하악 유도법이다. Go-A 도중에 하악 유도법으로 악위를 체크하면 오류를 막을 수 있으므로, 반드시 하악 유도법도 함께 평가해 판별하는 것이 중요하다.

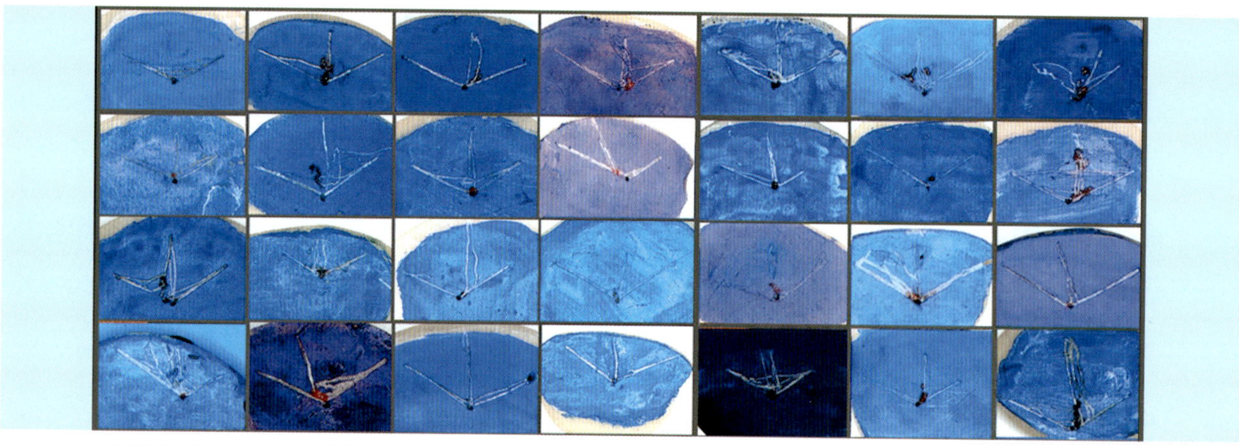

그림 12-1. Anterior jig에서의 Go-A. 비록 습관성 교합위(Ta-P: 빨간색 점)가 어긋나 있어도, 대다수의 증례에서는 힘을 가하지 않고 하악을 유도한 위치(파란색 점)와 Ap가 일치한다.

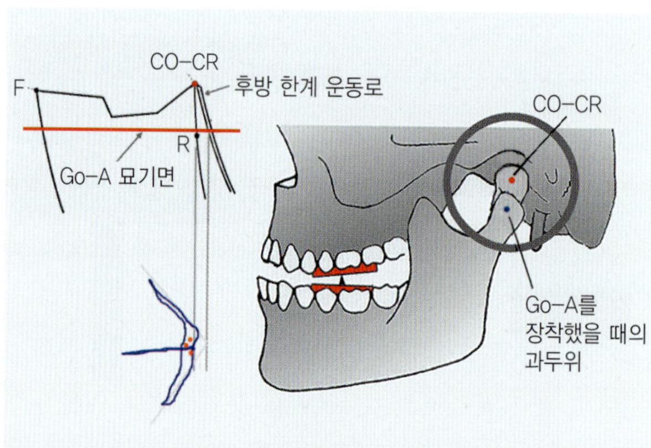

그림 12-2. 묘기장치로 악위가 거상된 경우, Ta-P나 고딕 아치의 모양은 잘못된 악위·악운동을 표현할 때가 있다. Go-A 도중에 하악 유도법으로 악위를 체크하면 오류를 막을 수 있으므로, 반드시 하악 유도법도 함께 평가하는 것이 중요하다.

제3장

악위의 확인—변경하는 경우

■ 하악위가 어긋난 치열의 수정

1. 하악위가 어긋난 원인

소수치 잔존 증례에서 악위가 어긋난 상황은 결손이나 치주질환과 함께 잔존치의 경사·이동에 의한 교합접촉을 동반한 어긋남과, 결손부 치조제의 시간적 흐름에 따른 변화가 수정되지 않은 상황에서 생긴 어긋남의 두 가지로 크게 나뉜다. 이런 경우에 어떤 재료를 어떻게 잘 사용해 악위를 수정하면 좋을까?

2. 지금 사용하는 의치를 이용한 악위 수정의 과정—결손부 치조제의 시간적 흐름에 따른 변화가 수정되지 않아 악위의 변화를 초래한 경우

① 하악 의치의 수정을 검토한다. 지금 사용하는 의치의 악위를 수정하는 경우, 상하 의치 교합면 중 한쪽에 즉시중합 레진을 쌓아 올리고 수정한다. 일반적으로는 상악에 올려 수정하지만, 의치(결손) 면적이 큰 쪽을 선택하거나 교합평면 수정의 관점에서 올리는 쪽을 결정하는 경우도 있다. 쌓아 올리는 쪽이 결정되면 전 준비로서 먼저 인공치 교합면을 한 층 삭제하고, 대합하는 쪽의 교합면에는 바셀린 등의 분리제를 충분히 바른다.

② 하악 유도법에 대해 환자에게 잘 설명하고, 사전에 예행연습을 해 하악 유도에 익숙해지게 한다(하악 유도법에 대해서는 제3부 제2장 참조).

③ 즉시중합 레진을 brush-dip technique으로 재빨리 상악에 쌓아 올리고, 구강 내에 장착해 하악을 유도하면서 폐구시킨다. 환자가 어깨의 힘을 빼고 긴장을 풀어 하악 주위의 힘을 빼도록 유도하고, 이 조작을 시행한다.

④ 즉시중합 레진이 경화하면 구강 내에서 철거해, 교합면을 수정하면서 하악위와 가이드를 조정한다. 이때도 하악 유도법을 이용해 하악의 어긋남이 없는 것을 확인하면서 조정하는 것이 중요하다.

⑤ 악위가 수정된 인공치 교합면은 소와·열구를 부여해 형태를 수정한 후 완성한다.

이상과 같은 조작으로 하악은 어긋남이 없는 위치(중심위)를 취할 수 있게 된다. Go-A의 Ap 위치에서 악위를 수정한 것과 같은 의미가 있다.

Point 이 과정의 성공을 위해서는 하악 유도법을 습득하는 것이 필요하다. 술자가 익숙해지면, 환자도 긴장을 풀기가 쉬워지므로 더 원활하게 시행할 수 있다.

■ 치료용 의치를 새로 제작하는 경우에서 악위의 수정 과정

이 증례는 우식이나 치주질환을 방치해 잔존치의 이동으로 교합접촉이 어긋났고, 이에 동반해 악위도 어긋남을 초래한 상황이었다.

발치 등을 통해 치료용 의치 제작이 필요한 경우, 적절한 악위를 치료용 의치에 어떻게 부여해 교합을 설정하는지에 대한 임상 실제를 소개한다.

① 초진 시 하악위가 매우 불안정하고, 환자도 씹는 위치를 모르는 상황이었다.

② 우식이나 치주질환을 방치했기 때문에 보존할 수 없게 된 치아를 발치하고, 이에 동반해 치료용 의치를 제작할 필요가 있다. 교합을 채득하기 위한 교합상을 제작한다. 구강 내에 장착해 교합시켰지만, 습관성 교합위가 매우 불확정해서 악위의 기준이 될 수 없었다.

③ 따라서 임시로 하악을 유도해 위치를 결정하고, 치료용 의치를 제작해 악위가 순응하는 모습을 보기로 하였다. 하악 교합상을 안정된 정위치에 장착하고 하악을 유도하면서 개폐구를 시키면, 어느 정도 일정한 경로에서 움직였으므로 이 경로에서 하악위를 채득하였다.

④ 제작한 치료용 의치를 장착하고 tapping 운동을 하게 해 악위의 안정도를 검사했는데, tapping의 위치도 일정한 위치로 수습하는 안정된 상황이었다.

잔존치의 교합접촉에 미비한 점이 있는 경우에는 하악을 유도해 얻을 수 있는 턱관절의 안정위를 찾아내, 그 하악위에서 치료용 의치를 제작하고 경과를 관찰하는 것이 중요하다.

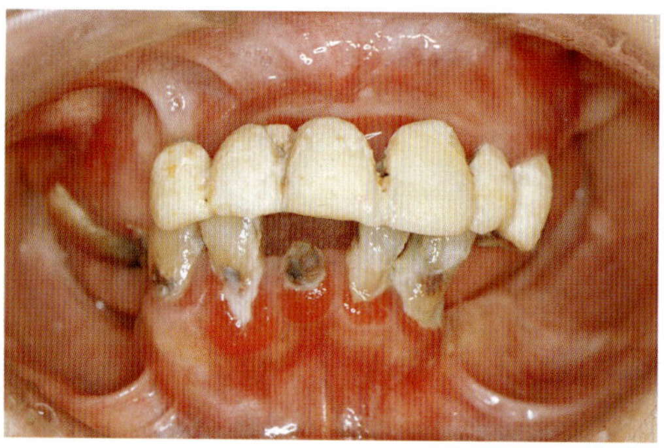

그림 13-1. 초진 시 습관성 교합위(CO).

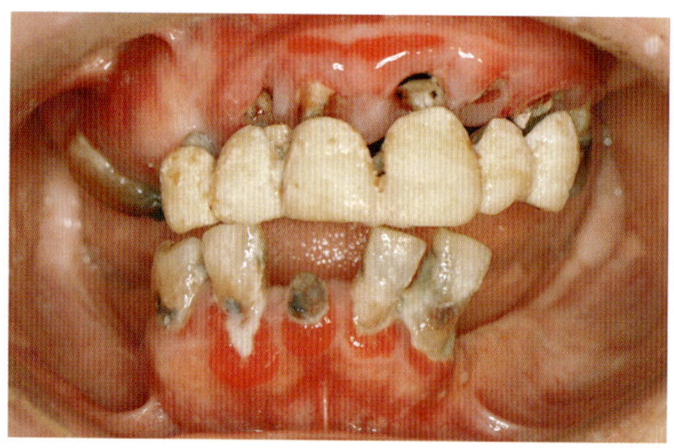

그림 13-2. 초진 시 하악 유도의 악위(CR).

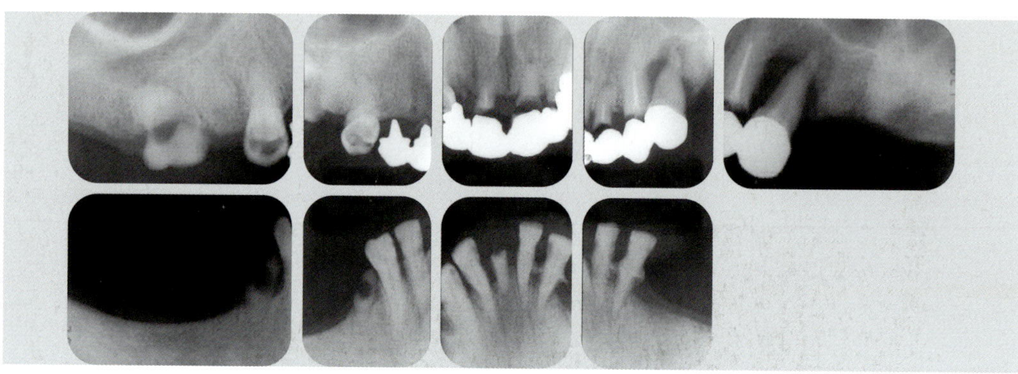

그림 13-3. 초진 시 구강 내 표준방사선사진.

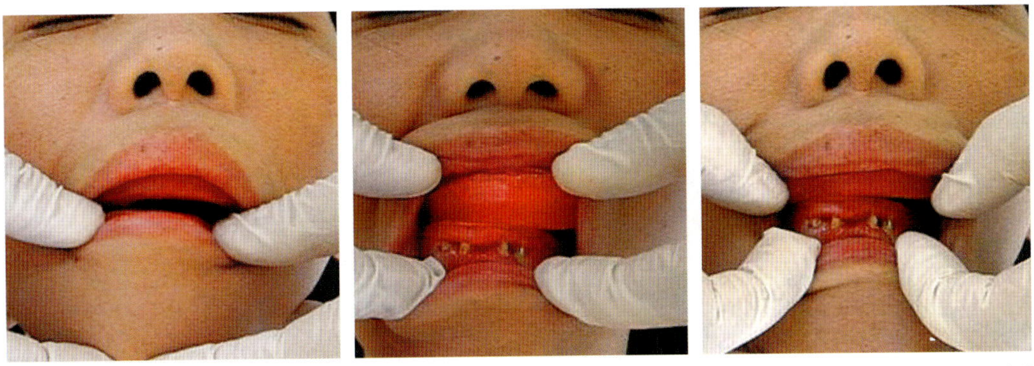

그림 13-4. 교합상을 장착해 긴장을 푼 상태로 하악을 유도하면서 개폐구를 시키면, 어느 정도 안정된 경로를 지난다. 하악위를 채득하였다.

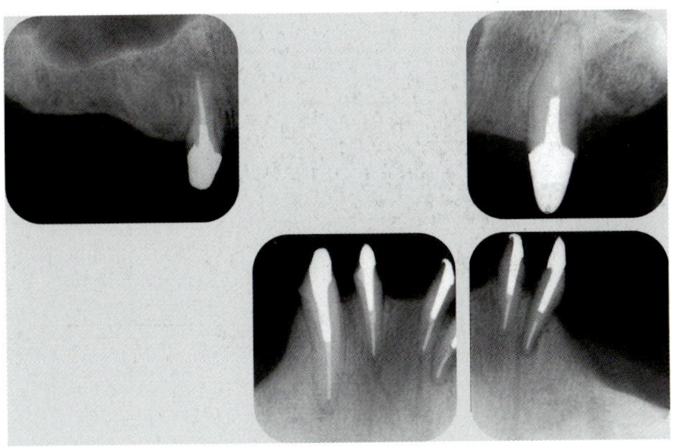

그림 13-5. 술후 구강 내 표준방사선사진.

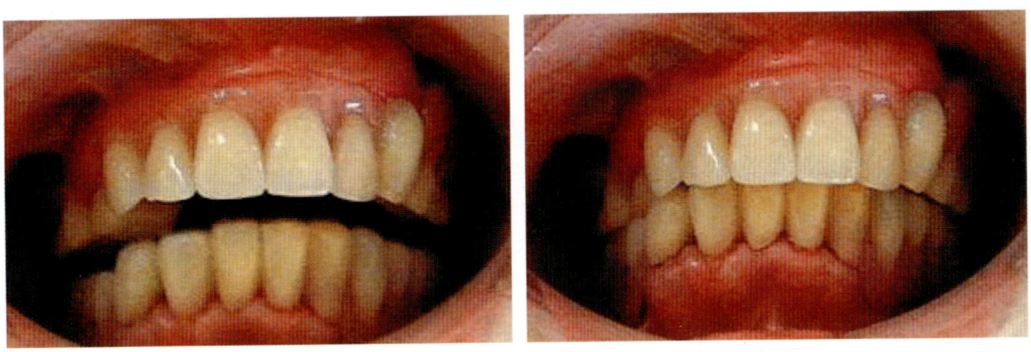

그림 13-6. 치료용 의치를 장착했을 때.

■ 악위가 불안정해 어긋난 하악을 수정하기 어려운 증례의 대응—상악 치조제의 불량, 하악 잔존치와 상악 치조제가 마주하는 관계의 불량

1. 증례의 개요

환자: 62세 남성. 주소는 의치의 재제작.

구강 내 소견으로는 이른바 combination syndrome에 의한 병태가 심하고, 상악은 무치악이며 하악은 #33~44 잔존 상태이다. 교합할 때 하악 잔존 전치가 아래에서 밀어 올리는 압력 때문에, 상악 전방부 치조제가 크게 흡수하였다. 장착하고 있던 총의치는 교합할 때 전상방으로 편위하는 경향이 있었다.

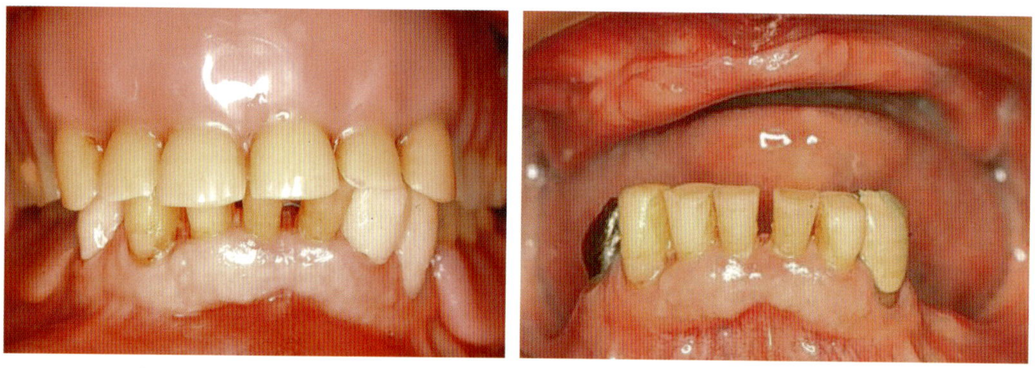

그림 14-1. 하악 전방의 잔존치가 상악 의치를 밀어 올려 상악 치조제가 크게 손상을 받았다.

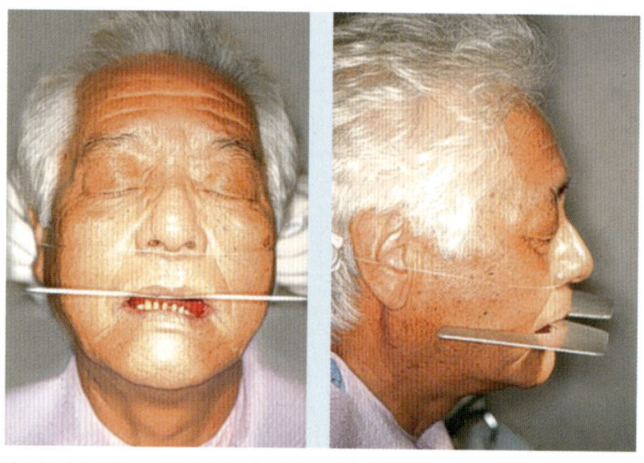

그림 14-2. 전상방으로 경사한 교합평면을 수정하기 위해 교합평면판을 이용해 캠퍼 평면에 맞추었다.

2. 처치

결손 보철을 할 때 먼저 교합평면의 수정이 필요했는데 결손부의 공간이 넓었고, 교합평면의 수정을 위해 캠퍼 평면(비청도선)과 평행하게 교합상의 평면을 설정하였다.

교합채득은 술전의 교합고경을 따르고, 수평적 악위는 Go-A를 이용해 검토하였다. Go-A 소견에서 Ta-P는 Ap로 생각되는 위치의 전방 2~3mm에 위치하였다.

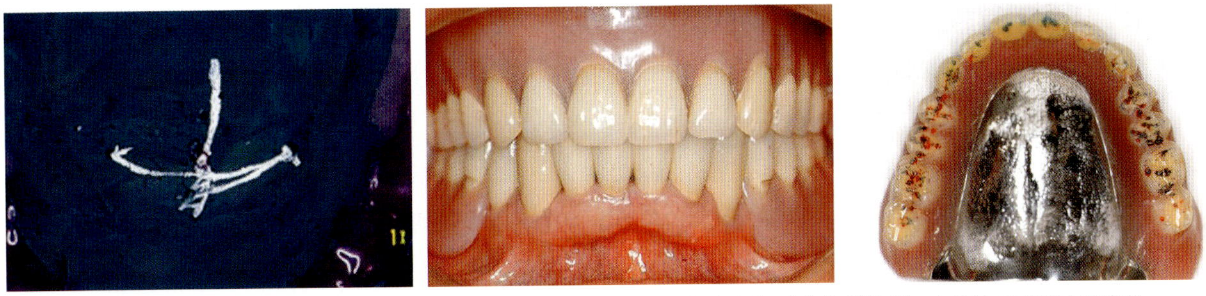

그림 14-3. 수평적인 악위를 결정하기 위해 Go-A 묘기법을 이용하였다. 전방에 위치하는 습관성 교합위를 후방의 Ap 위치로 되돌릴 수 있도록 교합채득을 시행해, 하악위를 수정하는 것이 좋다고 생각하였다.

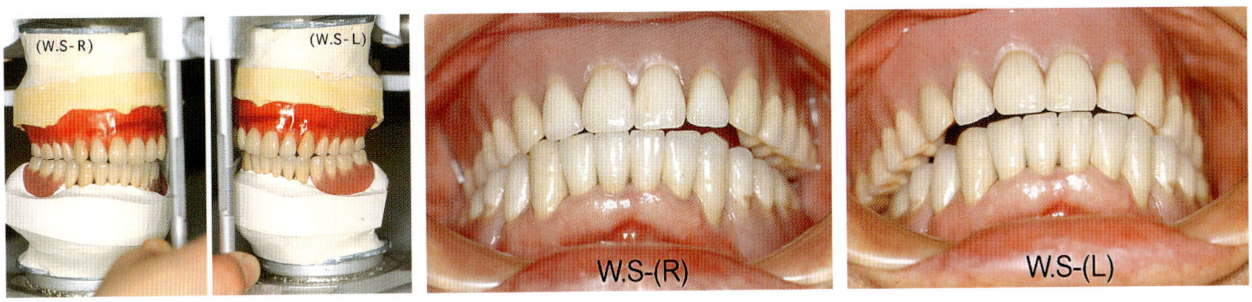

그림 14-4. 전치로 물지 않도록 유의해 하악위를 결정하고, 최종 보철에서는 편심위에서 안정되는 교합을 부여한 결과로 저작 회복이 양호하다고 생각되었다.

술전의 상·하악 교합상태 검사에서 하악이 약간 전방으로 이동해 있다는 느낌을 받았고, 하악이 전방에 위치할수록 상악 의치의 안정성이 저하한다고 생각되었기 때문에 Ap의 위치에서 하악위를 결정하였다.

최종 보철에서 하악의 구치 유리단 결손부는 연결 고정한 잔존치와 rigid한 연결을 해 일체화하였다. 보철을 장착할 때 새롭게 설정한 악위에 문제가 없어 순응하였다. 상악 총의치의 전상방 편위를 염려해 전치는 교합시키지 않았고, 가능하면 구치부에 안정된 교합접촉을 부여해 균형교합을 이루도록 하였다.

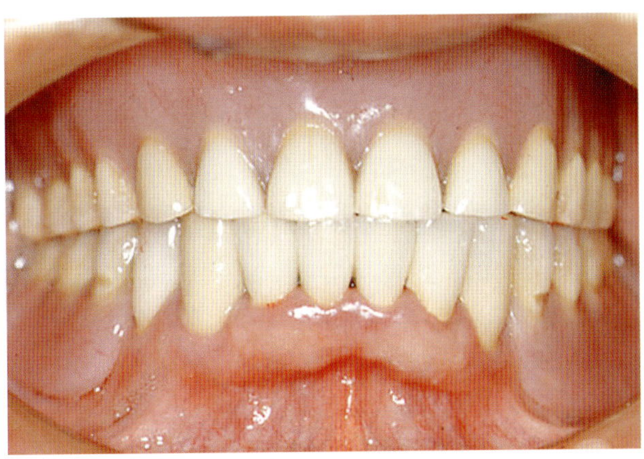

그림 14-5. 의치를 장착할 때는 새로운 악위에 순응해 하악이 안정되어 있었지만, 서서히 상악 의치가 안정을 상실해 원래의 악위로 되돌아왔다고 생각되었다.

3. 술후 경과

6개월 후와 1년 후의 정기검진에서, 설정한 하악위에 특별한 변화는 보이지 않았다. 그러나 그로부터 1년 6개월 후, 상악 총의치의 불안정감이 발생했다는 호소가 있었다. 교합할 때 상악 의치가 전상방으로 밀어 올려지는 움직임이 보였으므로, 상악 의치의 안정을 얻을 수 있을 때까지 전치 인공치의 설측을 삭제해 상·하악의 피개를 절단 교합의 상황으로 만들었는데 안정되었다. 결과적으로 약간 전방위인 술전의 하악위로 되돌아와버렸다.

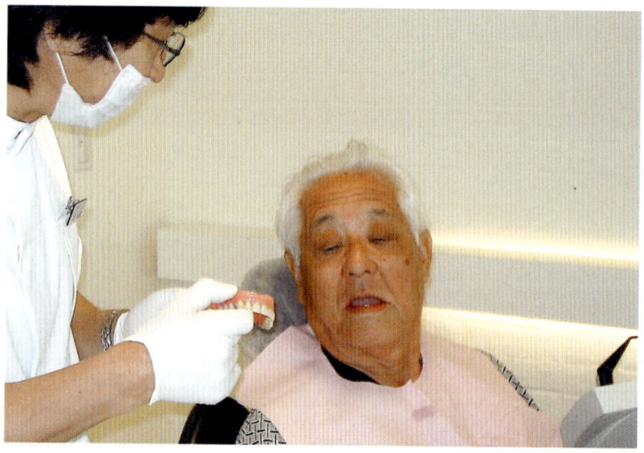

그림 14-6. 술후에도 첨상과 교합조정을 정기적으로 시행하였지만, 상악 의치의 안정을 유지하기는 어려웠다.

■ 소수치 결손과 다수치 결손은 판단이 다르다

다수치가 남아 주로 치관 보철로 수복하는 증례에서는 교합지지가 충실하므로 하악이 크게 변위된 증례가 적다. 그리고 잔존치 삭제나 치수치료가 필요한 것과 같은, 생체에 대한 침습을 낮추고 싶다는 관점도 더해져 보철에서의 하악위는 현 상태를 유지하는 증례가 많을 것이다. 다시 말해서 기능이상이 심한 경우를 제외하고, 기존의 교두감합위에 맞추는 교합을 보철물에 부여한다.

한편 결손이 진행한 소수치 잔존 증례에서는 치료목표가 약간 달라, 교합재건을 할 때 가능하면 법랑질이나 치수의 보호보다는 적절한 교합의 회복을 목표로 해야 한다고 생각한다. 안정된 교두감합위를 재구성하는 것에 더해, 그 교합위가 과두의 안정된 위치인 것이 좋다.

하악 편위가 있는 경우에서도 전방 편위는 대단히 생리적이라고 볼 수 있지만, 측방으로 편위한 것은 턱관절에 악영향을 미친다고 알려져 편위된 측의 턱관절에 관절음(click)이 생기는 등의 변화가 발생한 증례도 적지 않다. 그중에는 통증을 초래한 증례도 경험하였다.

이러한 증례의 교합재건에서 더 좋은 안정된 위치로 과두의 위치를 시정해 교합위를 재건하려면, 과두위의 요소에서도 하악위를 관찰해 진단하는 것이 중요하다. 그리고 채득한 악간관계를 교합기에 옮기는 경우에는 정확하게 작업모형을 유지하기 위해서도 Go-A의 유용성은 높다.

그러나 모든 것을 하나의 채득방법으로 시행할 수 있는 것은 아니다. 다양한 증례의 교합채득을 보다 바람직하게 시행하려면, 여러 가지 방법을 이해하고 경험을 거듭해 손안에 넣는 것이 좋다.

COLUMN 2

과두위가 아니라 습관성 교합위에서 악위를 결정해야만 하는 경우

무치악이고 치조제의 흡수가 심한 증례나 상·하악 치조제의 마주하는 관계가 불량한 증례 등에서, 지금 사용하는 의치의 어긋난 하악위를 개선한 보철수복을 하면 새롭게 설정한 하악위에 순응하지 못하는 증례를 볼 수 있다. 이러한 현상은 상하 또는 둘 중 한쪽이 무치악이어서 안정된 교합위의 회복을 달성할 수 없었기 때문이라고 생각되지만, 한편으로는 잔존치의 감각수용기(proprioceptor) 결여로 인해 저작근의 이전 악위의 기억 흔적이 사라지지 않고 되돌아오는 경향이 있다고 임상적으로 느낀다. 만약 상하에 몇 개라도 잔존치가 있는 경우에는, 유지 치아에 연결된 의치상이 서로 맞물림으로써 하악위가 정위치에 안정되어, 악위 수정에서 문제를 초래하는 증례와는 거의 만나지 않았다. 이 점에 대해서는 치근 주변에 존재하는 감각수용기의 기능도 중요할 것이다. 이러한 사실은 하악위가 좋든 나쁘든 거기에 자리 잡은 것은 턱 주위의 근육이나 턱관절이 아니라, 상하 치아의 교두감합이라는 악구강계의 기능 지배에 의한 것이라고 상상할 수 있다.

수정·변경한 하악위가 술후 경과에서 유지·안정이 되는지 아닌지의 결정요인은, 잔존치가 존재해 잔존치의 감각 수용능력이 발휘되는 환경에 있는지, 또는 의치의 교두감합이 충실해 안정된 하악위를 재건할 수 있는지에 달려 있으리라 생각된다. 순응이 어려운 경우에는 습관성 교합위로 의치를 제작해야만 할 때도 있다. Go-A 묘기법은 원래 총의치의 악위 설정에 이용하기 위해 개발되었는데, 과두위로서 Ap의 의의를 더욱더 좋게 교합채득에 반영할 수 없는 경우도 있다.

문헌 29에서 인용

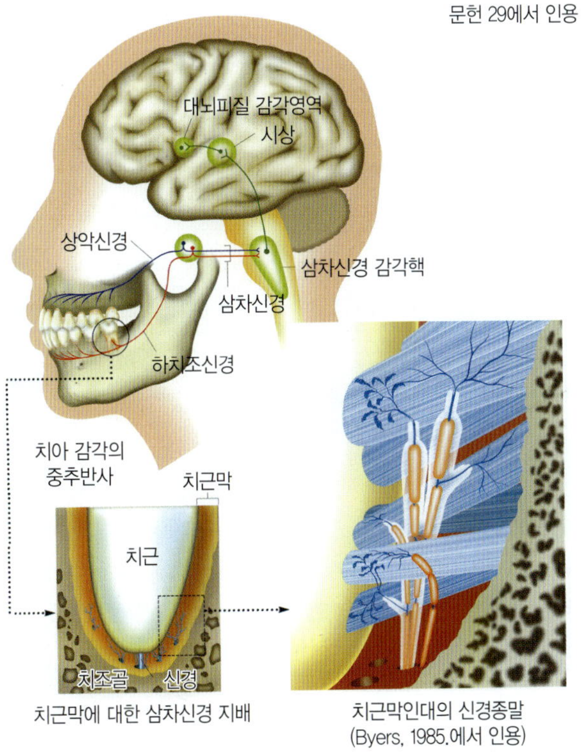

치근막에 대한 삼차신경 지배

치근막인대의 신경종말
(Byers, 1985.에서 인용)

COLUMN 3

꿈의 교합력 진단장치—한 임상의의 소원

교합력의 강도를 어떻게 검사할까? 지금까지 여러 가지 방법으로 접근해 왔지만, 다양한 요건을 만족한 검사기기의 결정타는 없다. 환자는 자신이 확실히 씹고 있는지도 잘 모르고, 술자도 환자가 어느 정도로 회복했는지를 제대로 판단하지 못한다. 결손이나 치주질환에 의해 교합력이 약해진 실태를, 예를 들어 '같은 연배 사람의 몇 퍼센트밖에 발휘하지 못한다.'와 같이 명확히 할 수 있으면, 치료하는 근거가 될 것이다. 그리고 치료 전후로 어느 정도 교합력이 늘어났는지, 또는 힘의 편향이 술전보다 얼마나 개선되었는지를 보일 수 있으면 효과적인 동기부여가 된다.

교합력이 치열 각 부위에서 1개 치아 단위로 정밀도가 높은 수치로 나타나 정확히 읽어낼 수 있는 검사기기의 개발을 서둘러야 한다. 많은 증례에서 검사를 통해 교합력의 실태가 밝혀지고, 예후 경과나 이갈이(bruxism) 등 아직 그 이치도 보이지 않는 분야에서 해명의 실마리가 될 수도 있기 때문이다.

그러기 위해서는 치과의사회나 관련 학회가 중심이 되고, 지식인 외에도 의료기기 제조사와 의료보험 관계자 등이 참가하는 교합력 진단장치 개발팀이 필요하다. 검사료가 보험적용이 되고, 검사기기는 비교적 저렴해 대부분의 치과의원에서 손쉽게 검사할 수 있고, 검사비용에는 검사 프로토콜에 데이터를 넣어 집계기관에 제출하는 의무가 포함되도록 한다. 전국에서 모인 데이터는 학술적으로도 유례없는 유익한 것으로, 다양한 분석이나 조사가 되면 치과의사회와 관련 학회도 크게 평가를 받을 것이다.

COLUMN 4

새롭게 교합기를 구매하려면—선택의 요건

치과의료에서 평균치 교합기는 단일 크라운(single crown)부터 총의치까지 보철 임상 일반에서 폭넓게 사용되고 있다.

작은 범위의 보철에서 단지 교두감합의 재현만으로 교합을 부여하는 경우 등은, 단순하게 condyle과 fossa box 사이에 반동이 없는 평균치 교합기이면 그 요건을 채울 수 있다. 그러나 광범위한 치열 전체에 미치는 보철의 경우, 가능하면 이상적인 교합으로 개선하는 것이 좋다. 왜곡된 교합평면을 수정하려면 face bow가 의지가 되고, 임시보철물(provisional restoration)이나 치료용 의치로 수정된 교합을 더 정확하게 최종 보철에 옮기려면 반조절성 교합기가 필요하다.

반조절성 교합기는 과로형(arcon type) 교합기와 비과로형(non-arcon type) 교합기로 나뉜다. 뒤에 서술하지만(제5부 3장), 교합기가 보철물 제작을 위한 도구인 한편, 조작해보면 과두의 움직임을 포함한 하악 운동의 학습도 된다. Condyle이 어떻게 움직이고, 조절요소가 관절이나 절치로의 무엇을 의미하는지, 평소의 치과치료에서 의식하지도 않았던 교합 양상 등을 이해하는 데 도움이 되기 위해서는 과로형 교합기를 선택하는 것이 좋다.

한편 학술연수회, 보철 세미나 등에서도 교합기가 사용되는데, 연수회 특유의 교합기도 판매된다. 그런 연수회를 개최하는 선생님이 개발한 교합기는, 그 콘셉트에 기초한 보철을 할 때는 바람직해도 전천후 보철에 대응하기에는 바람직하지 않을 때도 있다. 처음으로 조절성 교합기를 구매하는 경우에는 가능하면 세계에서 널리 사용되고 있는 표준적인 교합기를 선택하는 것을 추천한다.

교합이론도 다수 존재하지만, 우선은 한쪽으로 많이 치우치지 않는 이론을 배워야 한다. 이에 맞는 세계 표준이라고 일컬어지는 고전적인 교합기로서 Hanau와 Whipmix 등이 있는데, 필자는 지금도 잘 사용하고 있다. 근래의 교합기는 기준평면으로서 캠퍼 평면을 선택한 것이 많고, 교합평면도 평평하게 교합기에 부착되므로 취급하기 쉽다. 다른 체크 사항으로는 관절부의 조절요소가 취급하기 쉬운 것, 나사류의 정밀도가 높은 것, face bow transfer 조작이 비교적 간단한 것, 견고한 것 등을 들 수 있다.

구매할 때에는 직접 들어보고 만져본 후에 결정하는 것이 좋다. 오랫동안 사용해도 정밀도를 잃지 않고, 여러 가지 보철 상황에 대응할 수 있는 반조절성 교합기를 선택하기 위한 것이다.

• **과로형 반조절성 교합기**

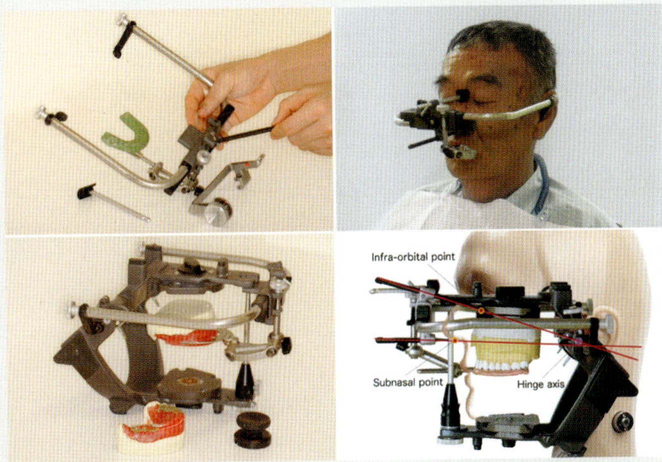

그림 a. 사용하기 쉬운 face bow. 왜곡된 교합평면을 개선하기 위해 사용한다.

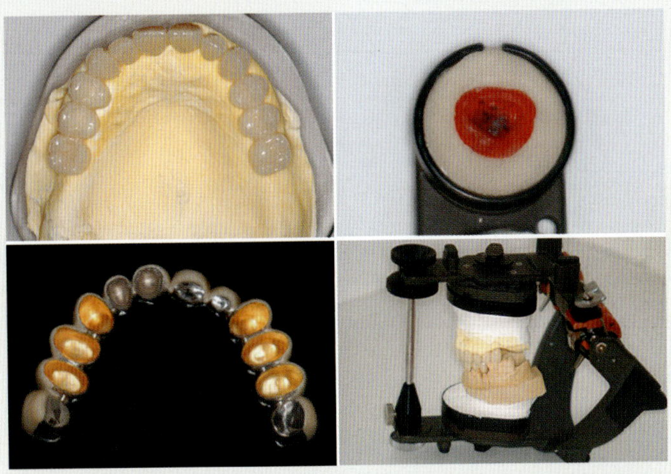

그림 b. 임시보철물(provisional restoration)의 가이드를 옮기기 위해 사용한다.

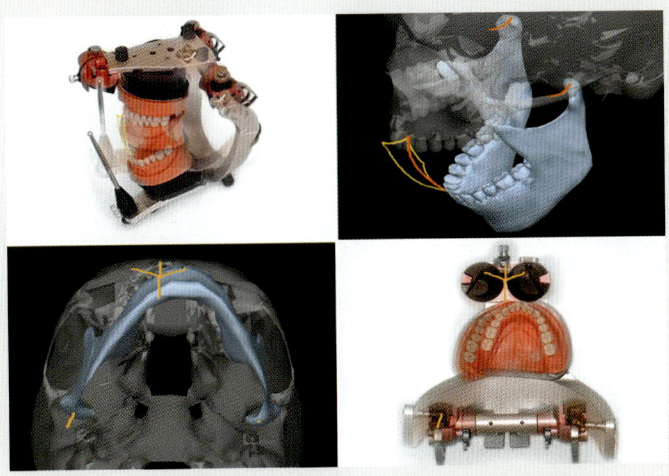

그림 c. 하악 운동의 양상을 이해하고 학습하기 위해 사용한다.

제 4 장

생체와 조화를 이루는 가이드와 교합기

■ 의치상의 안정과 가이드의 중요성

다수치 잔존 증례에서 보철치료를 할 때 새로운 가이드를 설정할 필요가 있는 경우에는, 자연 치열의 기준에 따라 목표를 정하고 시행한다. 그러나 교합붕괴가 진행되어 잔존치가 감소하면, 교합의 주도권은 잔존치에서 의치상 부위로 옮겨진다. 가이드 설정에서는 전방·측방과 같은 편심운동에서 가능하면 의치상의 흔들거림(jiggling)이 없도록 해야 한다. 교두감합이나 편심운동을 할 때 의치상이 흔들거리지 않으면 지대치에 위해성이 적어 clasped tooth의 보호로도 이어진다.

이러한 사항을 고려한 후 보철 임상을 하면서 상실된 가이드를 재현하기 위해 어떤 조작이 필요한지, 그리고 전방유도(anterior guidance)를 부여하기 위해서는 어떠한 교합기가 필요한지도 이해할 필요가 있다.

■ 의치 교합 양식의 단골?—양측성 균형교합

1. 총의치의 교합 양식과 균형교합

교합론의 여명기에서 Bonwill의 총의치 교합이론은 중심교합위의 세밀한 부여보다 측방위의 교합접촉이 더 문제시되었다. 그 후 Gysi의 총의치학에 의해 편심위에서도 좌우 양측에 교합접촉을 주어 의치상의 안정 도모를 의도한 양측성 균형교합(bilateral balanced occlusion)이 제창되었다고 한다.

나아가 인공치의 형태를 바꾸거나 무교두 인공치를 이용하고, 또는 양측성 균형교합과 병립해 편측성 균형교합 이론도 소개되어, 의치상의 안정에 주안점을 둔 균형교합을 부여하기 위해 몇 가지 교합 양식이 소개되었다.

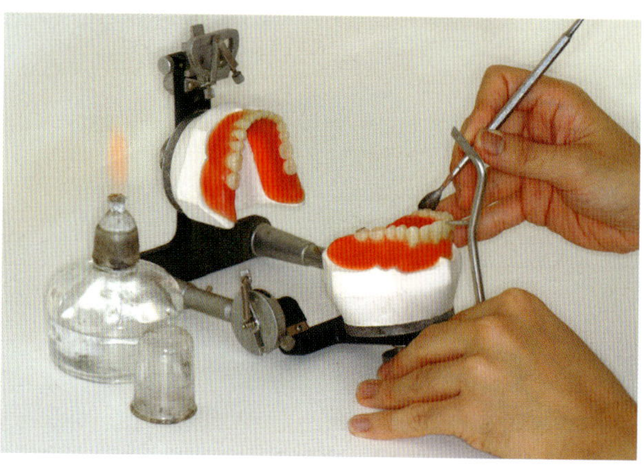

그림 15. 양측성 균형교합을 기본으로 한 인공치 배열은 대학의 총의치 실습에서 단골이었다.

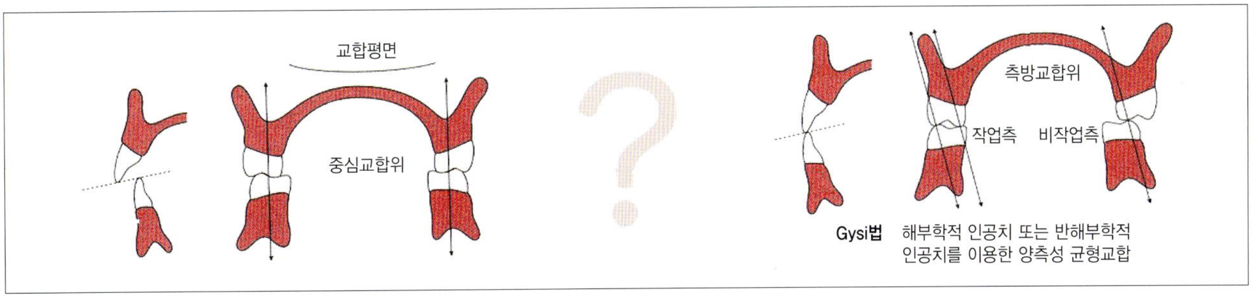
교합평면
중심교합위
측방교합위
작업측
비작업측
Gysi법 해부학적 인공치 또는 반해부학적
인공치를 이용한 양측성 균형교합

그림 16. Gysi법(문헌 39에서 인용).

2. 양측성 균형교합에 대한 의문

과거 대학의 실습에서 Gysi법으로 총의치의 인공치를 배열하고, 양측성 균형교합을 부여하는 기공 조작은 누구나가 경험한 것이지만, 목표로 하는 양측성 균형교합이 임상에서 정말로 설정되는 것일까?

Question **양측성 균형교합의 배열·조정은 어렵지 않습니까?**

① 과로각의 개인차에 의해 평형측 후방부의 이개량이 크게 영향을 받기 때문에, 체크바이트(이하 Ch-B)를 채득해 개별 과로각이 설정된 반조절성 교합기를 사용하지 않으면, 양측성 균형교합으로서의 평형측 교두의 적절한 접촉이 어렵다.

② 인공치 배열에서 평균적인 과로각을 가지는 증례는, 상당히 급한 교두경사를 가진 인공치를 이용하고 몬슨 만곡(Monson curve)을 더 부여하는 등의 배려를 하지 않으면, 평형측의 인공치 접촉을 얻을 수 없다.

Question **교합기에서 설정된 양측성 균형교합은 실제 구강 내에서도 평형측 교두가 접촉합니까?**

① 치조제 점막의 피압 편위나 측방 운동을 할 때 의치상의 근소한 편위 등에 의해 평형측 접촉이 사라지게 되고, 무치악에서는 양측성 균형교합의 설정이 더 어렵다.

Question **양측성 균형교합보다 편측 접촉으로 균형교합을 취할 수 있는 의치(편측성 균형교합)를 만드는 것이 중요하지 않습니까(소수치 잔존 증례 및 총의치에서)?**

① 작업측만의 접촉이므로, 개별의 과로를 설정하지 않는 경우라도 교합기의 접촉과 구강 내가 일치하기 쉽다. 다시 말해서 양측성 균형교합보다 편측성 균형교합이 만들기 쉽다. 필자는 face bow transfer를 할 수 있는 평균치 교합기를 이용해 배열하는 일도 있다. 작업측의 모든 인공치에서 활주하도록 배열하고, 평형측에는 특별한 배려를 하지 않는다.

② 저작할 때의 교합 양상은 음식물 덩어리를 분쇄하는 초기 장면에서는 작업측 접촉에만 한정되고, 중기에도 같으며 마지막으로 씹은 후에 교두감합위가 된다. 그렇다면 저작 사이클 도중에는 편측성 균형교합과 교두감합위의 두 가지 장면만 있는 셈이다.

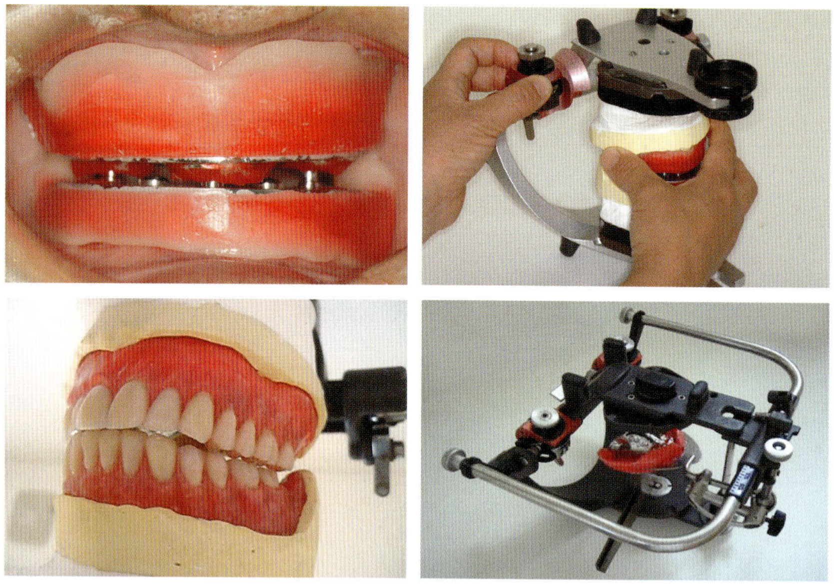

그림 17-1. 교합기에서 Go-A를 사용한 Ch-B로부터 과로각을 구해, 그 가이드에 따라 인공치를 배열하면 구강 내에서도 같은 양측성 균형교합이 되는 것일까?

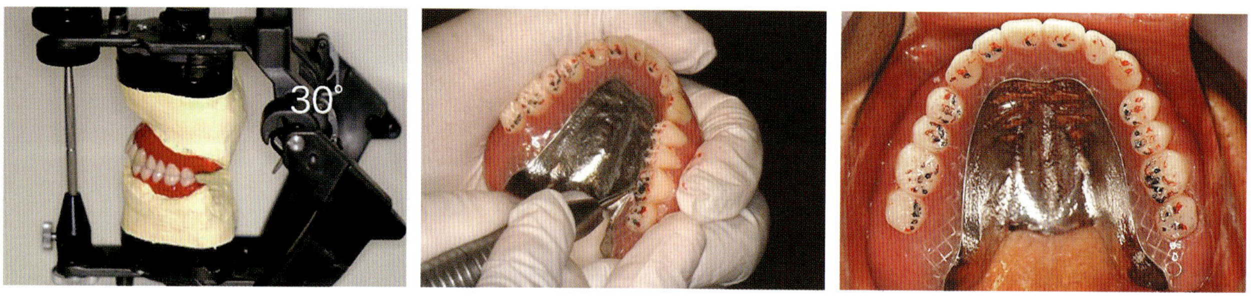

그림 17-2. 필자는 face bow transfer를 하고, 평균치 과로에서 작업측 교합접촉의 균형을 조정하여 편측성 균형교합을 얻는 작업 술식으로 진행한다. 왜냐하면 과로가 작업측 가이드에 미치는 영향은 비교적 작기 때문이다.

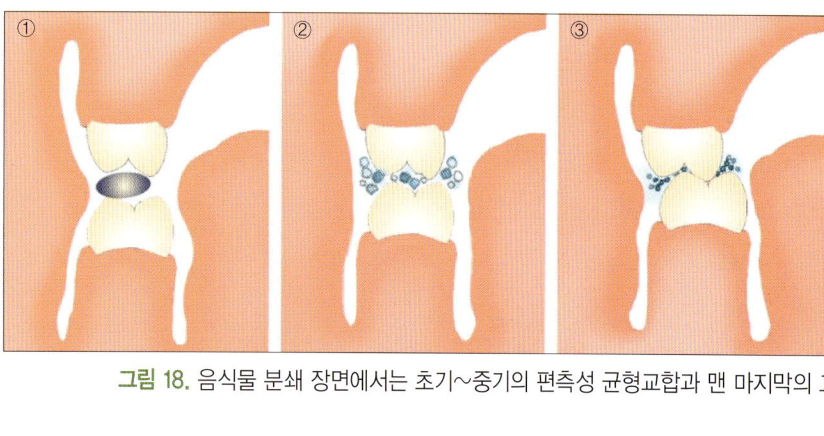

①, ②: 교합면 사이의 음식물 분쇄 → 작업측의 편측성 균형교합
③: 음식물 분쇄의 마지막 → 교두감합위
따라서 총의치에 부여하는 교합 양식 → 편측성 균형교합

그림 18. 음식물 분쇄 장면에서는 초기~중기의 편측성 균형교합과 맨 마지막의 교두감합위 등 두 가지 장면뿐이다.

이상의 요건으로부터 양측성 균형교합과 편측성 균형교합의 이론 중 어느 쪽이 임상적으로 중요하냐면, 오히려 편측성 균형교합의 달성이 중요하다고 생각한다. 고심해서 양측성 균형교합을 만들 필요는 없다.

3. 다수치 잔존 증례(크라운·브리지)의 가이드 설정과 교합기

유치악에서 가이드를 부여하는 과정에는 Ch-B 조작으로 전방 및 측방 과로 경사각을 구해 교합기에 후방유도(posterior guidance)를 재현하는 조작이 있다. 한편 전방유도(anterior guidance)는 환자 개별의 가이드를 임시보철물(provisional restoration)에서 모색해 생체와 조화를 이루는 가이드가 설정되면, 그 요소를 전방유도판(anterior guide table)에 옮기고 그것을 다시 최종 보철물 가이드에 옮겨가는 조작을 한다. 생체에 조화를 이루는 가이드를 보철물에 부여하기 위해서는 이 두 가지가 서로 관련이 있는데, 특히 전방유도의 요소가 중요하다.

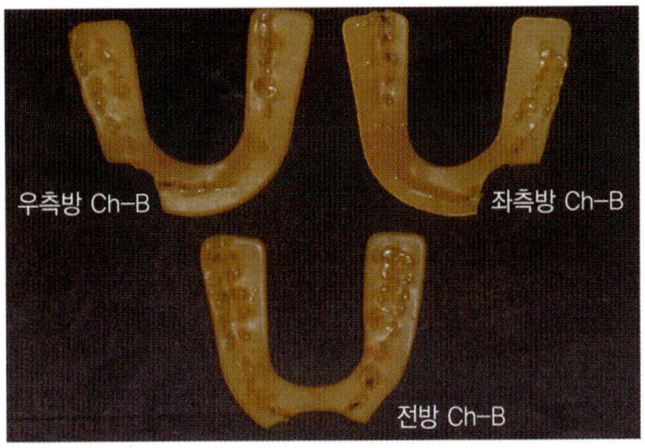

그림 19-1. 전방위와 측방위에서 채득된 Ch-B.

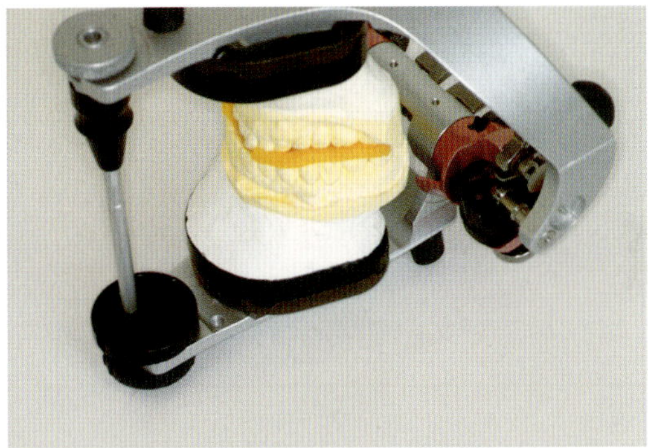

그림 19-2. Ch-B를 교합기에 물린다.

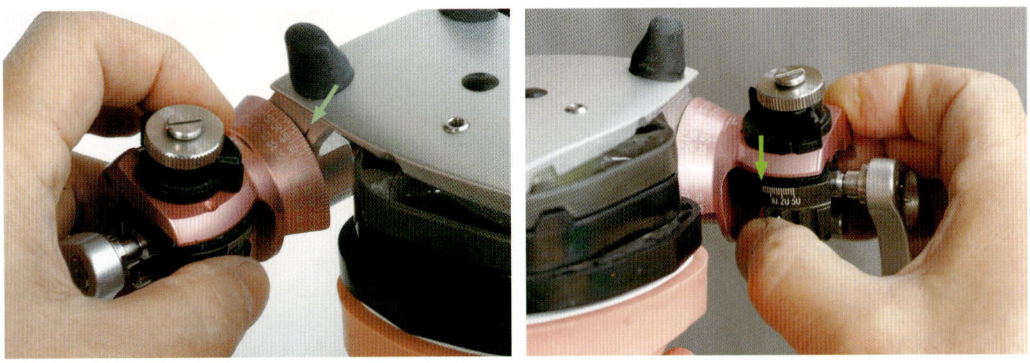

그림 19-3. Ch-B로 과로각을 구해 후방유도를 설정한다.

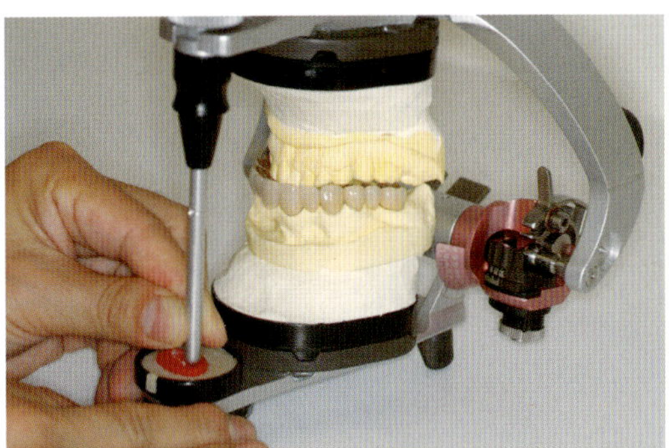

그림 19-4. 임시보철물의 가이드를 전방유도판에 옮기는 과정은, 생체와 조화를 이루는 가이드를 보철물에 부여하기 위해 중요한 조작이다.

■ 소수치 잔존 증례의 가이드 설정과 교합기

소수 잔존치 증례에서 가이드의 부여는 앞에서 서술한 유치악과 같은 방법도 있지만, 편의상 총의치의 기준에 따른 설정방법을 이용한 경우에는, 각 부위의 평균적인 수치 설정으로부터 의치상의 안정을 중시한 가이드를 구한다.

치열의 대부분을 차지하는 의치상이 기능할 때 안정을 얻으려면 교두감합위가 중요하고, 특히 편심위의 교합접촉을 중시해야 한다고 생각한다. 배열한 인공치가 가이드를 담당해, 의치상의 안정을 얻는 균형교합(편측성)을 설정·부여할 필요가 있다.

Point **교합조정으로 좌우의 평형을 구한다. 이때 상악 의치의 협측에 손가락을 대고, 교두감합위나 가이드를 할 때 전해지는 진동이나 의치상의 흔들거림을 감지하는 훈련이 중요하다. Tapping 및 전방이나 측방 가이드에서 의치상의 흔들거림이 없는 것을 확인해, 의치상에 해로운 측방 응력이 가해지지 않아야 소수의 지대치를 지킬 수 있다.**

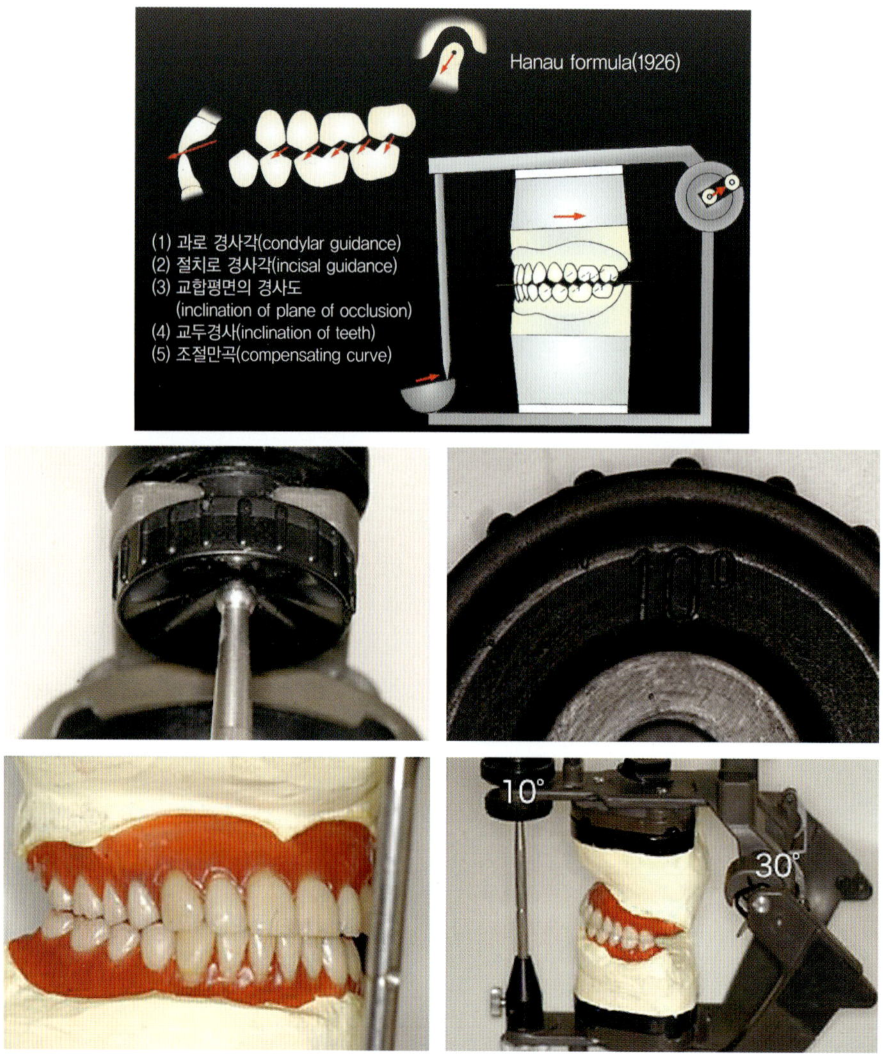

그림 20. 전방위에서 균형교합에 관한 요소(Hanau formula)와 교합기 설정.

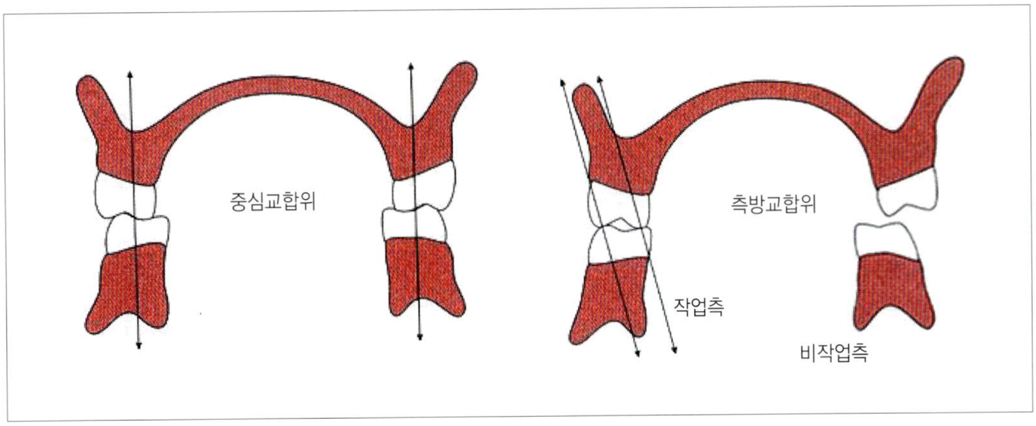

그림 21. 편측성 균형교합(문헌 39에서 인용).

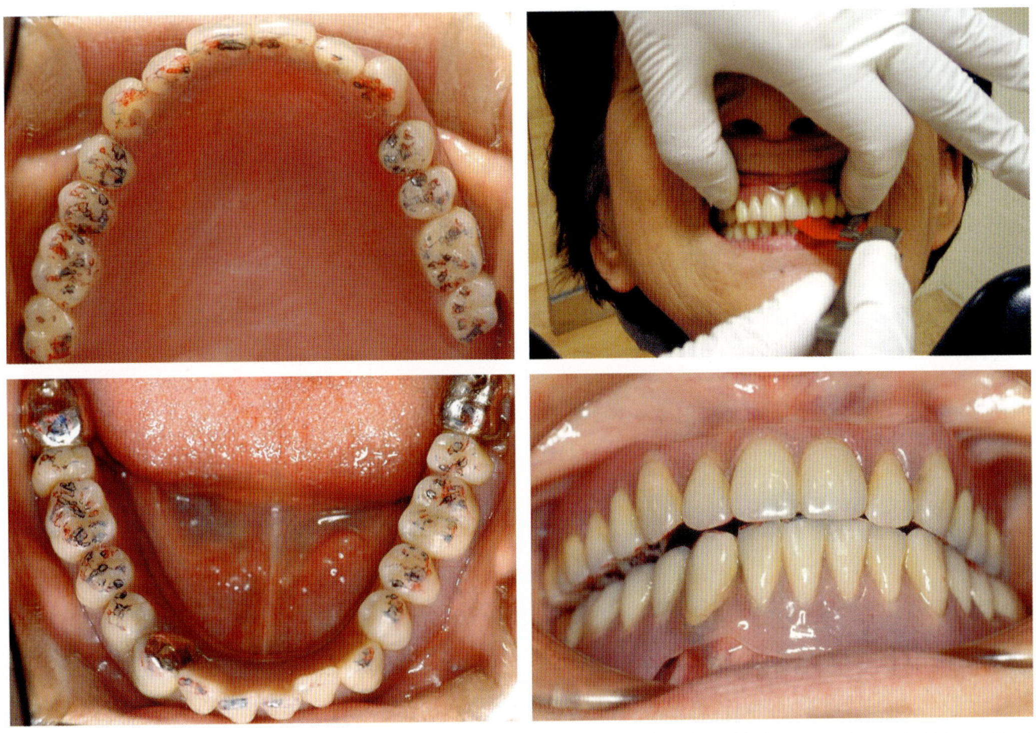

그림 22. 소수치 잔존 증례나 총의치의 교합조정과 편측성 균형교합. 측방위에서 양측성 균형교합이 되어도 상관없지만, 편측 접촉만으로도 안정을 얻을 수 있는 것이 중요하다.

제5장

증례로 보는 악위와 가이드

■ 소수치 잔존 증례에서 교합성 외상과 가이드의 개선

1. 증례의 개요

환자: 66세 여성. 주소는 결손부의 보철수복. 환자의 과거 병력에 특이사항은 없다.

술전의 구강 내 상황으로, 잔존치는 치주질환에 더해 정출이나 변위를 동반한 교합붕괴를 초래하고 있었다. 특히 #13은 치주질환과 외상의 침습으로 심한 동요가 있었다. 교합의 문제로서 하악이 측방 운동을 할 때 #13에는 진동음(fremitus)이 있어, 치주조직 붕괴에는 외상 요소가 깊이 관여하는 것으로 생각되었다.

2. 처치

지금 사용하는 의치를 수정하면서 교두감합위의 안정을 도모하고 치주치료를 병행하였다.

최종 보철에서 고려한 사항의 하나로, 상악은 잔존치 수와 배치로 인해 지지 체제를 강하게 만들기 어려워서 되도록 의치상을 안정시키려면 균형교합이 중요하다는 점이 있었다.

교합치료로서 교두감합위와 편심운동에서 의치가 흔들리지 않도록 교합조정을 하고, 상악 의치의 안정이 얻어진 후 먼저 하악의 보철을 진행하였다. 하악의 잔존치는 6개였지만, 치아 배치가 좋아서 전체를 브리지로 수복하였다.

상악의 최종 보철에서는 지금 사용하는 의치의 조정된 교합, 특히 가이드의 요소를 반영시키기 위해 반조절성 교합기를 이용하였다. 지금 사용하는 상악 의치의 석고 모형을 face bow로 장착하고, 교두감합위에서 보철이 끝난 하악 브리지 석고 모형을 장착해 교합기에서 편심운동의 움직임을 전방유도판(anterior guide table)에 기록하였다. 가이드 테이블(guide table)에 옮겨진 환자 고유의 전방유도(anterior guidance)를 최종 보철의 상악 의치에 옮겨 양호한 가이드의 제작에 도움이 되었다.

상악 의치의 유지장치는 잔존치를 이차 고정하는 것과 동시에 교합이나 가이드의 안정을 도모하기 위해, 의치와 잔존치를 일체화하는 의미에서 konus 의치로 설계하였다.

#11, 21은 bony stability가 양호해 건전한 지대치가 되었지만, #13은 동요가 심했기 때문에 축면이 치은에서 약간 올라온 코핑으로 보철을 설계하였다. 술전 검사에서 외상 요소의 관여가 있었으므로, 술후에는 지대치의 bony stability나 치주조직의 상황을 주의 깊게 관찰하였다.

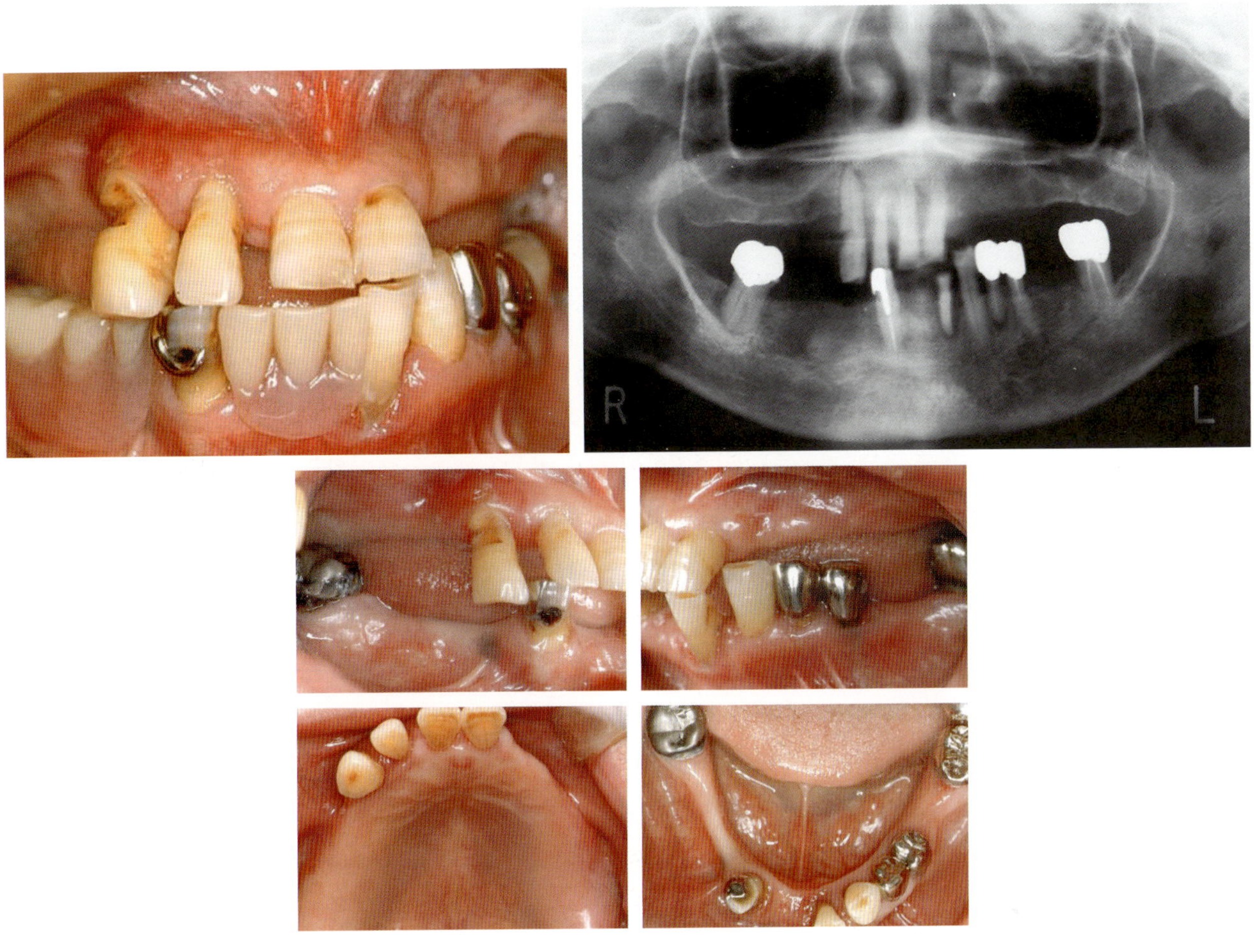

그림 23-1. 술전 구강 내에서 잔존치는 치주질환에 더해 정출이나 변위를 동반한 교합붕괴를 초래하고 있었다.

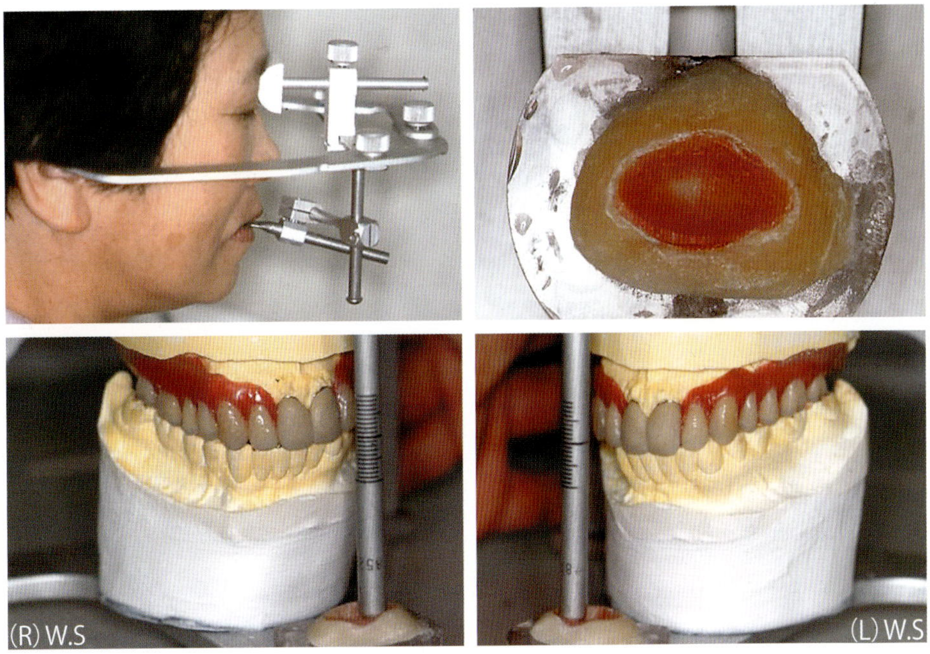

그림 23-2. 새로운 보철에서는 치료용 의치의 조정된 교합, 특히 가이드를 옮기는 목적으로 맞춤화된 가이드 테이블(guide table)을 제작해 환자 고유의 가이드를 최종 보철로 옮겼다.

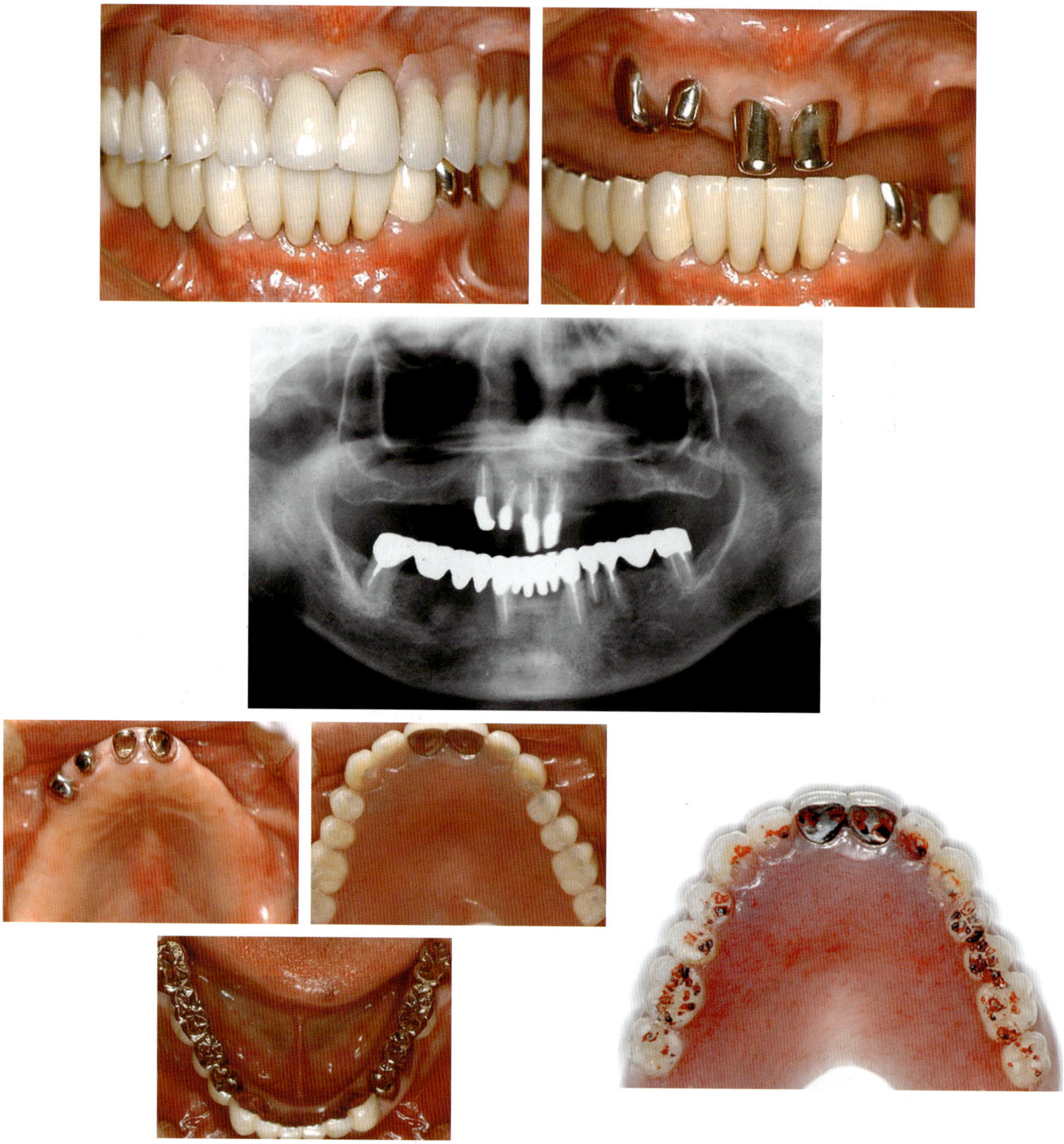

그림 23-3. 하악은 환자의 희망을 바탕으로 전체 브리지로 일체화하였고, 상악은 약간 불안정하지만 중절치의 konus telescope에서 지지하는 의치로 수복하였다.

3. 술후 경과

술후 경과에서 유의한 것은 상악 의치가 편심위에서 안정되어 흔들리지 않도록 해서 #13을 외상으로부터 지키는 데 있었다. 그 결과로 술후에 #13의 주위골이 조금씩 회복되고 동요도 줄어들었다. 이 증례를 통해 소수치 잔존 증례에서 균형교합(여기서는 편측성 균형교합)의 의의를 새삼 확인하였다.

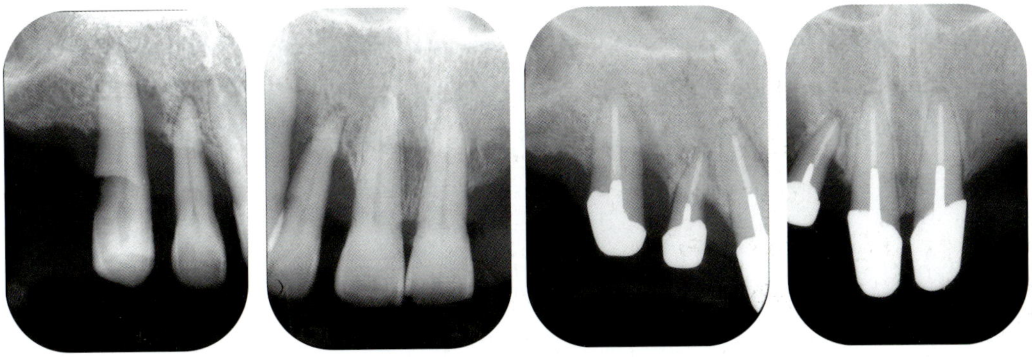

그림 23-4. 상악 잔존치의 변화. 초진과 술후.

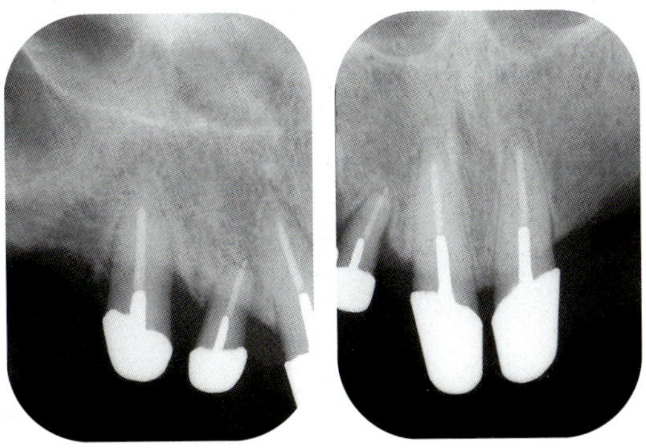

그림 23-5. 술후 10년이 지났을 때. #11, 21의 과중 부담 양상도 적고, #13은 골연하 결손이 회복되어 코핑이 더 적극적으로 가이드를 지지한다.

■ 전방 가이드와 상악 전치 배열

1. 증례의 개요

환자: 39세 여성. 주소는 저작 부전 개선과 결손 보철 희망. 환자의 과거 병력에 특이사항은 없다.

초진의 상황은 전악에 이르는 교합붕괴와 악화된 치주질환이 있고, 치열은 교합평면의 심한 측방 경사와 flare out 등 많은 문제를 안고 있었다.

하악위 검사에서 구치부의 교합붕괴 및 치주질환으로 동요가 생긴 전치는 하악 전치가 아래에서 밀어 올리는 힘을 받은 상태였으므로, 하악이 전방으로 변위되었을 것으로 의심되었다. 검사의 하나로 하악 유도법을 시행했는데, 습관성 교합위보다 후방으로 유도되어 과두의 안정된 위치와 교합위가 전후로 어긋나 있는 것을 알 수 있었다.

2. 처치

먼저 치료용 의치를 이용해 저작기능을 회복하면서 치주 기본 치료를 진행하였다. 교합붕괴를 초래한 잔존치에는 위치이동이 보여, 결손부의 보철에 맞추어 치관 보철이 필요하였다. 치주 기본 치료 후의 재평가를 거쳐 치주 외과 처치를 시행했는데, 치주낭 제거와 함께 치유 후 임상치관 연장이 전치 피개의 개선에 도움이 되는 것을 의도하였다. 이 증례에서는 치주 외과 처치가 효과를 보여 보철 공간도 충분히 얻을 수 있었다.

하악위에 관해서는, 수직적 악위는 변경하지 않기로 하고 수평적으로 적절한 하악위를 구해 그것을 이전하는 작업으로서 Go-A 묘기를 시행했는데, Ta-P는 Go-A의 Ap 전방 3mm에 위치하고 있었다. 더불어 Go-A를 장착한 상태로 하악을 유도해 묘기판 위에 인기한 위치는 Ap 위에 있었다. 따라서 하악위의 기점을 관절의 중심위에서 구해 상·하악 관계를 채득하였다. 턱관절에는 자각증상도 없고 개구 등의 운동에서도 이상은 보이지 않았다.

보철 설계로는 konus telescope를 유지장치로 한 의치로 치열을 일체화하고, 새로운 악위 유지를 목표로 하였다. 치주질환에 대한 대응과 청소의 편리성이라는 의미에서도 이차 고정이 유리하다고 생각하였다. 새로운 악위에 대한 생체의 순응에는 아무런 문제가 없었고, 장착할 때의 조정량은 매우 적었다.

3. 술후 경과

술후 약 5년이 지났을 무렵, 한때 치태조절이 불량해지고 게다가 정기검진이 중단된 시기가 있어 #27을 상실하였다. 술후에도 치주질환의 리스크가 강하게 영향을 미치고 있었지만, #27의 상실이 동기부여에 도움이 되어 이후에는 비교적 양호한 경과를 보인다.

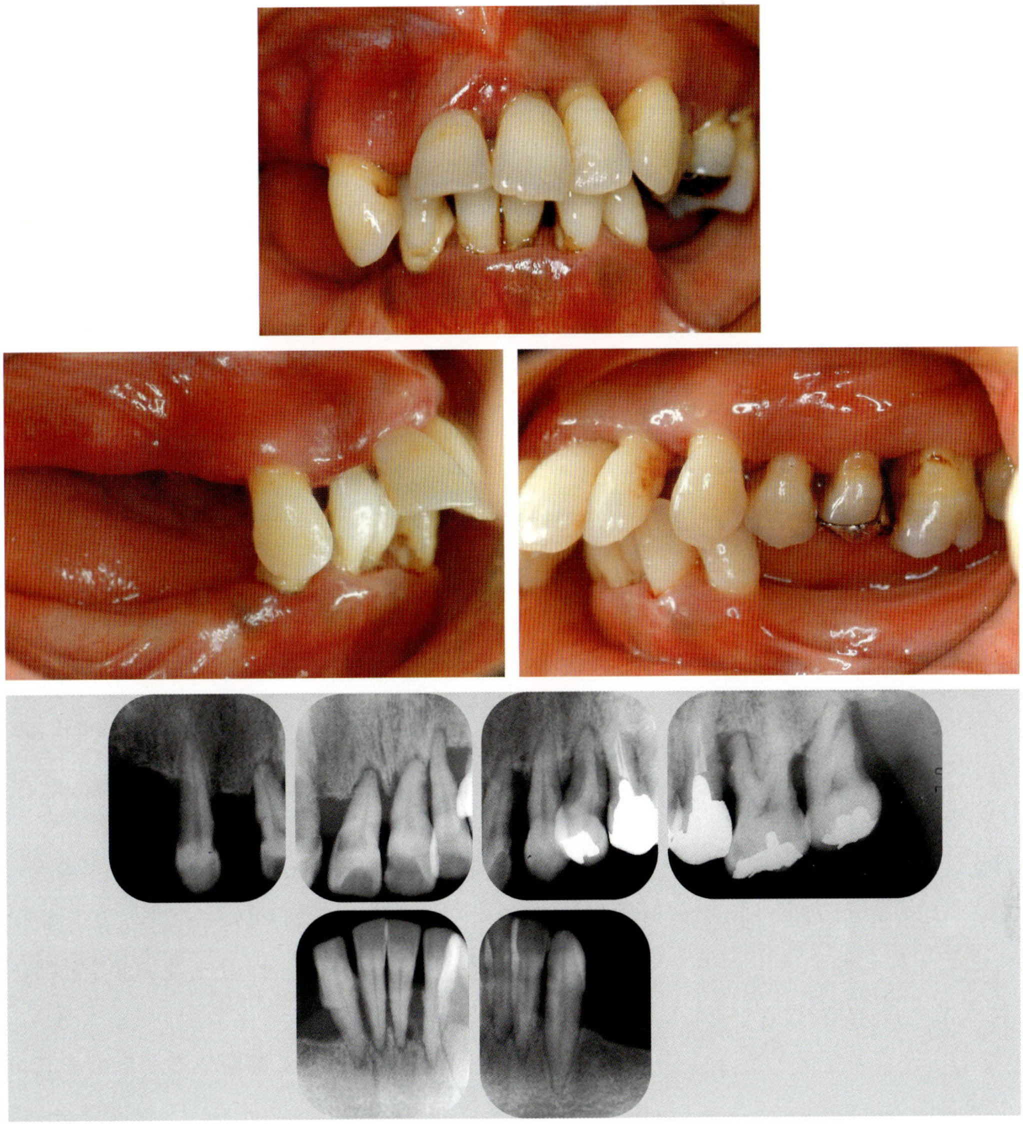

그림 24-1. 술전에는 전악에 이르는 교합붕괴, 치주질환, 교합평면의 경사, 전치의 flare out 등 다양한 문제를 안은 치열이었다(1997. 7).

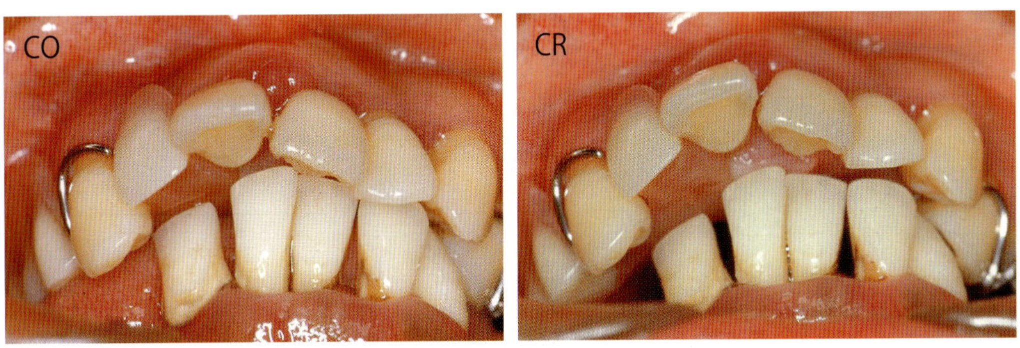

그림 24-2. 하악위의 진단에서 하악 유도법을 시행했는데, 하악은 습관성 교합위(CO)의 후방으로 유도되어(CR) 전방으로 어긋나 있는 것을 알 수 있었다.

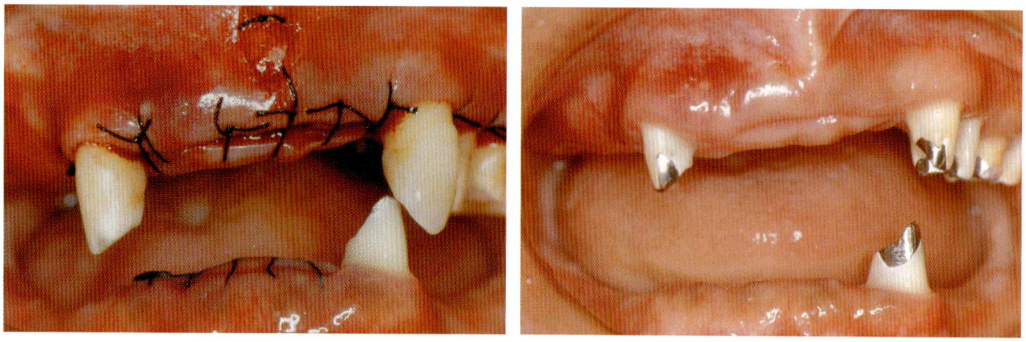

그림 24-3. 치주 기본 치료 후의 재평가를 거쳐 치주 외과 처치를 시행해 치주낭 개선을 도모하였다. 임상치관 연장 효과가 피개의 개선에 도움이 된다.

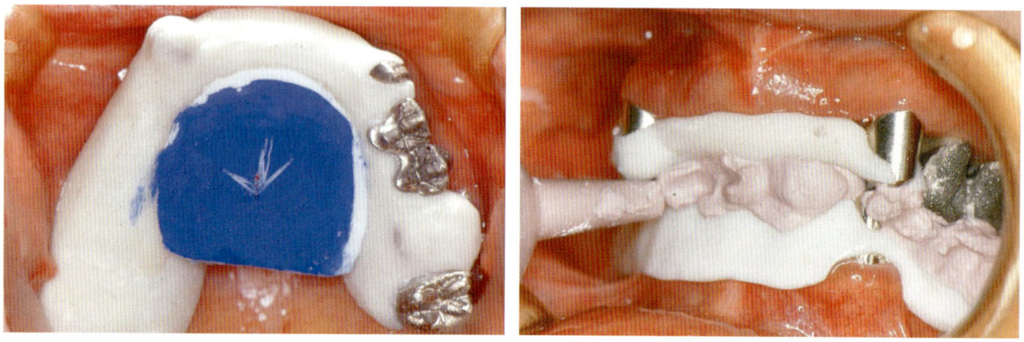

그림 24-4. 하악위의 결정에서 교합고경은 바꾸지 않고, 수평적 악위는 Go-A의 AP 위에 구해 어긋남이 없는 하악위를 목표로 하였다.

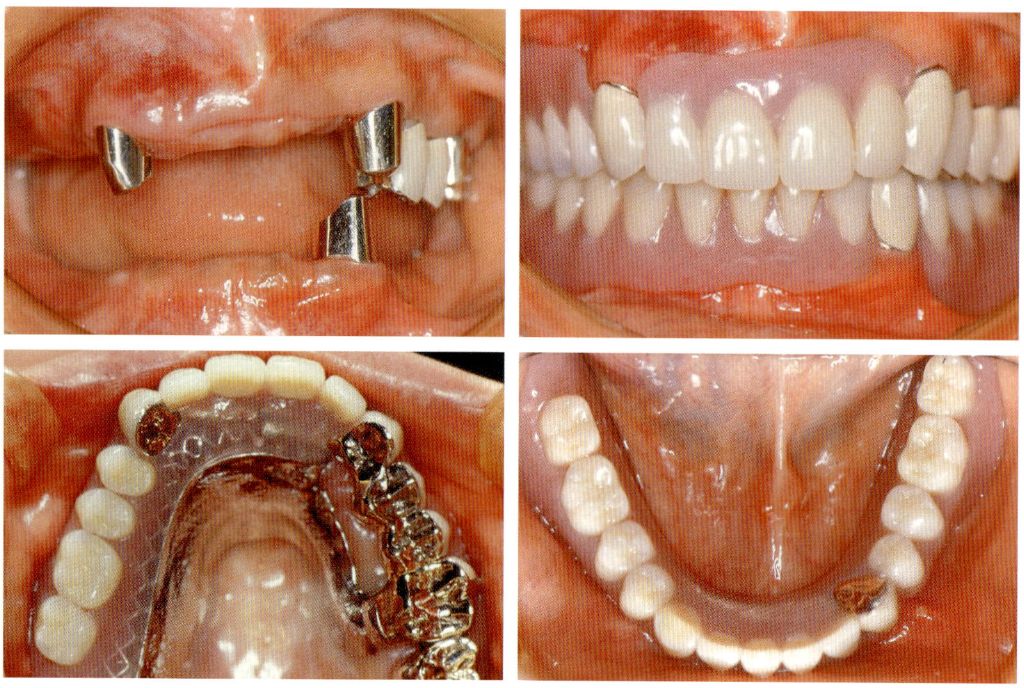

그림 24-5. 보철은 telescope로 치열을 일체화해 치주질환에 대한 대응이나 청소성을 중시하였다. 새로운 하악위에 대한 생체 순응에는 아무런 문제가 없었고, 장착할 때의 조정도 적었다.

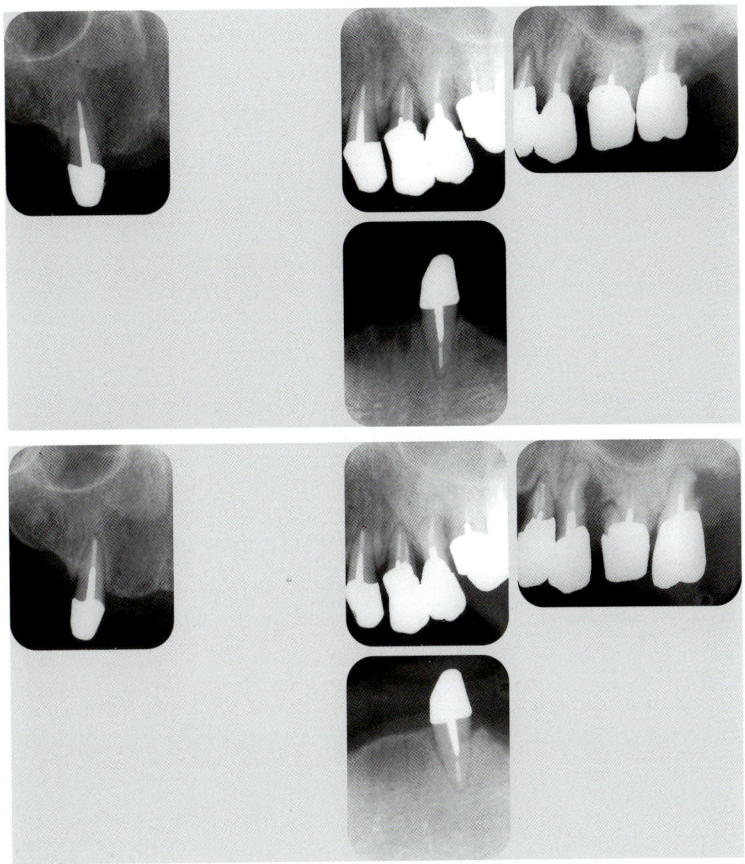

그림 24-6. 치료가 끝났을 때와 술후 5년이 지났을 때. 한때 치태조절이 불량해진 데다가 정기검진이 중단된 시기가 있어, 이후 #27을 상실하였다.

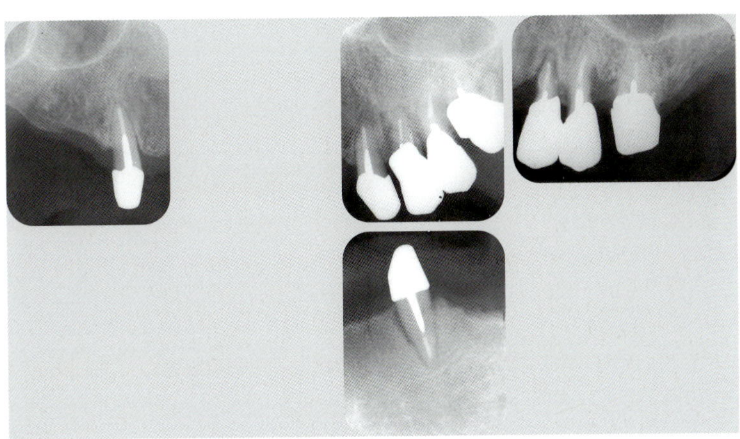

그림 24-7. 술후 10년. 하악 견치는 동요가 증가하면서도 하악 의치를 지지해, 10년 동안 체제가 무너지지 않고 경과할 수 있었다.

■ 상악 전치 치관 형태의 결정기준

Flare out이 생긴 상악 전치의 방향이나 피개 관계를 시정할 때, 임시보철물(provisional restoration)이나 치료용 의치를 이용해 환자를 개별적으로 검토하는 것이 중요한데, 상악 전치 치관 형태의 결정기준이 되는 것은 절연의 위치이다. 입술을 가볍게 닫았을 때에 아랫입술의 dry-wet line에 상악 전치 절연이 위치하도록 설정한다. 그리고 설측은 전방유도(anterior guidance)의 각도나 만곡으로 결정된다.

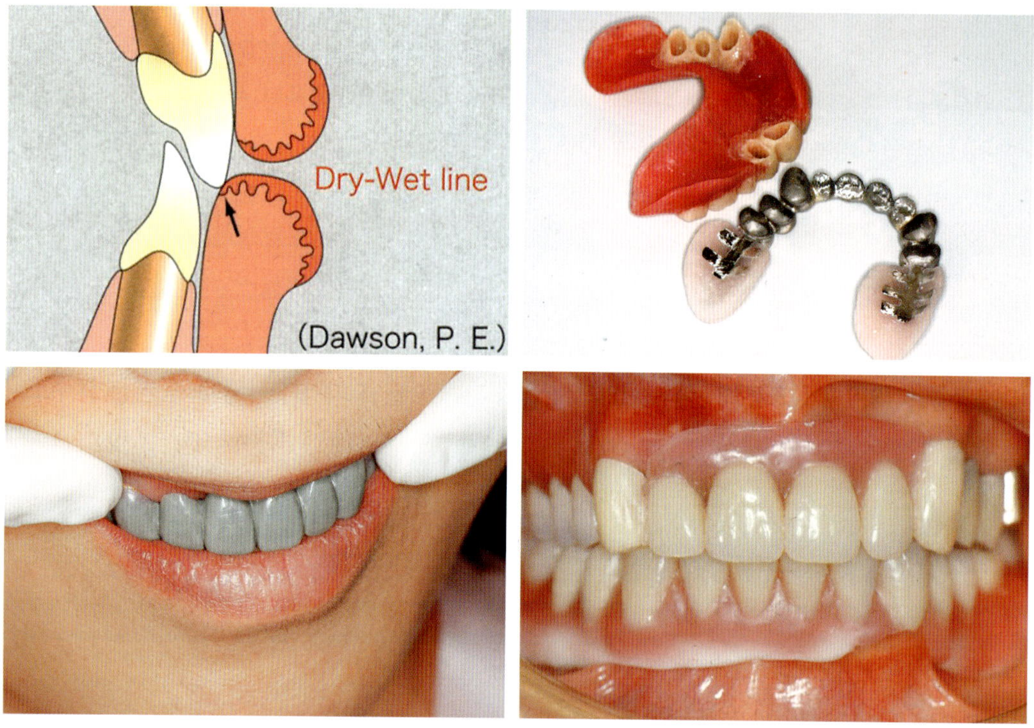

그림 25. 치료용 의치나 임시보철물을 이용해 환자 개개인의 피개 관계나 심미성을 검토하는데, 상악 전치 치관 형태의 결정기준이 되는 것은 절연의 위치이다. 입술을 가볍게 닫았을 때에 아랫입술의 dry-wet line에 상악 전치 절연이 위치하도록 설정한다.

■ 정리

앞에서도 서술한 것처럼 소수치 잔존 증례는 하악위가 변위한 경우가 적지 않다. 그것을 검사하기 위해서는 Go-A 묘기 등이 효과적이며, 그 위치 관계를 정확하게 교합기에 옮겨 어긋남이 없는 새로운 교두감합위를 재현하는 것이 임상에서는 효과가 있다. 소수치 잔존 증례에서는 이처럼 악위의 수정을 동반하는 보철이 되어도, 치관 보철의 전악 증례와 비교하면 비교적 쉽다.

하악 운동의 요소 중 일부는 전방유도(anterior guidance)로서 보철물에 반영되어야 하는데, 소수치 잔존 증례에서는 의치상의 안정이 예후의 좋고 나쁨을 좌우하기 때문에 매우 중요하다. 편심운동에서는 될 수 있으면 의치상의 흔들거림(jiggling)이 없도록 가이드를 설정해야 하며, 기능할 때 의치상이 흔들리지 않으면 지대치에는 해로운 힘이 가해지지 않아 소수 치아의 보호로도 연결된다.

가이드 본연의 자세를 생각할 때에 잔존치 수나 치열 지지의 주도권이 잔존치에 있는지, 의치상에 있는지에 따라 가이드의 목표가 달라진다(표 5).

표 5. 보철 임상에서 가이드의 목표

① 다수치 잔존 증례
- 견치를 중심으로 측방 치아에 의한 전·측방으로의 원활한 활주
- 후방 치아를 측방압으로부터 보호—대구치 부위의 이개

② 소수치 잔존 증례
의치상의 안정과 잔존치 보호를 축으로 한 측방 운동
- 완만한 유도각
- 균형교합

제 4 부 보철물 제작

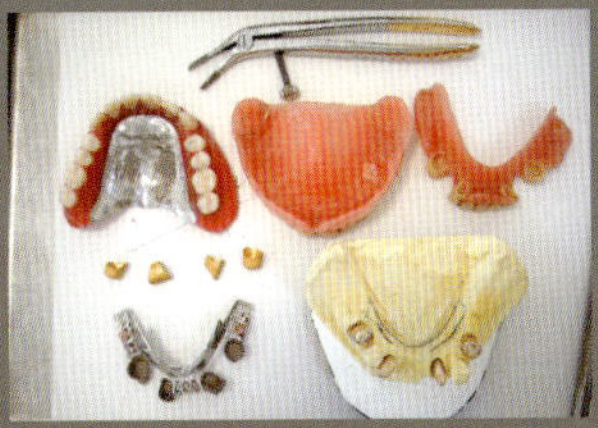

소수치 잔존 증례는 유지장치의 선택을 궁리함으로써 만족도가 높은 수복을 시행할 수 있다. 더 견실한 지지와 저작기능 향상을 위해 telescope 의치라는 선택지가 있고, 치근면 형태의 어태치먼트는 유지력을 조정하기 쉬워 손의 움직임이 약간 둔해진 환자도 무리 없이 넣고 뺄 수 있다. 유지장치의 특징을 살린 보철은 단순해서 환자도 사용하기 쉽다.

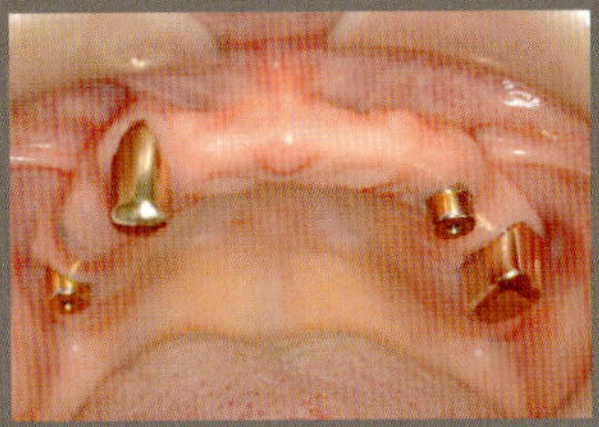

임플란트 적용을 고려하면, 적은 수의 지대를 이용한 의치는 무치악에는 없는 안정성을 얻을 수 있다. 잔존치가 한쪽으로 치우쳐 있는 치열도 '여기에 1개'와 같이 치열의 적재적소에 적용한 경우는 효과가 크다. 또한 소수치 잔존 증례에서는 매우 엄격한 심미 영역 조건에서 식립하는 임플란트보다 여유를 가지고 시술할 수 있는 경우도 많다.

가철성 의치 특유의 선택지가 많아 결손 치열의 다양한 양상이나 환자의 보철에 대한 희망을 고려해 더 좋은 유지장치를 선택할 수 있다.

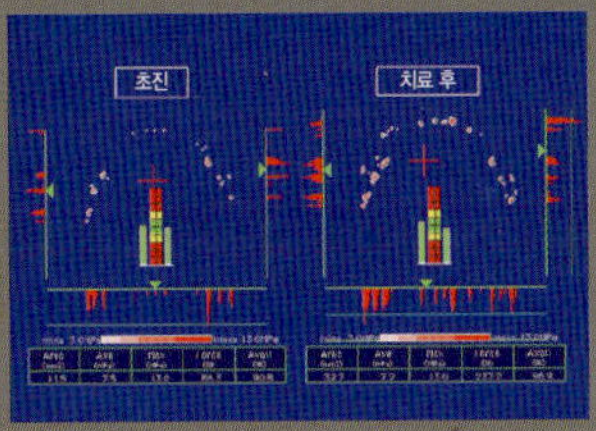

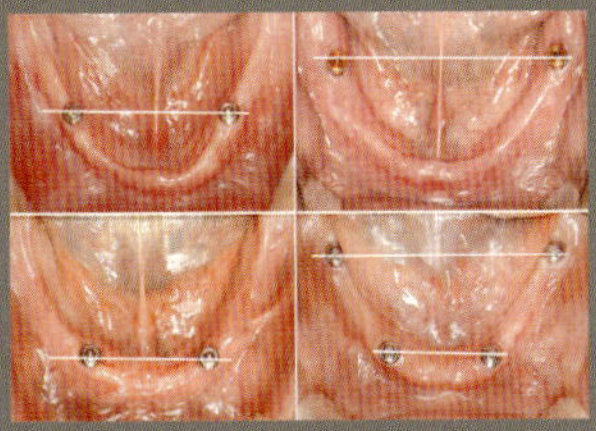

제 1 장

보철 설계의 개념

■ 국소의치와 환자의 생각

국소의치를 설계하는 경우, 결손 치열의 구강 내 상황은 여러 가지인 데다 치료방법이나 보철의 마무리에 대한 환자의 요구도 다양해서 형식적인 치료로는 만족을 얻기 어렵다. 진료실에는 지금 사용하는 의치의 위화감에 불만을 안고 전원해온 환자들이 매일같이 있고 심미성에 강하게 집착하는 노부인도 있어, 국소의치 임상에서는 유지장치 선택이나 의치 설계에서 각각의 희망이나 의견을 참작하는 것이 중요하다.

제2부에서 서술한 문진이나 환자의 과거 병력 등의 청취를 포함해 지금 사용하는 의치에 대한 환자의 호소에 귀를 기울여, 새로운 치료에서 개선이 가능한 점뿐만 아니라 치료의 한계도 제시해야 한다. 유지장치는 결손 치열의 진단으로부터 술자가 선택하는 것이지만, 한편으로는 '환자의 생각'을 둘러싸고 방침이 좌우되는 경우도 많다.

■ 유지장치와 보철 설계의 개념

Clasped tooth와 의치상을 연결하는 경우의 지지 형태나 연결 양식에 대해 과거에는 rigid(비완압)나 flexible(완압)과 같은 논의가 있었다. 치아와 점막의 피압변위량 차이를 보상해 clasped tooth를 지킨다는 완압성이 중시된 시대가 있었지만, 기능회복의 정도나 완압장치가 의도한 것처럼 작용하지 않는다는 현실을 반성하면서 사라지게 되었다.

현재의 유지(지대)장치는 rigid와 non-rigid로 나뉜다. Telescope 등의 견고한 연결이 rigid이고, 그렇게까지 견고함이 없는 클래스프 등의 연결 형태가 non-rigid이다.

결손 치열의 회복에서 고려해야 할 것을 표 1에 정리했는데, 기능회복이라는 주목적 외에도 이물감이나 심미성, 설치하기 위해 가해지는 치아에 대한 침습 정도 등 함께 생각해야 하는 조건들이 많다.

유지장치를 선택할 때는 의치상의 부담 양식이나 지지 형태 외에도 수많은 요건들 중에서 무엇을 우선해 중시할 것인지를 결정한다. 하지만 그것을 우선하는 것으로 인해 희생되는 요소가 크면 다른 방침으로 변경하는 경우도 있어, 방침을 결정하기 위해서는 얻는 것과 잃는 것을 저울질하게 된다. 보철에서는 잔존치에 의한 보상성 기능회복의 의미가 강해, 기능회복으로 얻어진 효과와 동시에 리스크도 발생하게 되기 때문이다.

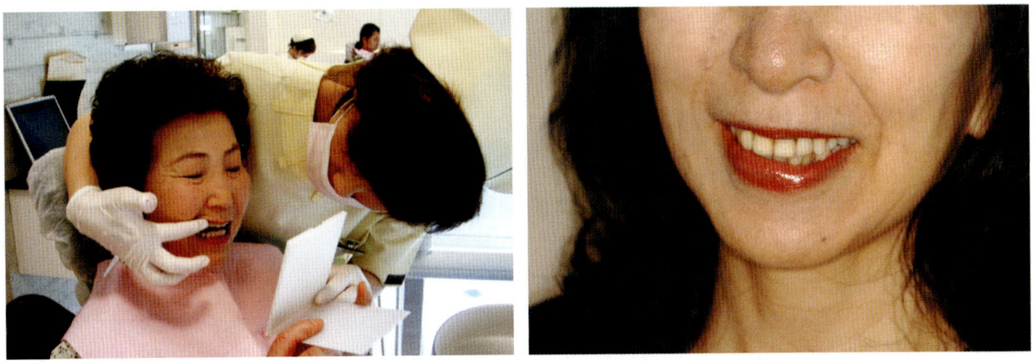

그림 1. 환자는 상악 전치의 클래스프가 보이지 않아 기뻐하였다.

표 1. 치열 회복 시 고려사항
① 교합지지, 악위의 안정
② Clasped tooth의 과중 부담
③ Clasped tooth의 삭제
④ 치조제에 대한 영향
⑤ 위화감
⑥ 심미성
⑦ 제작 기술·비용

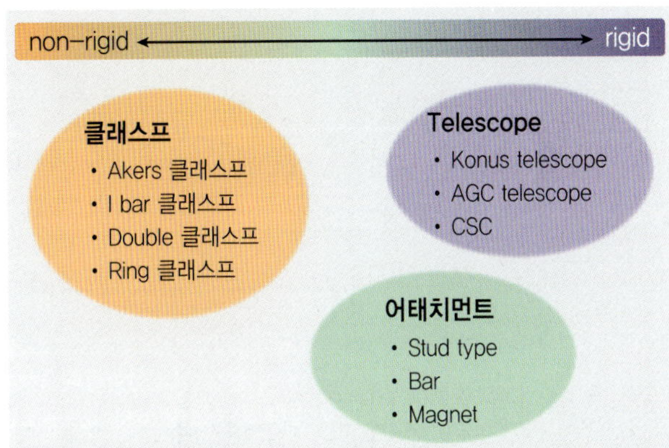

그림 2. 소수치 잔존 증례에 적용하는 유지장치와 연결 양식에 따른 분류.

넓은 선택지를 준비한다

다음 장에서 소수치 잔존 증례에서 이용하는 유지장치의 종류와 그 특징에 관해 서술하는데, 어떤 장치가 뛰어나고 어떤 것이 가치가 낮다는 말이 아니라, 각각의 특성을 이해해 적용해야 한다고 제안하는 것이다.

예를 들면, 잔존치에 세라믹 크라운을 장착해 클래스프 의치를 제작하는 것도 전통적인 보철의 한 방법일 것이다. 그러나 그 방법만으로 환자의 다양한 요구에 응할 수 있을까? 같은 정도의 비용으로 환자에게 더 기쁨을 주는 장치의 선택이 있을지도 모른다고 생각해보면 어떨까?

젊은 치과의사에게는 특히 예후의 양상을 알기 어려운 것이 결손 보철의 임상이지만, 소수치 잔존 증례는 유지관리에 충실하면 양호한 예후를 기대할 수 있으므로, 환자와 차분히 상담하면서 클래스프 이외의 방법도 적극적으로 시험해보기 바란다. 환자로부터 되돌아오는 말도 지금까지와는 다를 것이라고 생각한다.

설계 1: I bar 클래스프 의치

(65쪽 그림 15)

- 환자: 62세 여성
- 주소: 의치를 장착하고 있는 것을 밖에서 보이지 않도록 하고 싶다. 치아는 삭제하지 않고 할 수 있으면 그대로 사용하고 싶다.
- 치식:

3	1 2 4 5
3	2 3 8

- 특이사항: 전악의 치주질환이 있는 치열이지만 오랜 기간 양호하게 유지되고 있다. 수압·가압은 무리 없이 양호하다.
- 설계지침: ① 상하 잔존치는 적지만 교합고경이 유지되어, 좌우의 guidance도 양호하게 유지되고 있다.
  → 잔존치에 의한 하악위는 바꾸지 않고, 잔존치에 부담이 적으면서 심미적인 의치를 목표로 한다.
  ② Lip line과 전치의 심미성에 대해서는 상하 모두 전치 치경부 1/3은 웃었을 때도 입술에 덮여 있어, I bar 클래스프이면 겉모습을 해치지 않는다.

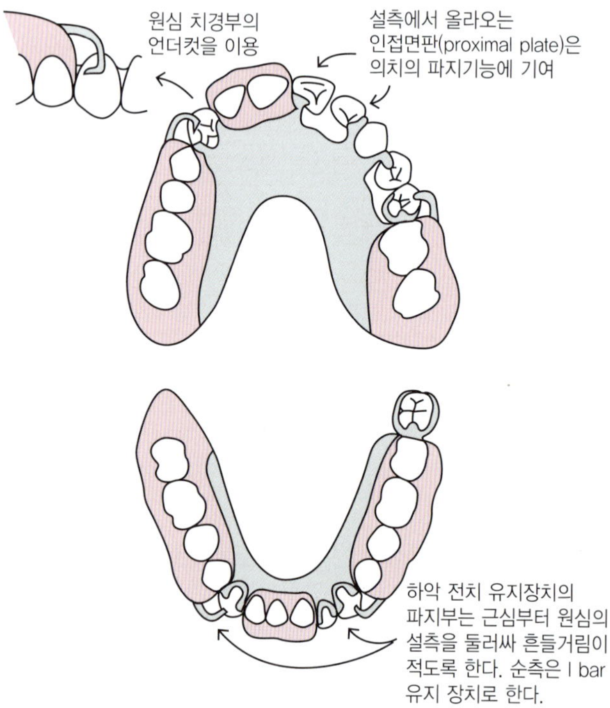

그림 3. 유지(지대)장치 선택은 각각의 특성이 발휘될 수 있는 사용법이 좋다(설계에 대해서는 제7부 제2장 참조).

제 2 장

클래스프

■ 클래스프

클래스프는 형태에 따라 환상형 클래스프(circumferential clasp)와 바형 클래스프(bar clasp)로 나뉜다. 전자의 대표적인 것이 Akers 클래스프이고, 후자는 I bar 클래스프(RPI clasp)를 들 수 있다.

1. Akers 클래스프

임상에서 사용 빈도가 가장 높은 클래스프이며, 기능의 부여나 조정이 쉽다. Clasped tooth의 치관을 수복할 때, 설측면에 평탄한 면을 부여하거나 밀링해서 의치의 착탈 방향을 규정하거나 파지기능을 보강해, 클래스프를 더 rigid한 유지장치로 만들 수 있다.

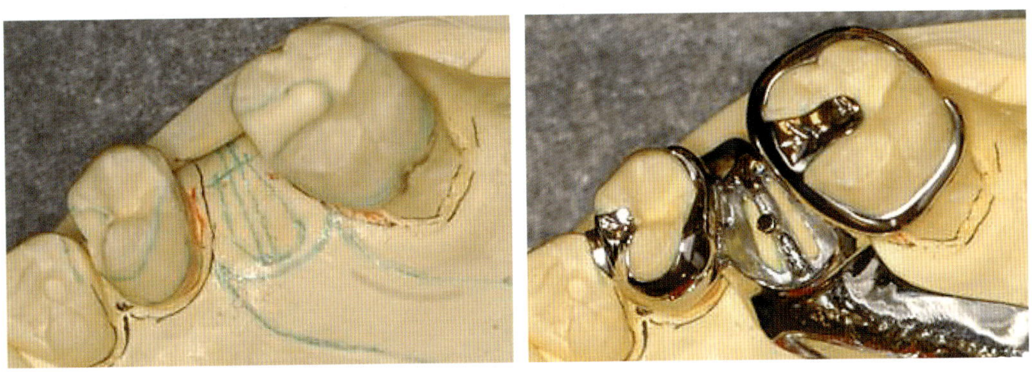

그림 4. Akers 클래스프.

2. I bar 클래스프(RPI clasp)

기본적으로는 I bar, 근심 레스트, 인접면판(proximal plate)으로 구성되어 소구치나 견치에 많이 사용된다. Krol 타입과 Kratochvil 타입이 있는데, 지지기능에서는 전자가 non-rigid 유지장치, 후자가 rigid 유지장치로 분류된다. 심미적으로도 뛰어난 유지장치이다.

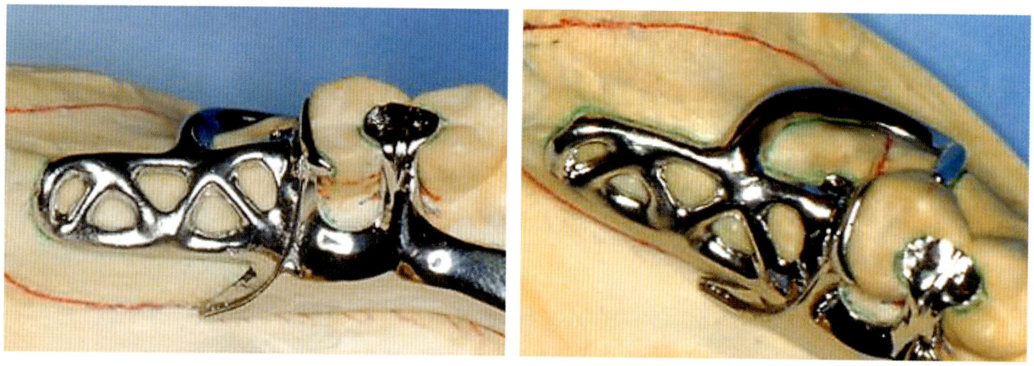

그림 5. I bar 클래스프.

■ 레스트와 구강 내 형성

레스트는 의치상 부위가 기능압을 부담할 때 의치상을 정해진 위치에 유지하는 지지(support) 기능을 담당하기 위한 가장 중요한 장치로, 일반적으로 클래스프와 한 묶음의 구조이다. 전 처치로서 레스트 시트를 형성하는데, 연구모형 등을 이용해 미리 대합치와의 교합관계나 clearance를 검사한다. 시간이 지나면 금속의 피로나 파손을 초래하기 쉬우므로, 충분한 두께와 적절한 형태가 확보될 수 있는 구강 내 형성이 필요하다.

Clasped tooth의 종류나 클래스프의 형태에 따라 레스트의 형태가 다른데, 임상에서는 다음과 같은 것이 사용된다.

1. 구치부 교합면 레스트

기능압 부담이 크고 대합치로부터 가해지는 힘이 강한 증례일수록 견고한 레스트가 필요하다. 치아의 중앙을 넘은 곳까지 연장한 형태를 부여하면, 치아의 장축 방향으로 힘을 전달시킬 수 있다고 한다. 자연치에서는 법랑질 내에 설정해야 하므로, 레스트의 clearance를 확보할 수 없는 경우에는 대합치의 조정이 필요하다. 또한 부연결장치(minor connector)와 레스트의 이행부가 충분한 강도를 가지는 것이 중요하다. 구강 내 형성에서는 이행부에 베벨을 부여하면 클래스프의 두께가 늘어나 강도가 향상한다.

2. 전치부 절연 레스트

간접 유지장치로서 사용할 때가 많고, 의치의 협설 회전(rolling)과 수직성 원심 회전(pitching)의 억제에 효과적이며, 전치와 견치는 클래스프 등 직접 유지장치의 일부로 설계되는 때도 있지만, 심미적으로는 불리한 면이 있다.

3. 견치 기저결절 레스트

견치에 클래스프를 설치할 때 설측 기저결절에 일반적인 숟가락 모양의 레스트 시트를 형성해도, 설측은 경사면이기 때문에 기능력을 치아 장축 방향으로 전달하기 어려운 상황이어서, 시간이 지나면 기능압의 부담으로 클래스프가 열리는 경우가 많다. 그 결과로 의치상은 침하하고, 또한 유지장치로서의 기능도 충분히 담당할 수 없게 된다. 특히 하악 견치가 clasped tooth가 되는 경우에는 원심에 긴 유리단 결손이 있을 때가 많아, 견치에 가해지는 기능압 부담이 크기 때문에 기저결절 레스트가 효과적이다.

치관 보철이 필요한 경우에는 크라운 기저결절 부위에 작은 돌기를 부여한다. 자연치는 핀에 의한 유지를 이용한 기저결절 인레이에 돌기를 부여한 것을 장착한다.

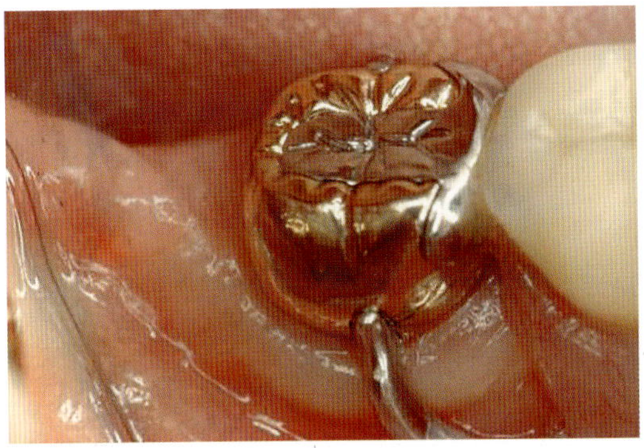

그림 6-1. 치관 보철에 설치하는 교합면 레스트. 치관 보철에 교합면 레스트를 설치하는 경우에는 충분한 폭과 두께(>1mm)를 부여한다.

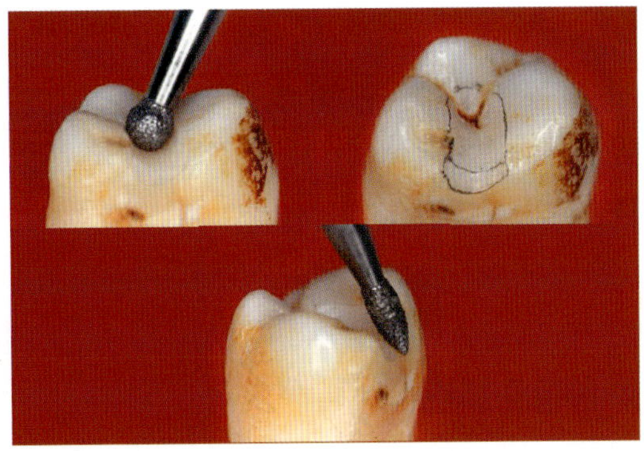

그림 6-2. 자연치에서 레스트 시트의 형성은, 교합면에서 인접면의 이행부에 베벨을 형성하고 레스트의 두께를 확보해 파손을 막는 노력이 중요하다.

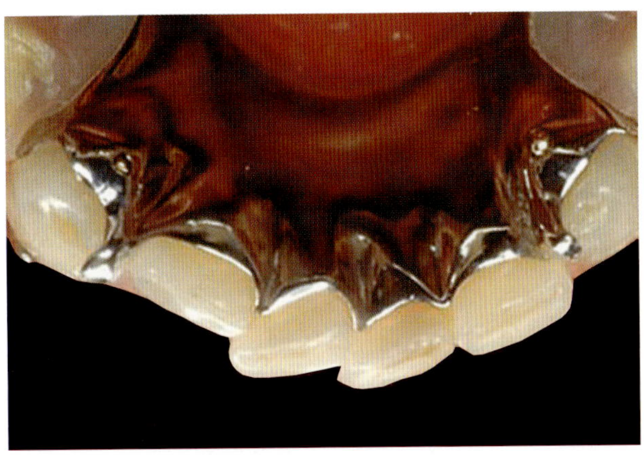

그림 7. 하악 견치의 절연 레스트.

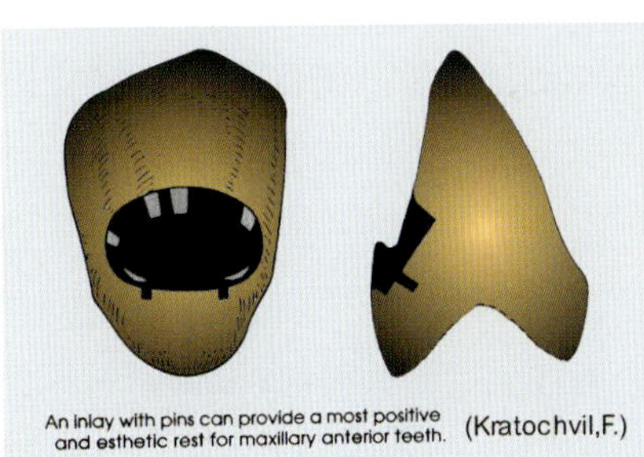

그림 8-1. 핀 유지 인레이를 이용한 기저결절 레스트.

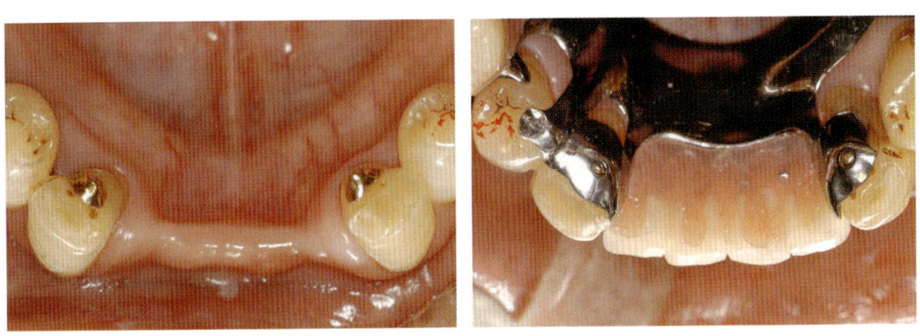

그림 8-2. 하악 견치에 설치한 기저결절 레스트.

■ 다양한 상황에서 클래스프의 적용

1. 설측 밀링 처리의 의의, 유도면의 효과

양측성 클래스프 의치에서는 협측이 유지부(retention arm)이고 설측이 파지부(bracing arm)가 되어 각각의 기능을 분리함으로써, 의치를 장착할 때 clasped tooth에 대한 해로운 힘으로부터 보호할 수 있다.

이 때문에 클래스프가 clasped tooth에 삽입될 때, 협측보다 설측 파지부가 먼저 clasped tooth에 닿아 지지함으로써, 언더컷에 들어가는 협측 유지부가 누르는 힘에 치아가 흔들리지 않고 장착할 수 있도록 배려한다.

Clasped tooth의 식립 방향이나 치관 형태 등에 따라 다르지만, 앞에서 서술한 협설측의 관계를 소구치에 만들려면 약간의 구강 내 형성이 필요한 경우가 있다. 그리고 상악 전치에 I bar 클래스프가 설치되어, 의치를 장착할 때의 흔들거림으로 clasped tooth가 피해를 받는 증례와 자주 만나는데, 클래스프를 설치할 때는 충분한 검사나 검토를 빠뜨리지 않는 것이 좋다.

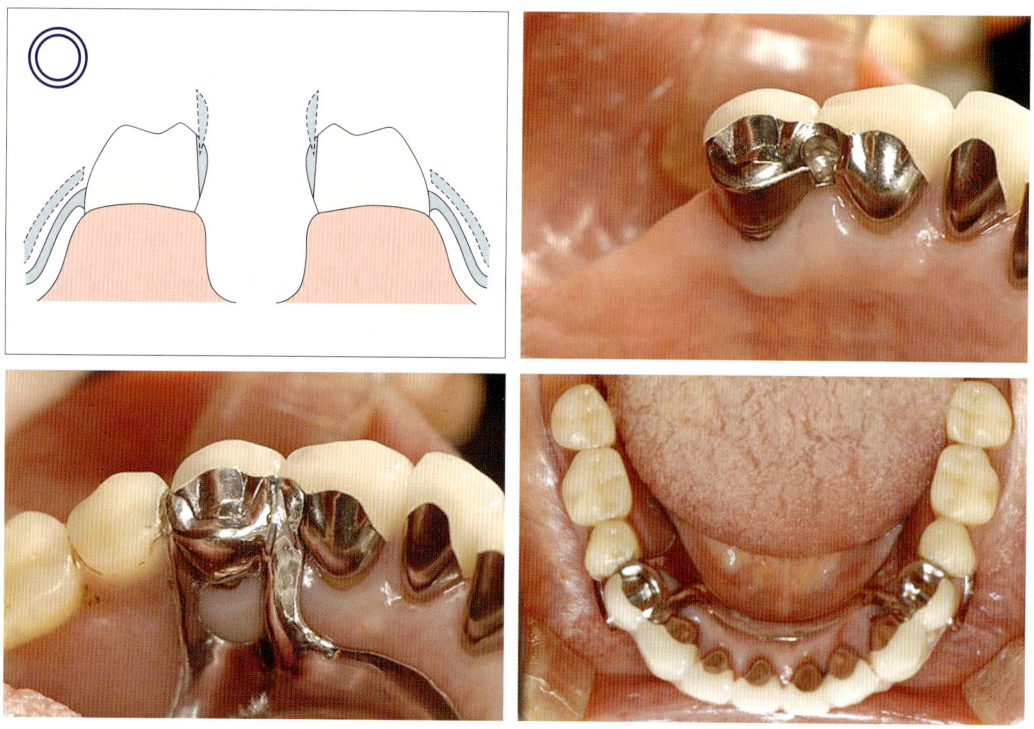

그림 9-1. 설측 파지부가 clasped tooth를 지지한 후에 협측 유지부가 언더컷으로 들어가면 해로운 힘이 되지 않는다.

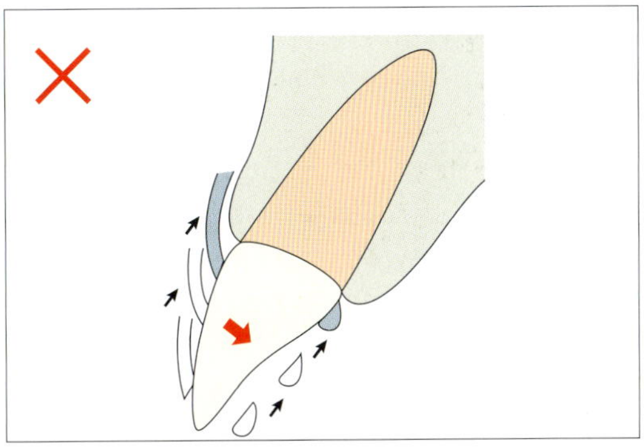

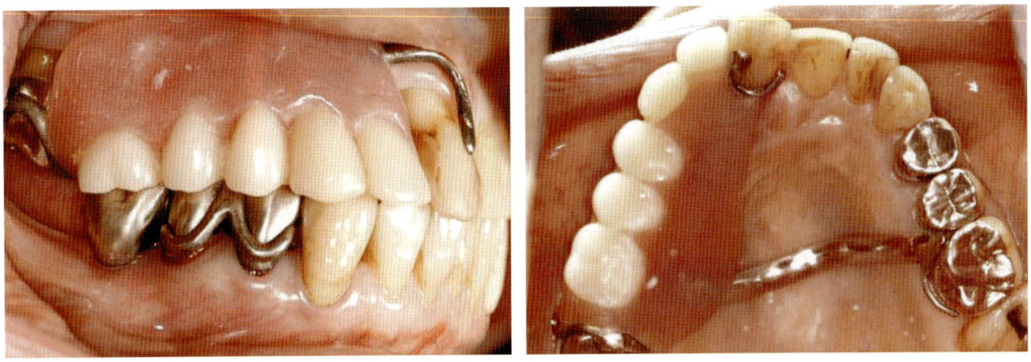

그림 9-2. 상악 전치에서 볼 수 있는 I bar 클래스프는 협측 유지부가 치아를 밀면서 삽입되므로, clasped tooth에 손상을 주게 된다.

2. 클래스프의 언더컷 양과 설정

각종 클래스프에는 정해진 언더컷 양이 추천되고 있다. 각각의 언더컷 양으로 설정해야 적절한 유지력을 발휘할 수 있다. 하나의 의치상에 2개 이상의 유지장치가 배치될 때는 의치의 착탈 방향에서 각 클래스프의 언더컷 양을 계측해 설정해야 하지만, 임상에서는 clasped tooth가 경사지거나 치관 형태가 불량한 경우 등 설정이 어려울 때가 있다.

Clasped tooth의 풍융은, 연구모형의 검사나 surveyor를 이용한 언더컷 양의 계측을 바탕으로 치관의 최대풍융부를 화이트 포인트 등으로 삭제·연마해 조정하는 경우도 있다.

표 2. 각종 클래스프와 언더컷 양
Akers 클래스프: 0.5mm
Bar 클래스프: 0.25mm
Ring 클래스프: 0.75mm
Back action 클래스프: 0.25mm
Roach 클래스프: 0.5mm
Wire 클래스프: 0.75mm

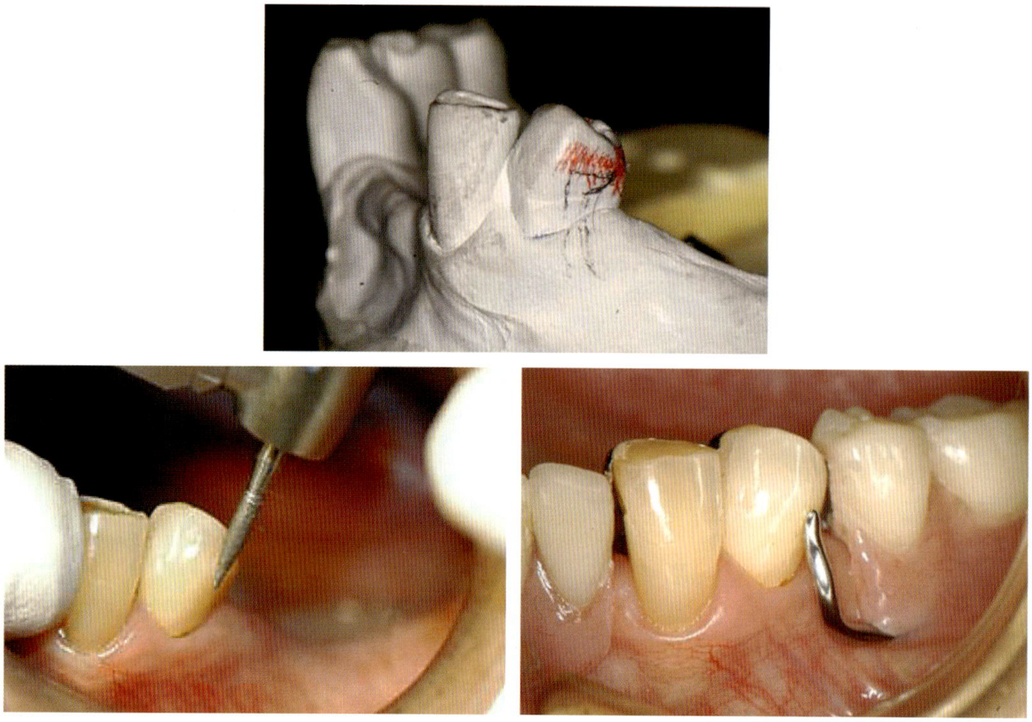

그림 10. Clasped tooth에는 언더컷을 조절하기 위한 전 처치(mouth preparation)가 필요하다.

3. 다양한 roach type 클래스프의 응용

Clasped tooth의 종류 차이나 식립 방향에 따라 언더컷의 장소나 양이 다르므로, 각각의 상황에 맞는 클래스프 형태를 검토할 필요가 있다. Roach type 클래스프는 다양한 형태가 있으므로, 효과적인 기능을 발휘할 수 있는 형태를 선택해 응용하는 것이 좋다.

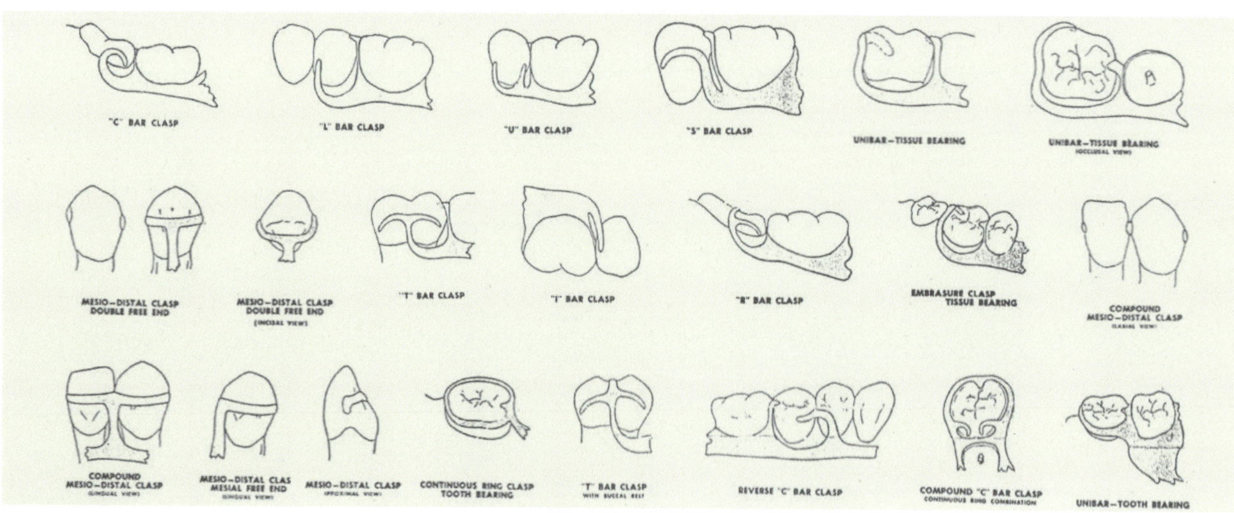

그림 11. 형태가 고려된 다양한 roach type 클래스프.

4. 전치의 combination clasp

심미적인 배려에서 상악 전치에 클래스프를 설치하는 것은 가능하면 피하고 싶지만, 아무래도 필요한 경우에는 combination clasp가 효과적일 때가 있다.

심미성이나 언더컷 양, 치관 형태 등을 고려해 순측은 와이어로 유지부를 제작하고, 설측은 레스트 지지와 파지기능 때문에 주조 클래스프로 제작한 것이다. 순측의 와이어 유지부는 언더컷이 깊어도 장착할 수 있으므로, 치은연을 따르는 형태로 제작하면 lip line이 그다지 올라가지 않는 환자에게는 심미적으로 효과가 있다.

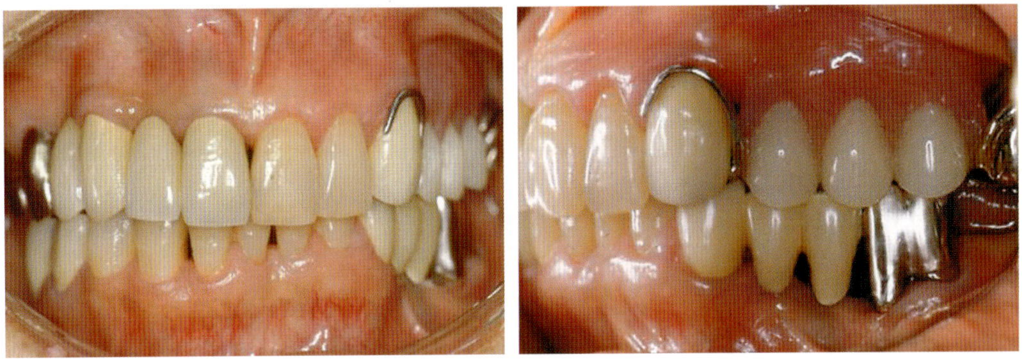

그림 12. 전치의 combination clasp. Lip line과의 관계에 따라 다르지만 심미성이 뛰어나다.

제3장

Telescope

■ Telescope의 종류와 특징

Telescope 시스템은 1920년대부터 보고된 것으로, clasped tooth와 의치상을 견고하게 연결하는 이중관을 지대치로 한 보철방법이다. 대표적인 konus telescope는 1970년대에 Korber K.에 의해 고안되어, rigid support 이론을 뒷받침하는 유지장치로 임상에 응용되어왔다. Telescope는 다른 유지장치와 비교해 치주조직에 대한 위해성이 적고 치태조절 면에서 유리한 형태라는 것 외에, 외관을 철거하면 치간 고형공극이 없으므로 치간부 치은은 각화 상피로 변화해 염증에 대한 저항성 향상으로 이어진다.

1. Konus telescope

지대치에 시멘트 합착된 내관과 의치상에 있는 외관이 감합하는 마찰력에 의해 유지되는 지대장치이다. 일반적으로 임상 응용되고 있는 konus telescope는, 내관 축면에 교합면을 향해 일정한 경사각(6°)을 주어 내관과 외관의 '감합'이라는 형태로 유지력이 발휘되는 구조이다.

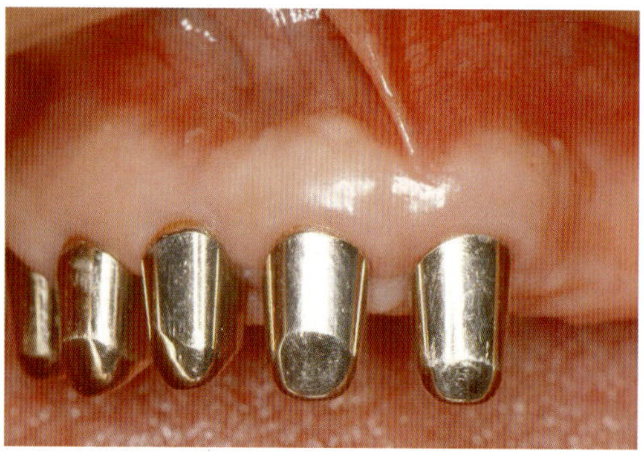
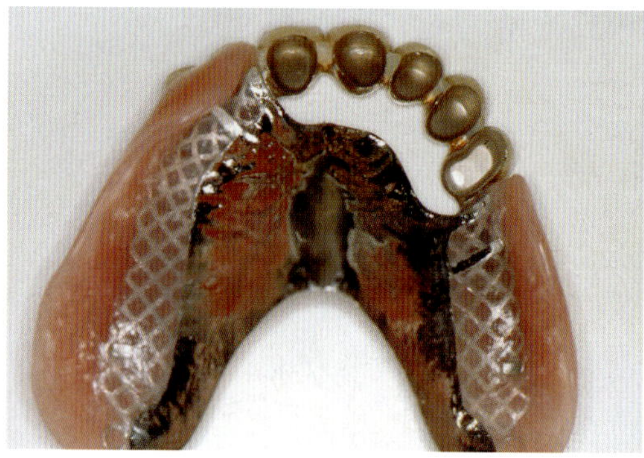

그림 13. Konus telescope 의치.

2. AGC telescope

금속 프레임워크를 '전기로 주조'하는 제작 시스템인 electroforming이 개발되어, 이 시스템으로 제작된 순금 캡이 AGC(auro galvano crown)이다. 이 AGC를 telescope 외관의 내장으로 사용한다. 기존의 konus telescope가 내·외관의 '감합'에 의해 의치가 유지되었던 것에 비해, AGC telescope는 내관 상부가 외관과 접촉하므로 감합이 아니라 내·외관 전체의 '적합'이라는 형태로 유지된다. AGC telescope 내관 축면의 경사각은 2°로 설정한다. 제작과정을 133~136쪽에 제시하였다.

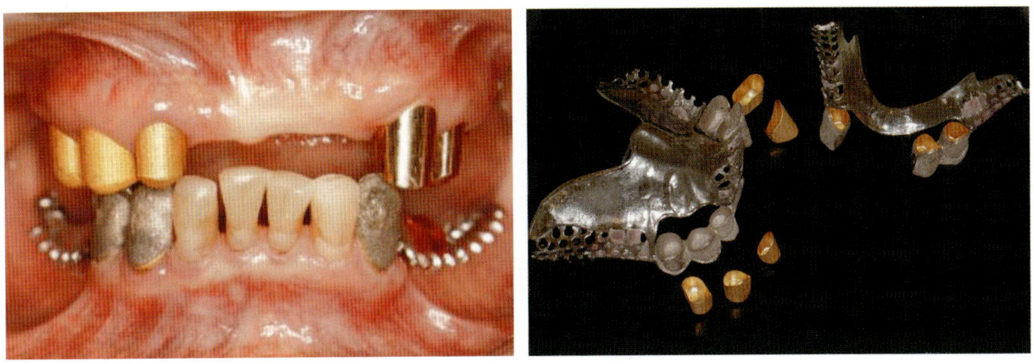

그림 14. AGC telescope 의치.

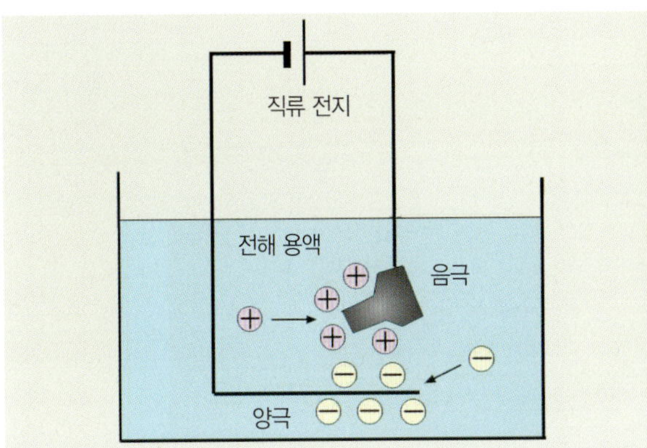

그림 15-1. Electroforming 원리.

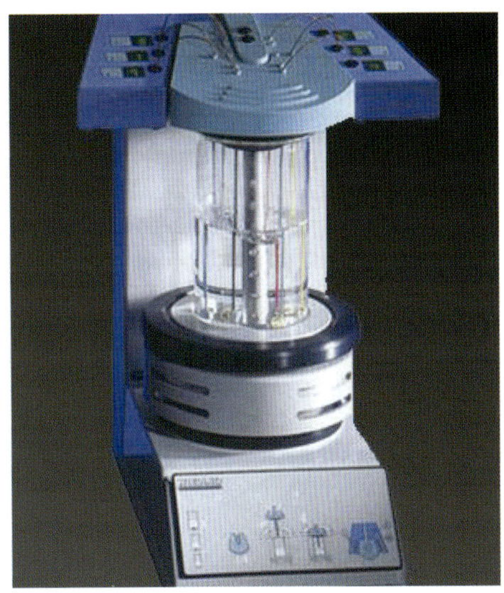

그림 15-2. Electroforming 원리로 순금 캡을 제작하는 기계.

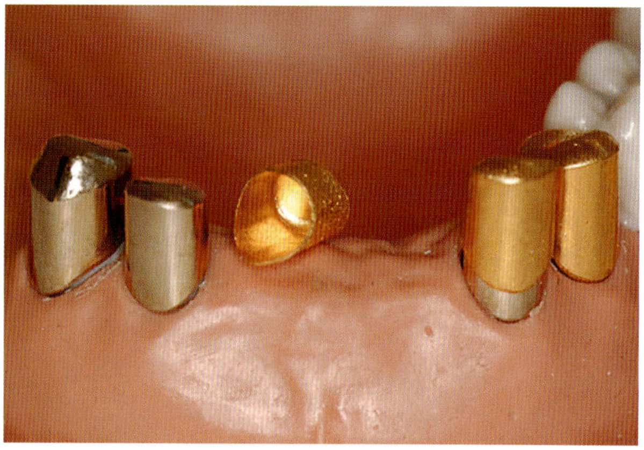

그림 15-3. AGC telescope 내관과 그 위에 장착하는 외관의 내장에 사용하는 순금 캡.

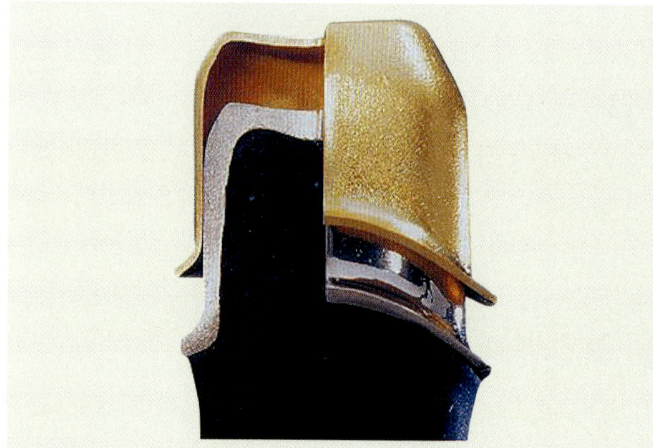

그림 15-4. AGC의 단면.

COLUMN 5

유지(지대)장치의 3요소

유지장치와 지지 양식에 대해 현재 flexible support의 개념을 지지하는 사람은 적다. 왜냐하면 보철의 주목적인 기능 회복을 달성할 수 없기 때문이다.

유지장치가 갖추어야 하는 3요소란 지지(support)·파지(bracing)·유지(retention)인데, 이 중 지지는 수직적으로 전해지는 기능압에 대한 부담이고, 파지는 흔들거림과 같은 측방의 힘에 대한 부담을 의미한다. 두 가지 모두 조건에 맞게 충분히 필요하지만, 유지는 의치의 이탈에 대한 최소한의 저항이면 충분하다.

유지장치의 기능을 생각할 때 환자의 의견이나 반응을 고려해 판단해야 하는 경우도 있지만, 환자는 장착된 장치(의치)에 대해서만 체험할 수 있다. 한편 술자는 의치 장착의 체험 없이 유지장치를 깊이 이해해야 한다. 그런 상황이기 때문에 유지장치의 3요소인 지지·파지·유지의 기능성으로 판단한 쪽이 정당한 평가를 할 수 있는 면도 있는 것이다.

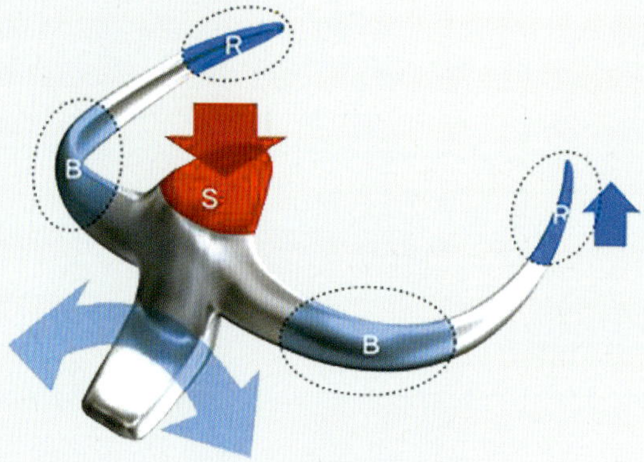

AGC telescope 의치의 치료—제작과정

진료실	기공소

1 구강 내 검사와 보철 설계 계획

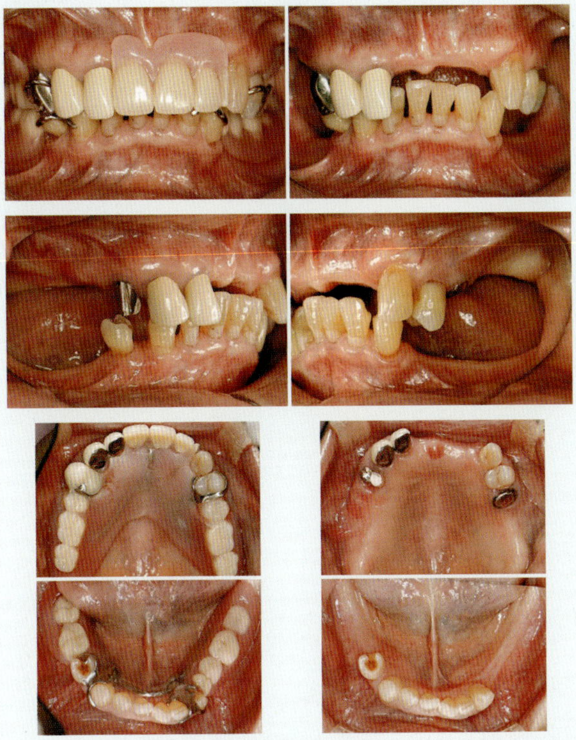

2 기공소에 지시

설계 3: AGC telescope 의치

- 환자: 78세 여성
- 주소: 의치의 재제작을 희망한다.
  고리가 보이지 않고, 씹을 수 있는 의치를 만들고 싶다.
- 치식: 4 3 2 | 3 4 5 / 4 3 2 1 | 1 2 3
- 특이사항: 상하 잔존치가 마주하는 관계는 양호하다.
  Eichner B3, 교합지지 치아 수는 4개이지만 예후는 양호하다고 판단한다.
- 설계지침: ① 저작기능의 회복, 심미성을 중시한 AGC telescope 의치가 가장 적합한 방법이라고 판단한다.
  ② 예후가 불안하지 않지만, 문제가 생긴다면 #14, 44일 것이라고 판단한다. 상실했을 때도 대세에 영향이 없이 계속해서 사용할 수 있도록 우측에는 여러 개의 telescope를 배치한다.
  ③ 구치부 상·하악의 협설 치열궁 크기와 마주하는 관계의 균형에 관해서는 인공치 배열에서 고려한다.

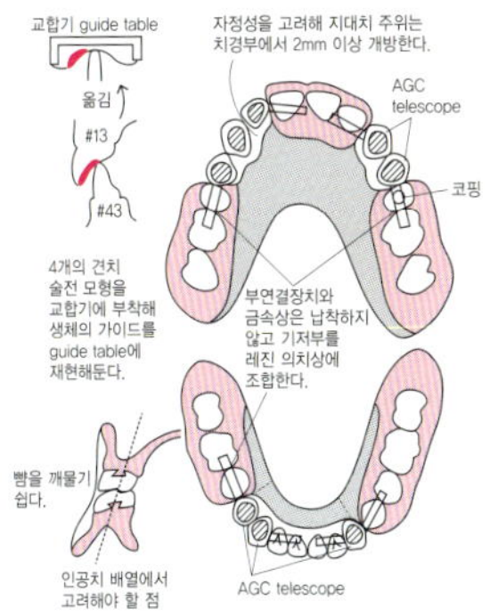

3 지금 사용하는 의치의 미비한 부분의 수정—의치상 변연 형태, 풍융 등

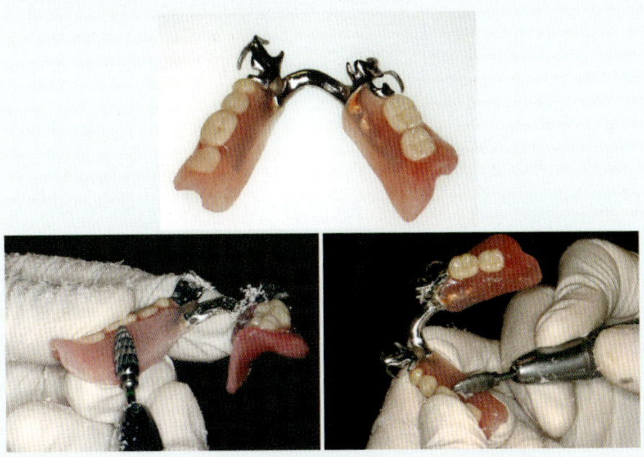

4 지금 사용하는 의치를 개조해 치료용 의치로 사용 (telescope 형식으로)

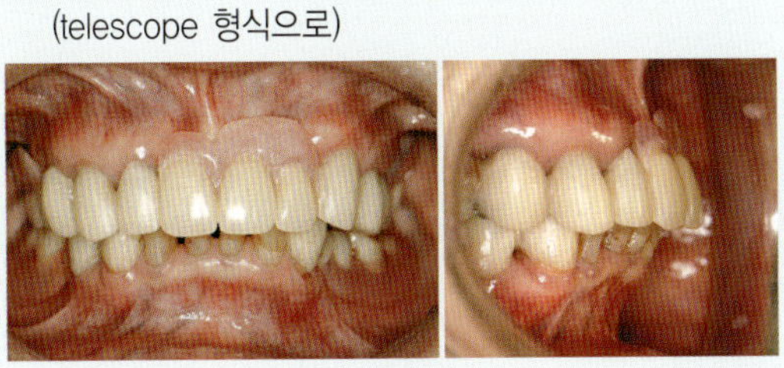

5 치료용 의치의 가이드 조정 후, 인상채득을 한 모형을 교합기에 부착—전방유도판(anterior guide table) 제작

진료실	기공소
6 치관 형성·내관 제작을 위한 인상—HIT 인상 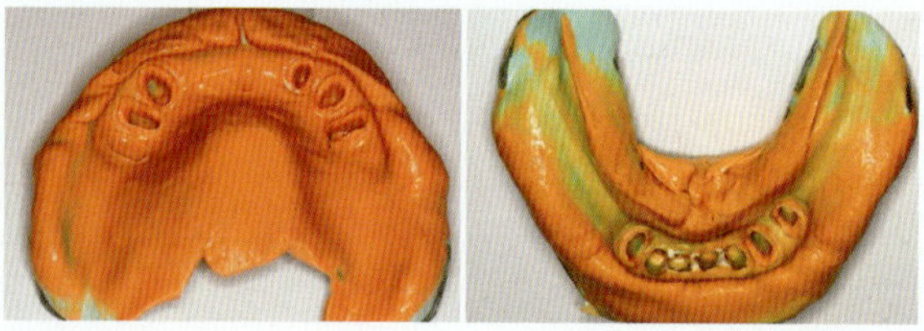	**7** 내관 제작용 교합상 제작 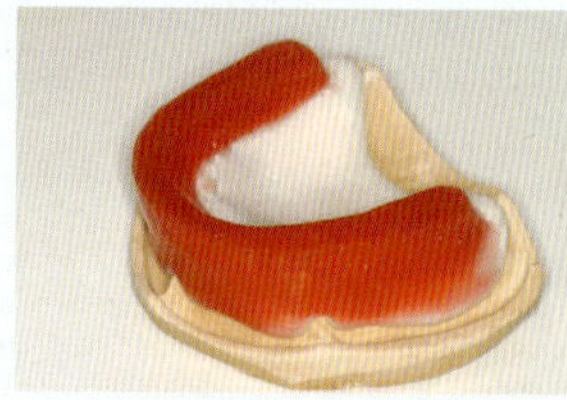
8 내관 제작을 위한 임시 교합채득	**9** Telescope 내관과 개인 트레이 제작 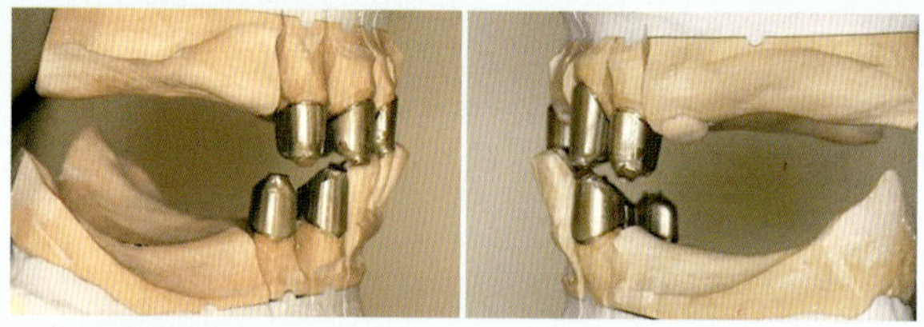
10-❶ 픽업 인상의 전 준비—내관을 레진으로 서로 고정 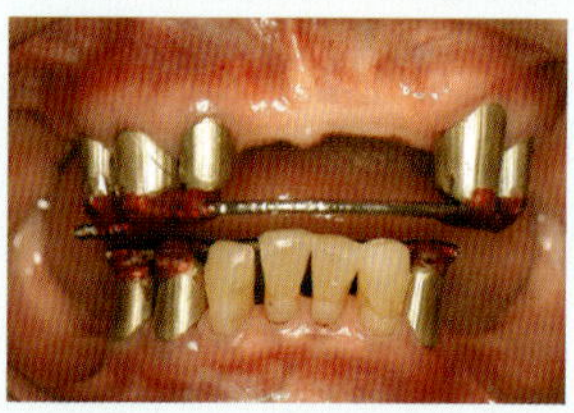	**11**-❶ 작업모형 제작, 내관 완성(경사각 2°) 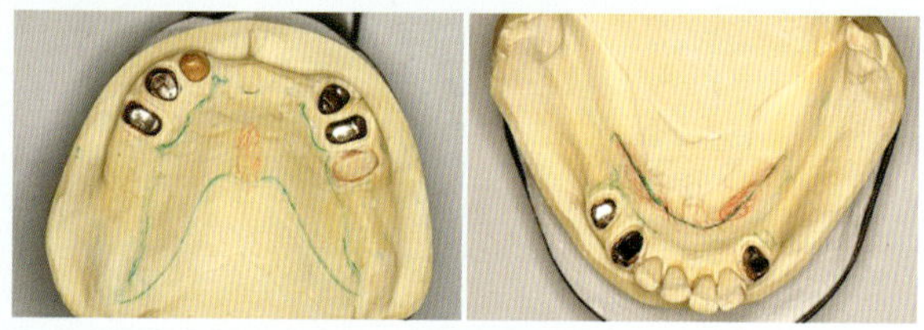
10-❷ 픽업 인상의 전 준비—구강 주위에 바셀린 도포 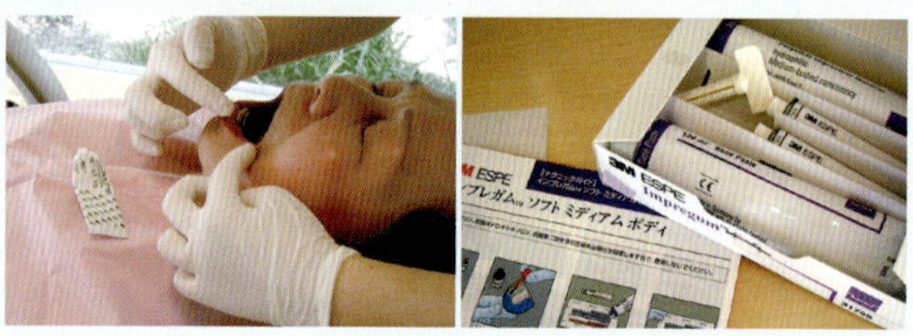	**11**-❷ 외관 바이트 채득용 교합상 제작
10-❸ Telescope 내관의 픽업 인상·결손부 치조제의 인상—polyether rubber 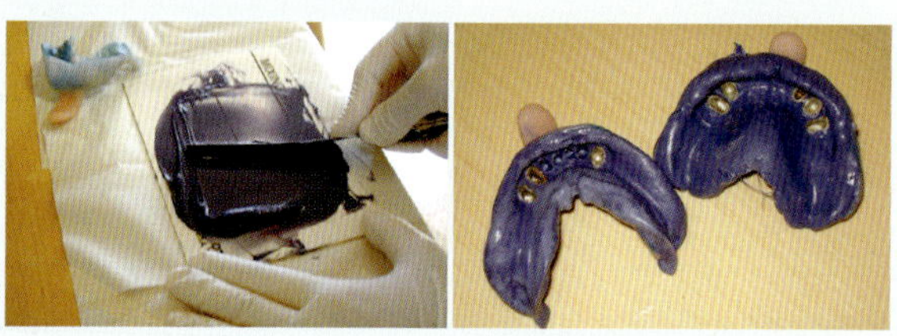	

진료실	기공소

진료실

⑫ 교합채득–교합고경 결정
(지금 사용하는 의치, 안정공극량 등을 참고로 함)

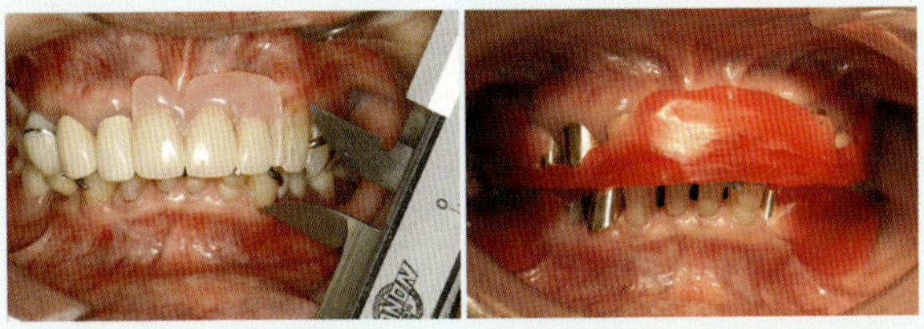

기공소

⑬ 작업모형의 교합기 부착

⑭-❶ AGC 캡 제작

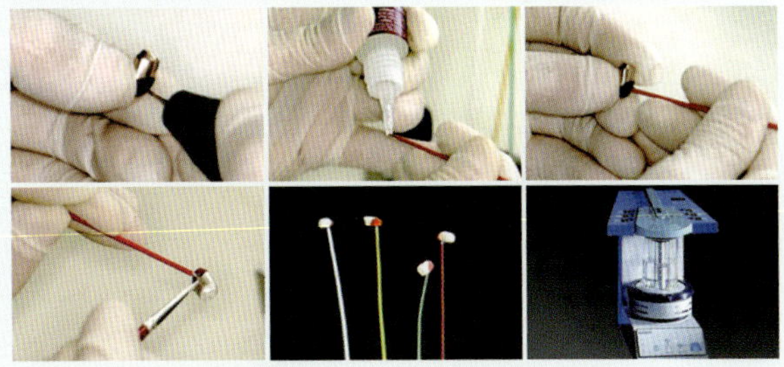

⑭-❷ 금속 프레임워크의 외형 결정, 의치상 변연 기록, 금속 프레임워크 제작

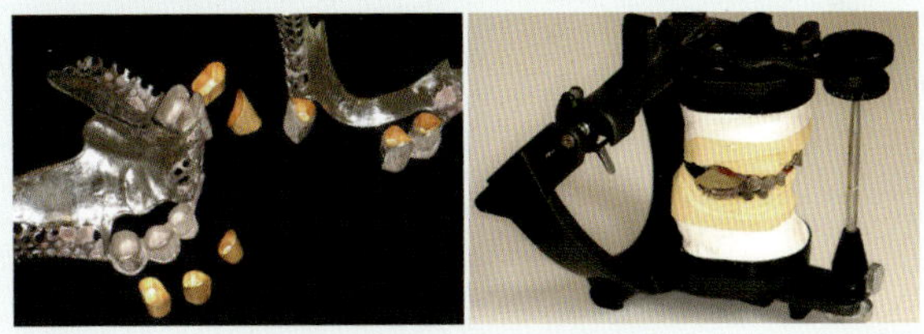

⑭-❸ 외관 제작과 금속 프레임워크 완성

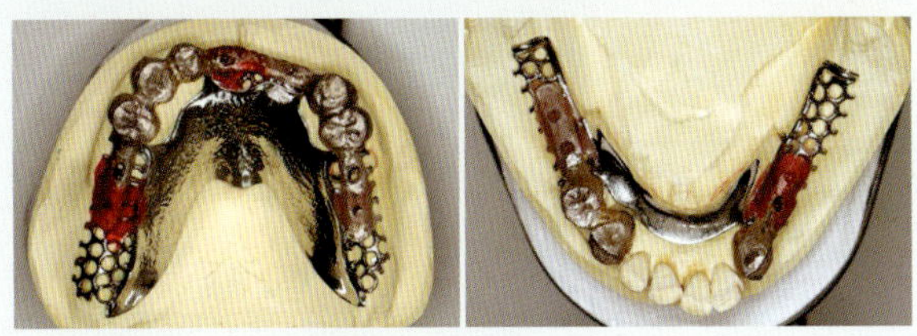

진료실

⑮-❶ 지대장치의 적합 확인과 시멘트로 telescope 내관 장착

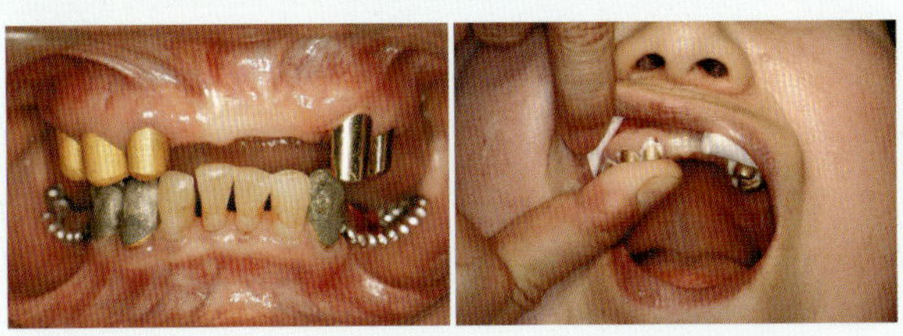

⑮-❷ 구강 내에서 AGC 캡과 외관 프레임워크를 레진 시멘트로 접착하고, 장착된 내관에 치료용 의치가 맞도록 체어사이드에서 수정

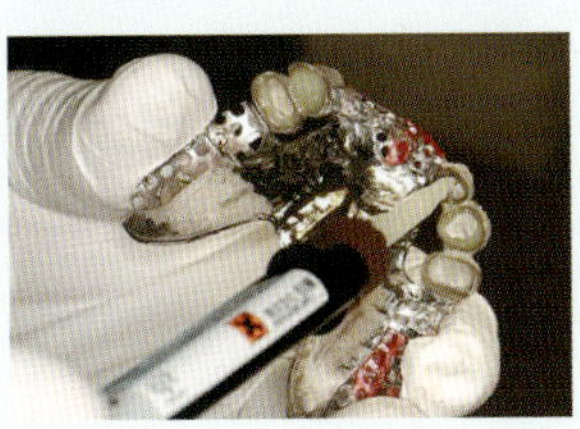

기공소

⑯-❶ AGC telescope skeleton 완성

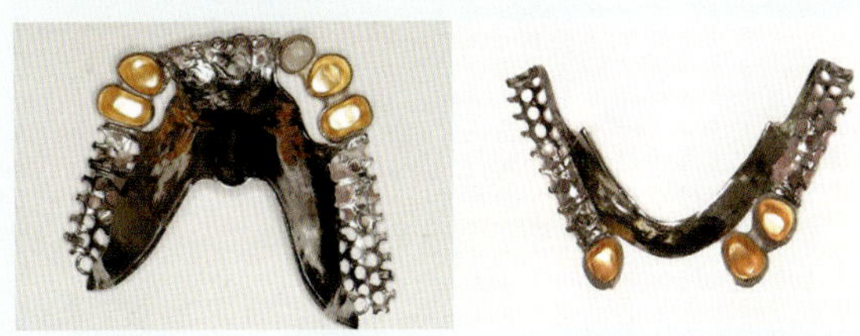

⑯-❷ 의치 인공치 배열, 교두감합 및 가이드 조정

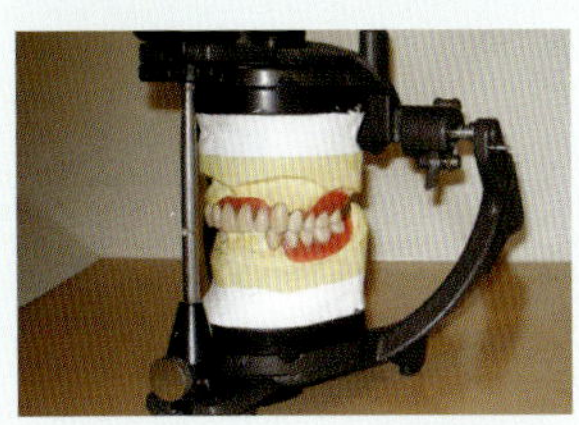

진료실	기공소
17-❶ 인공치 색조 선택 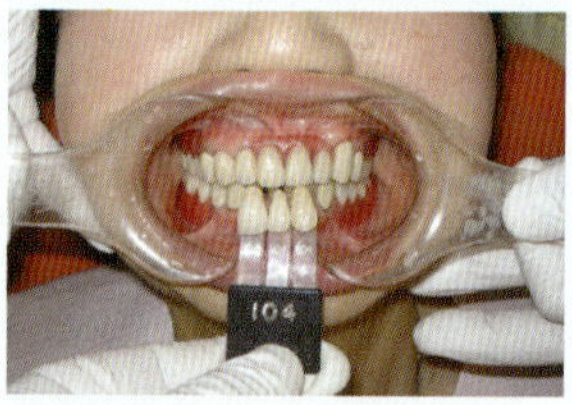	
17-❷ 시적, 배열 확인 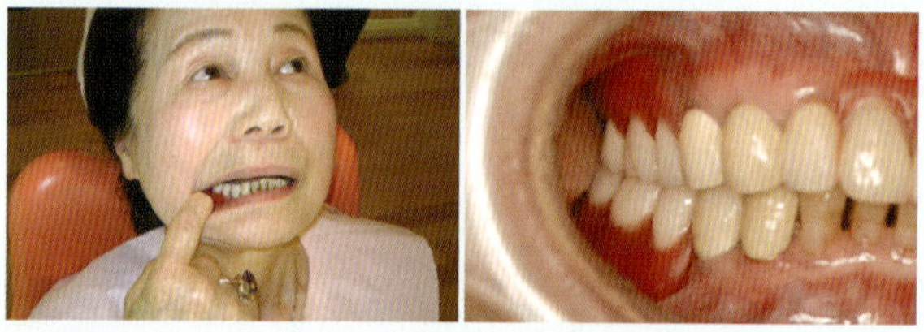	18 중합, 완성 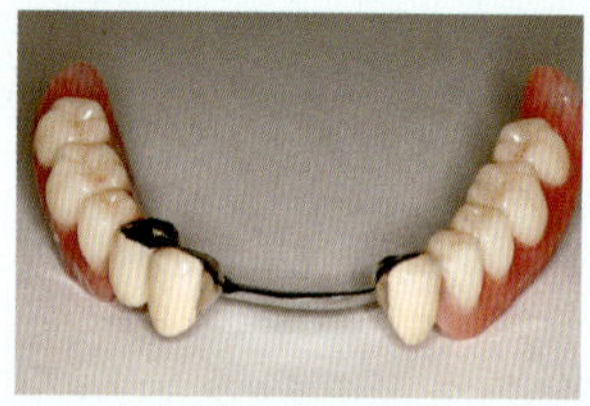
20 최종 보철물 장착 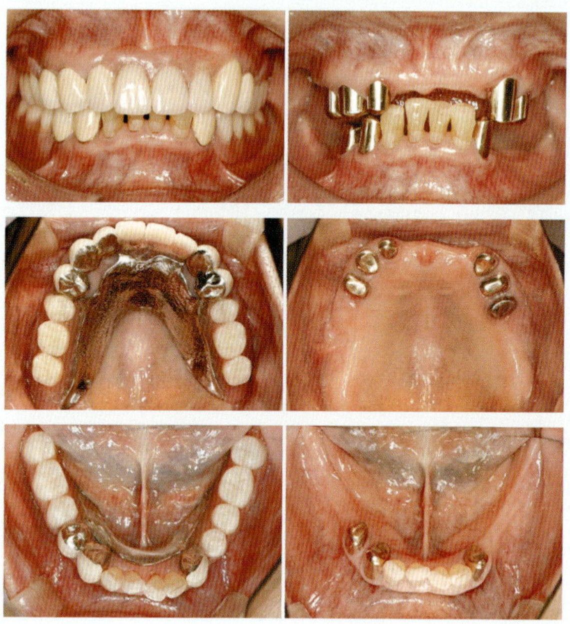	19 하악위, 가이드 조정, 확인 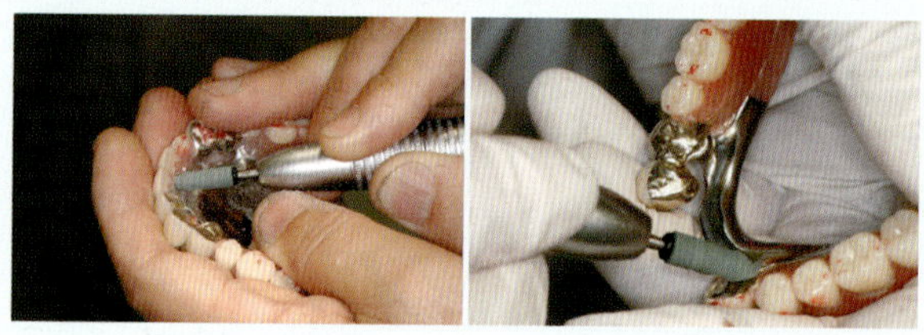

COLUMN 6

의치 설계에 정답이나 오답은 있는가

의치 장착 후에 조정할 때 환자로부터 그다지 좋은 평가를 받지 못하는 경우나, 술후의 문제를 보수하면서 '저렇게 했으면 좋았을 텐데…….'라고 자신의 설계를 후회한 적은 없는가?

의치 설계에 정답이나 오답은 없지만, '더 좋은 설계는?'이라고 생각하는 습관을 지니면 다음 설계에도 활용할 수 있다. 하나의 사례에 들어 구체적으로 검토해보고자 한다.

초진 때 83세 여성으로 주소는 의치 재제작의 희망인데, 지금 사용하는 의치는 씹기 어렵고 빠지기 쉽다는 것이었다. 일단 상악을 첨상해 주소는 해결했지만, 하악 의치에도 다음과 같이 여러 가지 문제와 관련된 어려운 점들이 보였다.

① 견치 자석 코핑의 축면 높이가 높지 않다.
→ 가장 튼튼한 견치에 파지기능(의치의 좌우 흔들거림 방지 기능)이 없다. 또한 의치의 좌우 흔들거림을 제어할 수 없기 때문에, 자석의 자기력이 발휘되지 않아 이탈하기 쉽다는 악순환이 보인다.

② 측절치에 기저결절 레스트를 설치하였다.
→ 이것이 설감을 극단적으로 나쁘게 한다. 이 레스트는 하악 견치의 클래스프에 강한 부하가 걸릴 때 기저결절 부위에 설치하는 것이다.

③ 자석의 유지기능이 있는데도 T자형 bar 클래스프를 설치하였다.
→ 심미성이 크게 저해되었다.

④ 왜 T자형의 bar 클래스프인가?
→ 순·협측은 유지부인데 I bar로는 유지를 얻기 어려울 때 정해진 언더컷을 근심이나 원심에서 구하는 의미로 연장하는 것이 T자형의 bar 클래스프라고 생각한다(65쪽 그림 15 참조). T자형 bar 클래스프는 어디에서 어떻게 유지를 구하는 것일까? 다시 말해 유지장치의 각 부위가 무엇을 목적으로 하고, 그 형태가 기능에 어떤 의미가 있는지를 설계를 하면서 생각해보면 어떨까?

그림 a, b. 견치 코핑의 축면 높이가 파지부로서 작용해, 의치의 좌우 흔들거림 제어를 달성할 수 있으면 자석의 자기력도 효과적으로 작용하지만……. 측절치의 기저결절 레스트는 설감을 극단적으로 나쁘게 하고 있다.

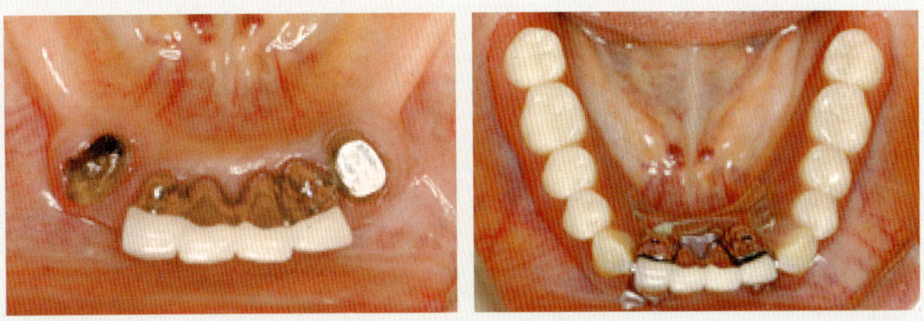

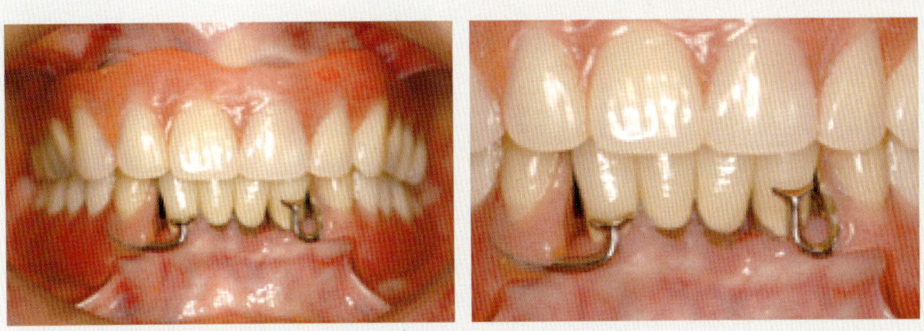

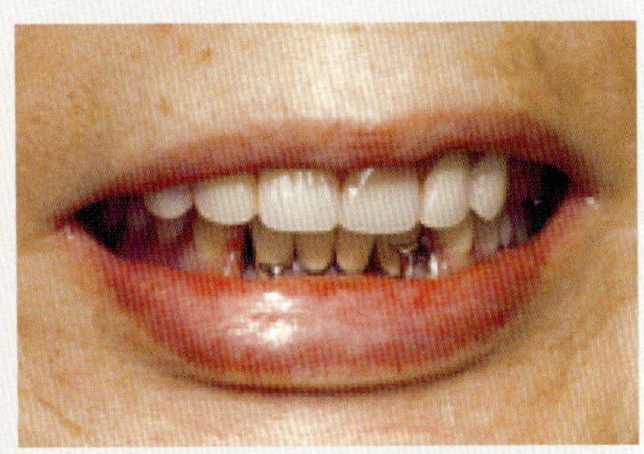

그림 c~e. 자석의 유지기능이 있는데도 또다시 T자형 bar 클래스프로 유지가 추가되었다. 기능할 때 의치가 탈락되지 않는 최소한의 유지로 충분할 것인데……. 이 불필요한 장치로 인해 심미성이 크게 저해되었다.

제 4 장

어태치먼트

■ 소수치 잔존 증례에 이용하는 각종 어태치먼트

어태치먼트도 기능압 부담이나 연결 양식으로부터 각각 rigid(비완압) 기능과 flexible(완압) 기능이 있는 것이 개발·시판되고 있다. 소수치 잔존 증례의 임상에서는 치근면 타입 어태치먼트, 자석 어태치먼트, 바 어태치먼트 등이 이용되고, 이것들은 무치악에 적용하는 임플란트 오버덴처의 유지장치에도 이용된다.

1. Stud(치근면) 타입 어태치먼트

소수치 잔존 증례에서 많이 이용되는 어태치먼트는 치근면 타입이다. 잔존치의 대부분은 치관이 붕괴되어 있고 치관이 보존되어 있어도 정출이 있는 등 치관 보철이 필요한 경우가 많다. 이러한 증례에서는 크라운을 제작하고 클래스프를 설치하는 것보다, 치근면 어태치먼트를 설치하고 의치를 제작하는 편이 지지의 강도나 심미성 등의 측면에서 유리할 때가 많다.

필자는 잔존치가 몇 개만 존재하는 경우에 rigid 타입의 치근면 어태치먼트와 이중관을 함께 사용한다. 어태치먼트의 유도를 위해 이중관이 일정한 역할을 담당해 부드럽게 장착할 수 있다.

한편 유지를 발휘하는 어태치먼트는 하나의 의치상에 다수를 배치하는 것보다 좌우측에 한 곳씩을 설정하는 편이 착탈하기 쉽다.

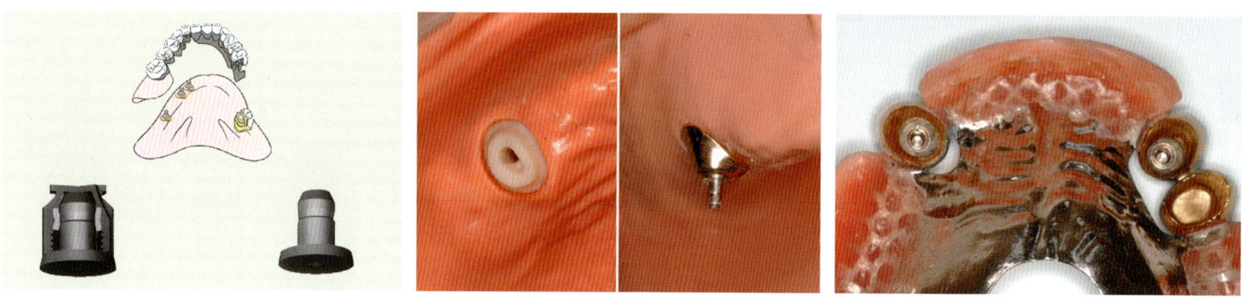

그림 16. Stud 타입 어태치먼트(스위스 CM의 어태치먼트 카탈로그에서 인용).

2. 자석 어태치먼트

시판되는 자석 어태치먼트의 대부분은 지대치 부위에 설치하는 키퍼와 의치상 내면에 설치하는 자석 구조체로 구성되어 있다. 흡인력은 600gf, 400gf가 있다. 자석 어태치먼트를 임상에 응용할 때의 장점은 술식이 간단해 사용하기 쉽고, clasped tooth의 부담이 작다는 것이다. 그러나 clasped tooth의 기능압 부담이 작다는 것은 기능회복 정도가 낮다는 의미이기도 하다.

자석 어태치먼트는 유지장치의 3요소 중 자기력으로 의치가 탈락하지 않도록 하는 유지기능을 갖추고, 치근면에 부착하므로 수직적인 지지기능도 얻을 수 있지만 파지기능은 없다. 의치의 좌우 흔들거림을 제어하는 파지기능은 지대장치의 측면이 그 힘을 받아 치근 코핑의 축면 높이로 측방력을 부담한다. 다시 말해서 의치의 협설 회전(rolling)을 제어한다.

따라서 치근 코핑의 축면 높이를 변화시키면, 지대치의 지지능력이나 강도가 떨어진 지대치에도 힘을 약하게 해서 사용할 수 있다. <u>자기력은 의치를 지지하는 것이 아니라 의치를 정해진 위치에 장착하게 하는 것</u>이다. 소수치 잔존 증례에서는 치열의 절반 이상을 차지하는 의치상의 안정에 영향을 미친다. 의치의 동요를 억제할 수 있고 움직임이 적을수록 자기력의 효과는 크다는 사실이 임상 결과로부터 판명되었다. 그림 17에서는 유지장치의 3요소 중 파지기능이 부족하다. 치근 코핑의 축면 높이를 조금 늘리면 의치의 좌우 흔들거림을 제어할 수 있으므로, 이것으로 자석 어태치먼트의 흡인력을 살릴 수 있다.

어태치먼트의 설정이나 제작과정, 의치상 내면에 female 부위의 설치 등은 앞에서 서술한 stud 어태치먼트와 공통된 사항이 많으므로 참조하기 바란다.

Stud 타입 어태치먼트와 자석 어태치먼트의 진료실 및 기공소의 제작과정을 141~143쪽에 제시하였다. 몇 가지 종류가 시판되고 있지만, 제작과정은 공통된 부분이 상당히 많다.

※ 그림 17-1과 표 3은 아이치 제작소의 팸플릿에서 인용

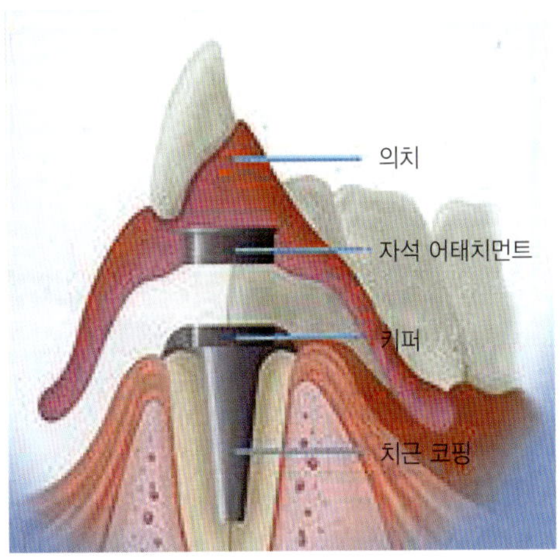

그림 17-1. 자석 어태치먼트의 구조.

표 3. 자석 어태치먼트의 종류

	주조 코핑용		레진 코핑용 키퍼	
	Magfit DX	Magfit EX	Magfit RKR	
	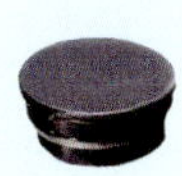	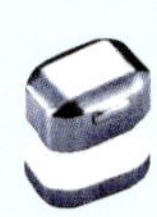	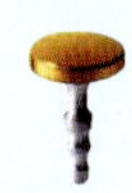	
			Flat type	Dome type
특징	최소 고경 구치에 효과적	최소 수치 구치에 효과적	주조를 생략할 수 있어 당일 치료에 효과적	
흡인력(gf)	800/600/400	600/400	—	
크기(mm)	φ4.4/4.0/3.4	짧은 폭 2.8/2.4	L φ4.0 S φ3.6	φ4.4
고경(mm)	1.3/1.2/1.0	1.8/1.5	L 5.8 S 5.7	6.0

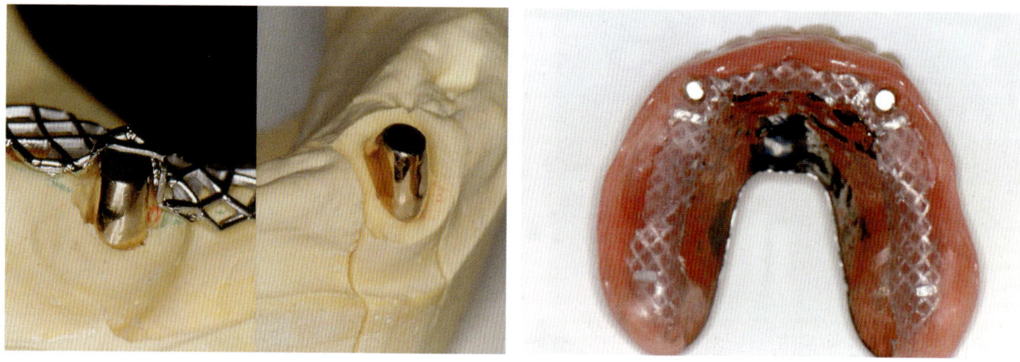

그림 17-2. 자석 어태치먼트.

3. 바 어태치먼트(그림 18)

여러 치아의 치근면 코핑을 바 어태치먼트의 male 부위로 연결한 것이 지대가 되고, 여기에 의치상 내면에 설치한 슬리브가 결합해 유지장치의 기능을 완수한다. 타원형의 rigid 타입과 단면이 원형이어서 회전을 허용하는 타입이 있다(146쪽 제5장 임플란트 지대의 어태치먼트 참조).

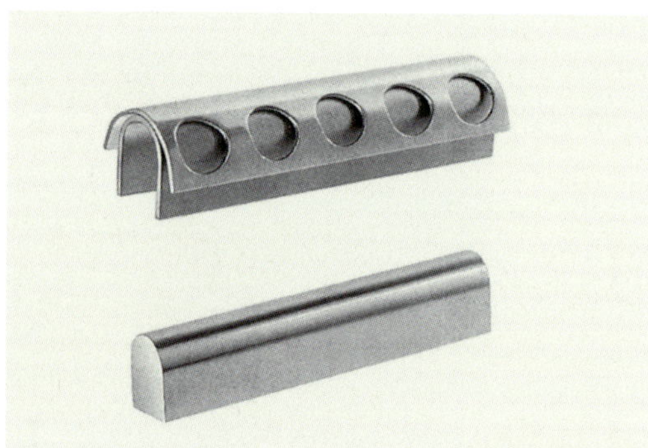

그림 18. 바 어태치먼트(스위스 CM사의 어태치먼트 카탈로그에서 인용).

치근면 어태치먼트 의치의 치료—제작과정

진료실	기공소

1 구강 내 검사, 보철 설계 계획, 유지장치의 검토, 스냅 인상

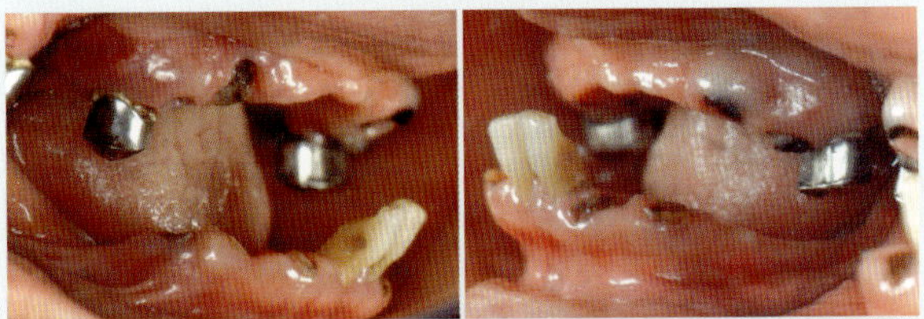

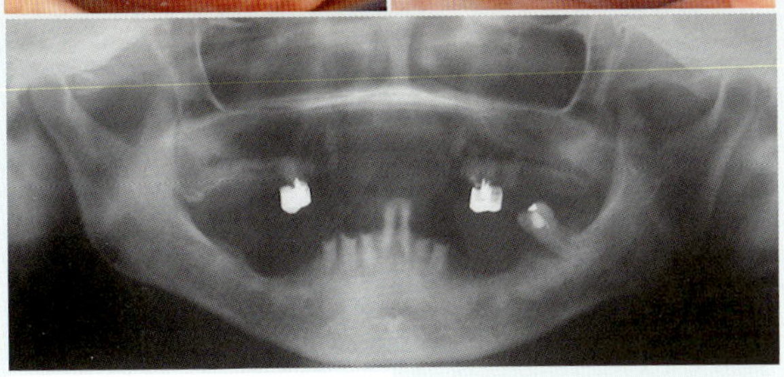

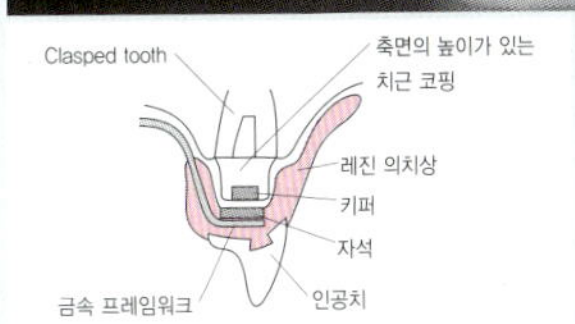

2 치료용 의치의 교합상 제작

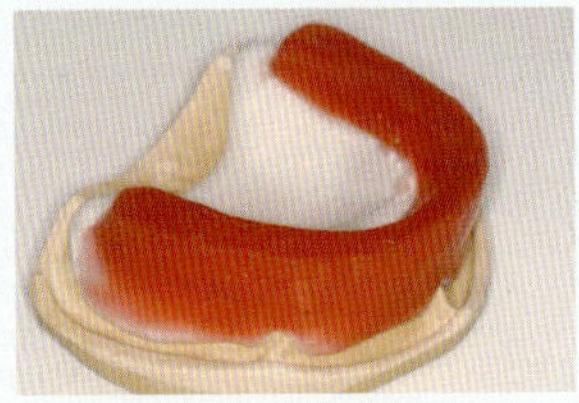

3 치료용 의치의 교합채득

4 치료용 의치 완성

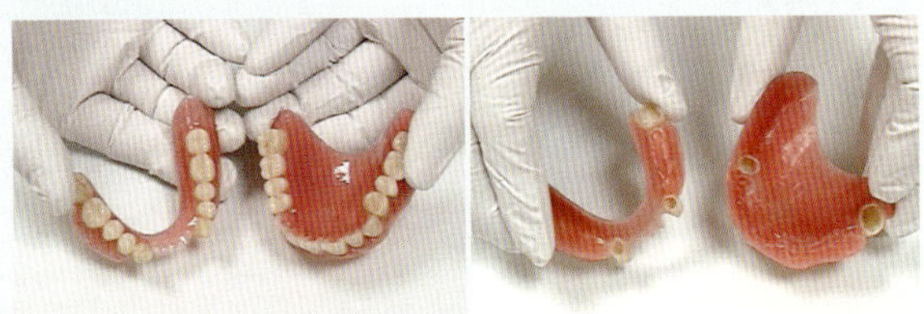

5 치료용 의치 장착·조정

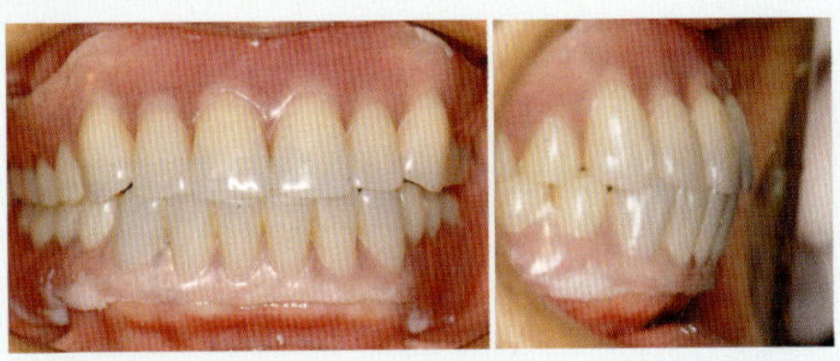

6 개인 트레이 제작

7 치관 형성·인상—개인 트레이를 이용한 러버 인상

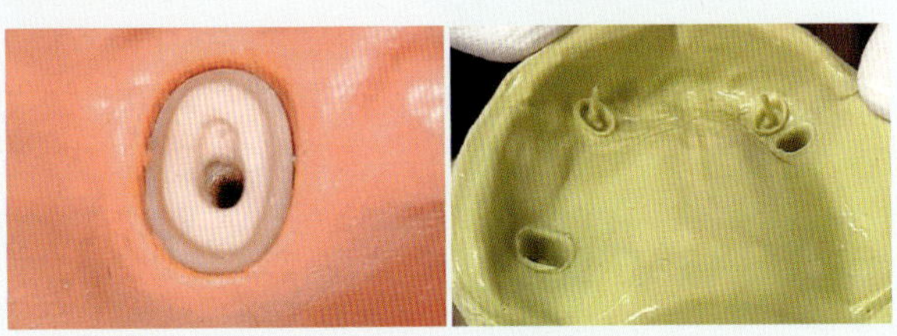

8 교합채득—교합고경 결정
(지금 사용하는 의치, 안정공극량 등을 참고로)

9 작업모형 제작—작업모형의 교합기 부착

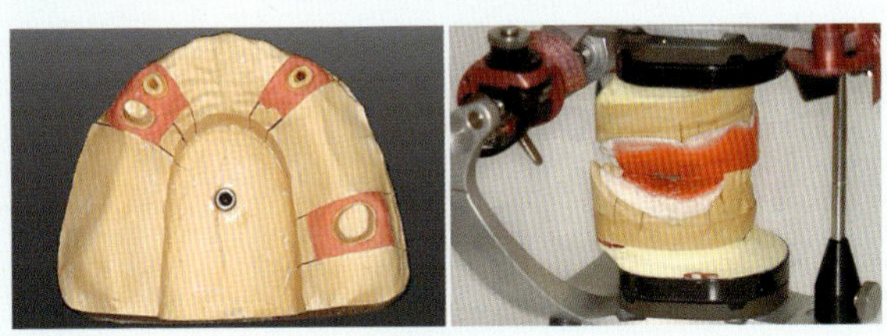

진료실	기공소
	10 어태치먼트 착탈 방향 결정—왁스업, 어태치먼트 설치 (Mini-Gerber Plus) 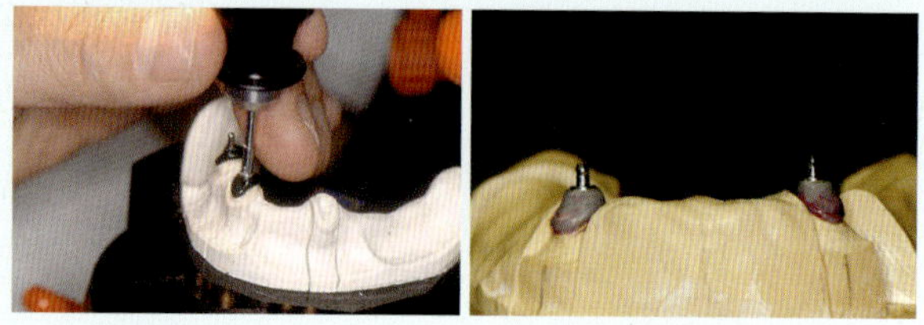 11 매몰, 주조, male 부위 완성 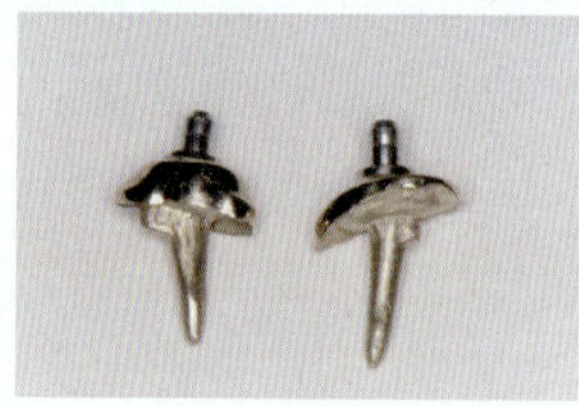
12 지대장치 적합 확인 13 어태치먼트 부위의 픽업 인상 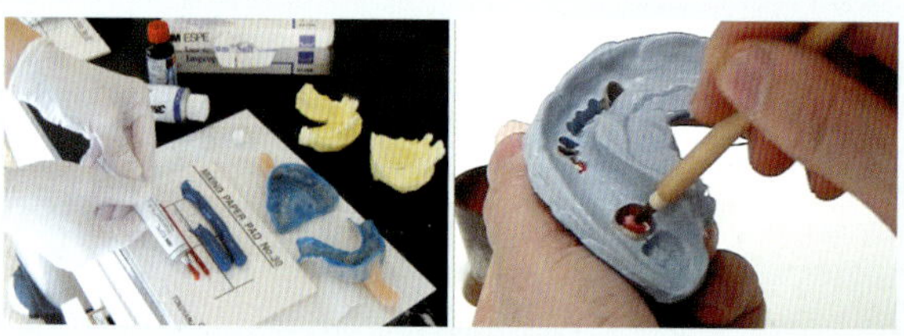	14 Female 장착 모형 제작, 교합기 부착 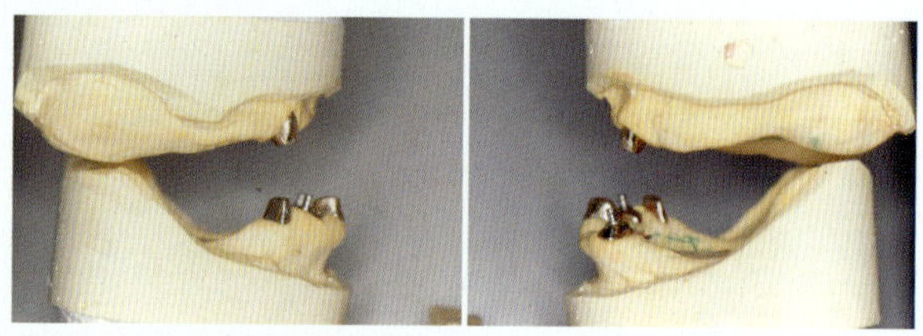 15 Go-A 묘기장치 제작 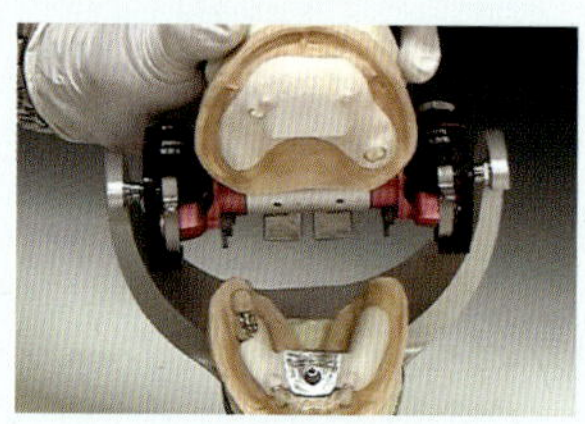
16 Go-A 묘기를 이용한 교합채득 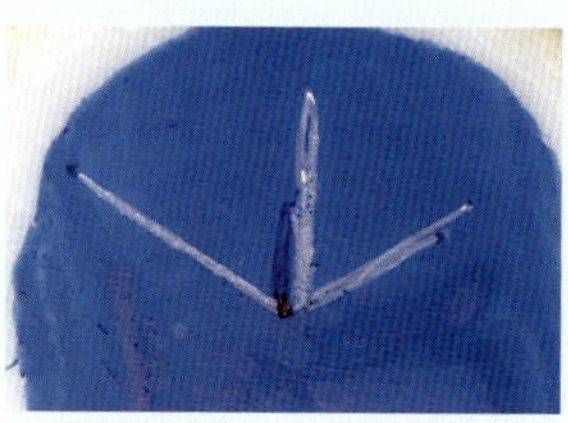	17 Go-A로 하악 모형 교합기 재부착 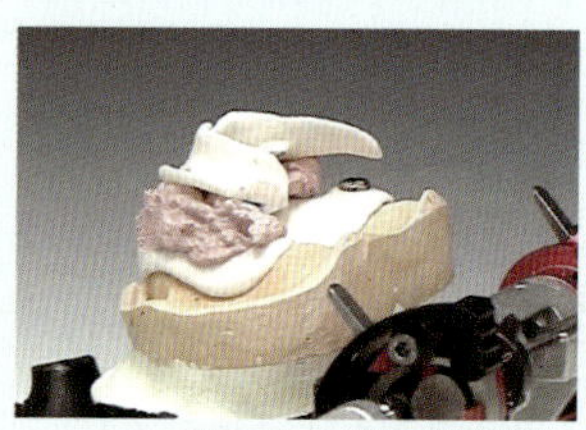

진료실	기공소
	18 금속 프레임워크 외형선 기록 주조상 제작 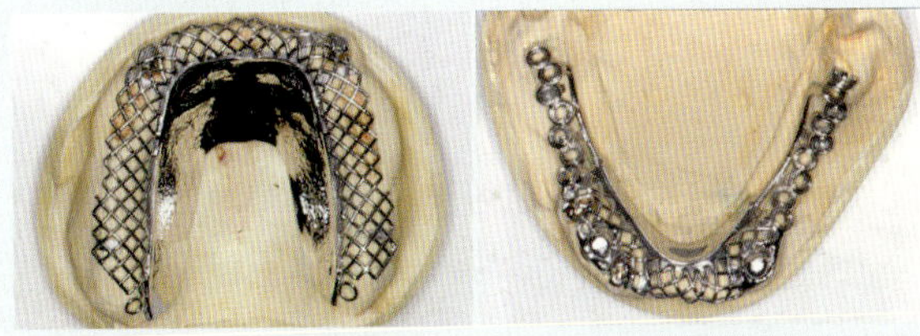
	19 Female housing 제작 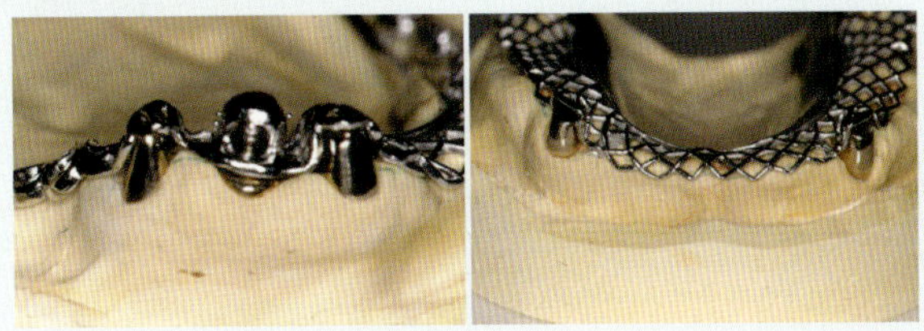
20 시적, 배열 확인 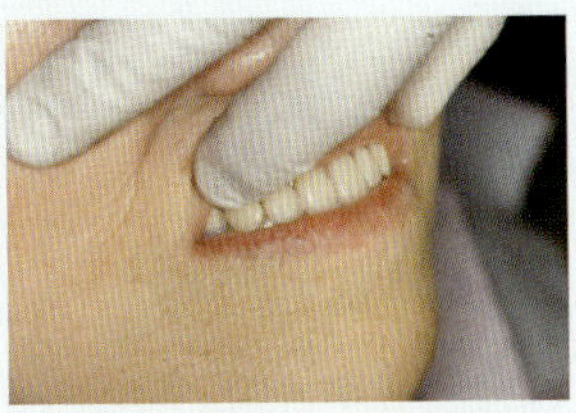	
	21 인공치 배열, 교두감합위 및 가이드 조정
	22 중합, 완성
23 최종 보철물 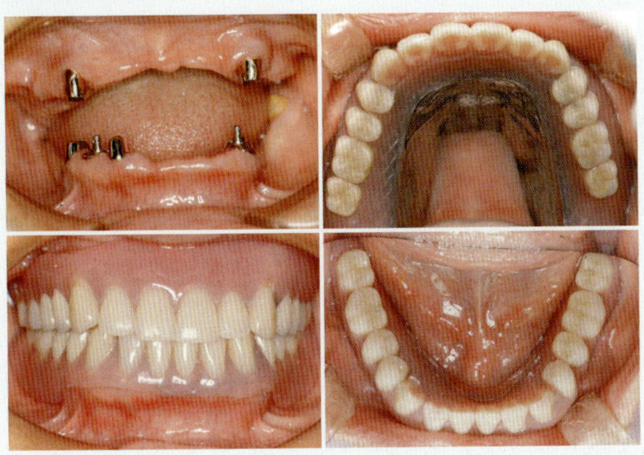	
24 하악위·가이드 조정 및 확인 어태치먼트의 유지력 조정 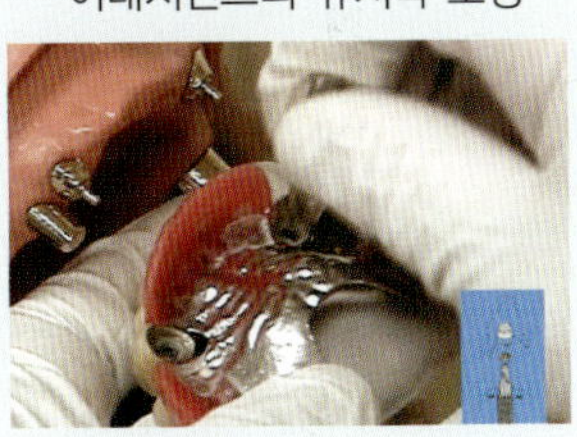	

제 5 장

소수치 잔존 증례와 임플란트

■ 결손 보철의 문제와 임플란트의 역할

1. 난증례에 소수의 임플란트를 이용한다

가철성 보철물(국소의치)을 이용하는 증례 중 치조제가 흡수된 무치악과 같이 기능회복이 어려운 증례, 또는 잔존치의 배치나 마주하는 관계가 불량한 치열에서 지대치에 문제가 있거나 상실을 초래하는 증례처럼 술후 대응에 고심하는 예도 적지 않다.

그러한 난증례에 대한 대응책으로는 임플란트를 효과적으로 이용하는 것이 좋다. 치열의 적재적소에 소수의 임플란트를 배치해 새로운 지지를 얻음으로써, 결손 치열의 악조건을 개선해 역학적으로 안정된 보철회복을 도모하는 것이다.

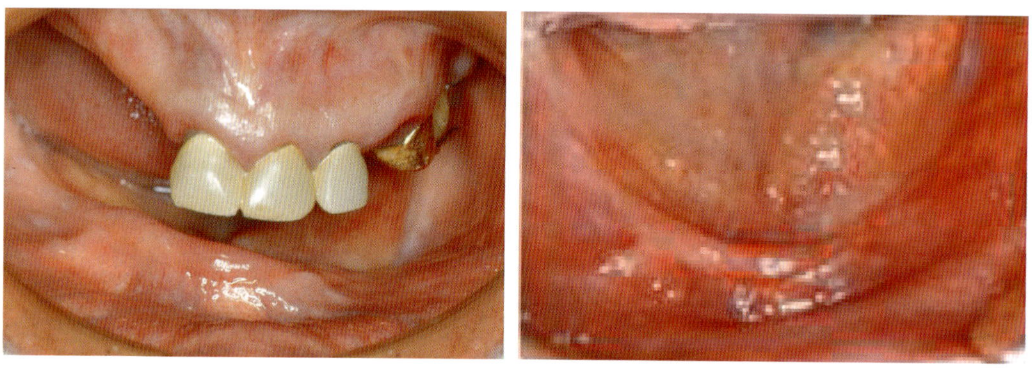

그림 19. 극심한 치조제 흡수를 초래한 결손 치열의 난증례이다.

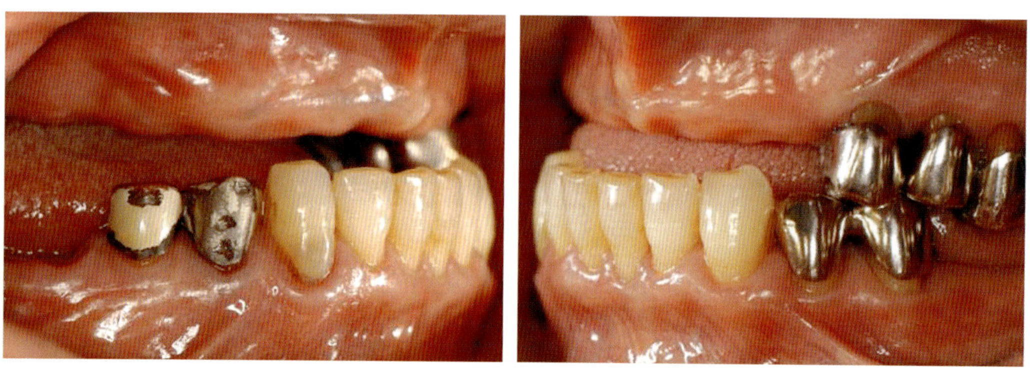

그림 20. 엇갈린 교합이 되기 직전의 증례이다.

2. 무치악이 된 경우에 의치의 지대에 이용하는 임플란트

Stand(1992)에 의하면, 총의치 환자에게 적용한 임플란트 지대 오버덴처의 유효성은 높고, 적용 대상이 되는 증례도 적지 않다고 한다. 이 개념이나 방법에 대해서는 상당히 오래전부터 임상시험이나 성과가 보고되어왔다.

지금까지 무치악에 임플란트를 응용한 가철성 의치의 술후 경과를 보면, 기능회복 정도가 높아서 결손부 치조제가 흡수된 하악 총의치 증례, 소수치 잔존 증례가 마지막 국면을 맞아 총의치가 되어 잘 적응할 수 없는 증례, 나이가 들어 구강 주위의 기관이나 조직의 기능 및 반사가 저하해 의치를 잘 다룰 수 없게 된 증례 등에서는 매우 효과가 높다고 느낀다.

무치악 증례에서 소수의 임플란트를 이용해 움직임을 억제한 오버덴처는 환자의 만족을 얻을 수 있다는 사실을 실감하고 있다.

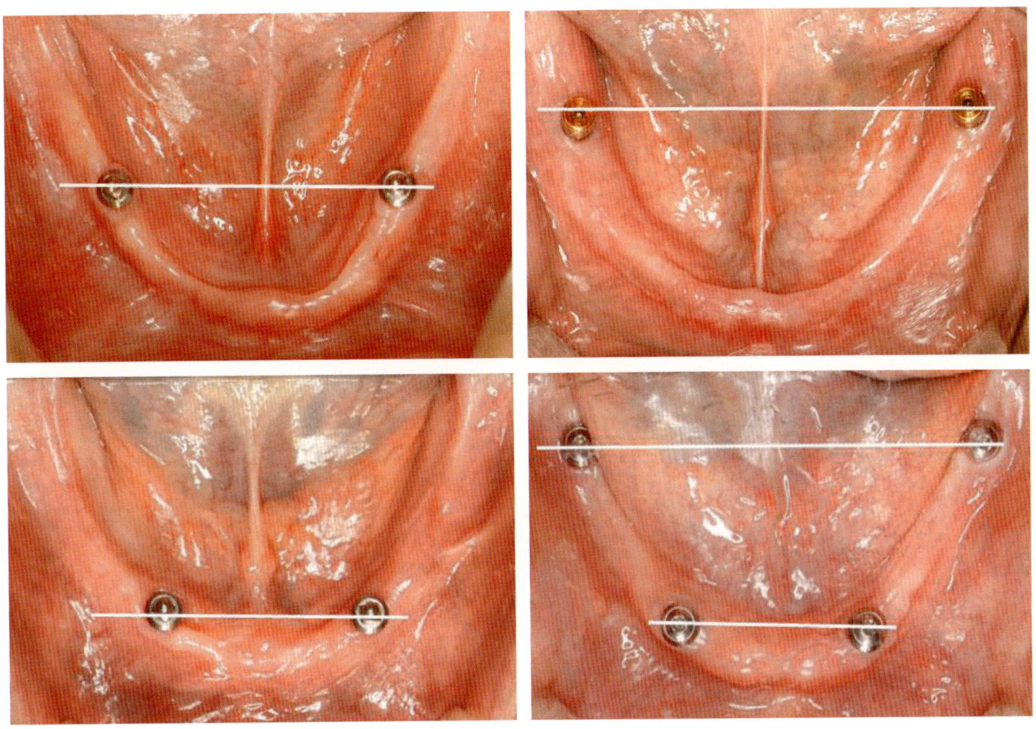

그림 21. 하악 무치악에서 임플란트의 배치.

임플란트 상부구조에 부착하는 가철성 보철물의 지대장치

가철성 보철물의 임플란트 지대, 다시 말해 국소의치를 지지하는 임플란트 상부구조에 부착하는 유지(지대)장치는 몇 가지 종류가 시판되고 있다.

의치상과 임플란트를 rigid하게 연결하는 장치, 하중의 방향에 따라서는 연결의 강도를 느슨하게 하는 장치 등 역학적 특성이 다르므로 각각의 특성이나 장단점을 파악할 필요가 있다.

1. 바 어태치먼트—라운드 바(round bar), 계란형 돌더(dolder) 바, 슬라이드 어태치먼트 바

바 어태치먼트에는 여러 가지 형태가 있으며, rigid 타입과 flexible 타입으로 분류된다. 라운드 바나 돌더 바는 flexible 타입으로 임플란트의 식립 개수가 2개인 경우에 정중에 대해 직각으로 통과하는 바는 축을 중심으로 회전과 침하를 허용한다. 그러나 이공 사이의 전치 영역에 4개가 식립된 임플란트를 연결한 바 어태치먼트의 경우에는 의치의 침하가 억제되어 rigid한 유지장치가 된다.

한편 슬라이드 어태치먼트 바는 바와 거기에 감합하는 슬리브 형태로부터 rigid 타입에 속하므로, 연결된 의치상의 움직임은 규제되어 줄어들게 된다.

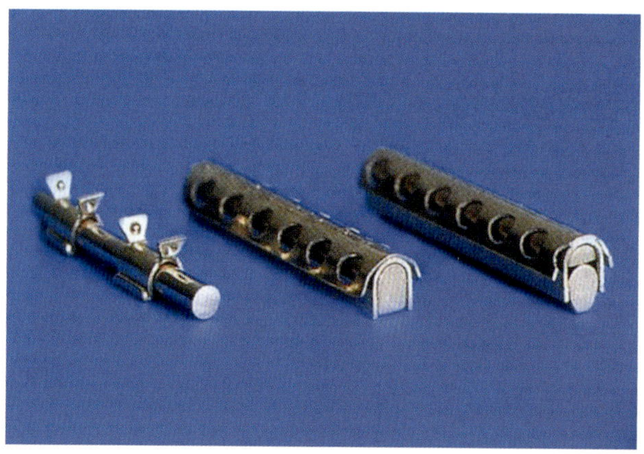

그림 22. 바 어태치먼트.

표 4. 바 어태치먼트의 특징과 장단점
① 견고한 지지 또는 움직임을 허용하는 바의 단면 형태가 다양, 임플란트 식립 개수(2~4개)
② 의치상 안에 여러 개의 임플란트를 연결 고정
③ 심미성
④ 의치상 내면과의 사이에 사강이 존재

2. 볼 앵커 어태치먼트

임플란트 상부에 장착하는 어태치먼트 male 부위는 공 모양이고, 그것을 잡는 female 부위는 의치상 내면에 고정된다. 유지장치의 연결 양식에서는 non-rigid 타입으로 분류되고, 유리단 유지장치로 사용하는 경우 등에서는 의치상의 움직임을 약간 허용한다.

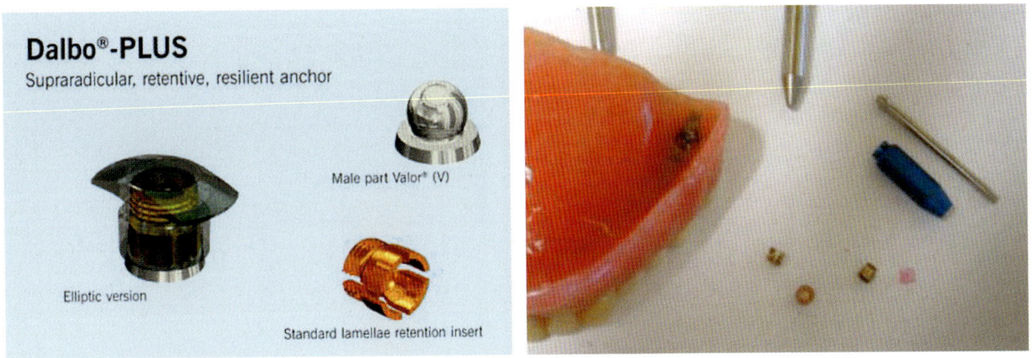

그림 23. 치근면 타입 어태치먼트.

표 5. 볼 앵커 어태치먼트의 특징과 장점
① Rigid한 지지
② 힘의 작용점이 낮음
③ 유지력 조정이 쉬움
④ 심미성
⑤ 치관 방향 변경 가능 마주하는 관계의 시정 가능

3. 자석 어태치먼트

자석 부분의 역할은 의치 탈락에 대해 저항하는 것이다. 유지장치로서 고려해야 할 부분은 코핑의 축면 높이를 늘려 파지기능을 가지게 할 것인지 아닌지에 있다. 치근면 코핑의 축면 높이를 늘린 형태는 rigid한 연결로 양호한 지대가 되지만, 치은연 정도 높이의 코핑은 의치상의 좌우 흔들림을 막을 수 없으므로 유지장치로서는 충분하지 않다.

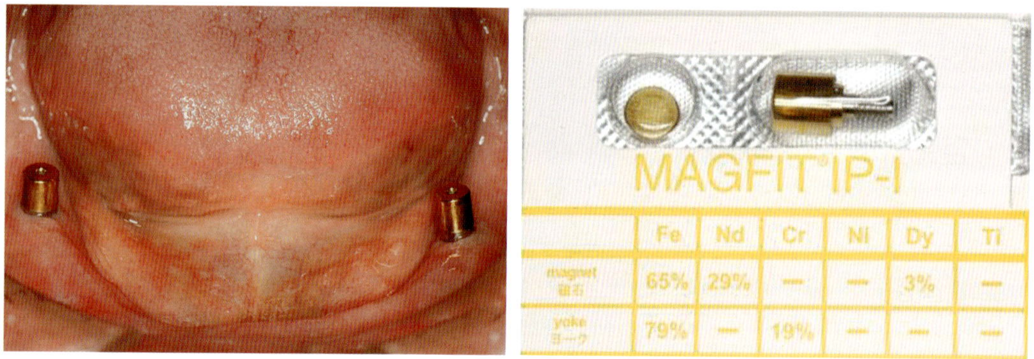

그림 24. 자석 어태치먼트.

표 6. 자석 어태치먼트의 특징과 장점
① 제작·기공 조작이 간단
② 유지력 감소가 작음
③ 심미성
④ 축면 높이 변경으로 장치가 부담하는 힘을 조절할 수 있음

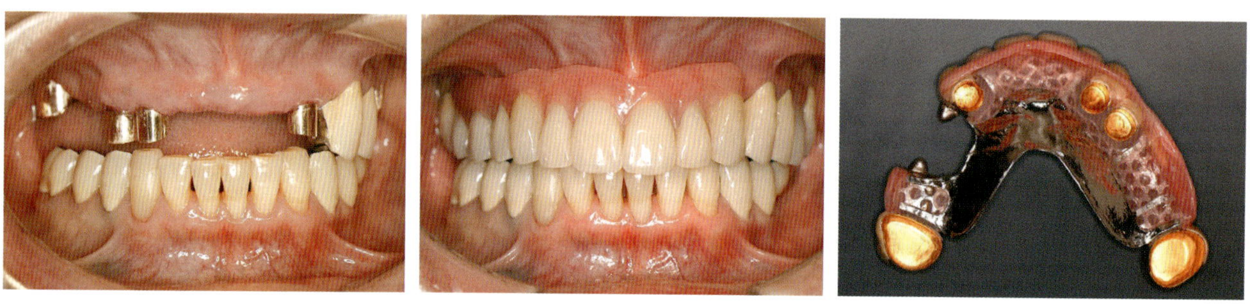

그림 25. AGC telescope 의치.

표 7. AGC telescope의 특징과 장점
① 매우 rigid한 지지
초정밀 적합성
저작 회복 효과가 큼
② 청소성, 지대 주위 환경이 양호
③ 동요 치아에 대한 이차 고정 효과
④ 술후의 변화나 문제에 대한 대응성
⑤ 심미성

4. Telescope

유지장치의 지지로서는 임플란트와 의치상의 연결이 가장 견고한 것이다.

기존의 konus telescope 유지력은 경사각 6°로 설정된 지대치 측면의 사면만 내·외관이 접합해 '감합'이라는 형태로 의치가 유지된다.

한편 AGC telescope는 일반적으로 경사각 2°로 만들어져, 내·외관 측면뿐만 아니라 정상부도 접합해 감합이 아니라 '적합'이라는 형태로 유지된다.

임플란트 지대의 telescope 의치에서 konus의 감합으로는 유지가 너무 강한 경우가 많고 착탈이 어렵다. 따라서 AGC와 같은 적합으로 유지하는 것이 적절하다.

■ 임플란트의 효과와 주위 환경에 대한 영향

그림 26과 같이 대합하는 악궁(상악)의 잔존치가 좌우 불균등하게 하악 의치에 부하를 가하는 증례는 하악 총의치가 불안정하고, 게다가 점막에 통증을 일으키기 쉽다.

이런 경우에는 반드시 상악의 잔존치에 걸맞은 하악의 보철이 필요하므로, 예전에는 신체적 및 경제적 조건만 해결할 수 있으면 임플란트를 적용해 높은 보철효과를 얻을 수 있다고 생각하였다.

그러나 임플란트 의치를 이용한 보철은 옛날 방식의 회복에 지나지 않는다. 왜냐하면 dental prescale로 교합력의 향상을 확인해보면 치료효과는 상당한 회복을 보이는 것으로 생각되는 한편, 임플란트 주위 치은에 대해 가장 좋은 환경이라고는 할 수 없기 때문이다.

그리고 역학적인 면에서는 전치부의 강한 4개의 임플란트가 대합하는 악궁(상악)에 가압 부하를 가하는 문제가 발생하는 경우가 있다.

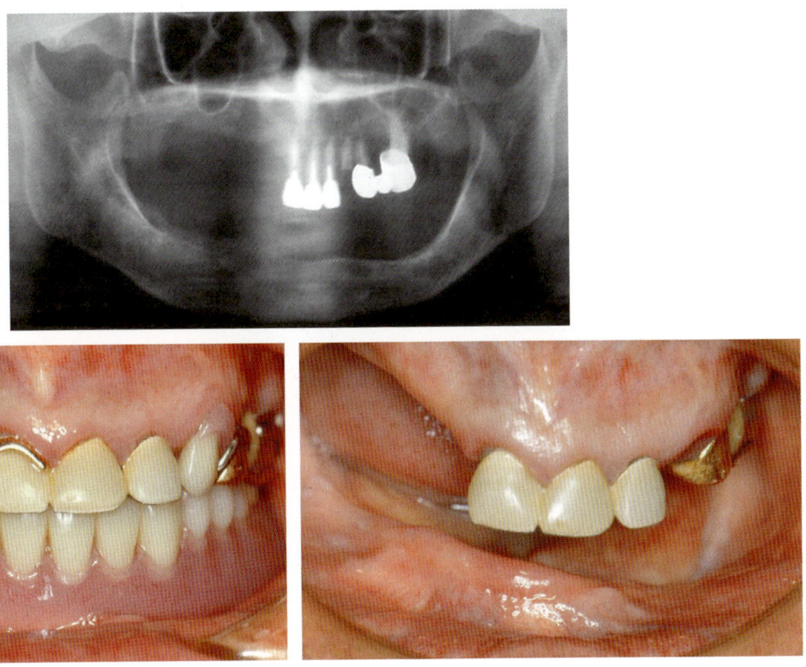

그림 26-1. 술전의 상황. 하악 무치악은 심하게 흡수되고 대합하는 악궁(상악)의 잔존치가 좌우 불균등하게 하악 의치에 부하를 가해 점막 통증을 초래한다. 그리고 Angle II급 특유의 현상인 하악 전치 순면에 대한 아랫입술 압력으로 하악 의치가 들떠 하악 총의치가 매우 불안정하였다.

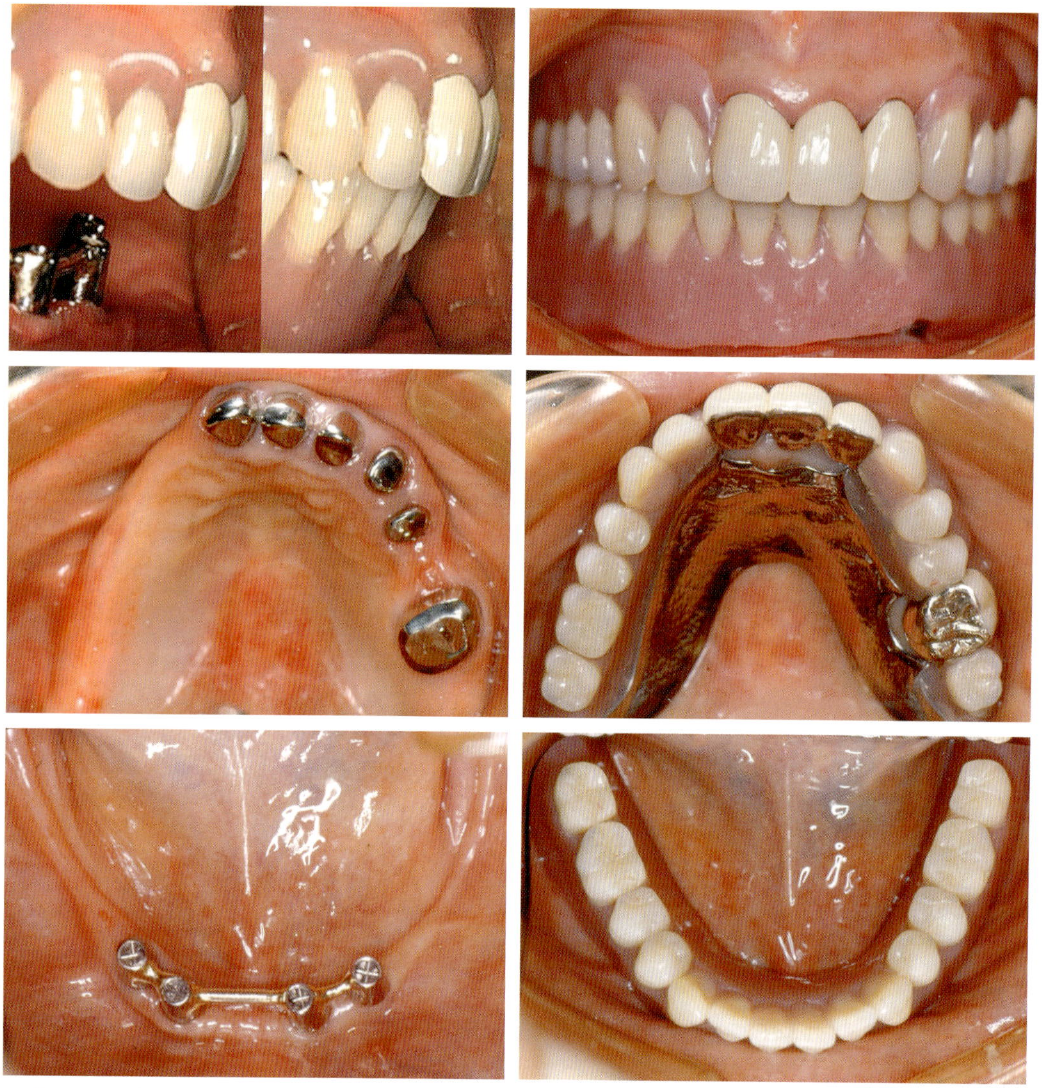

그림 26-2. 보철에서는 하악 무치악의 임플란트 오버덴처에 의해 비교적 높은 기능회복이 달성된 것 외에도, 술전에 볼 수 있었던 하악 의치가 들뜨는 현상이 해소되었다.

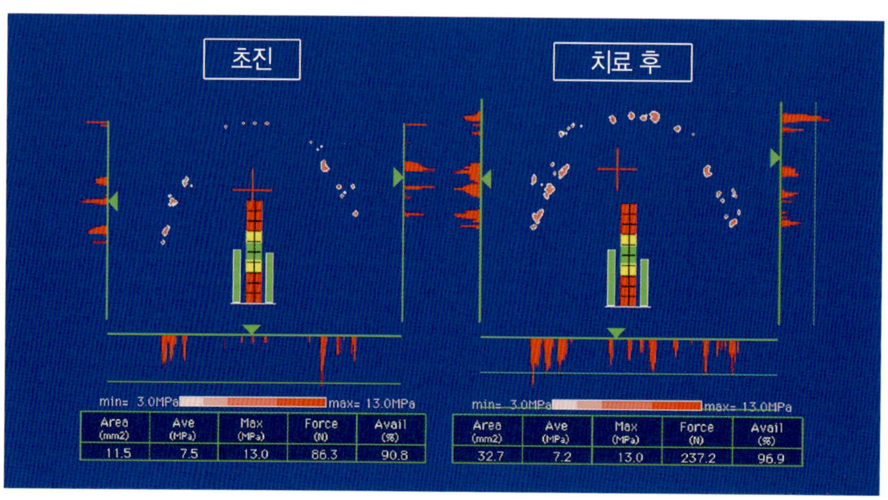

그림 26-3. 신체적·경제적 조건만 해결할 수 있으면 임플란트를 적용해 높은 보철효과를 얻을 수 있다. Dental prescale로 측정해보면, 술후에 현격한 교합력 향상을 보이는 것을 통해 효과를 객관적으로 이해할 수 있다.

임플란트 지대 의치에 의한 기능회복

1. 바 어태치먼트의 장단점

흡수된 하악 무치악에 대한 임플란트 지대의 바 어태치먼트를 이용한 보철법은 의치의 안정화에 크게 기여해 높은 회복력을 기대할 수 있다. 한편 생물학적 또는 교합적인 단점도 있다.

단점 중 하나는 바 하부 치은의 증식과 같은 연조직의 문제이다. 다른 지대장치와 비교하면 큰 문제점은 아니지만, 시간이 지나면서 바 하부는 의치상과의 사이에 사강을 만드는데, 그것을 메우는 것 같은 형태로 점막의 비대가 일어나기 쉬우므로 청소가 미비한 기간이 계속되면 주위 치은의 염증을 초래한다.

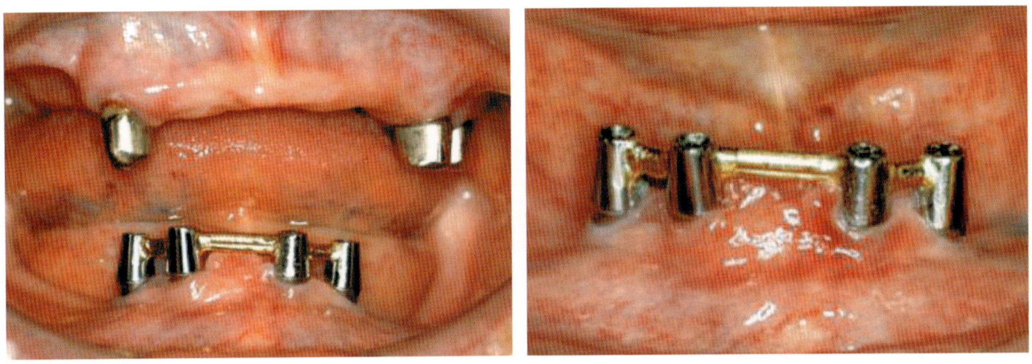

그림 27-1. 임플란트를 연결하는 바 어태치먼트 주위의 사강에는 점막 비대가 생기기 쉬워, 청소가 불량한 경우에는 치은의 염증을 초래한다.

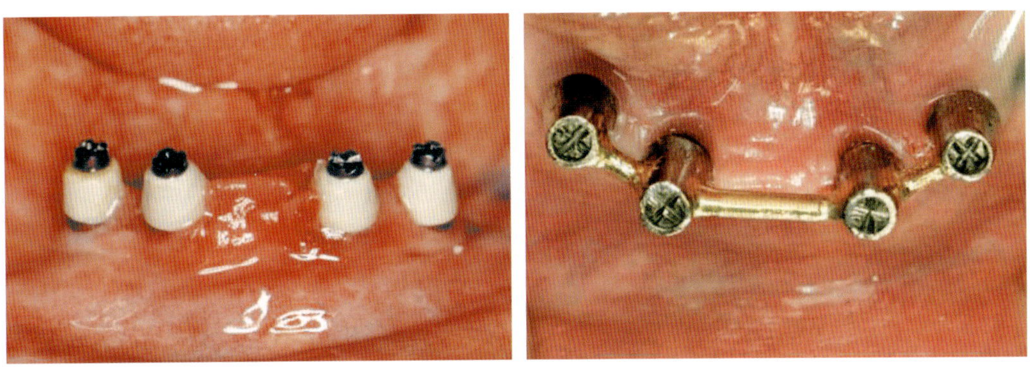

그림 27-2. 바 어태치먼트를 일시적으로 철거해 의치상 하부에 사강이 생기지 않도록 하고 청소 지도를 강화한 결과, 몇 개월 후에 치은은 거의 건강한 상태가 되었다.

2. 대합하는 악궁을 위해서도 임플란트가 필요하다

다음 증례는, 상악이 총의치이고 하악은 편측에만 잔존치가 있다. #43을 상실한 결과, 급격하게 상·하악 교합의 안정성이 저하되었다. 그 대응으로서 #43 부위에 1개의 임플란트를 식립하고, 상부 구조는 좌측 잔존치의 지대장치와 같이 AGC telescope로 재건하였다.

잔존치와 임플란트에 의한 좌우대칭의 telescope 의치 형태가 되어 하악 의치의 안정성을 얻을 수 있었다. 한편 상악 총의치의 양호한 흡착을 얻기 위해서는 대합하는 악궁으로부터 좌우 균등하게 압력이 가해지는 것이 중요하므로, 하악에 적용한 1개의 임플란트는 하악 의치의 안정과 함께 대합하는 악궁을 위해서도 필요한 임플란트이다.

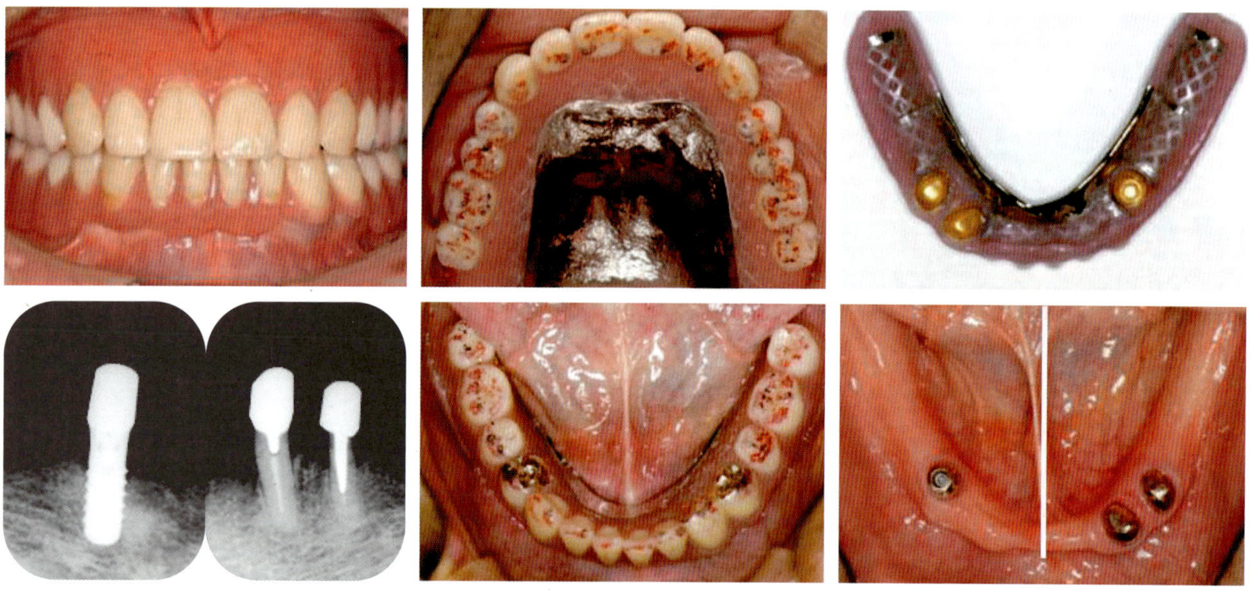

그림 28. 1개의 임플란트로 하악의 지지에서 대칭성을 구축함으로써 하악 의치의 안정을 얻고, 나아가 대합하는 악궁에 좌우 균등한 압력을 가해 상악 의치의 흡착도 향상한다.

3. 편측 견치 결손으로 어긋난 악위를 개선하는 임플란트

그림 29 증례는 술전에 #13의 결손으로 교두감합을 할 때 #23의 설측 경사면을 따라 씹으면서 하악이 우측으로 변위해가는 상황을 보이고, 우측 과두는 후방으로 이동해 우측 턱관절에서 관절음(click)이 있었다.

보철할 때는 어긋남이 없는 하악위 재건을 위해 #13에 임플란트를 식립해 좌우 균등한 지지를 확보한 telescope 의치로 수복하였다. 그 결과, 과두위와 교합위가 조화를 이루어 어긋남이 없는 하악위를 회복할 수 있었다.

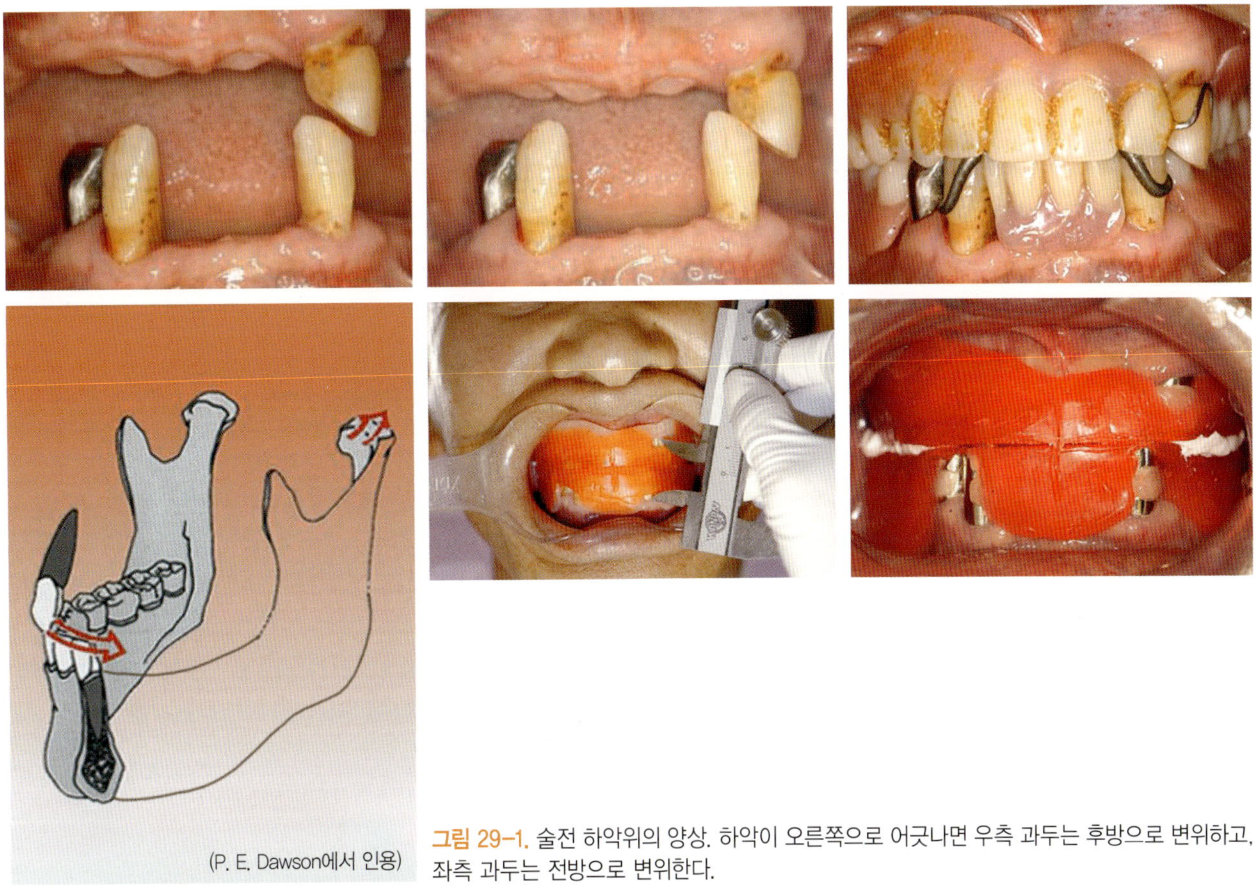

그림 29-1. 술전 하악위의 양상. 하악이 오른쪽으로 어긋나면 우측 과두는 후방으로 변위하고, 좌측 과두는 전방으로 변위한다.

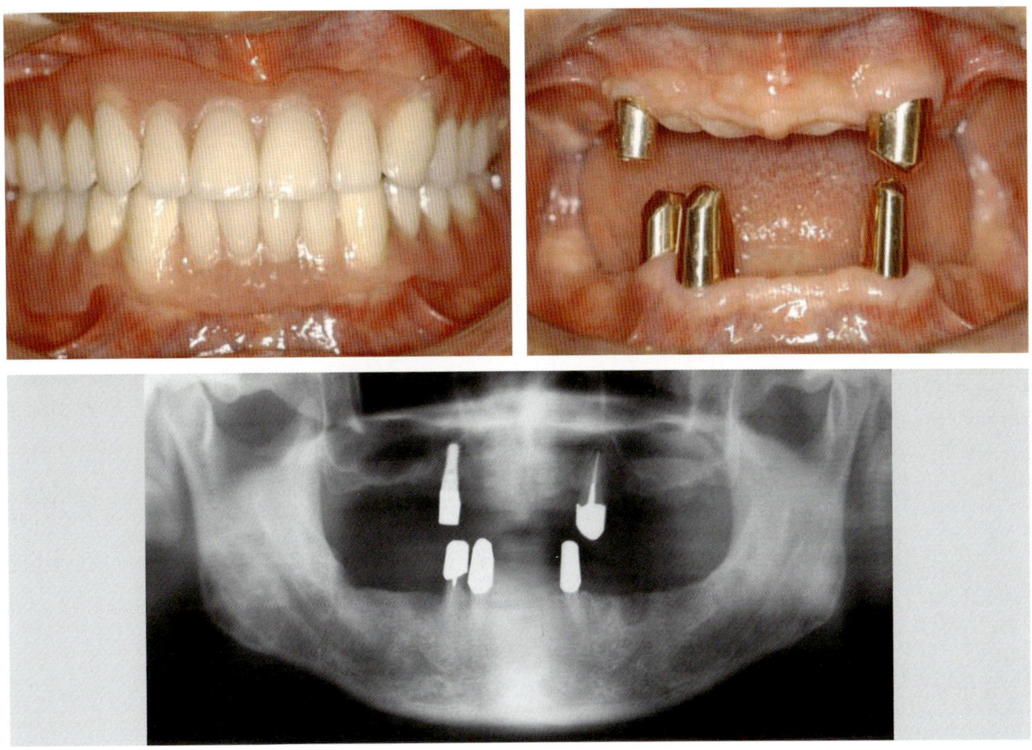

그림 29-2. #13 부위에 1개의 임플란트를 식립함으로써 좌우 균등한 지지를 얻어, 변위가 없는 하악위를 재건할 수 있었다.

4. 치근파절을 임플란트로 follow up—마주하는 관계가 불량한 증례를 시정

다음은 소수치 잔존 증례에 대해 상·하악 모두 konus 의치로 보철해, 편측의 교합지지이지만 일단 기능회복을 할 수 있었던 환자이다. 그러나 6년 후에 하악의 유일한 konus 지대치였던 #46이 치근파절로 발치되고, 그 결과로써 하악은 2개의 전치만 남아 지지능력이 크게 줄었다. 결손부 치조제는 V자형이고, 상악과 마주하는 관계가 불량해 하악 의치는 불안정한 상황이 되었다.

문제에 대한 follow up으로서 하악의 양측 소구치 부위에 임플란트를 식립해, 치유를 기다려 볼 앵커를 지지로 한 의치로 수리하였다. 상·하악 모두 양측성 지지가 되어, 맨 처음의 편측 지지 konus 의치보다 한층 더 안정된 지지를 얻을 수 있었다.

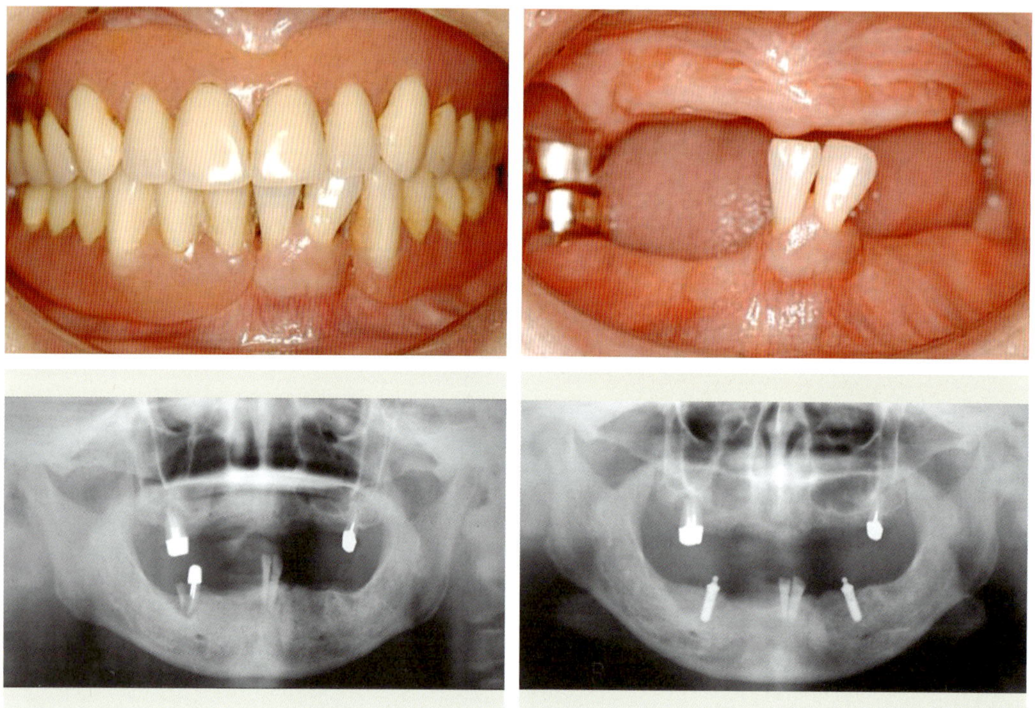

그림 30-1. 하악의 telescope 의치는 편측 지지로 6년 동안 기능했지만 치근파절로 사용할 수 없게 되었다.

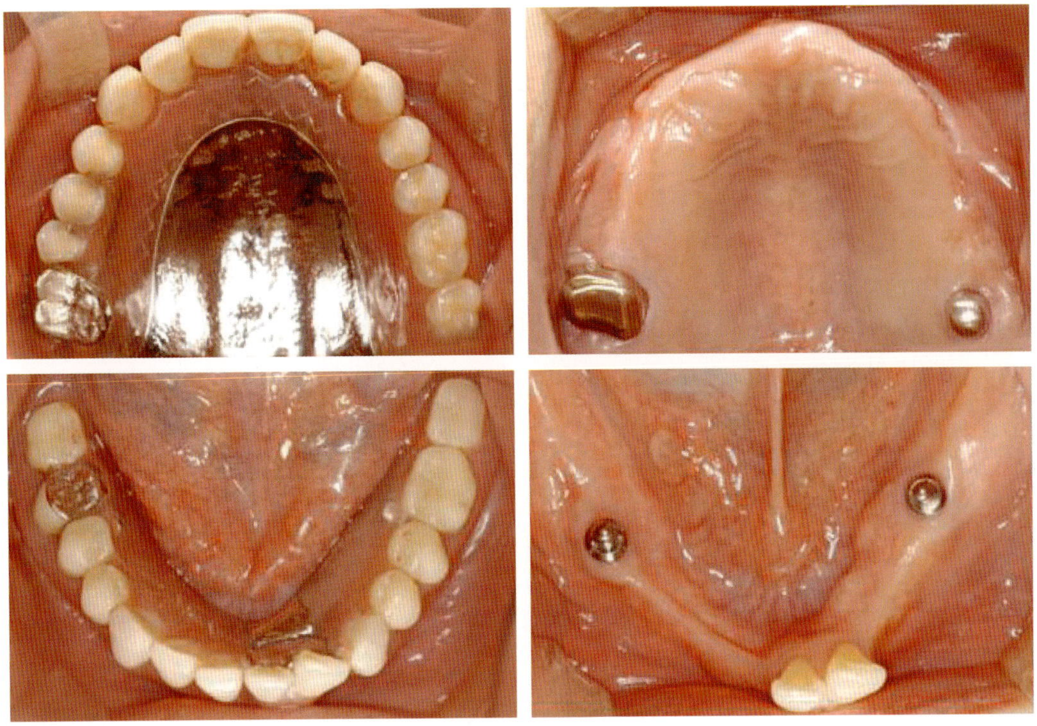

그림 30-2. 하악 임플란트를 상악 잔존치의 약간 전방인 #35, 45 부위에 식립해, 상하 모두 대칭적인 지지가 되도록 개조하였다.

5. 잔존치의 편재와 임플란트의 역할

다음에 보이는 증례는 상당히 많은 자연치가 남아 있었지만 대부분 중등도에서 중도의 치주질환에 이환되어 있었기 때문에, 먼저 치주 기본 치료를 하고 보존 가능한지를 확인하기로 하였다. 결과적으로 상악에 5개, 하악에 5개 치아가 남게 되었는데, 전후로 엇갈린 양상이라는 바람직하지 않은 관계가 되어 안정된 보철수복이 어렵다고 생각되었다.

따라서 상악은 잔존치를 총동원해서 rigid한 보철장치로 수복하고, 하악은 좌측 구치부에 2개의 임플란트를 식립해 좌우대칭적인 치열로 수복하는 치료계획을 세웠다. 이 증례에서는 상악 최후방 자연치와 임플란트의 직접적 교합을 피하도록 배치해 치열 후방 치아에 대한 스트레스를 완화하기로 하였다. 2개의 임플란트 식립으로 유리단 결손을 중간 결손으로 만들어 양호한 지지를 회복할 수 있었다.

결손 보철을 할 때는 편악만 보는 것이 아니라, 반드시 상악 대 하악의 힘 관계를 고려해야 한다. 임플란트에 의한 지지를 결손 치열에 이용하려고 할 때에 하악에 식립하는 경우가 많은데, 임플란트와 마주하는 결손부 치조제와의 위치관계가 불량한 경우 또는 가압 요소로서 강한 힘이 가해지는 것 같은 사용법은 바람직하지 않다.

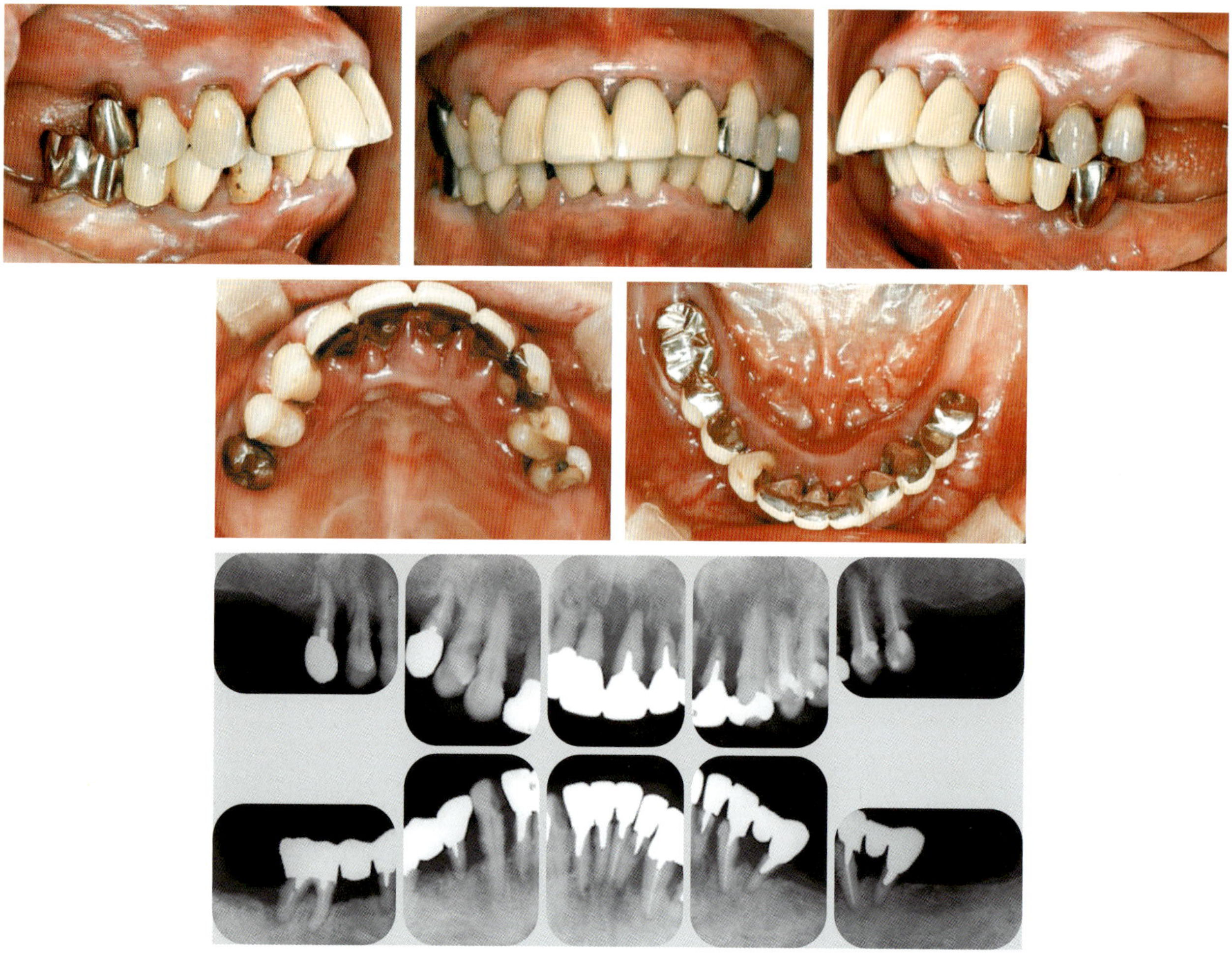

그림 31-1. 초진 상황. 전악으로 치주질환이 진행되어 있었다. 상악 전치는 flare out을 초래해 붕괴되고 있었다.

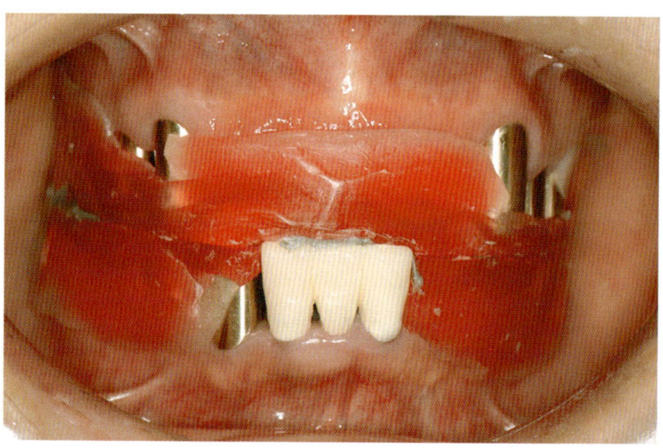

그림 31-2. 교합고경 결정, 임시 교합채득.

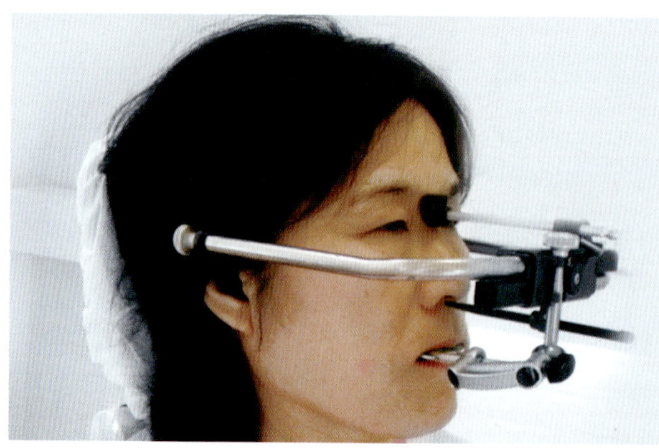

그림 31-3. Face bow transfer.

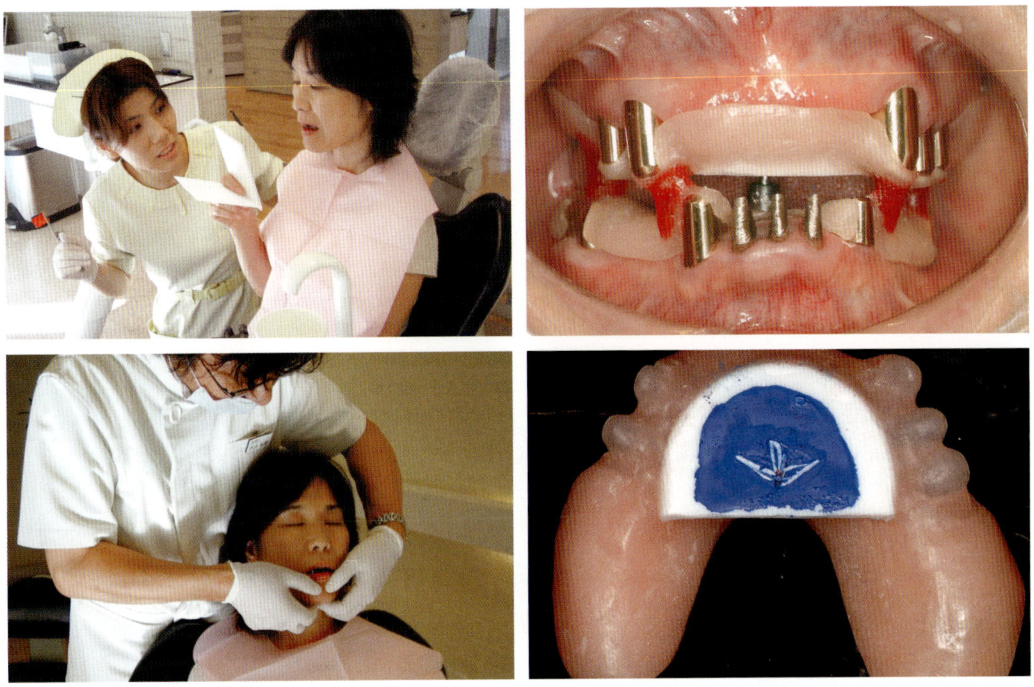

그림 31-4. Go-A 묘기법으로 수평적인 악위를 검토한다. Ta-P는 Ap의 전방에 위치했지만, 하악 유도법에 의한 위치와 Ap가 일치해 과두위로서 안정된 하악위라고 판단해 교합채득을 하였다.

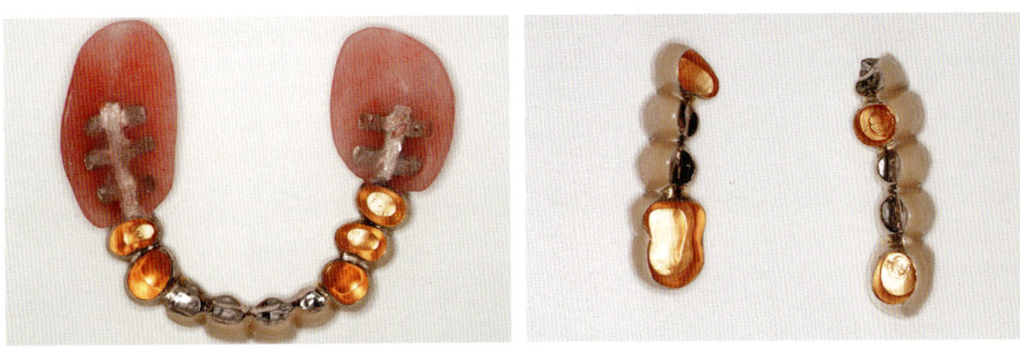

그림 31-5. 상악은 AGC telescope 의치, 하악 구치부는 AGC telescope 브리지로 수복하였다.

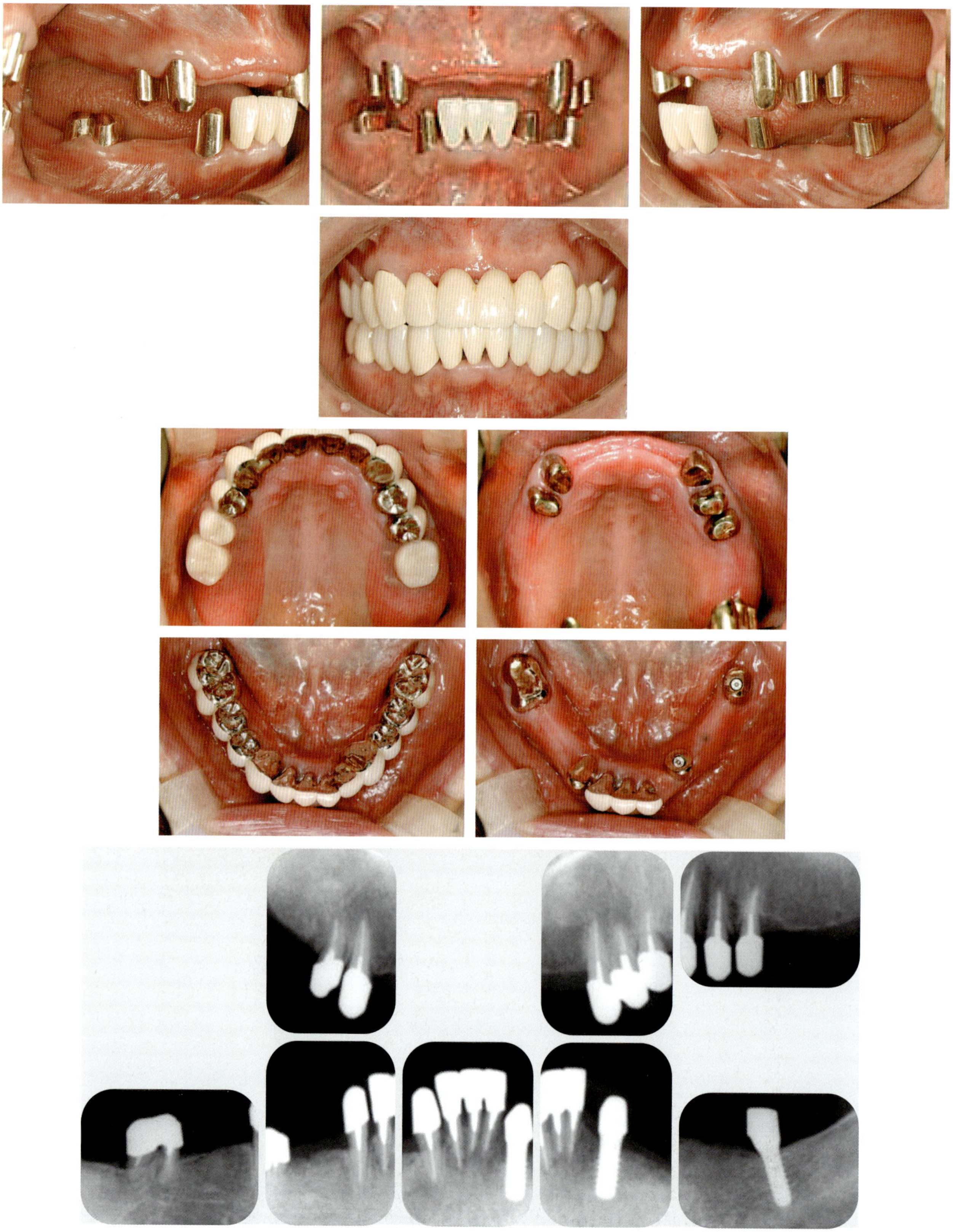

그림 31-6. 최종 보철은 잔존치 10개에 더해 2개의 임플란트를 효과적으로 배치해 지지의 편재를 개선하고, 상악 대 하악의 관계에서도 서로 무리가 적은 보철이 되었다고 생각한다. 그리고 치주질환에 대한 청소성과 술후 문제에 대한 대응으로서 telescope에 의한 이차 고정이 효과가 있다고 생각된다.

6. 대합하는 악궁에 대해 너무 강하지 않은 회복—상악 전치를 지키는 임플란트

다음 증례는 중등도의 치주질환에 이환된 소수치 잔존의 결손 치열로, 상하 전치부는 남아 있었지만 교두감합위가 붕괴된 증례이다. 치주 기본 치료를 진행해 치주조직의 개선을 얻은 후에 상악에 3개, 하악에 1개의 임플란트를 식립해, 새로운 지지와 치열의 대칭성을 얻고 의치를 안정화하는 것이 좋다고 생각하였다.

보철 설계의 요점은, 상·하악 잔존 전치부를 지키면서 구치부 재건에서 의치상의 지지가 되는 좌우대칭으로 배치한 지대장치에 임플란트로부터 축면을 약간 올린 자석 어태치먼트를 선택한 것이다. 그리고 잔존 전치부에는 여기저기의 인접면에 부연결장치를 설계해 의치의 파지를 강화했는데, 이것은 의치의 협설 회전(rolling)을 제어해 자석 어태치먼트의 유지가 효과적으로 발휘되는 작용으로도 연결되는 것을 의도하였다.

술후 환자의 느낌은, "틀니의 안정이 좋아져, 씹는 것이 부자연스럽지 않고 맛있게 식사할 수 있게 되었다."라는 것이었다. 아직 오랜 기간의 경과는 없지만, 감합위 및 측방 가이드를 안정시켜 잔존 전치부, 특히 상악을 더 오랫동안 지키는 것이 이 증례 보철의 첫 번째 목표이다.

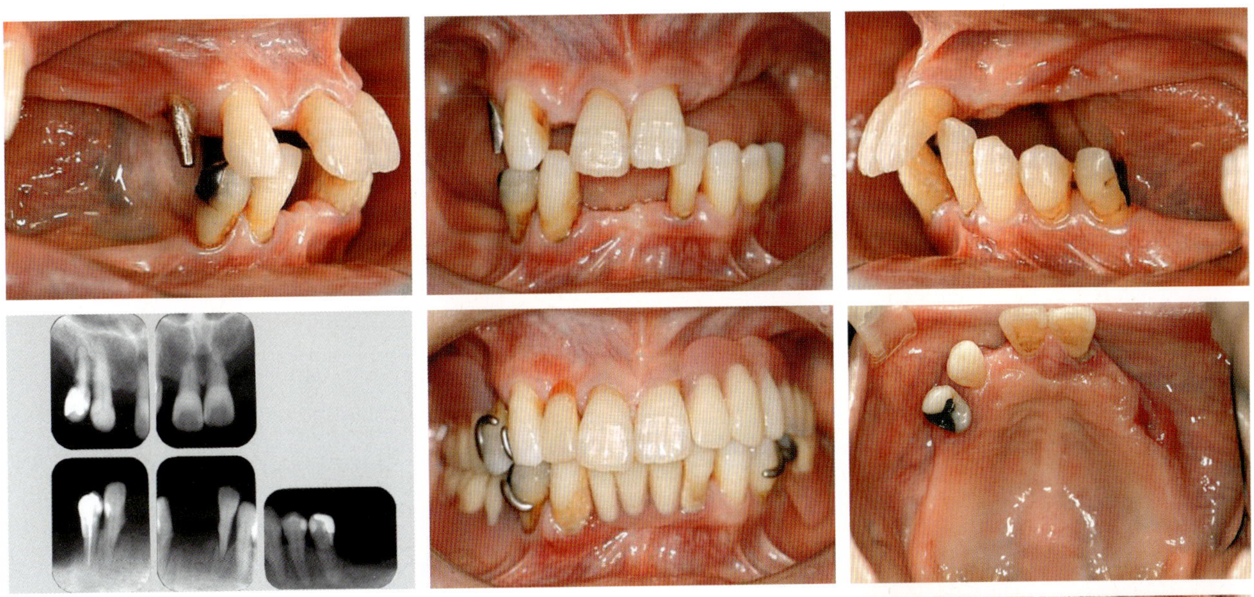

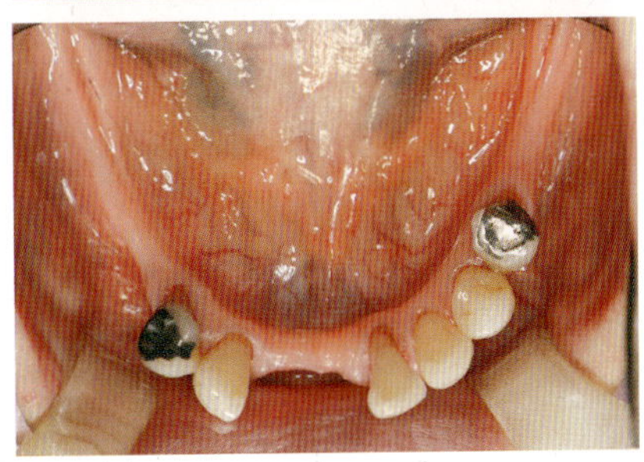

그림 32-1. 술전의 상황. 구치부의 교합붕괴에 더해, 좌측의 가이드가 불안정한 상황이었다. 우측 측방 치아의 상실로 치조제는 심하게 위축해, 의치의 가이드도 매우 불안정했다. 잔존치의 bony stability도 충분하지 않았다.

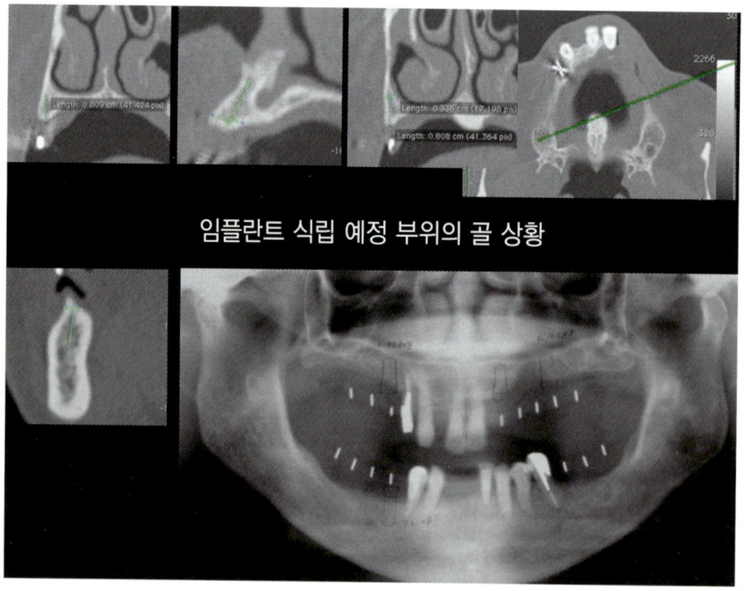

그림 32-2. 결손부의 골폭 진단을 위해 CT 촬영을 의뢰하였다.

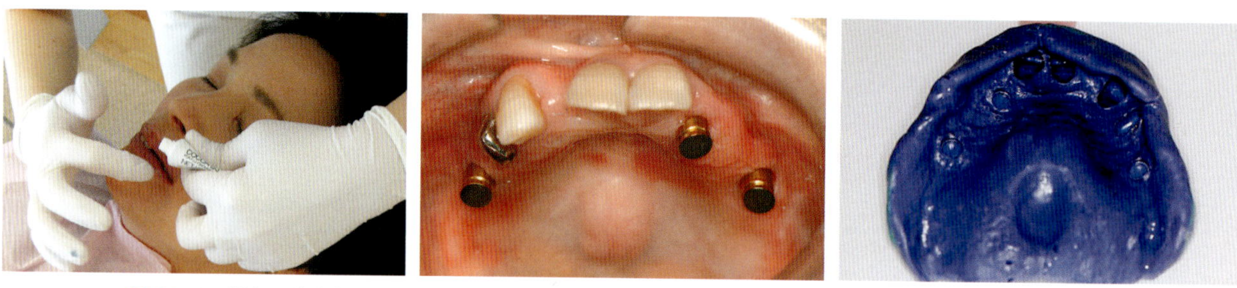

그림 32-3. 개인 트레이와 polyether 러버 인상재를 이용한 자석 어태치먼트 및 결손부 치조제의 인상. 잊지 말고 입술 주변에 바셀린을 바른다.

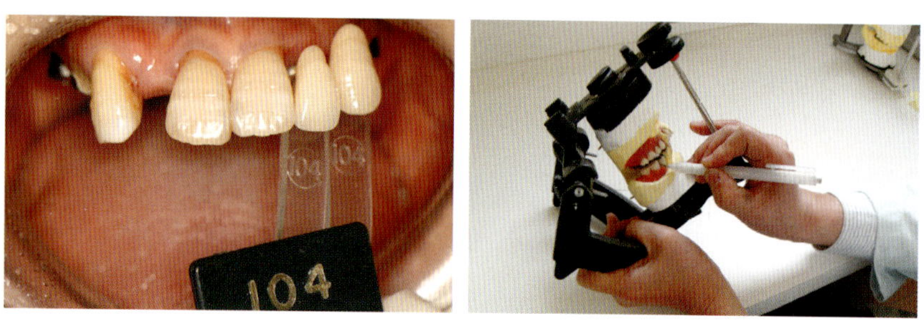

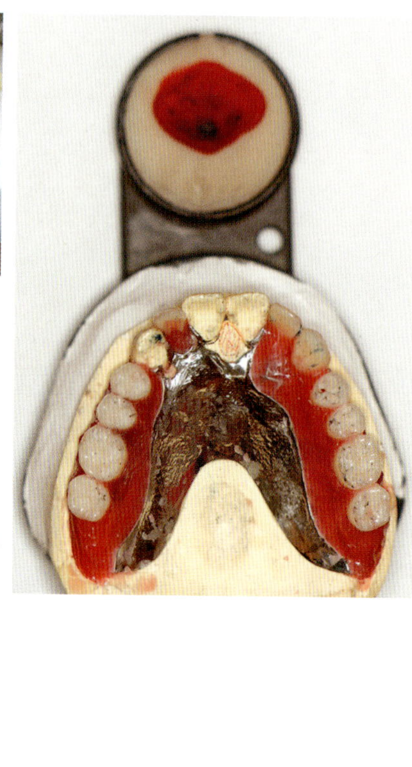

그림 32-4. 인공치 배열은 더 자연스러운 아름다움을 배려하고, 교합은 더 좋은 guidance를 부여한다.

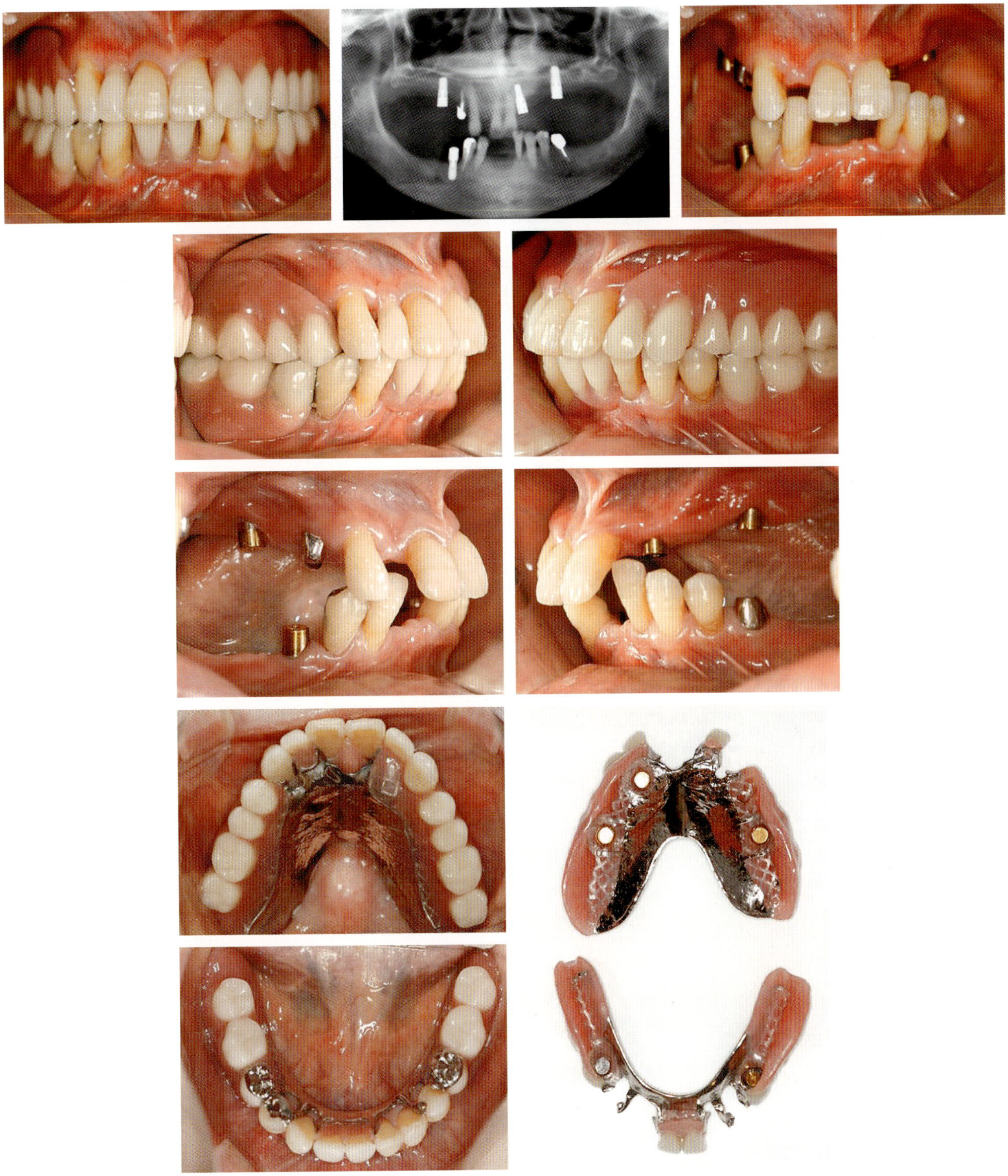

그림 32-5. 적은 골량에 대해 좌우대칭적인 지지를 얻는 위치에 임플란트를 식립하였다. 이것으로 의치의 안정성은 술전과 비교해 현격히 향상하였다. 잔존치에 부하를 가하지 않고, 기능을 회복하기 위한 임플란트의 이용이다.

7. Combination syndrome

상악이 무치악이고 하악이 양측성 유리단 결손인 경우에는 하악 전치가 상악 의치를 밀어 올린 결과, 상악 전치부 치조제 구개부의 유두 모양 증식이나 치은협이행부의 섬유증을 초래하고, 마침내 상악 전치부 치조제의 골소실이나 flabby gum이 보이게 된다. 또한 하악 전치의 정출이나 상악결절의 하방 과형성으로 교합평면의 후방 경사가 일어나 하악의 전상방 편위를 초래하게 된다. 이런 현상이 'combination syndrome'이라는 이름이 붙어 보고되었다.

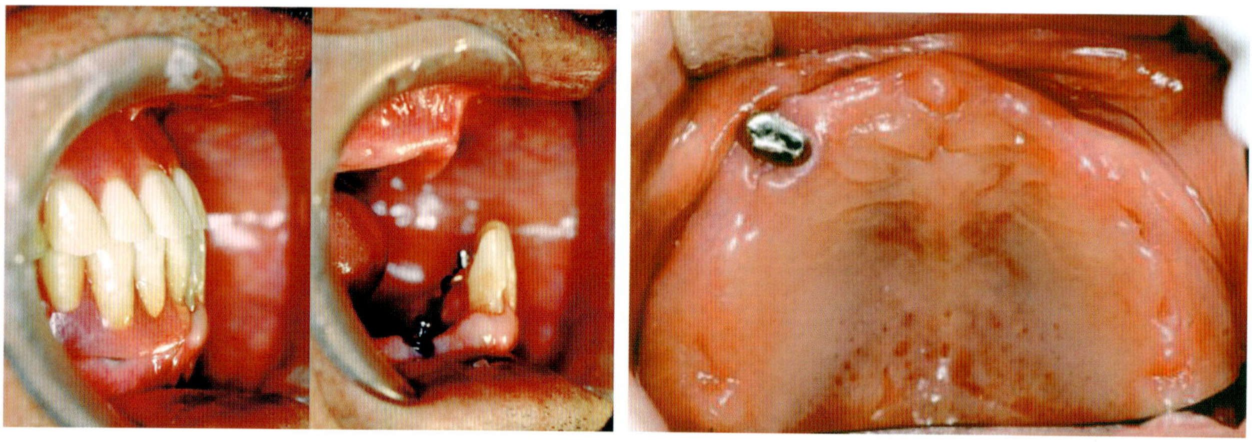

그림 33. 하악 전치부에 잔존하는 치아와 임플란트가 하악 의치를 지지하는 한편, 마주하는 관계가 불량한 상악에 더 손상을 주는 상황이다.

그림 34의 증례는 하악 전치의 치관부를 삭제해 대합하는 악궁에 해로운 작용이 미치지 않도록 배려하였다. 오랫동안 관찰하면, 3급 악골 관계에 있는 하악 전치가 combination syndrome 상황을 만드는 것에 주의해야 한다.

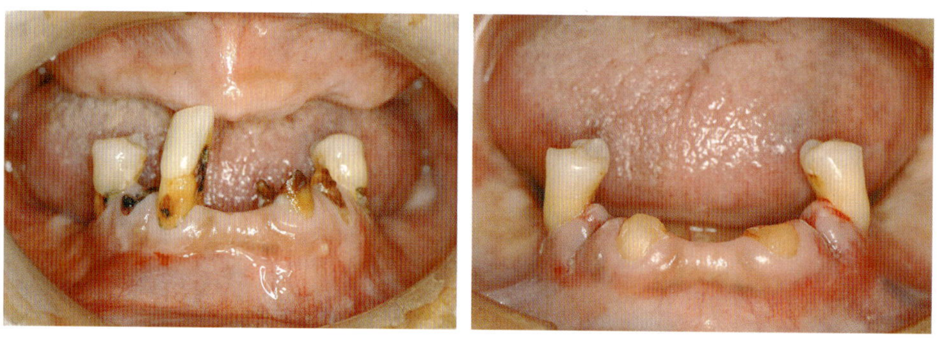

그림 34-1. 술전의 상태로, 환자는 하악 전치 수복과 의치 제작을 희망하였다.

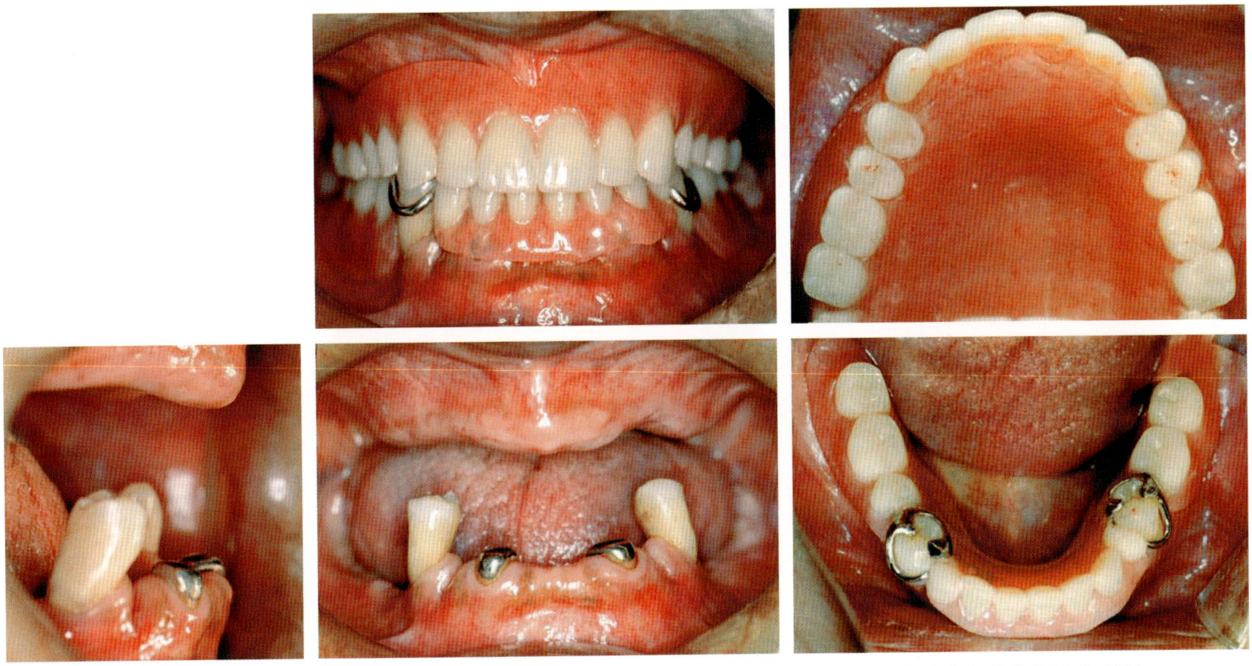

그림 34-2. 하악 전치 중 보존이 어려운 치아는 발치하고 양호한 치아는 코핑으로 수복해 의치상 아래에 두어, 상악 전치부를 밀어 올리는 현상이 생기는 것을 막았다.

8. 대합하는 악궁에 불합리한 측면이 있는 임플란트—편악 의치

그림 35는 상악이 무치악이고 하악은 우측에 4개의 잔존치가 편재해 있어, 우측 편측저작 증례였다. 하악의 잔존치가 맞물리는 부위의 상악 치조제가 흡수되어 상악 총의치의 흡착도 불량하였다. 하악의 좌우비대칭인 잔존치 분포를 개선하기 위해서는 좌측에도 지대가 있는 것이 좋다. 하지만 임플란트를 식립하고 대규모의 브리지를 장착하면, 하악의 좌우 지지는 균형을 이루어도 대합하는 악궁(상악)에 대한 가압과 같은 점에서는 너무 강한 부하가 된다.

이상과 같은 사실에 의문을 가지면서도 하악 잔존치의 심한 압력에 견뎌온 상악 치조제의 힘을 기대해, 하악 좌측에 2개의 임플란트를 식립한 후 잔존치와 연결해 보철하였다. 최종 보철에서 상악에 대한 좌우의 가압을 균등화할 수 있었지만, 전체적으로 상악과 비교해 하악이 너무 강하다는 점은 피할 수 없었다. 과거의 경험으로부터 편악 의치의 불량한 면을 알면서도 그와 같은 결과가 되고 말았다.

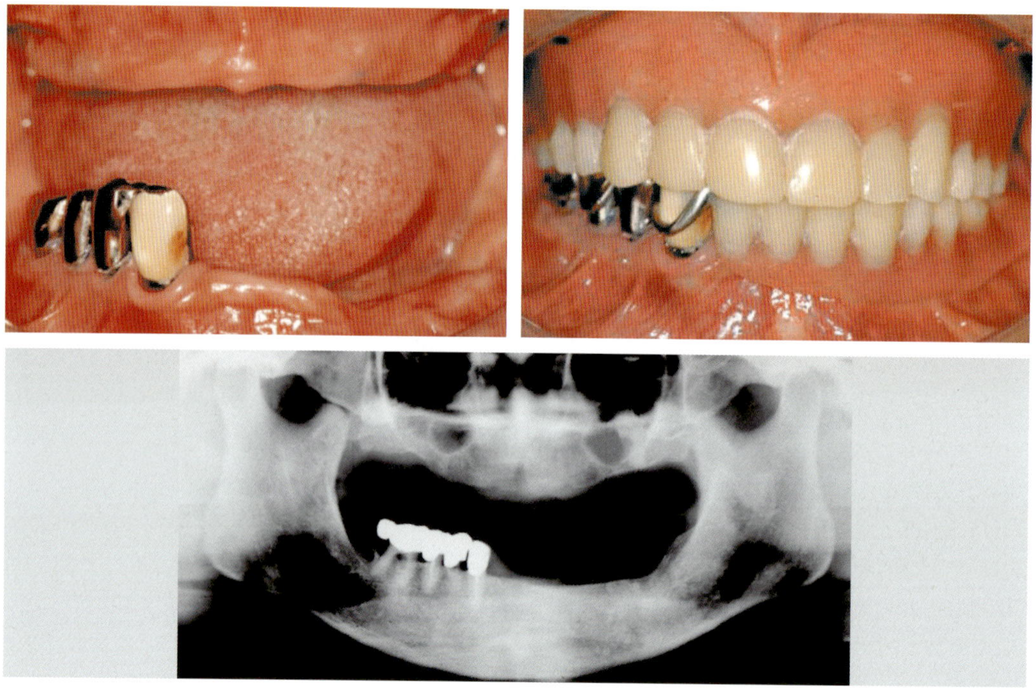

그림 35-1. 술전의 상황은, 하악 잔존치의 편재나 상악에 대한 불균형적인 가압과 편측저작으로 상악 의치의 안정이 양호하지 않았다.

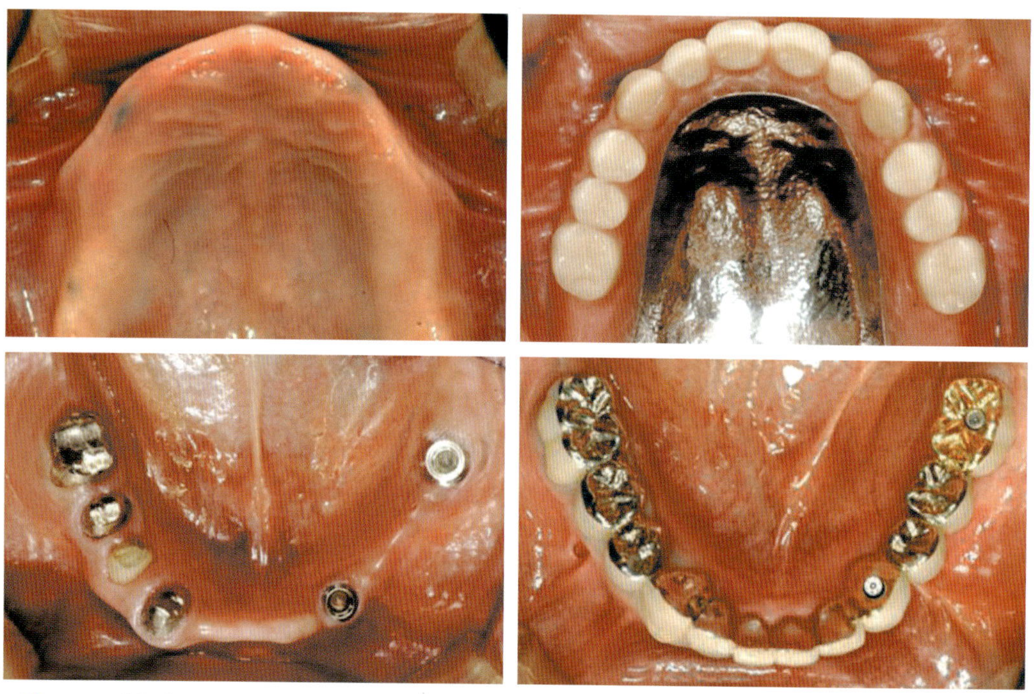

그림 35-2. 좌우의 불균형을 개선할 목적으로 좌측에 임플란트를 식립했고, 의문을 가지면서도 전악 브리지로 보철하였다. 단기적으로 상악 의치의 안정은 나쁘지 않지만, 하악으로부터의 강한 압력이 오래 가해질 때 생기는 상악 치조제에 미치는 악영향은 부정할 수 없다.

COLUMN 7

교합조정·균형교합을 평가할 때 사용하는 재료—시트왁스

필자는 교합검사나 보철물을 조정할 때, 교합지 외에도 블루 시트왁스를 사용한다. 보철물을 장착할 때의 교합조정에서 상하 치열과 보철물의 교합접촉은 교합지로 인기되므로 교합이 높은 곳을 판별할 수 있지만, 교합의 강약이나 좌우의 균형은 얇은 시트왁스를 물게 해 그 압흔 상태를 검사하면 더 인식하기 쉽다. 다른 용도로서 교합조정 외에도 교합채득 보조, 치열 전체의 균형검사, 이갈이(bruxism) 증례 등에서 교모의 시간적 흐름에 따른 변화를 기록하는 데 응용한다.

전 준비로서 그림과 같이 왁스를 끼운 두꺼운 종이에 치열 모양과 직사각형을 그린 후 가위로 오린다. 1/3악 정도의 교합조정이면 직사각형을 사용하고, 치열 전체의 조정이나 검사에는 치열 모양의 시트왁스를 사용한다.

교합 기록을 보존하고자 할 때는 뷰박스 위에 올리고, 카메라의 조리개를 보통보다 많이 열어 플래시 없이 찍는다. 왁스에 이름과 채득 날짜를 기록해 보존 상자에 장르별로 수납하면, 시간이 지나면서 생기는 교합접촉이나 힘이 가해지는 상태의 변화 등을 검사할 때 유익한 자료가 되리라 생각한다.

세라믹 크라운의 교합조정에서는 교합지로 인기하기 어려워, 특히 정확함이 요구되는 경우에는 접촉 상태 판단에 헤맬 때가 있다. 이 상황의 개선책으로서 교합면에 알지네이트 인상재의 접착제를 얇게 바르고 교합지를 물게 한다. 그렇게 하면 교합지가 잘 인기되어 접촉 상태를 잘 알 수 있으므로 교합조정이 쉬워진다. 시험해보기 바란다.

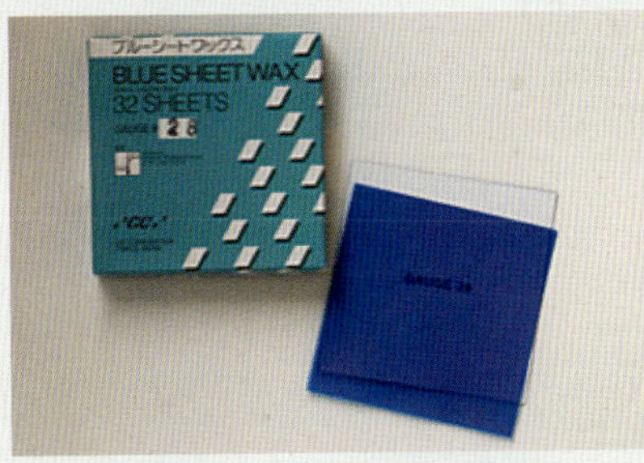

그림 a. 시트왁스.

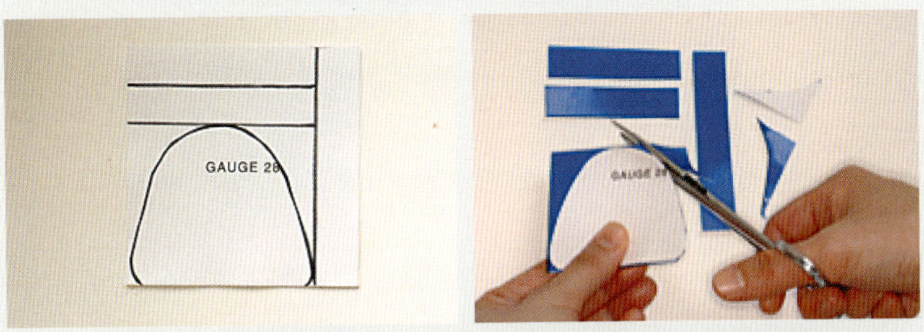

그림 b, c. 왁스를 끼운 종이에 그림과 같이 선을 그린 후 가위로 오린다.

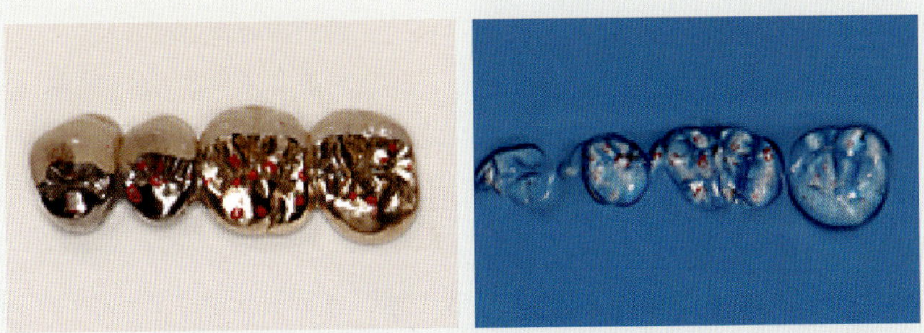

그림 d, e. 보철물의 조정에서 교합지를 사용해 교합 접촉을 인기한 후, 시트왁스를 물리면 교합 상황을 잘 해독할 수 있다.

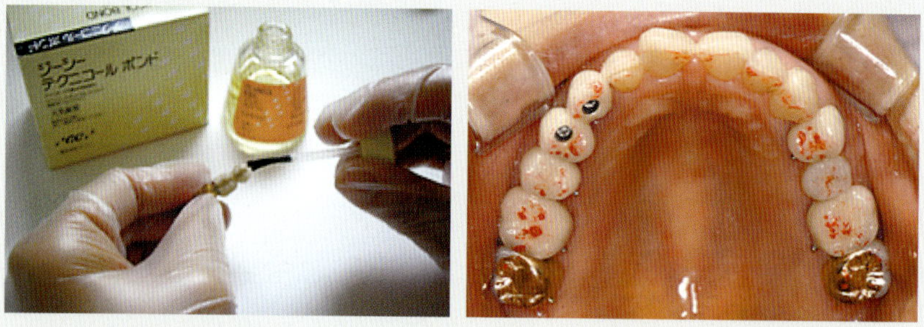

그림 f, g. 전부 도재관에서는 교합지가 인기되기 쉽도록 알지네이트 인상재의 접착제를 교합면에 바르고 교합지를 인기한다.

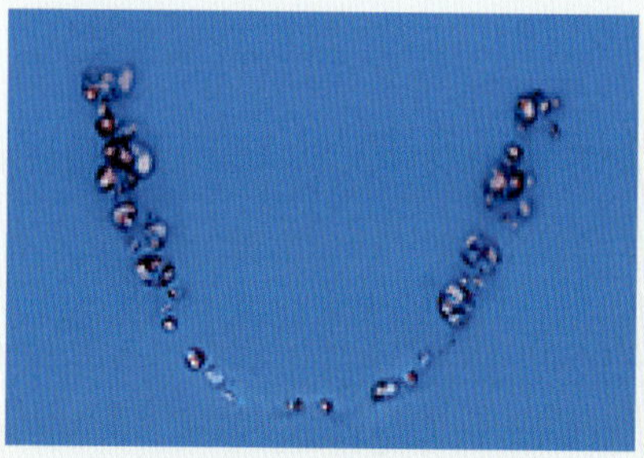

그림 h. 치열 전체를 교합지에 인기하여 시트왁스를 겹쳐 놓은 상태이다.

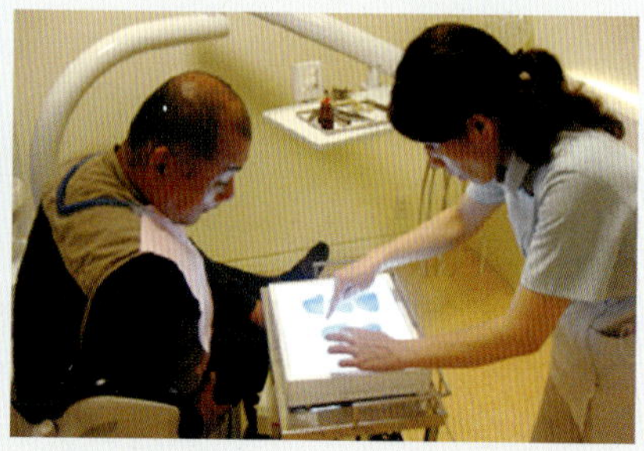

그림 i. 치열 전체의 교합 균형을 진단한 결과에 대하여 환자에게 설명한다.

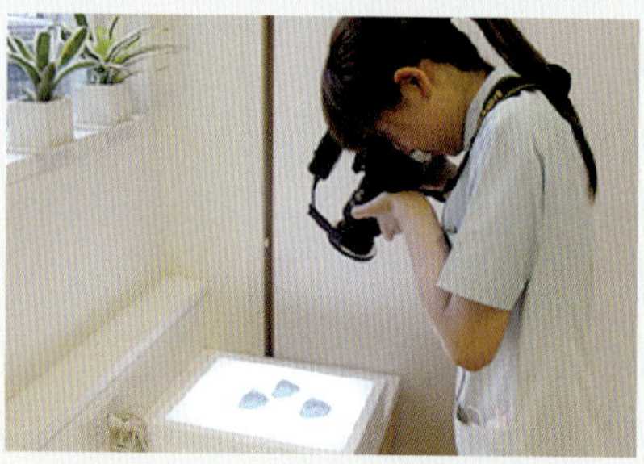

그림 j. 뷰박스 위에 올려 촬영하고 기록한다(플래시 없음, 조리개는 열고 촬영).

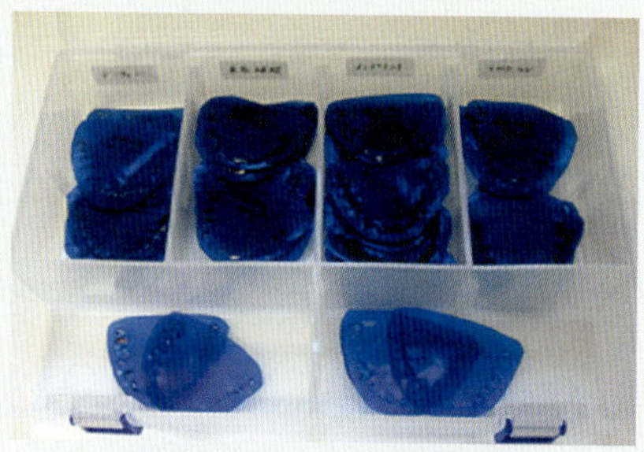

그림 k. 시트왁스 중앙에 이름과 채득일을 매직으로 기입하여 보관해둔다.

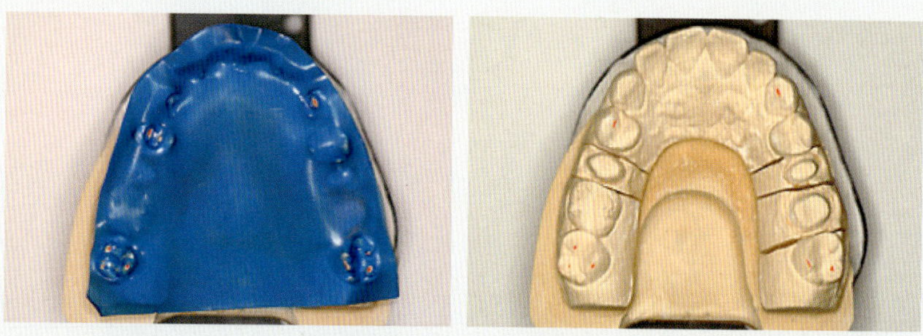

그림 l, m. 시트왁스의 또 다른 사용법으로서 교합 채득 시 바이트재와는 별도로, 시트왁스로 교합한 것을 기공소에 건네주어 작업모형에서의 교합접촉 부위를 체크한 후 확인하고 사용하게 한다. 이 조작으로 교합기 부착의 실수나 오차는 줄어든다.

정리

결손 치열에 대한 임플란트의 응용에는 여러 가지 관점이 있지만, 적용할 때 고려해야 할 것은 치열 안에서 또는 대합하는 악궁에 대해 임플란트가 잔존치를 보호해 더 좋게 공존해가는 것이다. 임플란트에 의해 쉽게 새로운 지지 요소를 도입할 수 있어 식립하는 악궁의 회복 정도를 확실히 높일 수 있는 한편, 임플란트에 의한 지지가 대합하는 악궁에 부하를 가하지 않는지를 검증하는 것이 필수이다.

상·하악 관계에서도 치료 후의 변화를 고려해, 임플란트를 응용해 얻은 회복으로 대합하는 악궁이 과중 부담에 빠지지 않는지, 무리가 없는 정도의 회복인지를 검토해야 한다. 이것은 1개의 치아 결손에 대해 1개의 임플란트 식립이 필요하다든지, 무치악에 8개를 식립한다든지 또는 6개를 식립한다든지의 논의와는 다른 것이다. 대합하는 악궁의 힘에 걸맞은 회복 정도, 수직적인 시점에서 임플란트의 적용을 고려하는 것이 바람직하다고 생각한다.

소수치 잔존 증례에 적용하는 극히 적은 개수의 임플란트에 의해 재건된 의치의 기능회복 효과는 높다. 간단하게 설계할 수 있고 지대치도 소수이므로 자가 관리도 비교적 쉽고, 정기적인 내원으로 염증(세균)과 힘(교합)을 관리할 수 있어서 시간이 지나도 치열의 평화를 깨뜨리지 않는 임플란트를 적용할 수 있도록 유의하는 것이 좋다.

제 5 부

고딕 아치, 인상, 교합기, 인공치

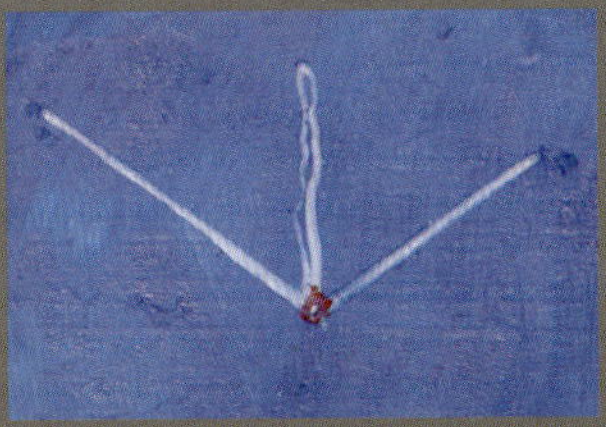

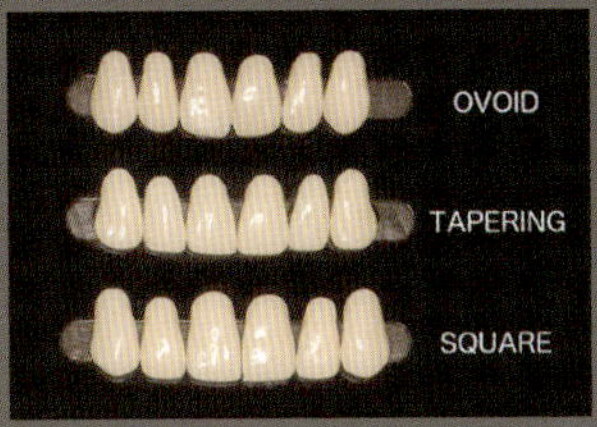

제5부는 이른바 기술편이다. 보철의 각 과정에서 빠질 수 없는 4개의 항목에 대해 제작순서나 유의사항 등을 임상의 입장에서 더 자세히 해설한다.

고딕 아치 묘기법에 대해서는 제3부에서도 서술했지만, 사실 이 도형은 하악위 외에도 악운동이나 악기능의 정보를 나타내고 있다. ME 기기의 시대이지만, 반대로 '새의 발자국'은 아날로그 나름의 해독하는 재미도 있다. 중요한 것은 그것을 어떻게 읽어내고 보철에 어떻게 활용할 것인가이다.

그 밖에도 의치 임상에 필요한 기술로서 여러 가지 인상채득에 대해서도 다시 한 번 의의를 재고해, 더 좋은 기술을 몸에 익히는 것이 필요하다. 의치 제작에서는 반조절성 교합기의 사용 빈도가 적다고 느껴진다. 임상 환경을 정비해 더 좋은 의치를 추구하기 위해서도 조절성 교합기의 유효성을 체험해주기 바란다.

또한 의치를 제작할 때 재검토해야 하는 중요한 과정이 인공치 선택이다. 각각의 환자에 대해 형태와 색조 등이 적절한 인공치를 선택하면 지금까지와는 다른 표정이 생겨난다.

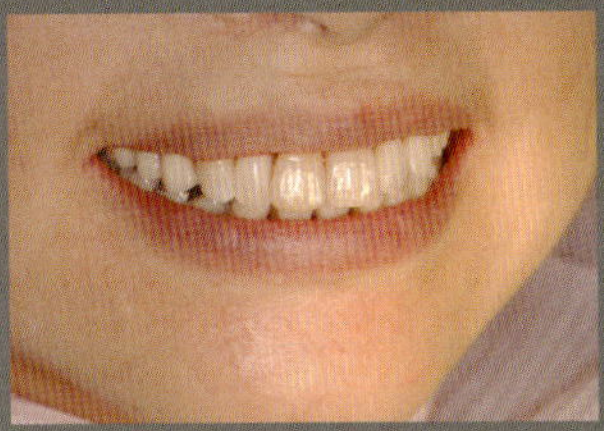

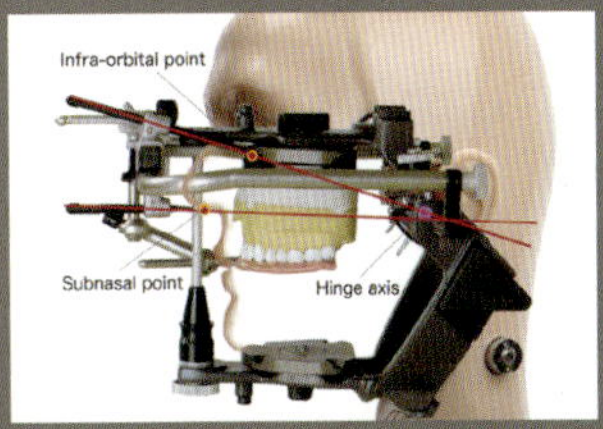

제1장

고딕 아치 묘기

■ 교합고경 결정과 임시 교합채득

제4부에서 서술한 것처럼, 필자는 잔존치나 지금 사용하는 의치에 의한 교합고경을 먼저 확인한다. 그것을 이용할 수 없는 경우에는, 기본적인 높이로 HIP 평면을 참고하여 제작한 교합상을 구강 내에 장착해 캠퍼 평면과 평행하게 교합상을 조정한다. 그러고 나서 하악안정위와 안정공극을 이용해 교합고경을 결정한다. 모형을 교합기에 부착해 수평적 악위를 결정하기 위한 Go-A 묘기장치를 제작한다.

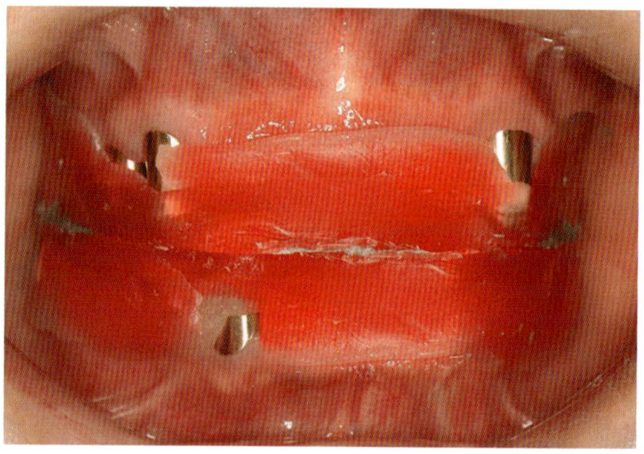

그림 1-1. 교합고경(수직 악위)의 결정.

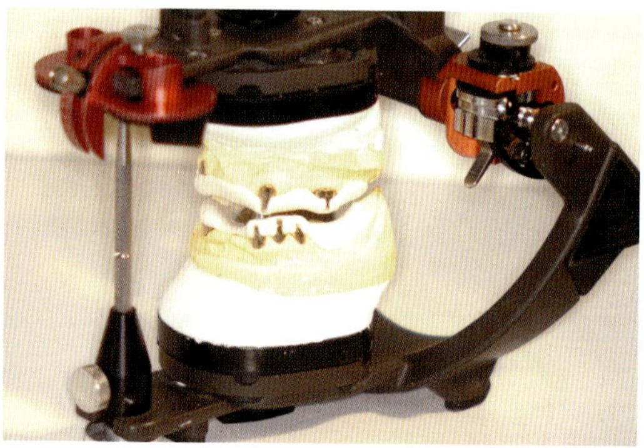

그림 1-2. 수평적 악위를 결정하기 위한 Go-A 묘기장치.

■ 작업모형의 교합기 부착, 묘기장치 제작

묘기장치 제작에 관한 유의사항은 다음과 같다.

① 상악에 묘기판, 하악에 묘기침를 설치한다. 그 이유는 도형의 방향이 거꾸로 되지 않아 그대로 읽을 수 있기 때문이다.

② 상하로는 교합평면과 평행하게, 그리고 전후로는 치열 전방에 묘기판을 설치하고, 묘기침은 마주하는 묘기판의 중앙보다 후방에 설치한다.

③ 장치를 부착한 레진 의치상(묘기상)은 가능하면 움직이지 않도록 잔존치에서 유지를 구한다.

④ 위화감이 적고 움직이기 쉬운 장치가 되도록 제작한다.

⑤ 무치악 환자의 경우에는 묘기상의 안정을 우선하기 위해 의치상의 전후좌우 중앙에 설정한다. 구강 내에 장착할 때는 의치상 점막면에 전용 접착제 등을 발라, 가능하면 묘기상을 안정시키는 것이 중요하다.

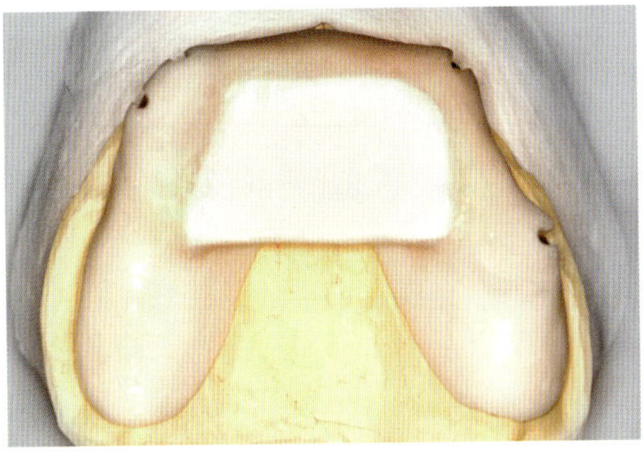

그림 2-1. 소수치 잔존 증례의 Go-A 묘기장치(상악).

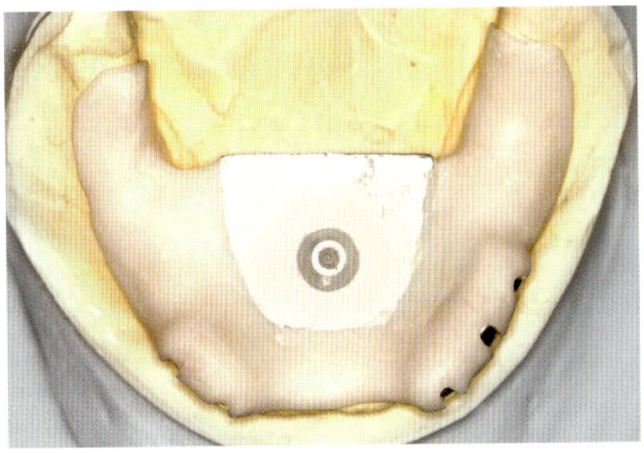

그림 2-2. 소수치 잔존 증례의 Go-A 묘기장치(하악).

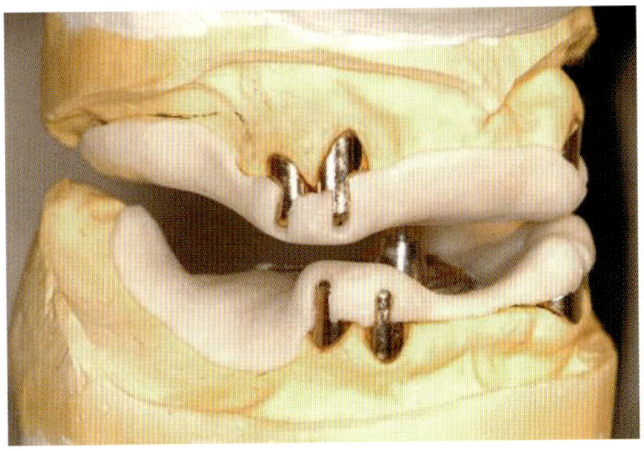

그림 2-3. 잔존치나 지대장치에서 유지를 구해 움직이지 않는 장치가 되도록 제작한다.

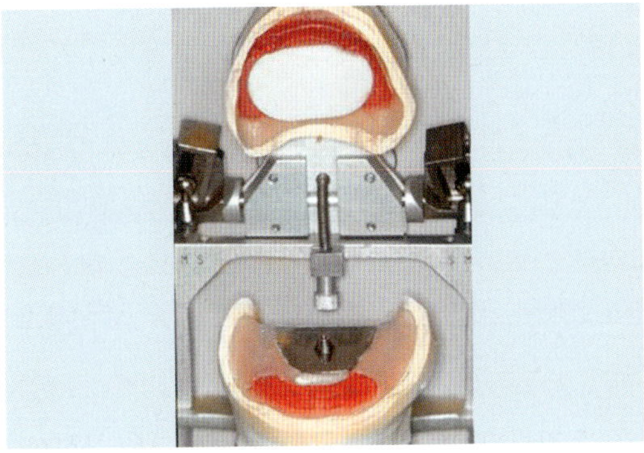

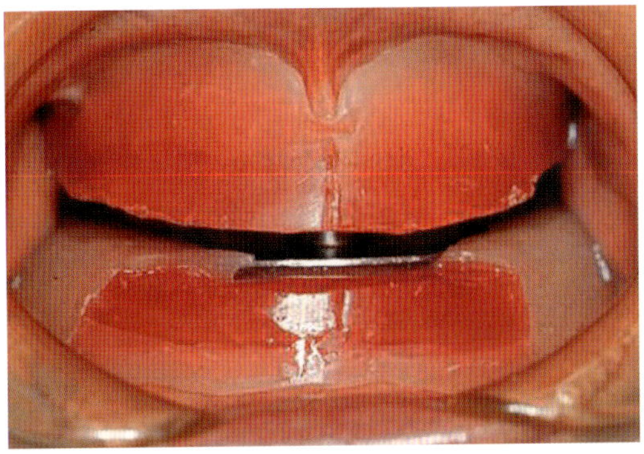

그림 2-4. 무치악의 Go-A 묘기장치.

■ 구강 내 시적의 전 준비

묘기할 때 환자의 자세는 일반적으로 앉은자세로 하고, 구강 내의 정위치에 묘기장치를 장착해 치조제나 치은 등에 통증이나 위화감이 없는지, 묘기상이 움직이지 않는지를 확인한다. 환자에게 거울을 보게 하면서 전후좌우로 원활하게 움직이는지, 상하 장치가 충돌하는 부분이 없는지를 구강 내에서 확인한다.

Go-A는 묘기침의 1점으로 악위를 지지해 묘기하는 것이므로, 평상시와 달라 처음에는 움직이기 어려운 것이 일반적이다. 전방·측방 운동을 시켜 묘기하는 것에 익숙해지도록 한다. 손거울로 자신의 입을 보면서 준비운동을 해 가능하면 원활하게 각 방향으로 운동할 수 있도록 연습시킨다.

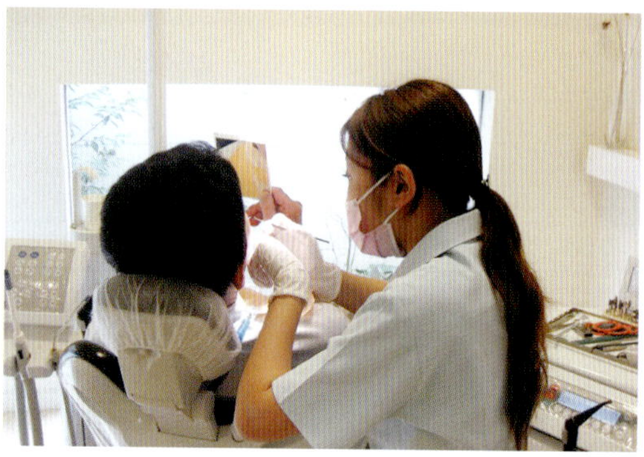
그림 3-1. 묘기장치가 움직이는 방법을 지도한다.

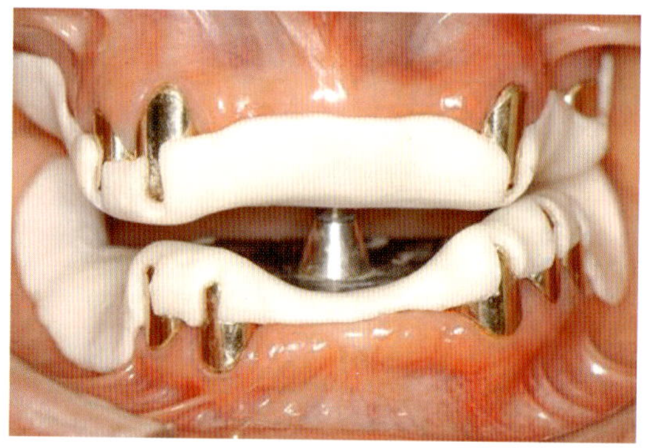
그림 3-2. 구강 내의 정위치에 장착된 묘기장치.

■ 묘기 방법

묘기판에 잉크를 바르고 건조 후 구강 내에 장착해 tapping 운동과 Go-A를 묘기한다. 환자에게 손거울을 보게 하면서 하악을 후퇴시켜("긴장을 풀고 어금니로 씹는 기분으로……."라고 지시함), 좌측방, 전방, 우측방(또는 우측방, 전방, 좌측방)의 순서대로 묘기하게 한다.

다음으로 묘기침과 묘기판 사이에 교합지를 넣고 tapping 운동을 표기한다. Kono(河野)에 의하면, tapping은 1초 동안에 3회 정도의 민첩한 운동인 것이 바람직하다고 한다. 필자는 묘기할 때 술자의 유도는 시행하지 않는다. 왜냐하면 환자의 능동적인 운동에 의한 묘기가 좋다고 생각하여, 무리한 후퇴위를 취하는 것을 피하기 위해서이다. 타액도 빈번히 흡입해 항상 묘기하기 쉬운 환경을 유지하는 것도 중요하다.

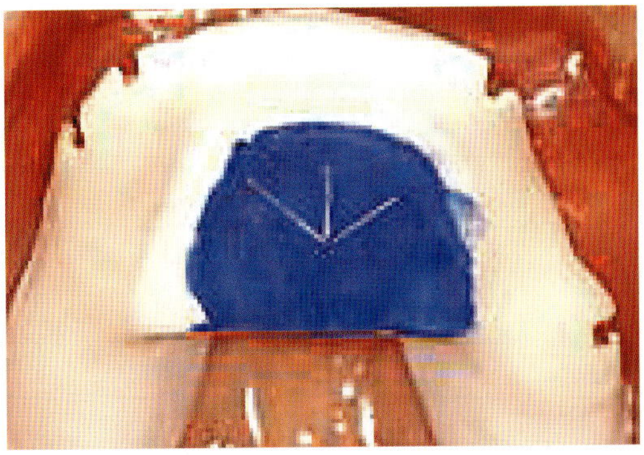

그림 4-1. 상악 묘기판에 그려진 Go-A 모양과 Ta-P.

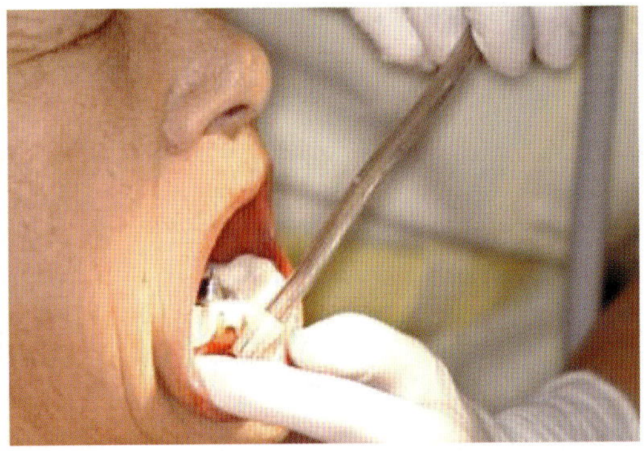

그림 4-2. 타액을 흡입해 묘기하기 쉬운 상황을 유지한다.

■ 하악위 결정과 교합기 이전

Go-A로 하악위를 결정하고 그 위치를 교합기에 옮기려면, 설정하는 Ap 또는 Ta-P에 대해 상하 묘기상이 정위치에서 어긋나지 않도록 고정하는 것이 중요하다.

관절의 기준위와 습관성 교합위가 일치하고 있는지를 검사한 후에 중심위에서 교합채득을 하는 경우에는, Ap의 위치에 묘기침를 위치시킨 후 상하 묘기상을 한덩어리로 꺼내기 위해 즉시중합 레진이나 경화시간이 매우 짧은 석고로 상하 묘기상을 고정한다. 한 덩어리로 꺼낸 묘기상을 교합기의 상악 작업모형에 되돌리고, 하악 모형을 마운팅 플레이트에서 떼어내 재부착한다. 이상의 조작으로 적절한 하악위가 교합기에 재현된다.

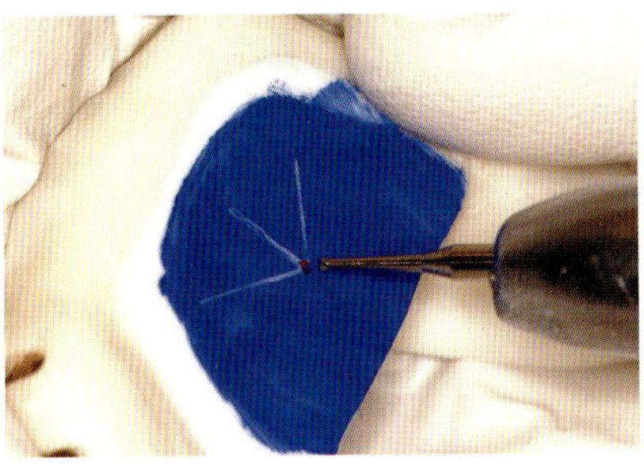

그림 5-1. 묘기침을 위치시키기 위해 미세한 홈을 만든다.

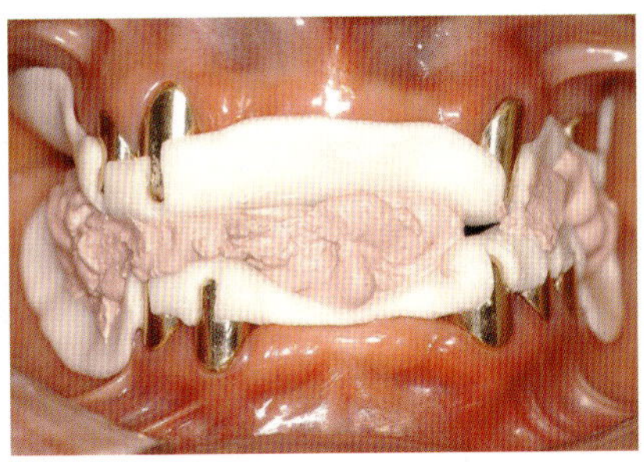

그림 5-2. 경화시간이 매우 짧은 석고로 상하 묘기상을 고정한다.

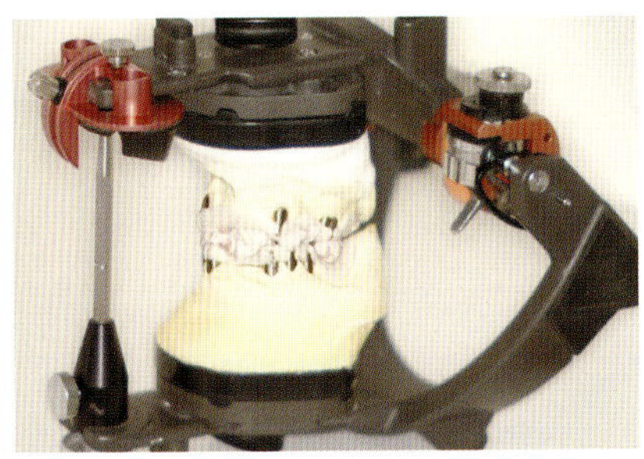

그림 5-3. 하악 모형을 교합기에 재부착한다.

■ 고딕 아치 묘기장치를 이용한 체크바이트 채득

소수치 잔존 증례나 무치악의 Ch-B는 Go-A 묘기장치를 이용해 채득한다. Go-A의 전방·측방 5mm의 위치에서 경화시간이 매우 짧은 석고나 실리콘 바이트 등을 이용해 Ch-B 코어를 채득한다. 반조절성 교합기의 조절요소에서 각각의 악위 기록과 우측 Ch-B를 이용해 좌측 턱관절의 시상과로각 및 측방과로각의 값을 구하고, 마찬가지로 좌측 Ch-B를 이용해 우측과로각의 값을 구한다. 하지만 무치악 증례의 흡수된 치조제에서는 교합상의 안정을 얻기 어려워 구한 수치의 신뢰성이 낮아진다. 그리고 교합기 조절요소의 가이드에 대한 영향도 재고할 필요가 있다.

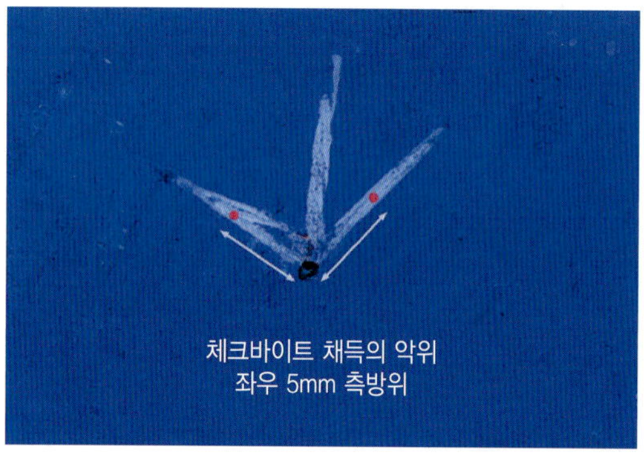

그림 6-1. Ch-B를 채득할 때의 악위(좌우 5mm 측방위).

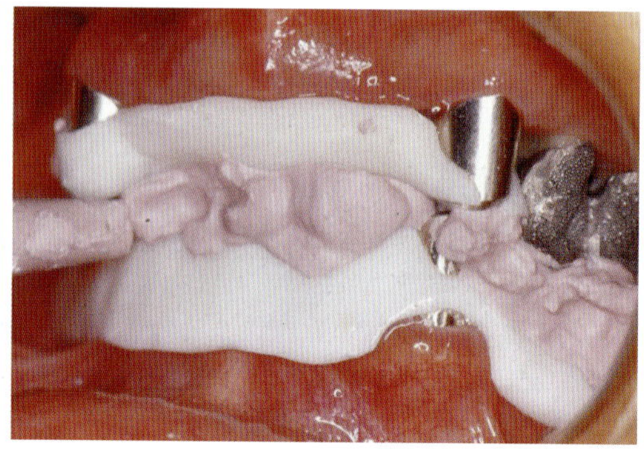

그림 6-2. 좌우측에서 각각의 Ch-B 코어를 채득한다.

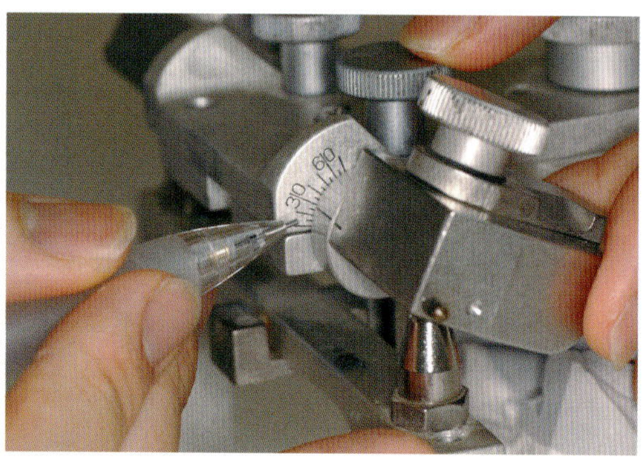

그림 6-3. 좌측 Ch-B 코어를 이용해 우측 시상과로각을 구한다.

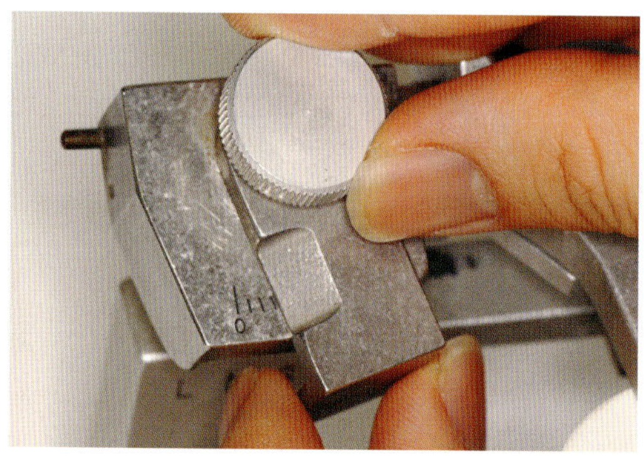

그림 6-4. 마찬가지로 좌측 Ch-B 코어를 이용해 우측 측방과로각을 구한다.

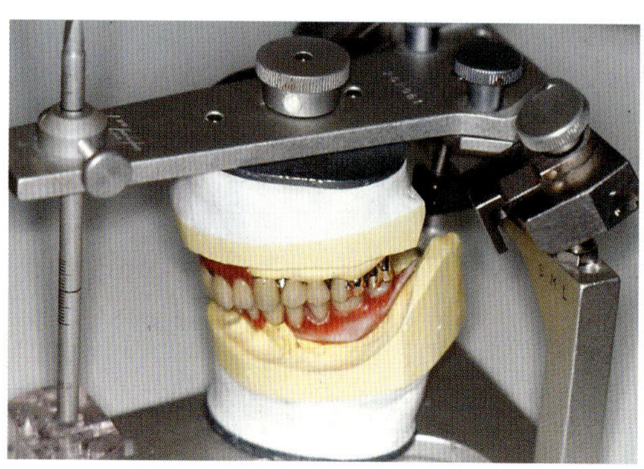

그림 6-5. 인공치 배열.

COLUMN 8

고딕 아치 묘기장치—재질·부착법·보존법

● 고딕 아치 묘기법은 정밀도가 생명—묘기장치에 대한 연구를!

일반적으로 물게 해 채득하는 바이트로는 불명확해 일부러 수고를 들여 묘기장치를 만들기 때문에, 교합채득에서는 그 성과를 기대해야 한다. 묘기판 위의 도형 또는 Ap나 Ta-P의 위치는 선명한 선과 점으로 나타나 정밀도가 높은 것이 아니면, 교합채득에 오차가 발생해 이 조작을 시행하는 의미가 반감한다. 묘기판 위에서 각각의 요소가 정확하게 나타나 그것을 유익한 정보로 읽어낼 수 있도록, 묘기장치의 재질이나 부착법을 연구하는 것이 좋다.

● 부착법—어느 쪽이 위? 어느 쪽이 아래?

턱관절의 구조를 단순화하면, 움직이지 않는 관절와가 '절구'이고 움직이는 과두가 '절굿공이'이다. 절구에서 움푹한 곳 중앙의 가장 깊은 위치에 절굿공이가 자리한다(과두안정위이며, 현재의 중심위). 그러한 턱관절이나 하악의 구조를 생각하면, Go-A 묘기장치에서 '받는 쪽'이어서 움직이지 않는 묘기판을 상악에 부착하고, 움직이는 '절굿공이'인 묘기침을 하악에 부착해야 하지 않을까? 그렇게 하면 우측방은 우측에, 좌측방은 좌측에, 전방 운동은 앞에 그려진다. 마찬가지로 Ta-P의 어긋남도 우측으로의 변위는 우측에, 전방 변위는 앞쪽에 그려지면 보기도 자연스러울 것이다. 그러나 학술서에서는 '반드시'라고 해도 될 만큼 거꾸로 되어 있는 이유는 왜일까? 과거로부터의 습관이기 때문일까?

● 재질—금속? 플라스틱?

일반적으로 시판되는 묘기침과 묘기판은 각각 금속으로 만들어져 있다. 묘기침은 금속이어도 문제가 없지만, 묘기판이 금속이면 Ta-P가 미끄러지기 쉽고 잉크도 바르기 어렵다. 플라스틱 묘기판이라면 이러한 문제가 해소된다.

교합채득을 할 때도, Ap에 #1/2의 라운드 버로 작은 홈(움푹 들어간 부분)을 만들어 거기에 묘기침을 두고 고정해, 상·하악 관계가 어긋나지 않도록 정확하게 이전한다는 점에서도 플라스틱 묘기판에 장점이 있다.

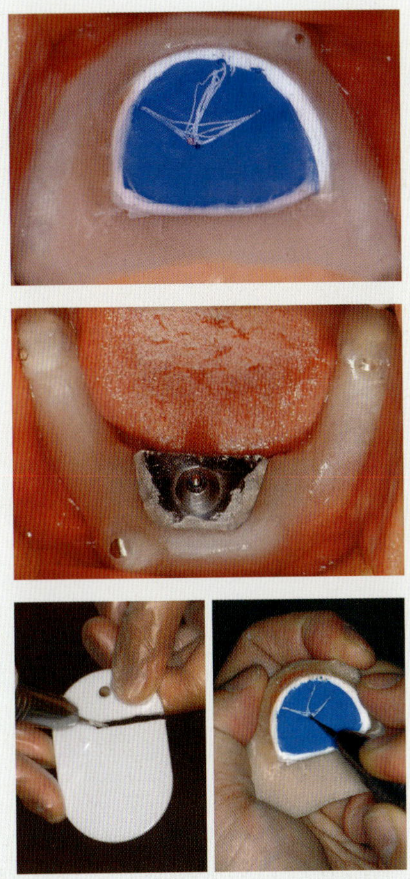

● 묘기판 기록은 보존할까? 지울까?

금속 묘기판이면 기록을 보존하기도 어렵다. 필자는 이전에는 기록을 카피했지만, 현재는 디지털 이미지로 보관한다. 그러나 할 수 있으면 묘기판을 그대로 보존하는 것이 좋다. 왜냐하면 묘기판 기록과 턱관절 상태의 관련을 조사하거나, 나중에 묘기판의 Ta-P나 도형의 정보가 필요한 상황이 생길 가능성이 있기 때문이다.

플라스틱 묘기판은 금속과 비교해 조작성·정확성, 보존 측면 등에서 장점들이 많다. 필자는 시판하는 흰 타원형의 이름표용 플라스틱을 이용한다. 문구점 등에서 5개들이를 100엔(약 1,100원) 정도에 살 수 있다. 그 이름표용 플라스틱의 구멍이 있는 쪽의 1/3을 삭제하고 상악 구개의 약간 전방에 부착하는데, 매우 간단하다. 꼭 시험해보기 바란다.

COLUMN 9

고딕 아치로 판독하는 악기능·악운동

악운동의 양상을 상세하게 해석하기 위해서 개발된 것이 ME 기기이며, 필자도 몇 가지 종류를 사용해왔다. 그러나 악운동이 상세하게 해석되어도 보철이나 TMD의 진단 및 치료에 효과적으로 결합하기 어렵다. 한편 과거로부터 계승된 Go–A 묘기법은, 일반적으로 Ap와 Ta–P를 비교·검토해 불명확한 교합위를 과두안정위에서 검사하고 수정하는 악위 설정에 사용해 온 방법이면서, 악운동에서도 그 양상의 한끝을 밝혀준다. Anterior jig를 이용한 Go–A 묘기에서 다양한 양상을 읽어낼 수 있다.

Go–A의 측방·전방 운동로는 치아나 교합에 얽매이지 않는 과두 운동이다. 작업측과 평형측에서 과두의 움직임과 Go–A의 운동로를 대비시키면서 읽는 습관을 지니면, 저작습관이나 관절원판의 구조 변화 및 소모 정도 등 턱관절에 얽힌 많은 정보를 읽어낼 수 있다. 어찌 보면 단순한 '새의 발자국'이지만 얻을 수 있는 정보가 적지 않다.

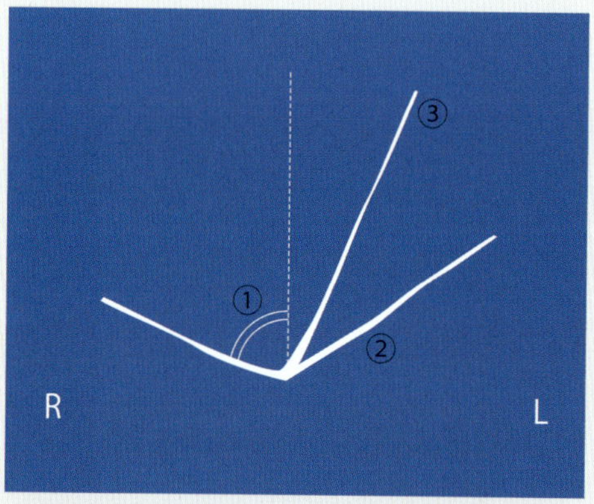

① 각도가 넓은 우측 운동로: 작업측 과두가 회전 없이 움직인다(Bennett 운동).
② 좌측 측방 운동로가 길다: 평형측인 우측 과두의 움직임이 좋다. → 주요 저작측은 좌측
③ 전방 운동로가 직선으로 측방에 그려져 있는 것: 특별한 의미를 나타내지 않는 경우도 많다(습관성 편측저작, 한쪽이 출발이 늦어진 경우 등).

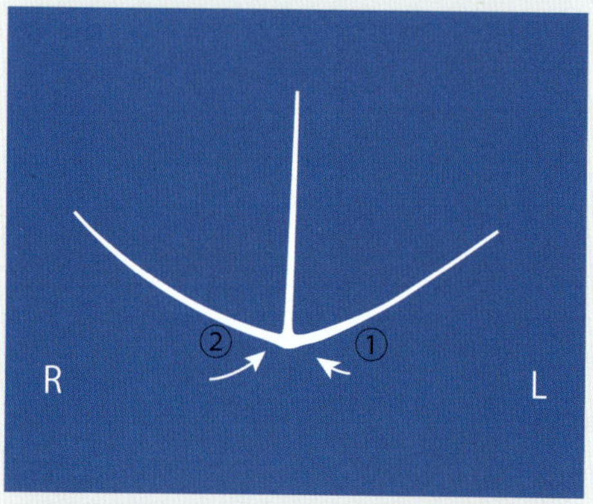

① Ap가 둥근 모양을 띤다: 턱관절원판이나 작업측 과두를 고정하는 측두하악인대에 '느슨함'이 있는 것을 추측할 수 있다.
② 작업측 과두는 외측을 향해 입체 원추 방향으로 움직이고, 평형측 과두의 원판이 소모되어 side shift를 초래한다.

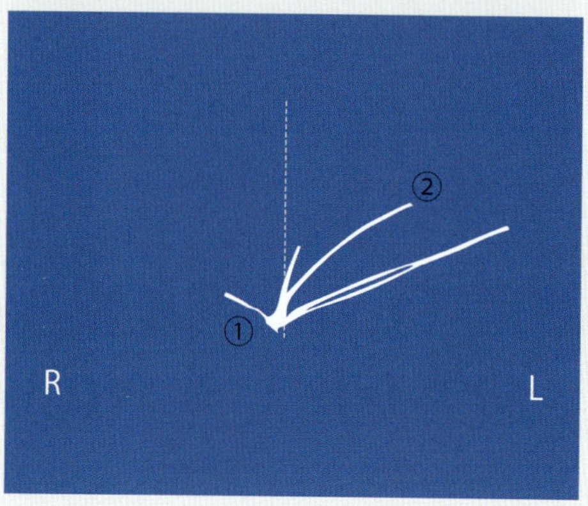

① 좌측 턱관절의 과두걸림(closed lock): 우측 턱관절이 양호해 좌측 측방 운동로가 양호하다. 그러나 좌측 턱관절에 과두걸림이 생겨 좌측 과두가 전방으로 이동할 수 없으므로, 우측 측방 운동로를 그릴 수 없다.
② 전방 운동로도 똑바르지 않다. 크게 좌측(나쁜 쪽의 턱관절)으로 끌리듯이 움직인다.

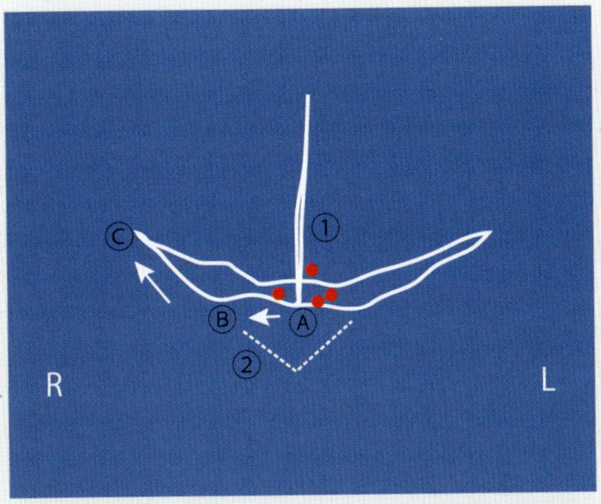

① Go-A 묘기장치로 인해 교합이 거상되어 Go-A가 잘못 그려진 예: 하악이 앞으로 나오고 과두가 안정위에 있지 않으므로 Ta-P가 흩어져 있다. 임상에서 이렇게 흩어진 Ta-P는 없다. 특히 Angle II급의 과개교합 증례 등에서 거상량이 많아지면 이 상황이 된다.

② 묘기의 시작점이 어긋나고 전방위에서 시작. Ⓐ와 Ⓑ 사이에서 작업측인 우측 과두는 후방 안정위로 이동한다. 이 사이에 묘기침은 옆으로 움직인다. 그 후는 일반적인 측방 운동의 과두 운동으로 이행한다.

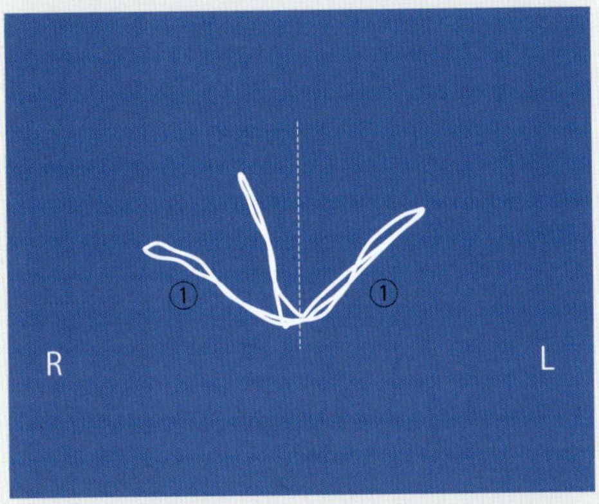

① 운동로가 곡선인 것은 Go-A 묘기장치가 흔들리는 것을 생각할 수 있다.

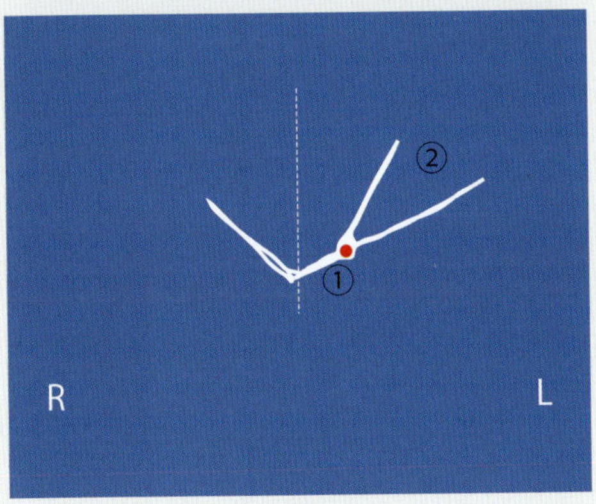

- 악위의 어긋남으로 인해 TMD를 초래하고 있는 예

① Ta-P가 좌측 측방 운동로 위에 있는 경우, 잔존치에 의해 교두감합을 할 때 하악은 좌측으로 변위하고 있는 것을 의미한다. 그때 좌측 과두는 후방으로, 우측 과두는 전방으로 변위한다. 좌측 턱관절에는 관절음(click)이나 불쾌감을 나타내는 경우가 많다

② 좌측 턱관절은 불량해서 전방 운동로가 좌측으로 끌려가지만, 우측 턱관절은 이상이 없고 양호하다.

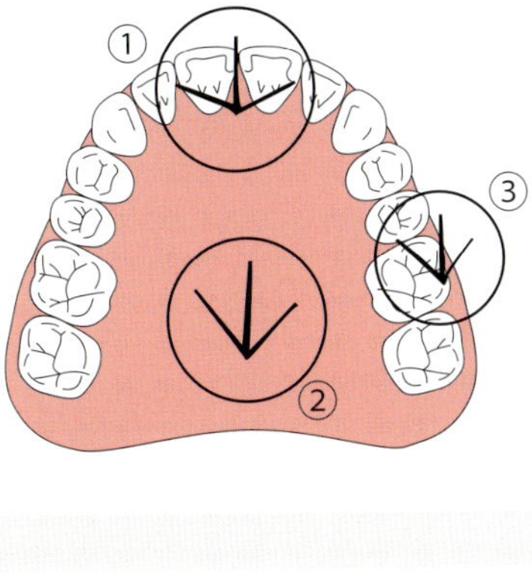

① 묘기하는 위치에 따라 측방 운동과 전방 운동의 각도가 변화한다. 앞쪽에 위치하면 각도가 커진다.

② 치열 후방에 설치하면 각도는 작아진다.

③ 정중에서 어긋난 장소에 설치하면 좌우 각도가 달라진다.

제2장

인상채득

■ 잔존치 부위의 치관 보철과 지대장치를 위한 인상

소수치 잔존 증례에서도 잔존치 부위의 치관 보철과 지대장치의 인상이 필요하다. 그리고 결손부 치조제를 포함한 인상이 있다. 먼저 잔존치 부위의 치관 보철과 지대장치 인상의 과정 및 주의사항을 서술한다.

1. 압배사에 의한 이중 압배법, 개인 트레이와 러버 인상재를 사용한 인상채득 순서

인상채득 순서는 다음과 같다.

① 예비인상 모형으로 개인 트레이를 제작한다. 압배사는 약간 가는 것과 굵은 것의 2종류를 준비한다.

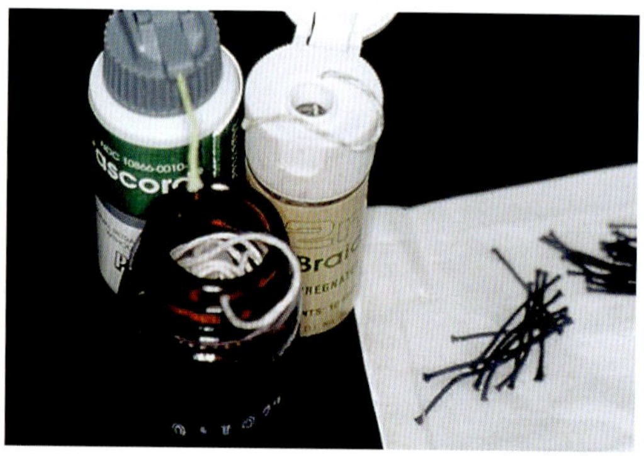

그림 7-1. 시판하는 압배사(좌측)와 멸균 팩 안에 보존한 일차 압배용 레이스 실(우측).

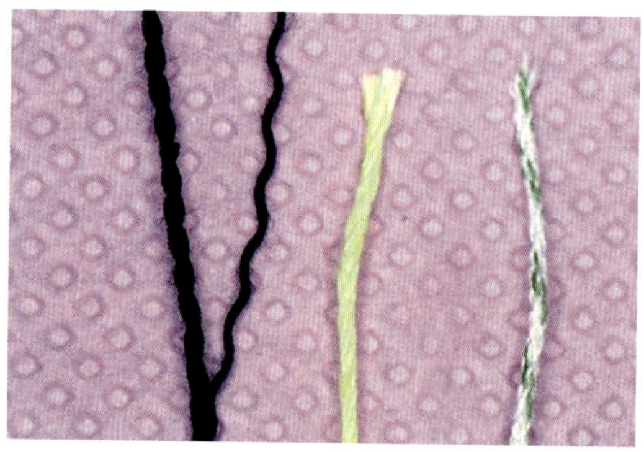

그림 7-2. 일차 압배사(좌측)와 이차 압배사(가운데, 우측).

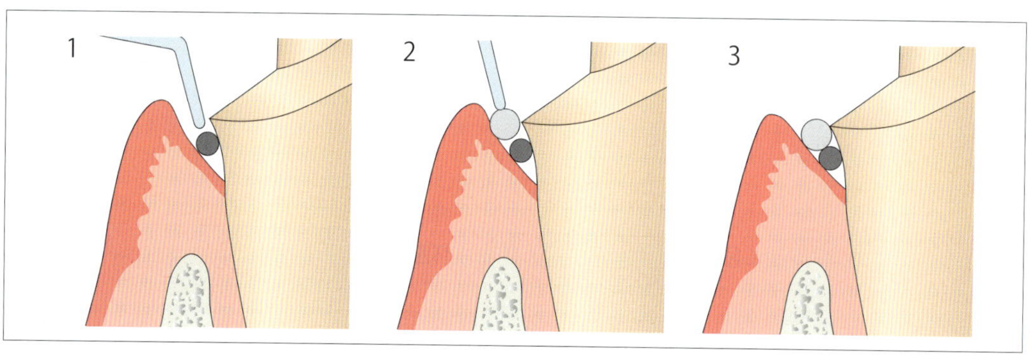

그림 7-3. 압배 순서.

② 일차 압배는, 가는 압배사(필자는 약 4cm로 잘라 멸균 팩에 보존한 레이스 실을 풀어 사용함)를 힘을 가하지 않고 치근면을 따라 치은구 내에 넣고 끝을 맞춘다.

③ 이차 압배는, 치아 전체 주위에 압배사를 회전시키듯이 넣는다. 압배사의 끝은 빈틈없이 맞추고, 이차 압배사를 뺄 때 잡는 부위를 제외하고 나머지를 잘라 전체 주위를 균등하게 압배한다.

④ 개인 트레이를 시적해 변연이 알맞게 적합한지, 넣을 때 치은에 통증이 없는지를 확인한다. 문제가 없으면 보조자가 트레이 내면에 인상재를 쌓는 사이에 이차 압배사를 빼고, 일차 압배사는 남긴 채 러버(실리콘) 인상을 시행한다. 인상채득 후 일차 압배사를 빼는 것을 잊지 않도록 주의한다.

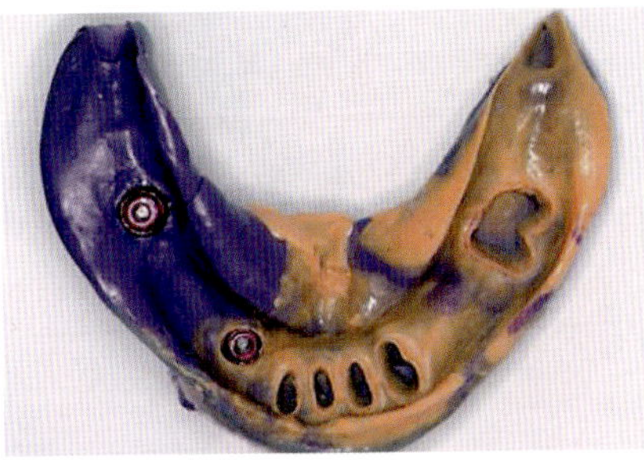

그림 8-1. 개인 트레이를 이용한 2중 압배와 실리콘 인상.

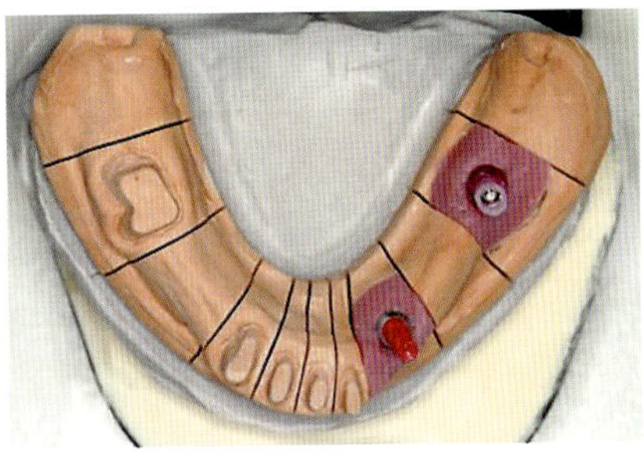

그림 8-2. 실리콘 검과 함께 제작된 작업모형.

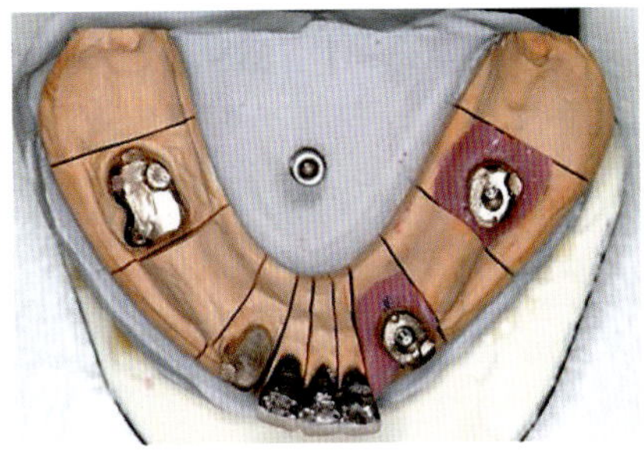

그림 8-3. Telescope 내관이 막 주조된 상태.

2. HIT 인상(실리콘)과 이중 압배

HIT 인상은 일차 인상을 트리밍해 이차 인상재의 주입 및 유출 구멍을 뚫는 이중 인상법이다. 사용하는 재료는 기성 플라스틱 트레이, 실리콘 인상재(heavy body 타입, injection 타입), 전용의 HIT 시린지이다. 순서는 다음과 같다.

① 이중 압배를 한다. 인상채득은 플라스틱 트레이에 혼합한 heavy body 타입을 쌓고 일차 인상을 채득한다.

② 이차 인상의 전 준비로서 다음 조작을 한다. 경화한 일차 인상 내면의 지대치 치경부 변연의 인상재를 굵은 라운드 버(#8)로 삭제해, 이차 인상재가 흘러 들어갈 통로를 만든다. 그리고 라운드 버로 지대 변연부 통로에서 트레이 외부를 향한 탈출로를 만든다.

③ 최종 인상(이차 인상)에서는 이차 압배사를 빼고 injection 타입의 실리콘 인상재를 이용해 인상을 채득하는데, 실리콘을 쌓은 트레이를 압접한 직후 HIT 시린지를 이용해 트레이 외부의 열린 주입구에 강제로 인상재를 주입한다.

일반적인 인상법과 비교해 압배 효과가 더 발휘되어, 지대치 마진의 인상이 뚜렷하게 채득되는 특징이 있다.

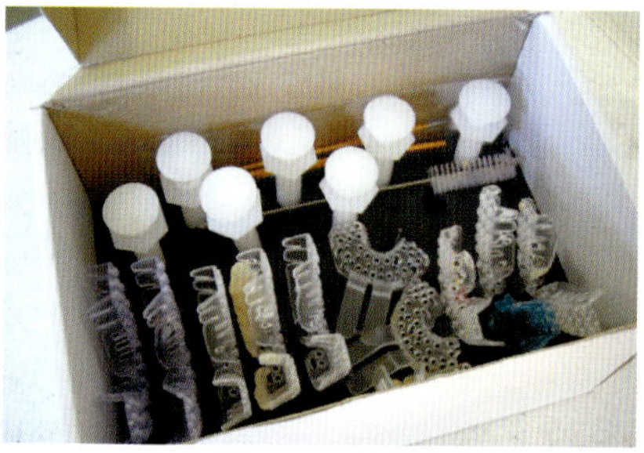

그림 9-1. HIT 인상 세트.

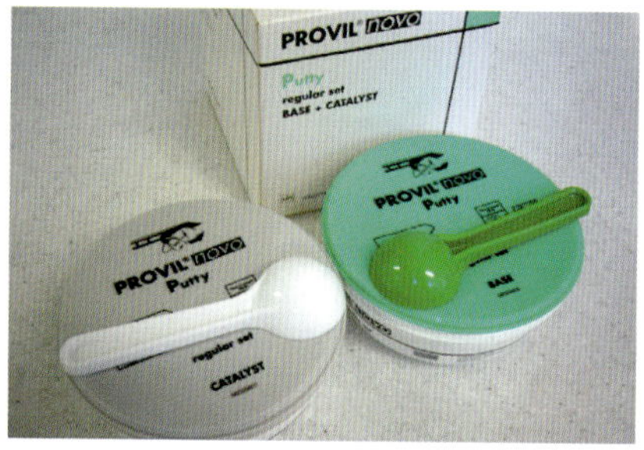

그림 9-2. 일차 인상용 heavy body 타입의 인상재.

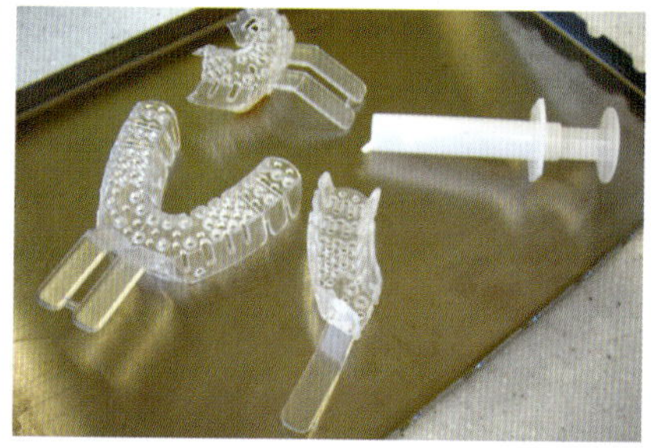

그림 9-3. HIT 인상용 트레이와 HIT 인상용 시린지.

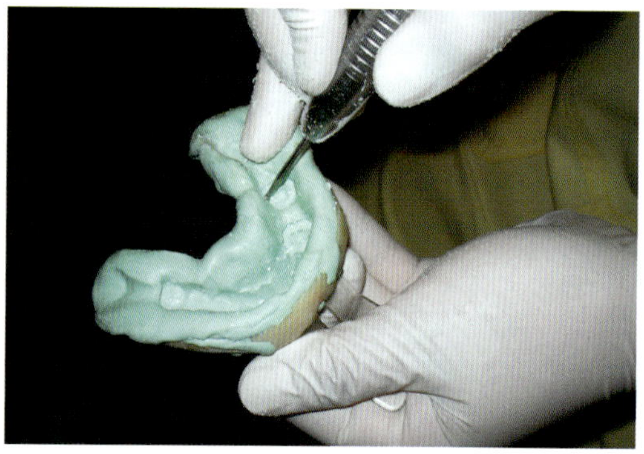

그림 9-4. 일차 인상의 트리밍.

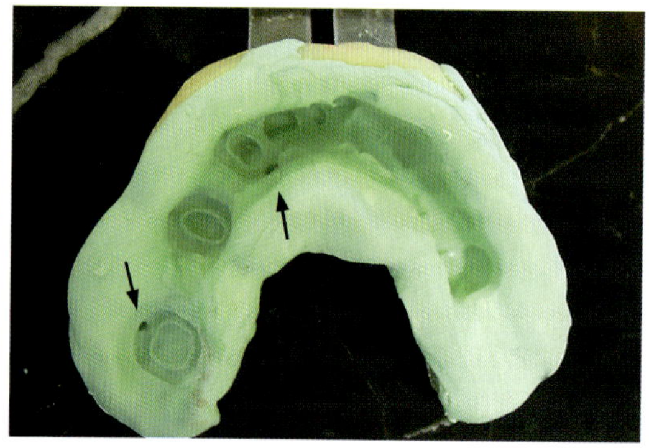

그림 9-5. 탈출로(화살표 부위).

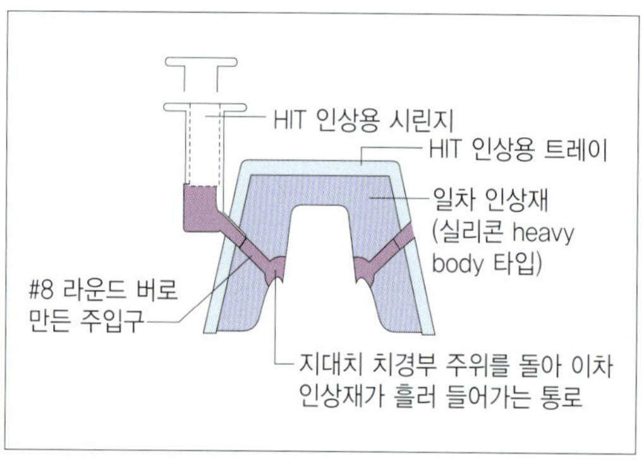

그림 9-6. HIT 인상의 단면도.

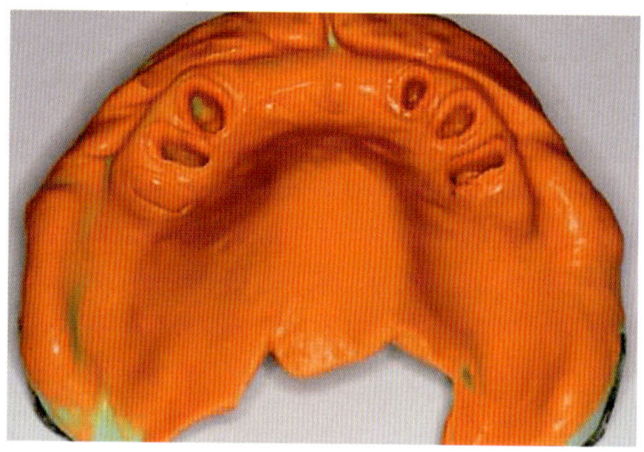

그림 9-7. HIT 인상.

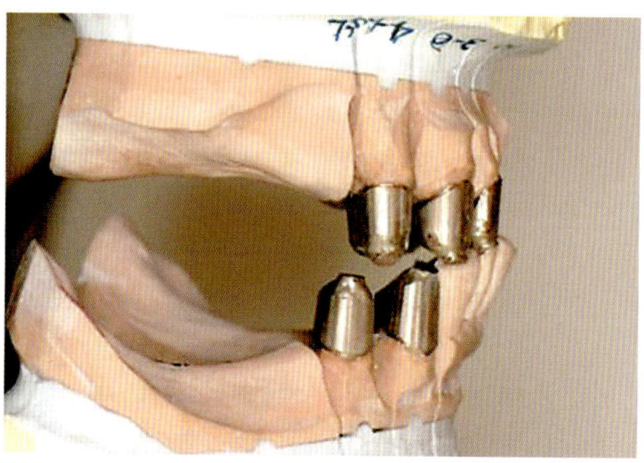

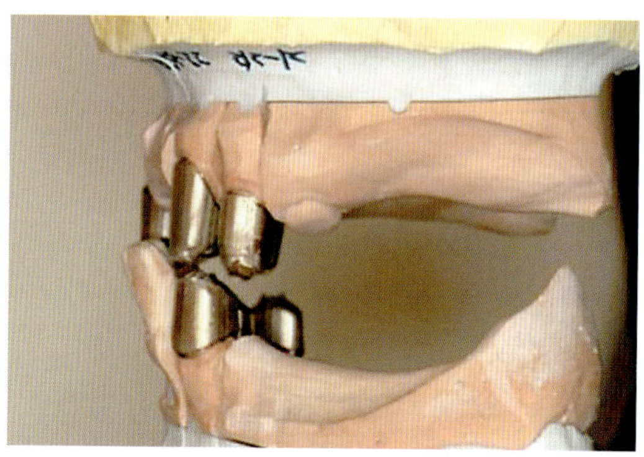

그림 9-8, 9. HIT 인상으로 제작한 작업모형과 konus telescope 내관.

3. 개치 트레이법(개인 트레이를 함께 사용)

개치 트레이법을 이용한 인상은 지대치를 덮고 치은 압배 효과도 있는 캡 모양의 개치 트레이를 제작하고, 러버 인상재를 사용해 채득하는 정밀 인상법이다.

개치 트레이의 제작과 인상 순서 및 주의점은 다음과 같다.

① 지대치 형성이 끝난 후, 예비 인상에 경석고를 주입해 제작한 작업모형에서 지대치 주위의 변연 치은부를 트리밍한다.

② 지대치 마진 1~2mm 부분을 제외하고, 파라핀 왁스로 얇게 릴리프(relief)한다. 이 조작을 하는 이유는 정밀 인상에는 어느 정도의 인상재 두께가 필요하고, 또한 석고 경화 후에 모형을 분리할 때 모형 손상을 막기 위해서이다.

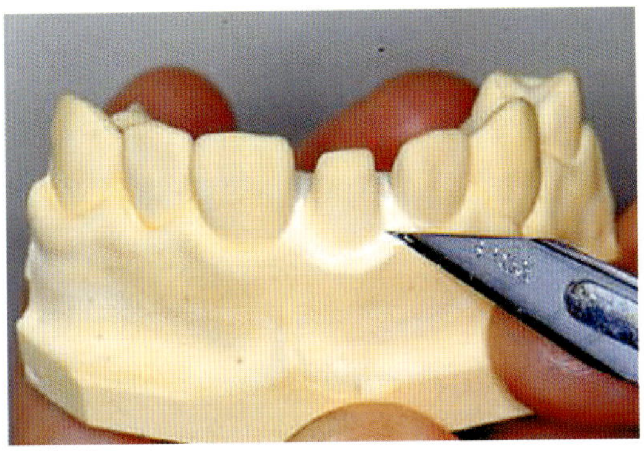

그림 10-1. 지대치 모형 마진 부의 트리밍.

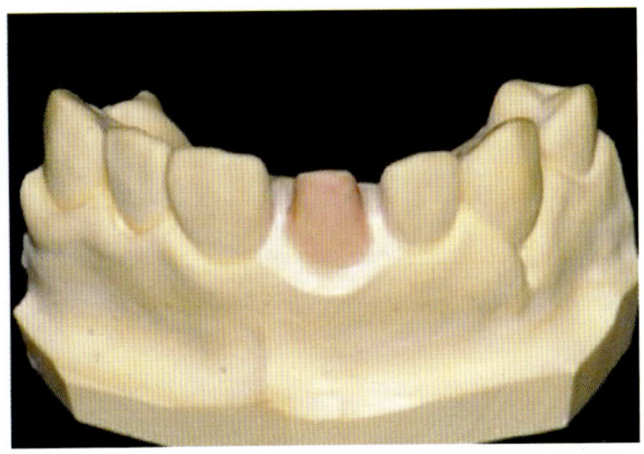

그림 10-2. 지대치의 릴리프.

③ 즉시중합 레진으로 캡 모양의 트레이를 제작한다. 치은 압배 효과를 부여하는 의미에서 트레이 마진은 얇은 edge가 아니라 shoulder 형태로 한다.

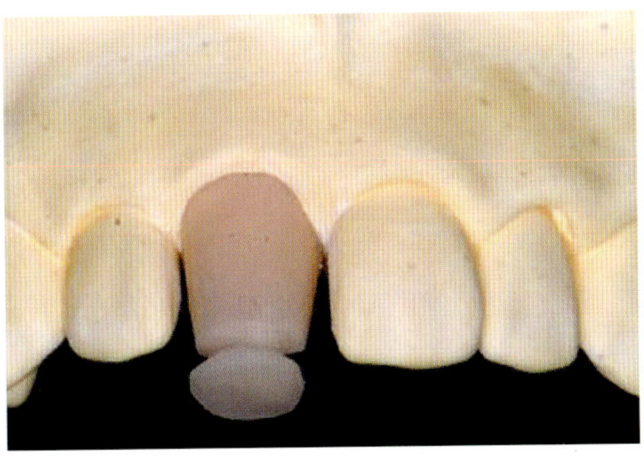

그림 10-3. 캡 모양의 개치 트레이.

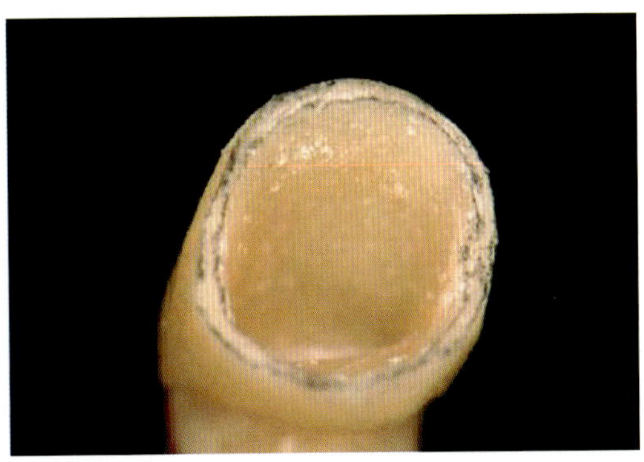

그림 10-4. 개치 트레이의 변연(폭이 얇은 shoulder).

④ 구강 내에 시적해 개치 트레이가 지대치에 거의 적합하고, 트레이 변연이 주위 치은을 약간 압배하는 것을 확인한다. 치은의 압배가 부족한 경우, brush-dip법으로 트레이 변연에 즉시중합 레진을 올리고 지대치에 삽입해 경화 후 조정한다.

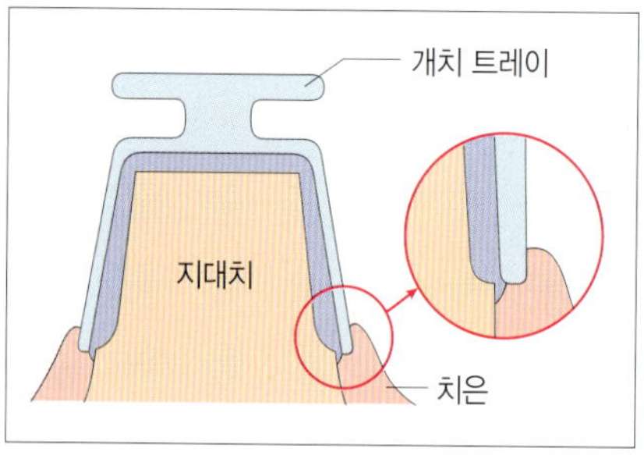

그림 10-5. 개치 트레이 변연과 지대치, 치은의 관계.

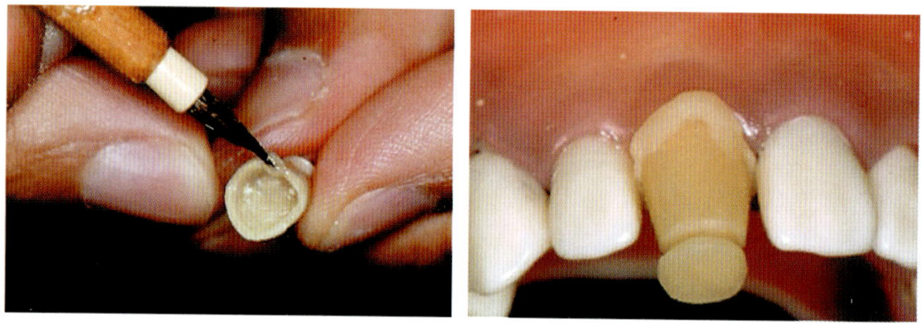

그림 10-6. 구강 내에서 트레이 변연의 조정.

⑤ 개치 트레이 내면과 변연 외측면에 얇게 접착제를 바르고 잘 건조시킨다. 건조를 게을리하면 인상 경화 후 구강 내에서 철거할 때 트레이와 인상재가 벗겨질 위험이 있다.

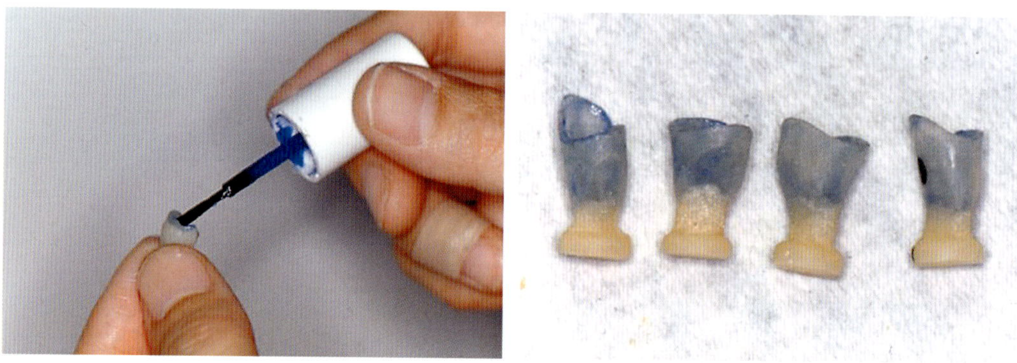

그림 11-1. 개치 트레이 내면에 접착제를 바르고 잘 건조시킨다.

⑥ 시린지의 끝에 가는 노즐을 붙여, 기포가 생기지 않도록 개치 트레이에 러버 인상재를 주입하고 인상을 채득한다(일차 인상).

⑦ 개치 트레이를 철거해 인상 내면과 마진을 점검한 후 인상을 다시 지대치의 정위치에 되돌리고, 개인 트레이에 러버 인상재를 쌓아 이차 인상을 채득한다.

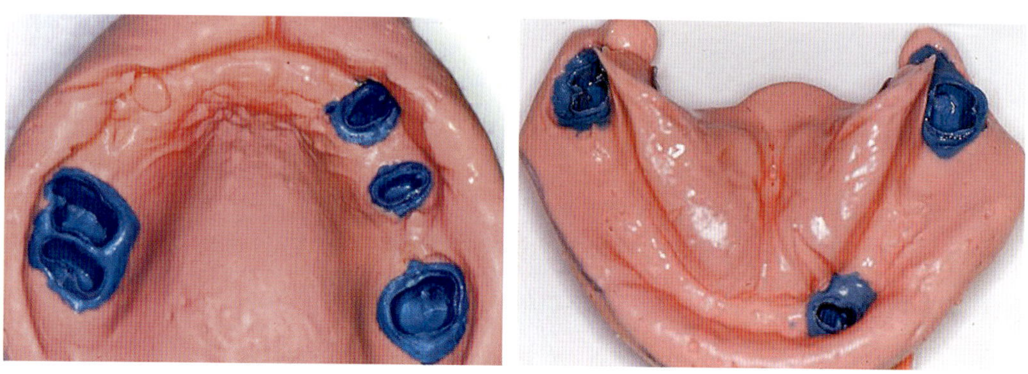

그림 11-2. 개치 트레이로 일차 인상을 채득한 후, 개인 트레이로 러버 인상(이차 인상)을 채득한다.

■ 결손 치조제의 인상, telescope 내관 등의 픽업 인상

1. 인상재의 선택

소수치 잔존 증례에서 결손부 치조제의 인상은, 결손부의 인상과 동시에 지대장치의 픽업(pick up) 인상을 채득할 필요가 있다.

필자의 경우에는 치조제 점막을 배려하기 위해 polyether 러버 인상재를 선택한다. 이 인상재는 생체 친화성과 친수성이 있어 인상면의 기포가 생기기 어렵고, 미세한 점막 표면의 재현성이 뛰어나다는 특성이 있다.

한편 생체 친화성이 높아 입술이나 피부에 부착하면 벗기기 어려워 술자와 환자가 모두 고생하므로 주의한다. 인상의 전 준비로서 바셀린 등의 분리제 효과가 있는 크림을 바를 필요가 있다.

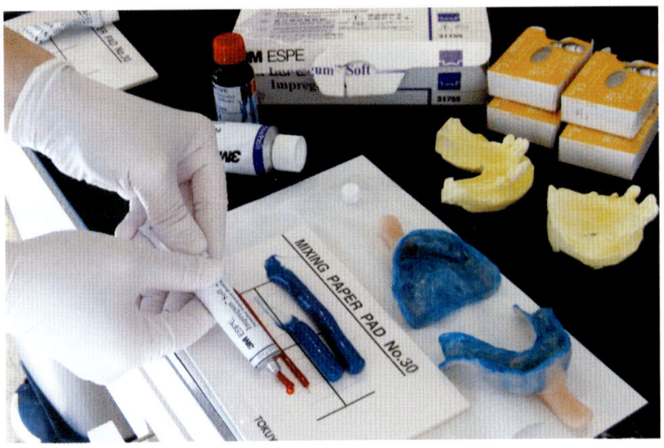

그림 12-1. 지대장치의 픽업 인상과 결손부 치조제의 인상 준비.

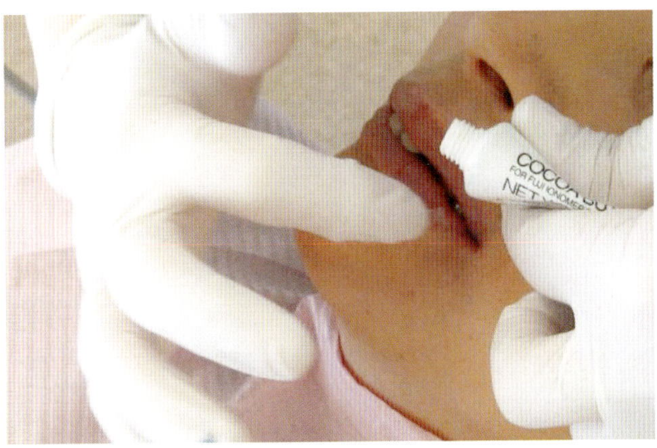

그림 12-2. Polyether 러버 인상의 전 준비로서 입술 주변에 바셀린 등을 바르는 것을 잊지 않도록 한다.

2. Telescope(AGC, konus 등) 의치의 인상

HIT 인상 등의 지대치 인상으로 작업모형을 제작해 telescope 내관을 제작한다. 다음 과정의 인상에서는 내관의 위치관계가 서로 틀어지지 않도록 인상으로 픽업하면서, 치조제 부위도 포함한 인상을 채득한다.

필자는 굵은 와이어 등을 치열 형태에 맞도록 구부린 것을 준비한 후, 이것과 지대치에 시적한 여러 개의 내관을 패턴용 레진 등을 이용해 고정하고 개인 트레이에 러버 인상재를 쌓아 채득한다.

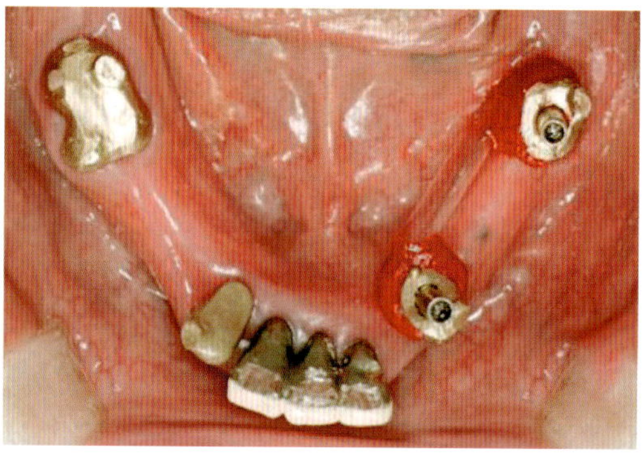

그림 13-1. 정위치에 시적한 telescope 내관을 아크릴 막대와 패턴 레진으로 고정.

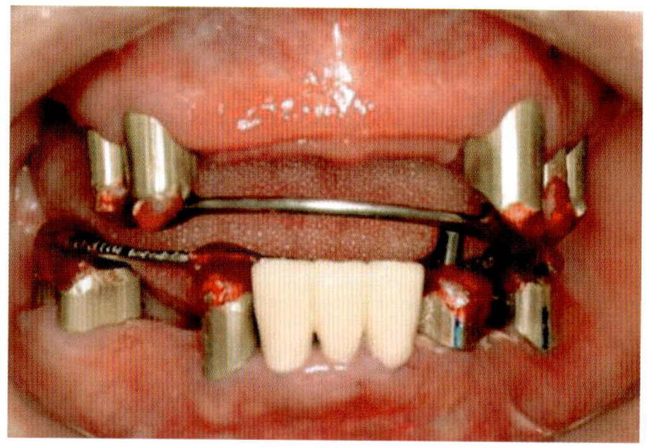

그림 13-2. 여러 개의 내관을 굵은 와이어와 패턴 레진으로 고정.

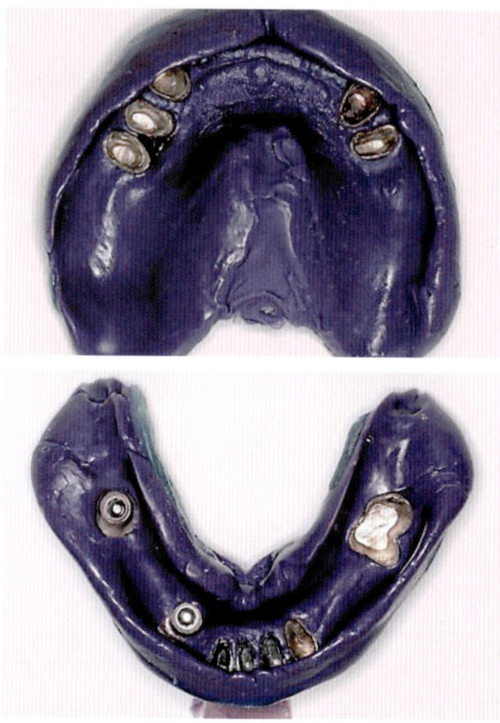

그림 13-3. 개인 트레이와 polyether 러버 인상재의 픽업 인상 및 결손부 치조제의 인상.

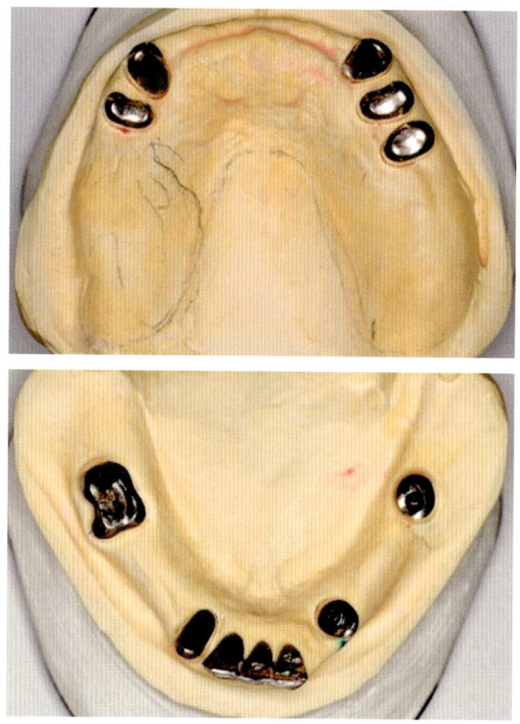

그림 13-4. Polyether 러버 인상으로 제작된 작업모형.

3. 어태치먼트(치근면 타입) 의치의 인상

앞에서 서술한 telescope 내관의 픽업 인상과 유사한 점들이 많고, 지대치 치근면에 사용하는 경우 외에도 임플란트 상부의 유지장치로 사용하는 예도 있다.

① 지대치 치근면과 stud 어태치먼트(Mini-Gerber PLUS)

치근면 형성과 치은 압배 후에 개인 트레이와 러버로 인상을 채득해 작업모형을 제작한다.

치근 코핑에 male 부위를 주조 접착(또는 납착)해 완성된 지대장치를 정위치에 되돌리고, 그 후 픽업 인상을 채득한다.

픽업 인상이나 주조 의치상의 왁스업 과정에서는 female의 스페이서를 교환하는 duplication aid가 도움이 된다.

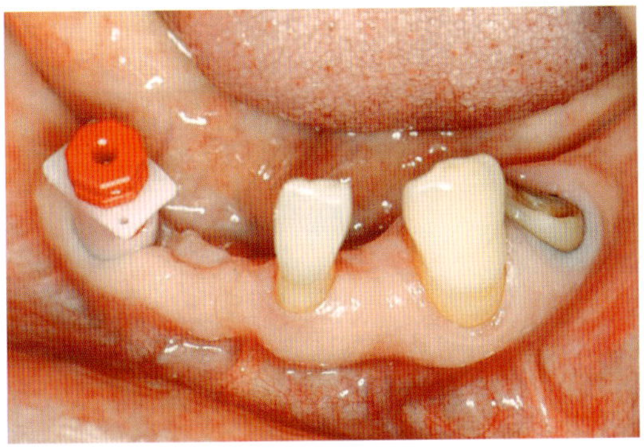

그림 14-1. 인상 전 준비. 지대치 주위 치은 압배와 임플란트 인상용 캡 장착.

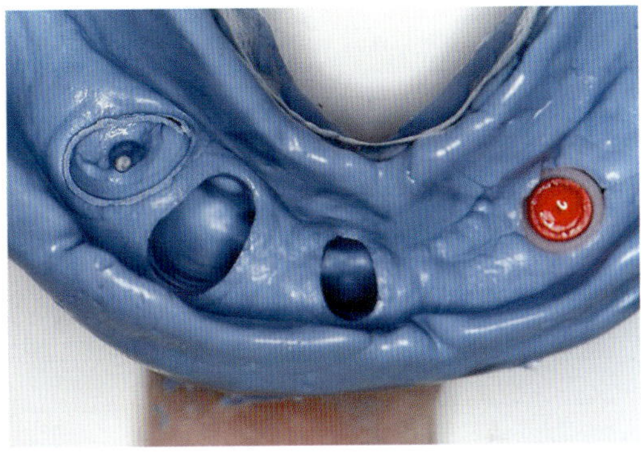

그림 14-2. 개인 트레이와 러버 인상(실리콘)으로 채득된 인상면.

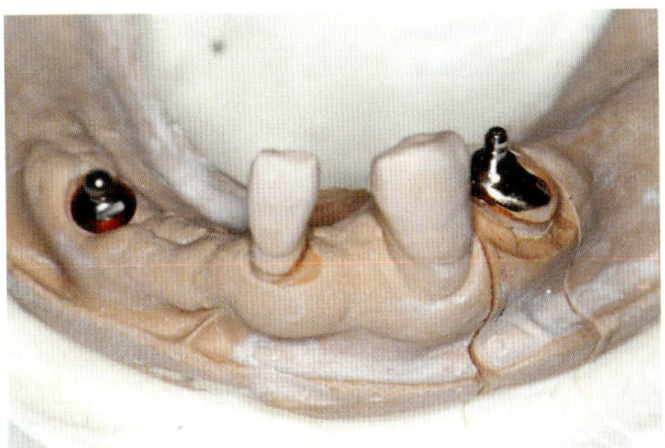

그림 14-3. 작업모형 위의 임플란트 볼 앵커(#43 부위)와 치근면 어태치먼트(#33).

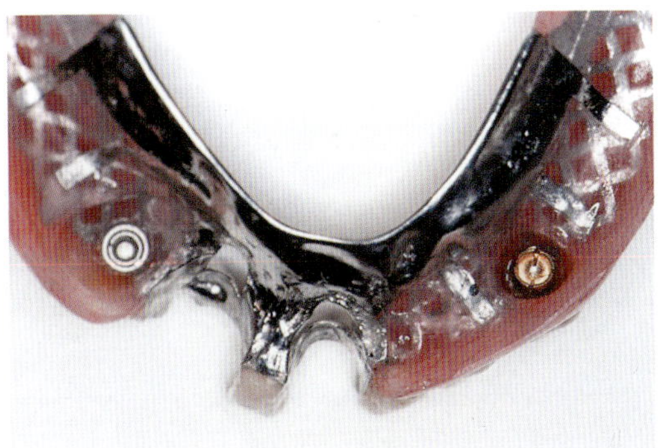

그림 14-4. 의치 내면에 설치된 어태치먼트 female 부위.

② 지대치 치근면과 자석 어태치먼트

자석을 장착한 지대치 치근 코핑의 합착을 끝내고, 중심부에 키퍼를 부착해 개인 트레이로 러버 인상을 채득한다. 인상에서 키퍼를 빼고 석고를 주입해, 금속 플레이트 제작을 위한 모형을 제작한다.

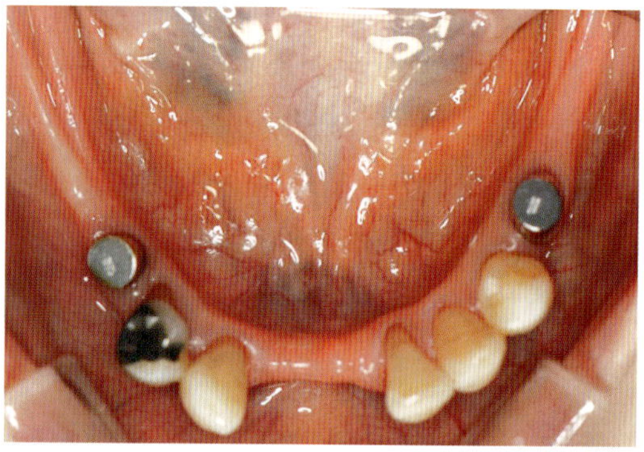

그림 15-1. 자석 키퍼를 장착하고 개인 트레이로 러버 인상.

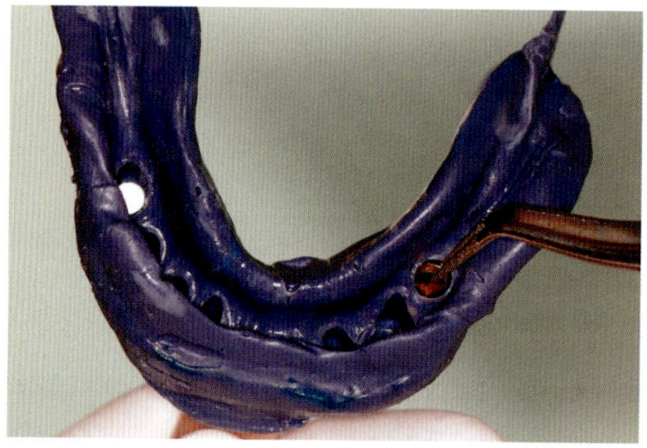

그림 15-2. 인상에서 키퍼를 빼고 모형 제작.

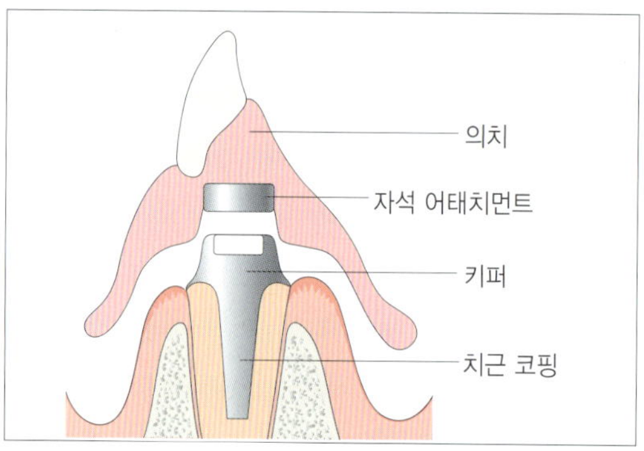

그림 15-3. 자석 어태치먼트의 키퍼를 유지·수납하는 housing.

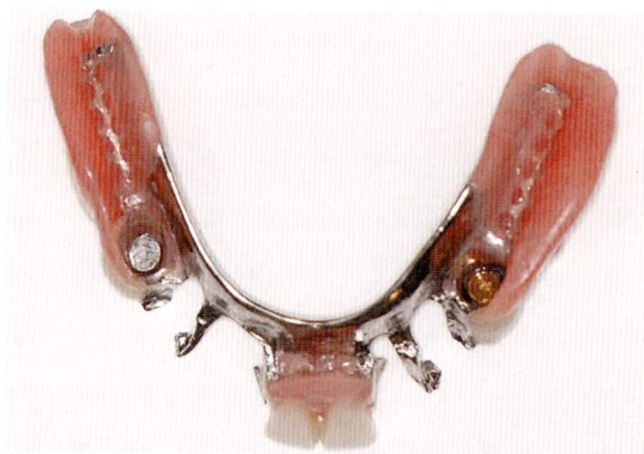

그림 15-4. 의치 내면과 자석 어태치먼트 키퍼.

③ 임플란트와 볼 앵커

볼 앵커를 임플란트 상부에 장착하고 러버로 인상을 채득해, 앵커가 인상된 부위에 앵커 지대주 transfer 핀을 넣고 모형 제작용 경석고를 주입한다.

● 새로운 볼 앵커 의치 제작 ●

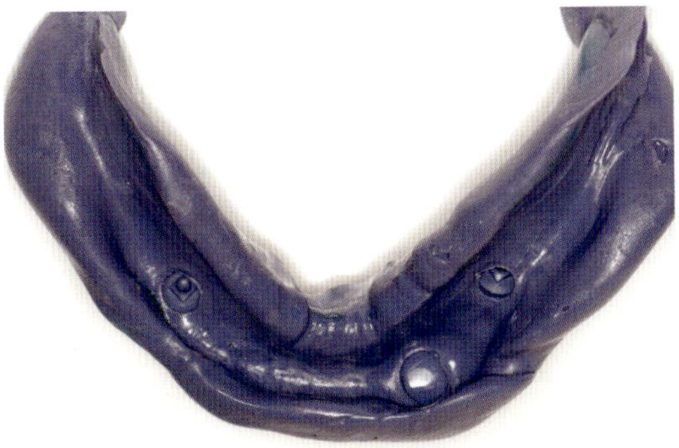

그림 16-1. 볼 앵커를 장착하고 러버로 인상을 채득해 작업모형을 제작한다.

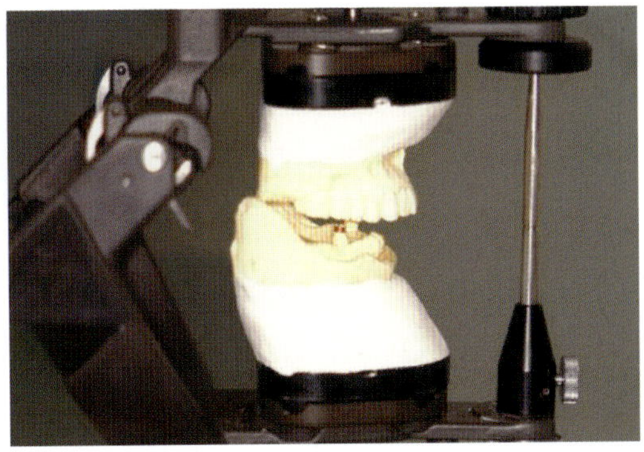

그림 16-2. 작업모형과 교합기 부착.

● 지금 사용하는 의치 내면에 볼 앵커 설치 ●

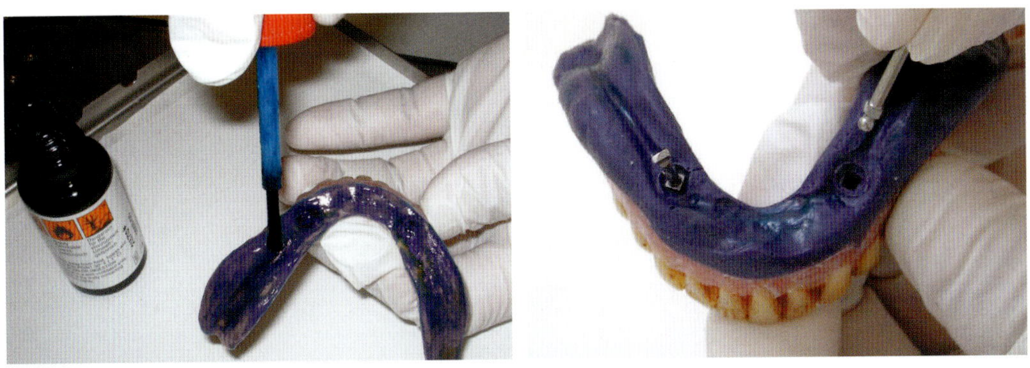

그림 17-1. 지금 사용하는 의치 내면의 female 유지부를 삭제하고 접착제를 바른 후, polyether 러버로 볼 앵커와 치조제의 인상을 채득한다.

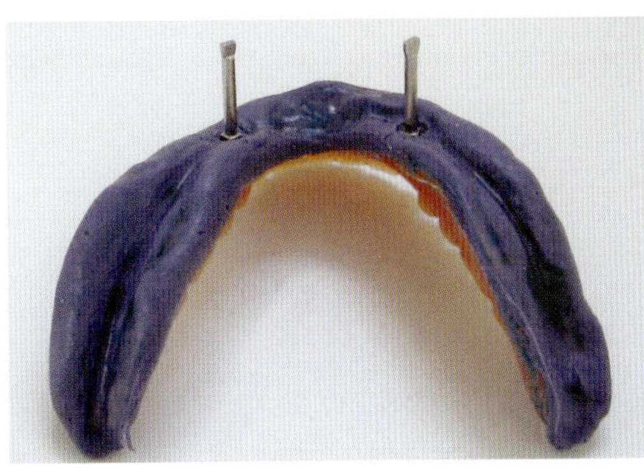

그림 17-2. 인상면에 앵커 지대주 transfer 핀을 넣고, 석고를 주입해 작업모형을 제작한다. 기공소에서 작업을 진행한다. 지금 사용하는 의치는 새롭게 볼 앵커가 설치되고, 동시에 첨상된 상태로 완성된다.

■ 무치악의 인상

무치악에서 총의치를 제작하는 경우에는 결손부 치조제의 인상이 필요하다. 유치악의 인상과 다른 점은, 총의치는 의치상과 치조제 점막의 흡착으로 유지된다는 것이다. 따라서 의치상 변연봉쇄를 달성하기 위해서는 치조제 주위 근육의 움직임을 반영한(표현한) 인상이어야 한다.

지금까지 여러 가지 인상법이 소개되었다. 여기서는 임상에서 널리 응용되는 개인 트레이를 사용하는 방법을 서술한다.

1. 개인 트레이를 사용하는 방법

사용 재료나 기구는 개인 트레이, 스틱 컴파운드, 러버볼, 버드파커 나이프, 알코올 토치, 러버 인상재(polyether 러버) 등이다. 순서는 다음과 같다.

① 개인 트레이를 구강 내에 시적해, 변연 주위 근육의 움직임을 저해하지 않는 약간 작은 외형이 되도록 조정한다.

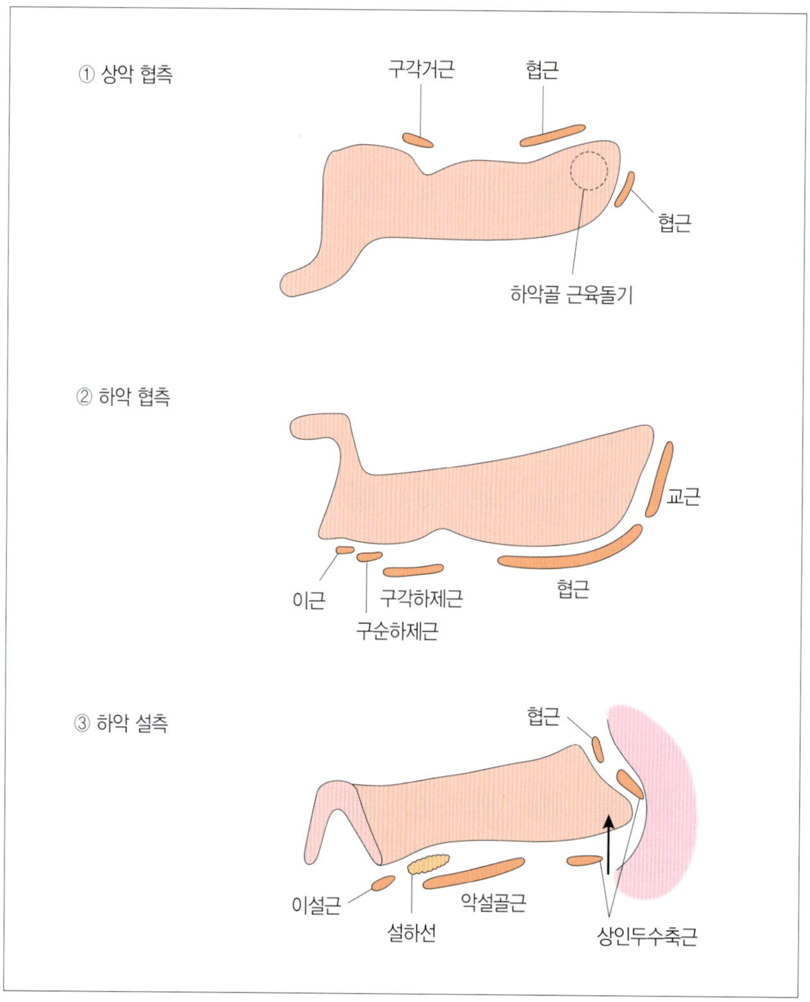

그림 18. 상악 무치악 변연 부위에 관계하는 근육(①), 하악 무치악 협측 주위의 근육(②), 하악 무치악 설측 주위의 근육(③).

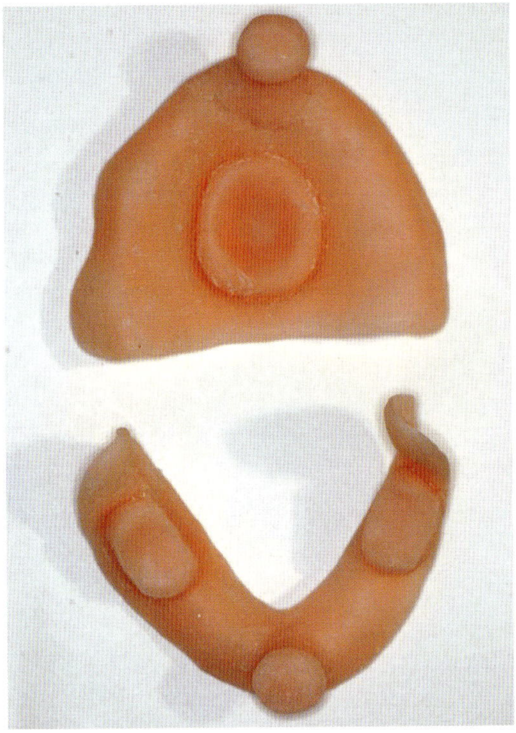

그림 19-1. 상·하악 무치악용 개인 트레이와 외면의 지지부.

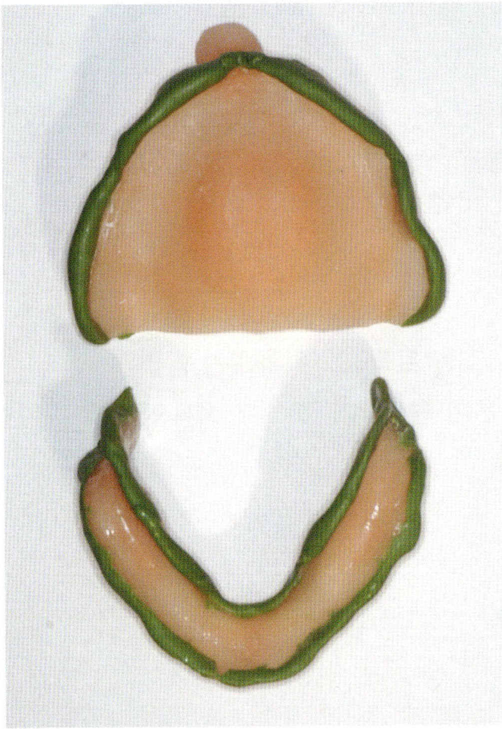

그림 19-2. 근육형성이 끝난 상·하악 개인 트레이.

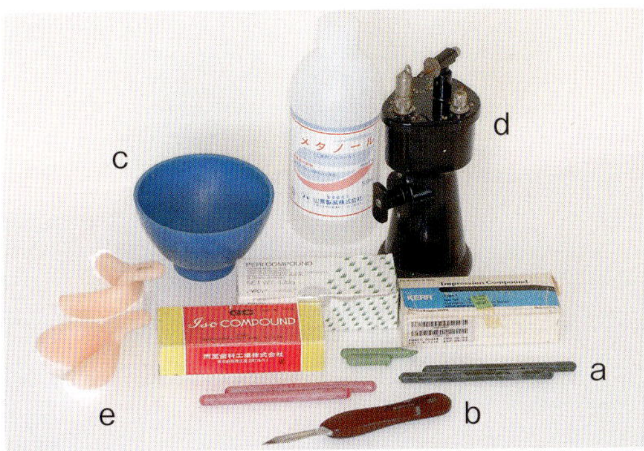

그림 19-3. 무치악 근육형성에 사용하는 기자재. a: 스틱 컴파운드, b: 버드파커 나이프, c: 러버볼, d: 알코올 토치, e: 개인 트레이.

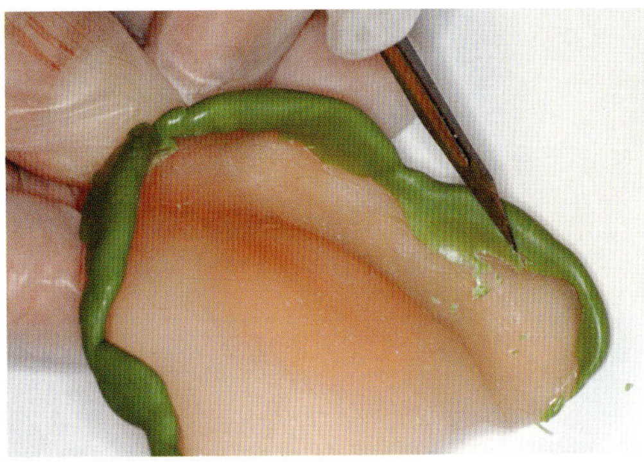

그림 19-4. 트레이 내면의 잉여 컴파운드를 삭제한다.

② 개인 트레이 주변에 스틱 컴파운드를 올리고 근육형성(border molding)을 한다. 알코올 토치로 연화한 스틱 컴파운드를 올린 후 러버볼의 따뜻한 물에 잠깐 담가 입술 등이 화상을 입지 않도록 유의하고, 치조제의 정위치에 고정해 환자에게 주위 근육의 운동을 시킨다[익돌상악절흔(hamular notch)부터 넣고 후상방으로 압접]. 그 후 꺼내어 컴파운드 변연부를 45°로 삭제하고 소대 부위를 트리밍한다. 다시 알코올 토치로 연화해 압접한다.

③ 치조제 점막의 인상. 근육형성이 끝나면 치조제 점막 전체의 인상을 시행하는데, 러버 인상재 외에도 인상용 페이스트가 예로부터 이용되고 있다.

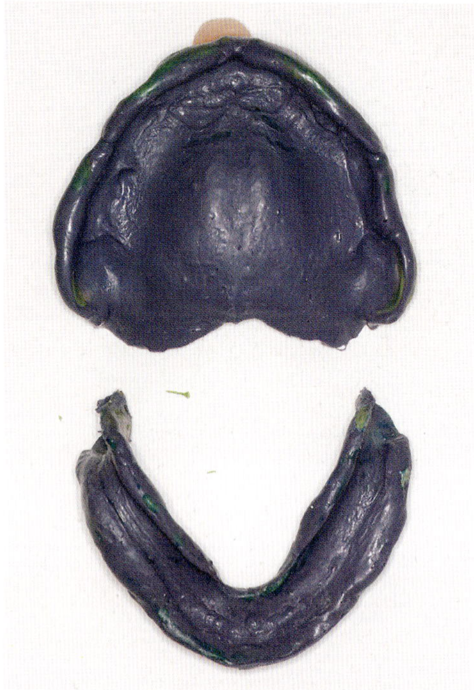

그림 20. 최종 인상 내면. 개인 트레이와 근육형성(스틱 컴파운드), 치조제 인상(polyether 러버).

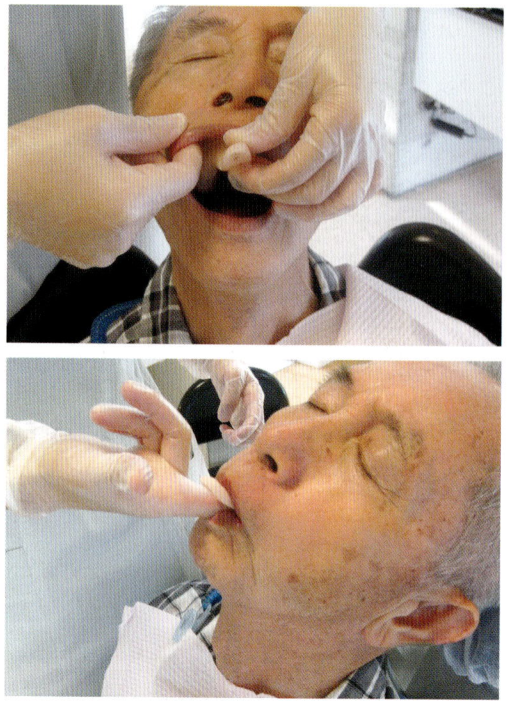

그림 21. 상악 협측의 변연 형성 조작. 협소대를 바깥쪽으로 당긴다(위). 술자의 손가락을 빨도록 한다(아래).

이들 인상재를 이용해 최종 인상을 채득하는 경우에도 경화하기 전의 타이밍을 보아 근육형성과 마찬가지로, 빰이나 혀를 운동시켜 기능적인 인상을 채득하는 것이 중요하다.

표 1. 무치악의 기능적 인상법
• 개인 트레이를 사용하는 방법 Pressure control, Border molding
• 다이내믹 인상재를 사용하는 방법 Pound's technique(Hydro-cast program)
• Bite seating 인상법

표 2. 환자가 해야 하는 운동
• open: 입을 크게 벌린다.
• swallowing: 침을 삼킨다.
• frenum: 소대를 당긴다.
• suckling: 술자의 손가락을 빤다.
• A-line(상악): '아, 아…' 하고 발음한다.

COLUMN 10

Non-clasp 의치—환자의 평가와 술자의 평가

의치를 설계할 때, '고리가 보이지 않았으면……', '입매가 틀니를 넣은 것처럼 보이지 않았으면……'과 같은 심미적인 요구에 대응하려면 클래스프 처리가 문제이다. 그러나 심미성 획득을 위해 유지장치를 임시변통으로 간소화하거나 생략해 그 기능이 손상되어서는 안 된다.

COLUMN 5(132쪽)에서 서술한 것처럼, 유지(지대)장치를 평가할 때는 지지(support)·파지(bracing)·유지(retention)의 3요소를 고찰해야 한다.

클래스프를 선택해도 레스트가 없으면 그 주요 기능인 지지를 잃는다. 따라서 파손하지 않는 금속으로 하는 것 외에 방법이 없지만, 레스트조차 구비하지 않는 레진 클래스프가 적용되는 실정이다.

Non-clasp 의치는 간단하게 제작할 수 있고, 장착할 때의 조정도 간편하며, 금속색이 보이지 않는 등 어떤 의미에서는 기공소는 물론 술자에게도 안성맞춤인 보철이다.

그러나 원래는 아시아의 개발도상국에서 수억 명의 국민들이 치과의료에서 금속 클래스프가 없는 의치상과 인공치로 만들어진 의치 치료를 받는다는 이야기를 듣지만, 이러한 이치에 맞지 않는 치료를 선진국인 일본이 역수입해서 어떻게 하자는 것일까? 게다가 저소득 계층을 위한 타협적인 의치를 일본에서는 비보험 치료로 제공하고 있다. 이와 같은 치과 사정을 어떻게 이해해야 좋을까?

평가도 하지 않은 채 임상에서 시험해 환자의 심미적인 평가만으로 유지장치의 우열을 판단하고 술자의 평가기준이 반영되지 않아서는 안 된다고 생각하지만…….

아래에 보인 증례의 환자는 "만들었을 때부터 잘 안 물린다.", "움직이고 씹기 어렵다."라고 호소하였다.

실제로 의치를 사용하는 환자의 말에 귀를 기울이는 것은 당연하지만, 장착감이나 심미성을 배려하면서도 이치에 맞는 의치인지를 판단하는 치과의사로서의 평가기준이 있어야 할 것이다.

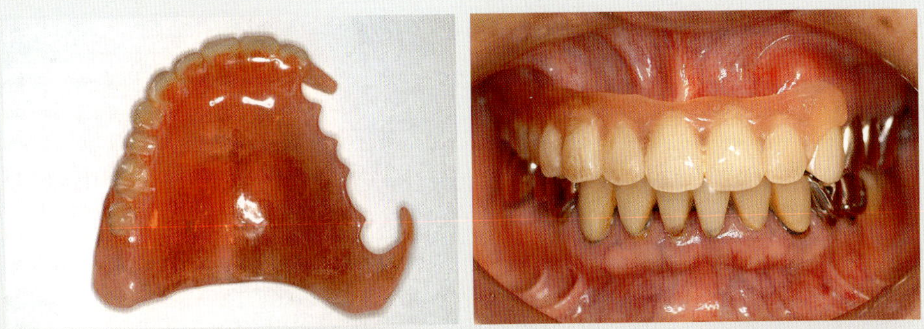

그림 a, b. 의치 재제작을 희망해 내원한 환자가 장착하고 있었던 non-clasp 의치는 잘 저작할 수 없는 데다, #23의 순측 치은에는 욕창이 생겨 통증을 호소하였다.

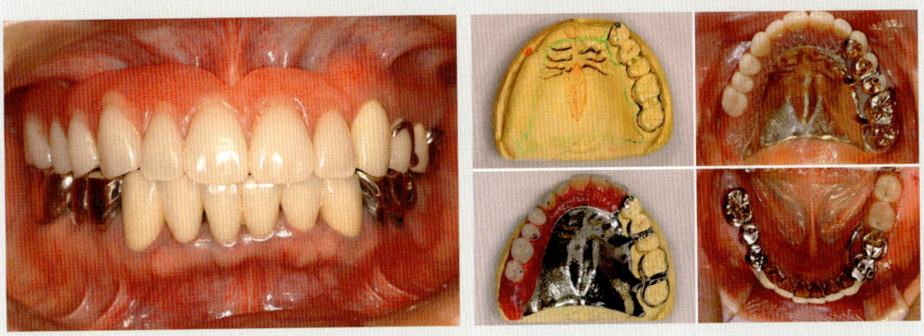

그림 c, d. 의치를 재제작할 때 상악의 긴 편측 유리단 결손에 대해서는 의치상의 외측방 변위에 저항할 수 있는 유지장치가 되도록 고려하였다.

제3장

교합기에 모형 부착

■ 교합기의 종류

기능으로 본 교합기의 분류로는 접번 교합기, 평균치 교합기, 반조절성 교합기, 전조절성 교합기, 자유운동 교합기 등이 있다.

교합기의 기능 중 하나로 측방 운동 재현이 있는데, 소수치 잔존 증례 등의 보철물 제작에서는 교합위(교두감합위) 재현에 더해 악운동의 재현성으로 생체와 가까운 범위에 머물면서 간편성을 중시한 평균치 교합기와, 각 개인에 대한 조절요소를 설정(평형측만)할 수 있게 해 악운동의 재현성을 더 높인 반조절성 교합기 중 하나가 일반적으로 보철 임상에 이용된다.

표 3. 기능 측면에서 본 교합기의 분류

교합기	악운동의 재현 능력
• 접번 교합기 (평선 교합기)	기능성(낮음) ↑
• 평균치 교합기	
• 반조절성 교합기	악운동의 재현 능력
• 과두 간 거리 변경 가능 반조절성 교합기	
• 전조절성 교합기	↓ 기능성(높음)

1. 평균치 교합기

평균치 교합기는 치열모형을 부착하는 위치관계가 평균치이다. 상악 치열모형을 부착하는 경우, 교합기에 준비된 교합평면판을 이용해 과두와 치열모형의 위치관계가 평균적으로 부착된다.

그리고 교합기 후방에 설치되는 과로각과 과로의 운동방향이 평균적인 움직임이고, 턱관절의 조절요소도 고정된 평균치로 설치되어 있다.

2. 반조절성 교합기

반조절성 교합기는 교합기 후방의 조절요소인 시상과로각과 측방과로각이 가변 기구로 만들어져 있고, 평형측 과로는 개인별로 조절할 수 있는 구조이지만 작업측 과로는 일정 방향의 움직임으로만 규정되어 있다.

조절요소의 구조 차이로 두 가지 타입으로 분류하는데, 조절요소가 하궁에 부착하는 것을 'condylar type', 상궁에 부착하는 것을 'arcon type'이라고 부른다. 그리고 부속의 face bow (안궁)가 준비되어 있다.

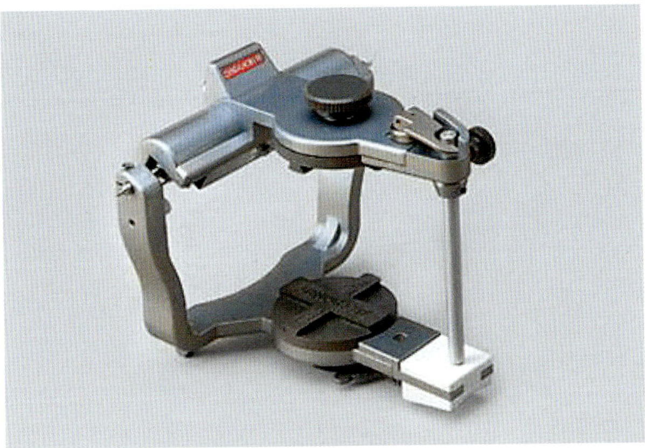

그림 22. 평균치 교합기.

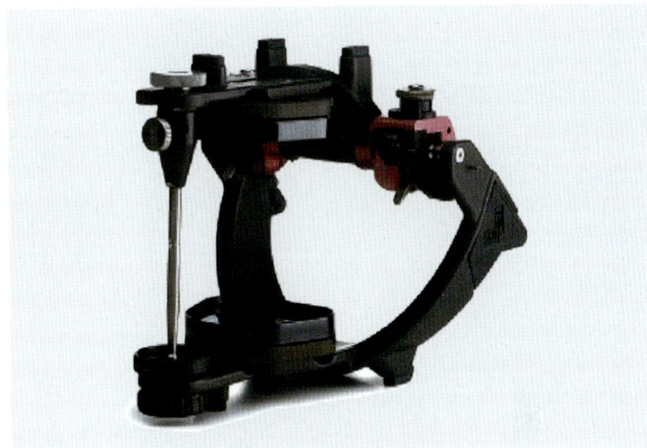

그림 23. 반조절성 교합기.

소수치 잔존 증례의 치열·교합의 특징적 배경을 보면, 소수치 잔존 증례에서 교합기 선택은 아래와 같은 요건을 들 수 있다.

① 많은 치아를 상실한 결과로 보철을 시행하는 범위가 넓으므로, 안면·두개의 기준을 참고하여 교합평면을 새롭게 설정해야 한다.

② 새로운 악위의 결정에 더해 상실된 가이드를 만드는 작업을 시행하는데, 특히 균형교합을 부여하는 것이 중요한 작업이다.

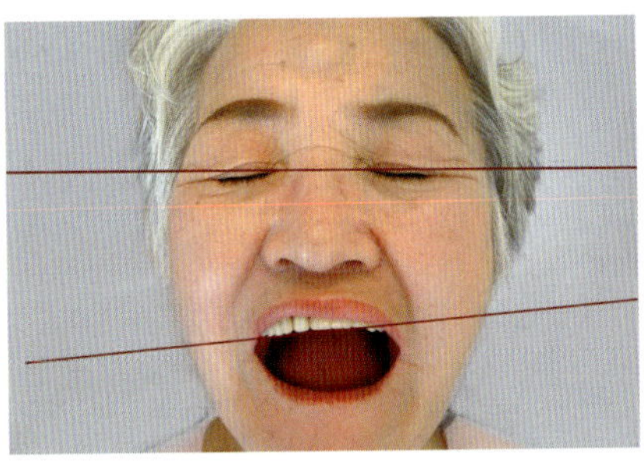

그림 24-1. 교합평면의 좌우 경사는 동공간선을 기준으로 검사한다.

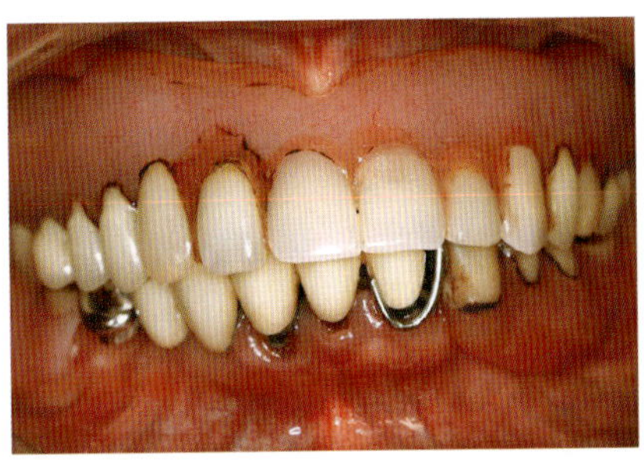

그림 24-2. 구강 내 교합평면의 경사.

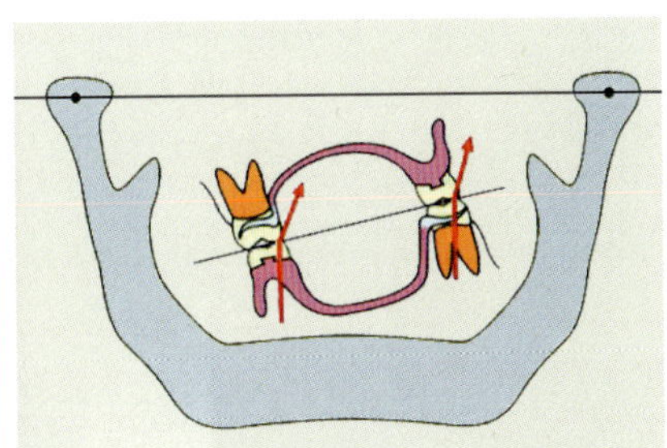

그림 24-3. 교합평면이 좌우로 기울어지면 하악 편위를 초래하기 쉽다.

①에 대해서는, 모형의 교합기 부착에서 그 위치관계가 개개인의 두개나 턱관절과 동일한 위치에 오도록 하고 교합평면을 올바르게 설정하려면, face bow(안궁)가 준비된 교합기가 바람직하다.

②에 대해서는, 평균치 교합기를 사용할 때도 과두 간 거리가 생체에 가까운 것(110mm의 것)을 선택해야 한다. 왜냐하면 턱관절과 치열모형의 거리 차이가 가이드의 방향에 영향을 주기 때문이다.

이것은 평균치인가 조절성인가를 논하기 이전의 문제로, 과로 조절 기구뿐만 아니라 부착된 치열모형의 위치가 달라진다. 그리고 치열모형의 위치 차이에 더해 과두 간 거리의 차이도 영향을 주어, 회전 반경의 차이에서 가이드 방향에 변화가 발생한다.

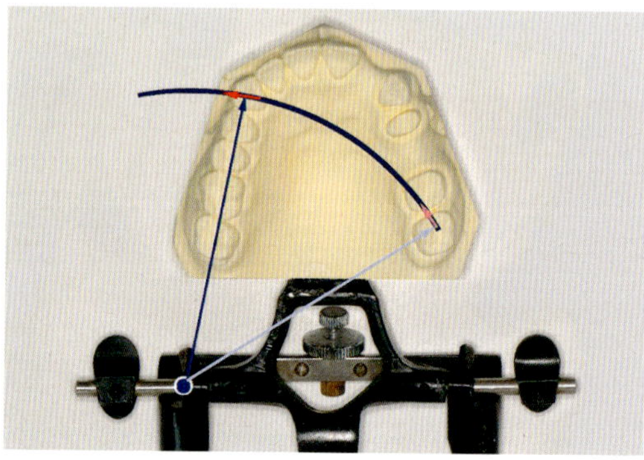

그림 25-1. 간이 교합기(소형)에서는 회전 원호가 작아서 생체와는 다르다.

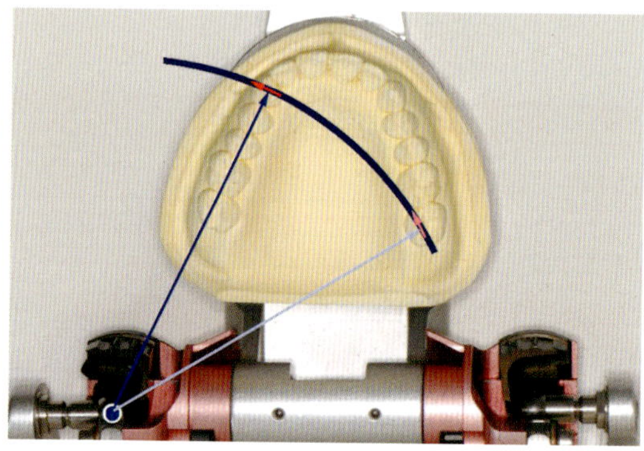

그림 25-2. 조절성 교합기에서는 생체에 가까운 원호이므로 가이드 결정에 효과적이다.

■ Face bow transfer의 실제

Face bow는 치열모형을 부착하는 위치관계가 개개인의 두개나 턱관절과 동일한 위치에 오도록 교합기로 옮겨 재현하는 기구이다. Face bow transfer라고 불리는 조작으로 생체와 매우 가까운 위치관계로 상악 치열모형을 부착할 수 있다. 여기서는 소수치 잔존 또는 무치악 증례의 실제를 서술한다.

1. 바이트 포크 준비

수평적으로 정중선과 바이트 포크의 post를 평행하게 하고, 시상면에서는 교합제의 교합면과 바이트 포크가 평행이 되도록 위치를 결정해 바이트 포크를 달궈 상악 교합제에 제대로 고정한다. 이 조작이 불충분하면 face bow transfer나 모형 장착의 조작 중에 달궈 고정한 부분이 어긋나거나 떨어지는 경우가 있어, 그동안의 과정이 물거품이 되므로 주의해야 한다.

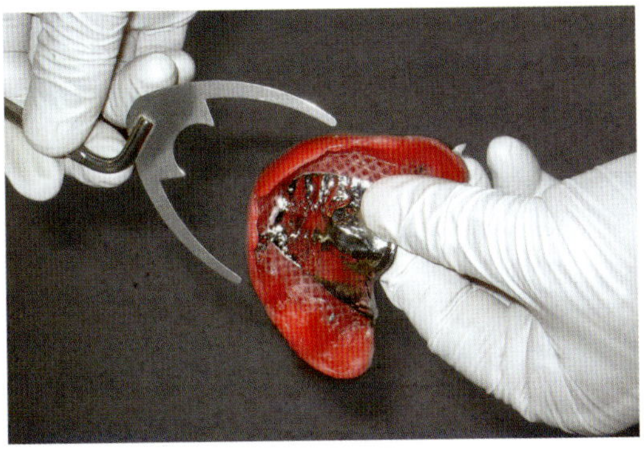

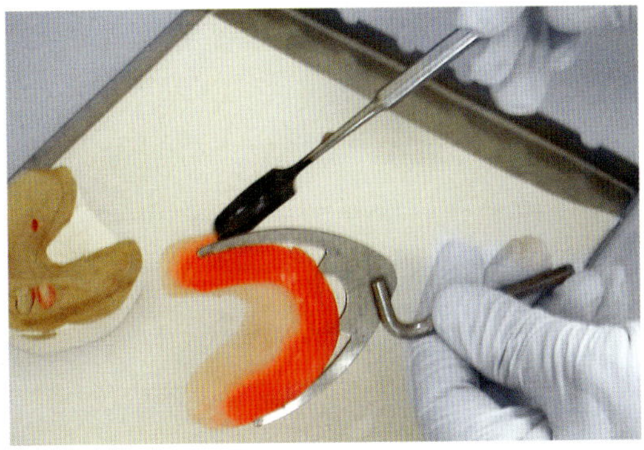

그림 26. 무치악용 바이트 포크는 교합제에서 어긋나지 않도록 확실히 달궈 고정해둘 필요가 있다.

2. Face bow 장착

환자에게 물게 한 바이트 포크의 전방 post를 bow 전방에 설치한 joint piece의 구멍에 넣으면서 bow 후방을 양손으로 지지하게 한 후, 이어피스가 외이공의 가장 깊은 위치에서 안정되도록 넣는다.

① 후방 기준점: 평균적 과두점을 이용한다. 외이공에 이어피스를 넣어 고정하면 자동으로 평균적 과두점과 교합기의 hinge axis가 일치하도록 만들어져 있다.

② 전방 기준점: Nasal supporter는 face bow를 2개의 수평면(캠퍼 평면, 프랑크포르트 평면)에 대해 평균적인 라인을 결정하는 데 도움이 된다.

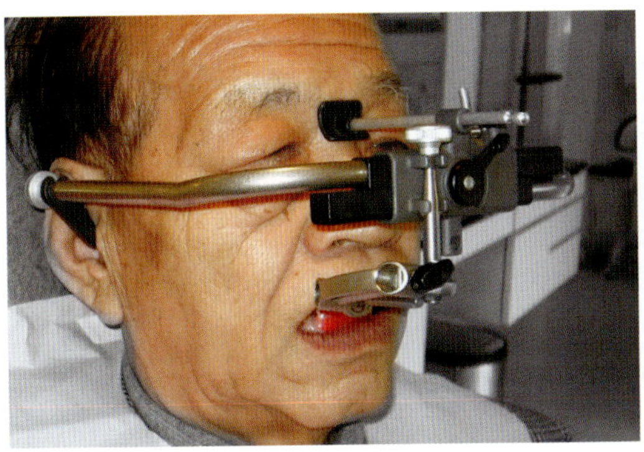

그림 27-1. Face bow의 장착. Nasal supporter로 평균적인 라인을 결정한다.

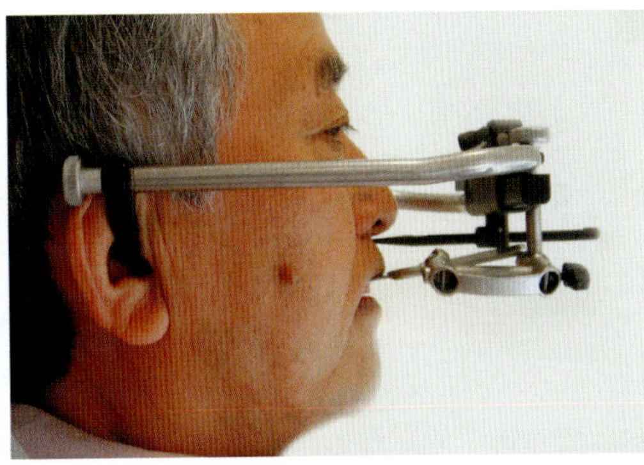

그림 27-2. 캠퍼 평면을 기준면으로 하는 경우, 전방 기준점을 비하점으로 수정한다.

3. Face bow의 위치 조정과 장착 상황 확인

전방 기준점을 정확하게 맞춘다. 일반적으로는 캠퍼 평면을 기준면으로 하는 경우가 많은데, 이때는 비하점을 전방 기준점으로 삼아 bow를 위치시킨다.

기준점 설정은 간편하게 시행하는 경우가 많고, 특히 후방은 이어피스를 좌우의 외이공에 넣어 설정을 끝내지만, bow가 정해진 위치로 올바르게 설정된 것을 확인하는 것이 중요하다.

확인 방법은 앉은자세로 있는 환자의 정면에 서서 동공간선과 bow가 평행한지를 본다. 필요한 확인이므로 빠뜨리지 않는 것이 좋다.

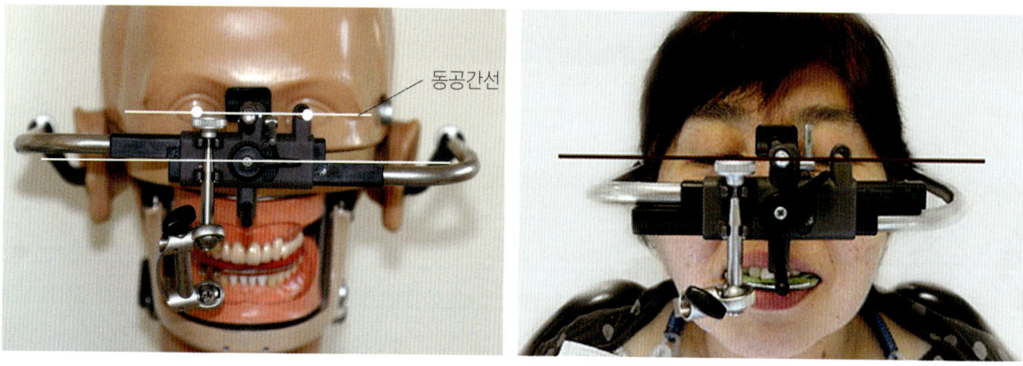

그림 28. Face bow transfer에서는 동공간선과 bow가 평행한지를 확인하는 것이 가장 중요하다.

4. Face bow를 사용한 상악 모형의 교합기 부착(KAVO 교합기의 경우)

① 교합기 상궁에서 절치 지도판(incisal table)을 빼거나 절치 지도침(incisl pin)을 교합기의 하궁에 장착하는 등 교합기 모형 부착의 전 준비를 시행한다.

② 상궁을 후방으로 연다. 이어피스를 reference pin에 꽂아 교합기의 폭에 맞게 face bow의 넓이를 조정하여 잠근 후 face bow를 장착한다.

③ 바이트 포크에 상악 모형을 올린다. 가능하면 바이트 포크 서포터를 사용해 모형을 부착한다. 적절한 경도의 석고로 상악 모형을 부착한다.

④ 교합제를 사용해 face bow transfer를 하는 경우에는 조작 전에 교합채득을 끝낼 필요가 있다. 그 이유는, face bow를 구강 내에 장착할 때 바이트 포크에 달궈 고정한 상악 교합제가 안정되어 물리는 것이 중요하기 때문이다. 그리고 face bow transfer로 상악 모형을 장착한 후, 곧바로 하악 모형을 장착할 수 있도록 하기 위해서이다.

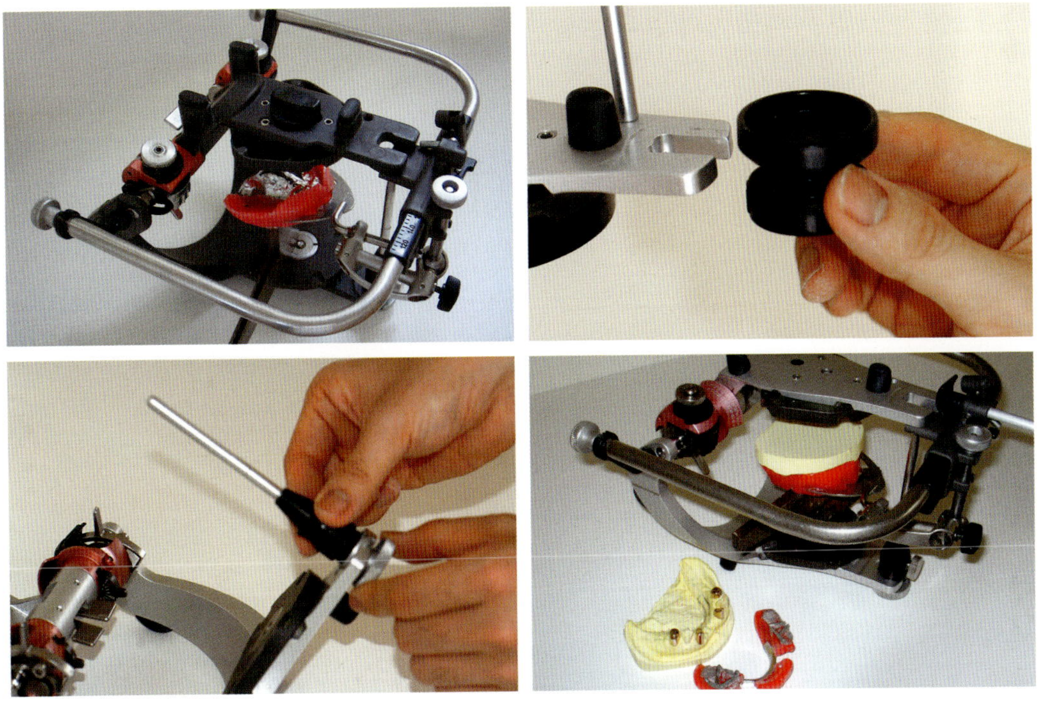

그림 29. Face bow를 사용한 상악 모형 부착의 전 준비.

■ 가이드 설정과 가이드 테이블

소수치 잔존 증례에서는, 잔존치 부위보다 의치상이 지지 부담이나 가이드를 담당하는 부분이 많으므로 그 부위의 안정이나 균형이 열쇠이다.

의치 제작에서 가이드를 교합기에 설정하는 경우에는 전방의 절치 지도부에 전방유도(anterior guidance)를 설정하고, 후방의 condyle 부분에 후방유도(posterior guidance)를 설정한다.

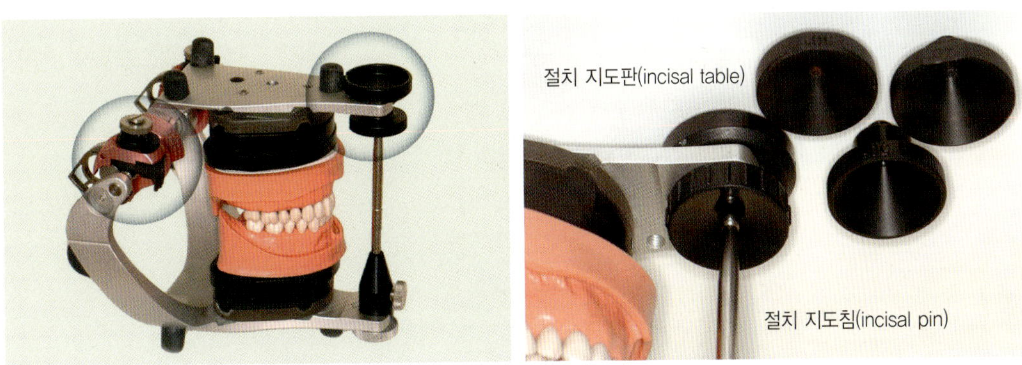

그림 30. KAVO EWL 교합기(arcon type)와 절치 지도부.

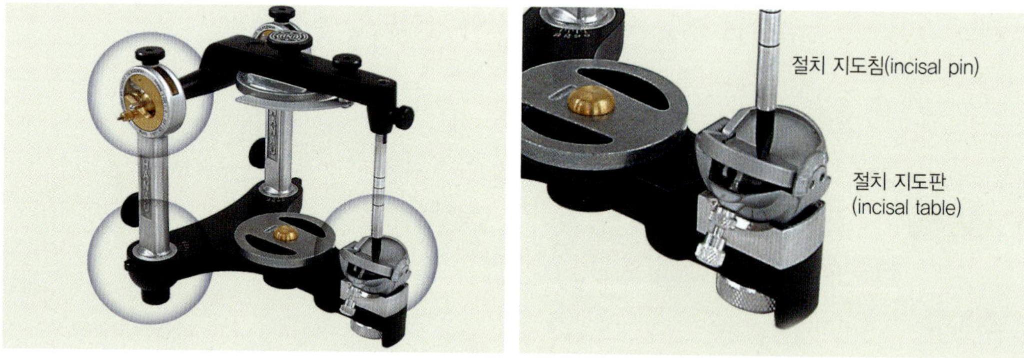

그림 31. Hanau H_2O 교합기(condylar type)와 절치 지도부.

1. 평균치의 가이드를 설정하는 경우—총의치에 버금가는 설정

소수치 잔존 증례 중 교합지지가 없고 몇 개의 잔존치만 있는 치열이나 총의치 제작에서 교합기의 조절요소 설정은, 일반적으로는 평균치를 이용하는 경우가 많다. 평균치 교합기의 대부분은 절치 지도부가 10°, 후방의 condyle 부분이 30°의 평균치 각도에 고정되어 있다. 한편 조절성 교합기여도 평균치를 이용한 설정의 경우에는 절치로각과 과로를 평균치 교합기와 같은 각도로 설정한다. 모든 교합기는 전후의 가이드에 의해 교두경사나 전치 피개가 부여된다.

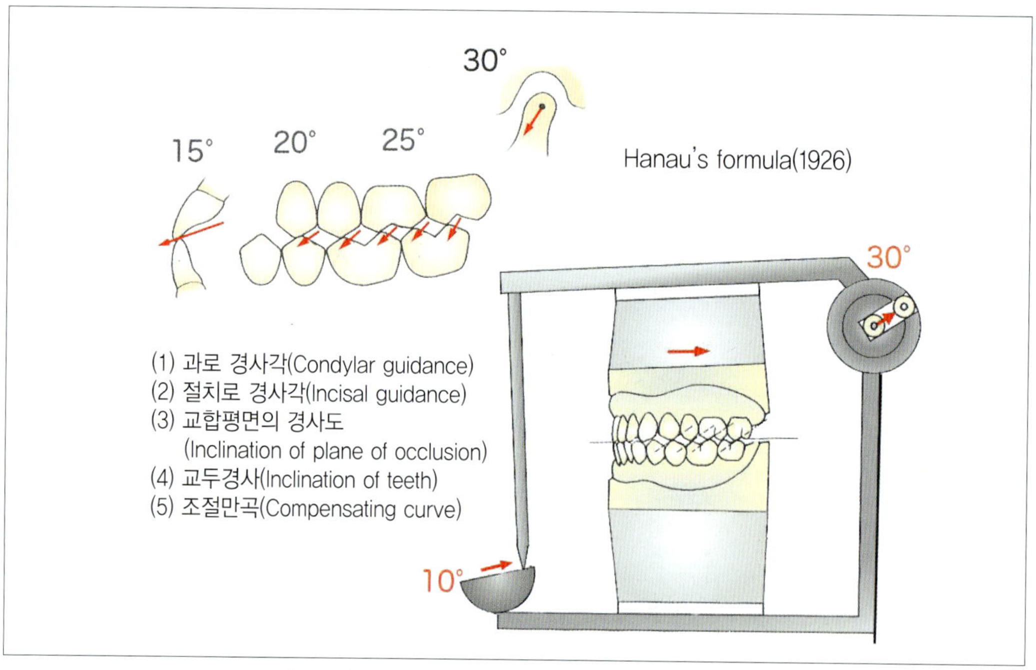

그림 32. 총의치에서 양측성 균형교합과 각 부위의 경사각.

2. 개별 가이드를 설정하는 경우—치료용 의치의 가이드를 옮긴다

다수치 결손 증례에서도 상하 전치의 교합접촉이나 가이드가 유지되어 그 guidance를 치관 보철이나 telescope 등의 유지장치 보철에 그대로 부여할 필요가 있는 경우가 있다. 이때는 생체와 더 조화를 이루고 가능하면 장착할 때의 조정도 적게 하기 위해 개별적으로 적절한 가이드를 찾아 교합기의 guidance를 설정하고 그것을 최종 보철로 옮길 수 있다.

3. 후방유도(posterior guidance)의 설정

결손이 진행된 국소의치에 부여하는 가이드에서 가장 중시해야 할 점은 치열의 많은 부분을 담당하는 의치상의 안정이다. 하지만 의치상의 안정을 얻을 수 있도록 함으로써 생기는 잔존치(clasped tooth)의 과중 부담이나 외상을 최소한으로 억제하기 위해서는, 작업측 접촉의 균형을 취할 수 있는 편측성 균형교합(unilateral balanced occlusion)이 얻어지는 것을 목표로 한다.

필자의 임상에서 교합기의 과로 설정은 작업측 전체 치아에서 접촉 활주가 이루어질 수 있도록 전방 Ch-B로 시상과로를 계측하고, 측방과로는 간편성 때문에 Hanau의 공식으로 산출한다.

이 수치들로 교합기의 과로를 설정함으로써, 교합기의 접촉 활주와 구강 내에 재현하는 작업측의 guidance를 생체와 더 유사한 상황으로 만드는 것을 목표로 한다.

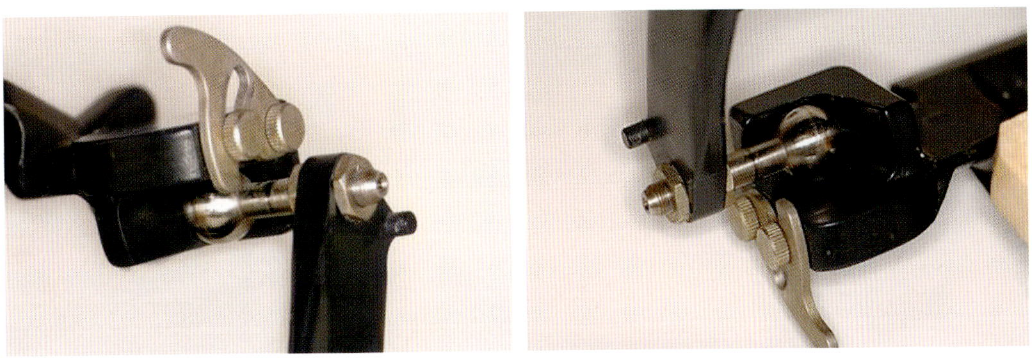

그림 33. 평균치 교합기와 후방유도(30° 고정).

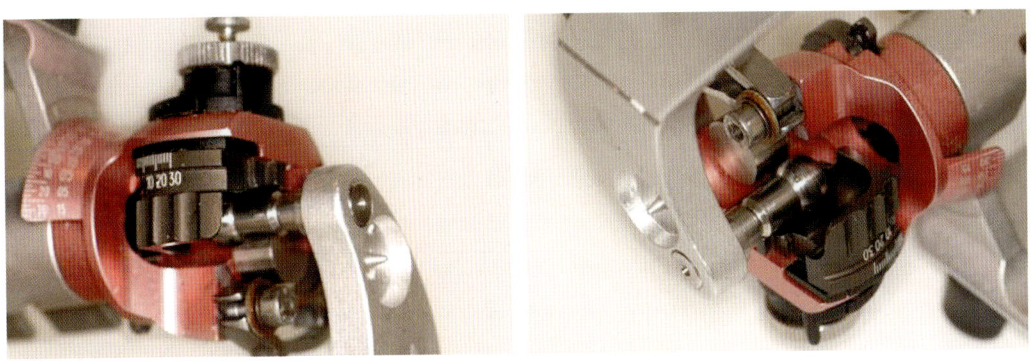

그림 34. 반조절성 교합기와 과로 조절 기구.

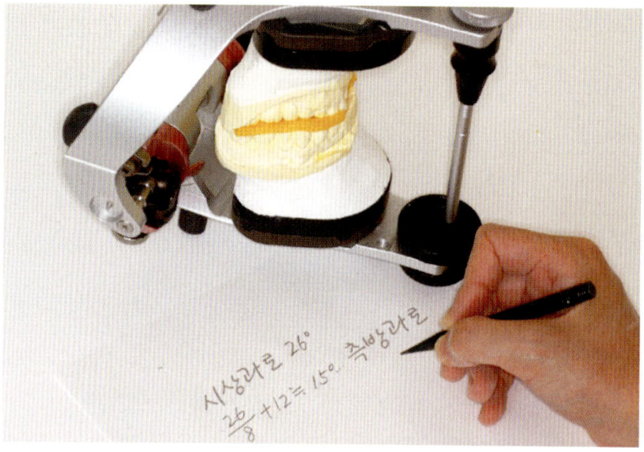

그림 35. Hanau 공식을 이용해 시상과로각에서 측방과로각을 산출하는 방법.

4. 전방유도(anterior guidance)의 설정—임시 의치, 치료용 의치와 가이드의 모색

다수치 결손 증례에서 보철치료를 하는 경우에는 일반적으로 잔존치의 병태가 진행한 예가 많아서, 현재의 기능을 유지하기 위해 전 처치로서 지금 사용하는 의치의 수정이나 개조가 필요하다. 그때 치관 보철을 할 때와 달리, 의치상에 임시 크라운을 부착하는 이른바 konus 의치 형식으로 의치의 형태를 변경하면, 이후의 처치를 진행하는 데 매우 편리하다.

의치상에 측방 응력이 가해지지 않도록 하려면 가이드의 각도를 완만하게 하고, 가이드를 하는 곳은 작업측의 전방에서 후방까지 치열 전체에서 활주하도록 하는 균형교합을 부여해야 한다. 교합조정은 상악 전치·견치의 설면이나 상악 구치 협측교두 내사면을 조정하는데, 상악 의치의 안정을 얻을 수 있을 때까지 활주운동을 할 때의 교합을 조정한다.

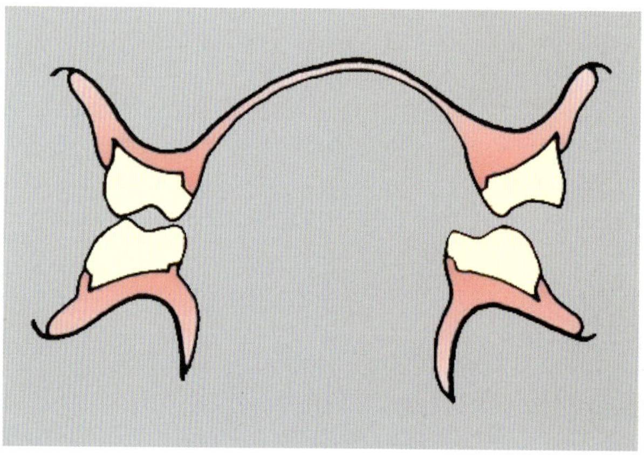

그림 36-1. 편측성 균형교합.

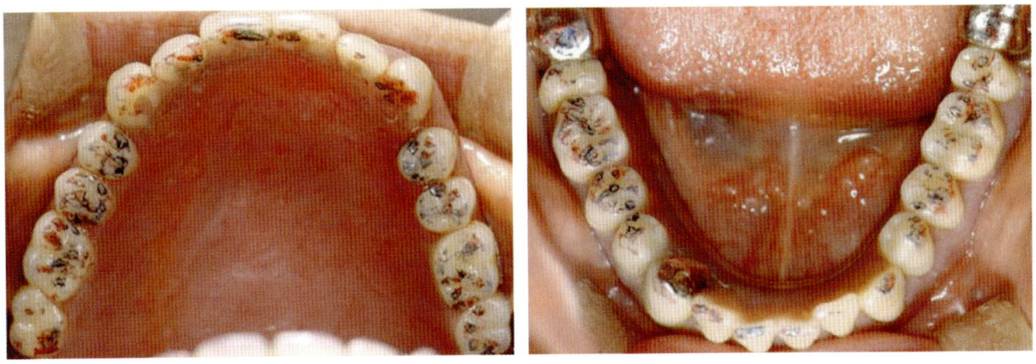

그림 36-2. 교합지를 이용한 편측성 균형교합의 기록 상황(빨간색: 측방 가이드, 파란색: 교두감합).

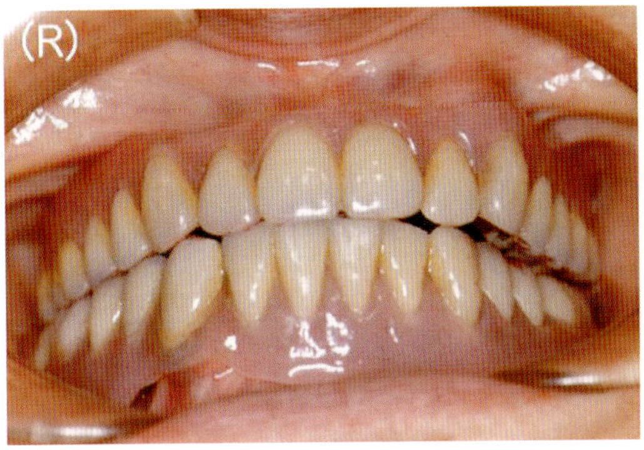

그림 36-3. 우측방 운동 상황. 좌측 평형측은 이개.

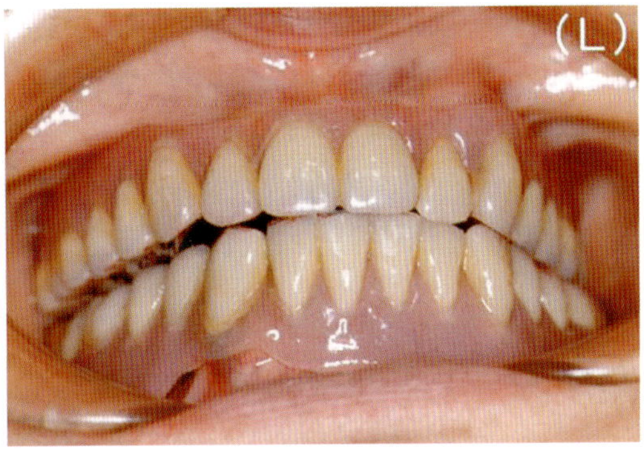

그림 36-4. 좌측방 운동 상황. 우측 평형측은 이개. 이 상황에서 균형교합이 유지된다.

5. 교합기에서의 가이드 설정과 가이드 테이블

상악의 최종 보철물을 제작할 때는 지금까지 사용해 조정된 의치의 교합, 특히 가이드의 요소를 반영시키기 위해 반조절성 교합기를 이용한다. 조정된 상악 치료용 의치의 석고 모형을 face bow로 교합기에 부착하고, 교두감합위에서 하악 모형을 부착한다. 가이드의 transfer는 교합기에서 편심운동의 움직임을 전방유도판(anterior guide table)에 기록한다. 왁스업을 할 때 환자 고유의 전방유도(anterior guidance)를 최종 보철의 상악 의치에 옮기면, 양호한 가이드의 설정에 도움을 줄 수 있다.

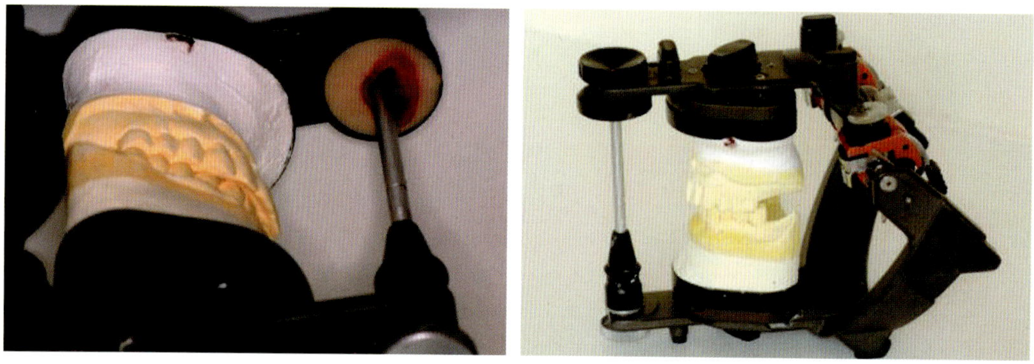

그림 37-1. 조정된 치료용 의치로 제작한 가이드 테이블.

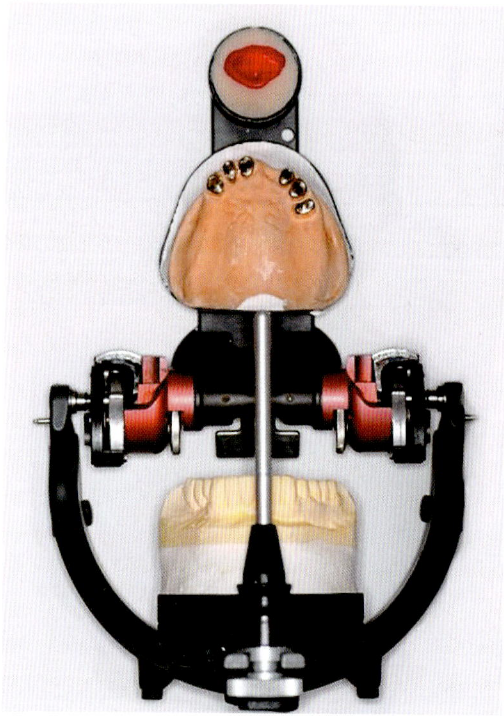

그림 37-2. 가이드 테이블을 장착하고 새로운 의치의 guidance를 부여한다.

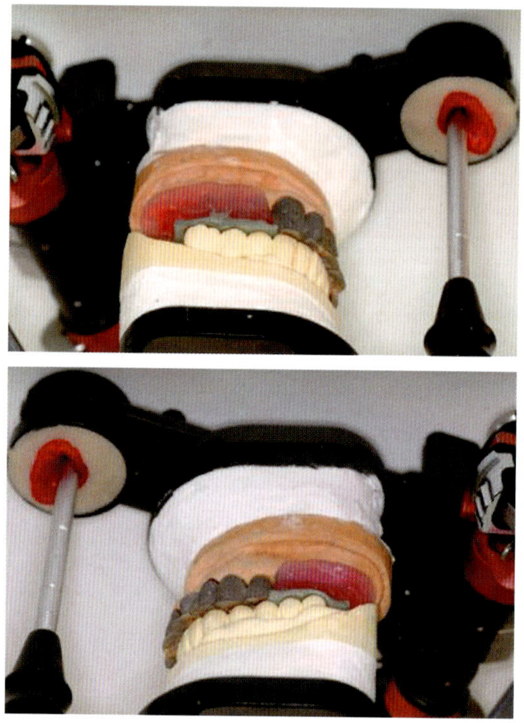

그림 37-3. 가이드 테이블 내면의 만곡이나 각도는 상악 견치 설면이나 구치 협측 교두 내사면의 형태로 나타난다.

6. 맞춤 전방유도판의 제작과정

가이드 조정이 끝난 상악 임시보철물(provisional restoration)의 석고 모형을 face bow로 교합기에 부착하고, 교두감합위에서 하악 모형을 장착한다. 그리고 다음의 조작을 시행한다.

① 절치 지도침을 1mm 정도 올려 가이드 테이블(guide table) 사이에 공간을 만들고, 가이드 테이블 및 지도침 끝에 소량의 바셀린(분리제)을 바른다.

② 교합기에서 하악의 전방·측방 활주운동을 시행하는데, 석고 표면의 보호와 더 원활한 움직임을 위한 조작으로 치열모형의 교합면을 얇은 비닐 시트로 덮는다.

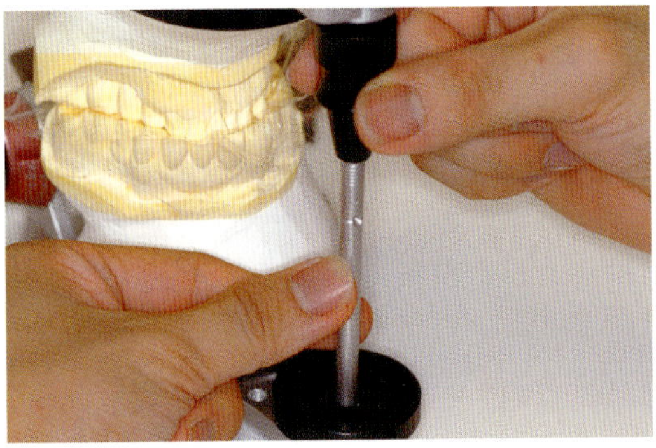

그림 38-1. 가이드 테이블 제작의 전 준비.

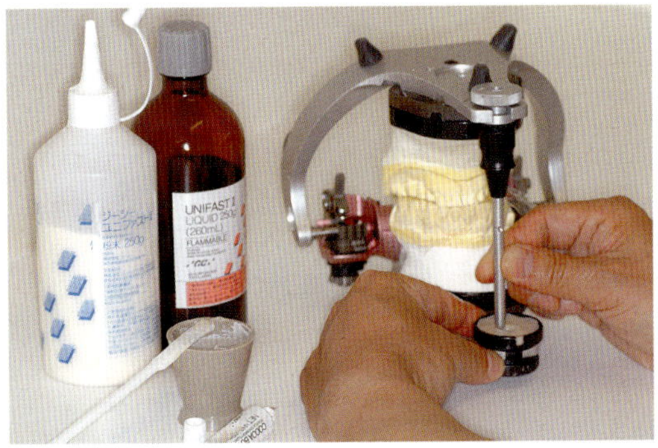

그림 38-2. 먼저 가이드 테이블에 즉시중합 레진을 올리고, 경화하기 전에 절치 지도침을 한계운동으로 움직여 가이드의 상황을 테이블에 옮긴다.

③ 과로 조절부의 centric lock을 반 정도 열어 condyle이 자유롭게 전방으로 움직이도록 해 둔다.

④ 부드러운 dough stage로 혼합한 즉시중합 레진을 가이드 테이블에 올린 후, 절치 지도침 끝에 가까운 부분을 잡고 레진이 경화하기 전에 상하 모형을 전방·측방 치아의 유도를 따라 전방과 측방으로 재빨리 움직여, 가이드 테이블 위에 지도침에 의한 편심위 운동의 흔적을 만든다.

⑤ 레진은 경화하면 중합 수축이 생기므로, 스탬프 버로 흔적의 내면을 삭제한다.

⑥ 이번에는 경화 팽창이 적은 패턴 레진을 붓으로 올려, ④와 마찬가지로 큰 범위(한계 운동)에서 움직여 전방·측방 운동을 재빨리 몇 번 반복해 시행한다.

⑦ 레진 경화 후에 스탬프 버 등으로 테이블 압흔의 주변부를 부드러운 형태로 마무리한다.

이러한 조작을 통해, 가이드 테이블에 만들어진 환자 고유의 전방유도(anterior guidance) 형태를 이후 제작하는 최종 보철의 가이드 제작에 도움이 되게 할 수 있다.

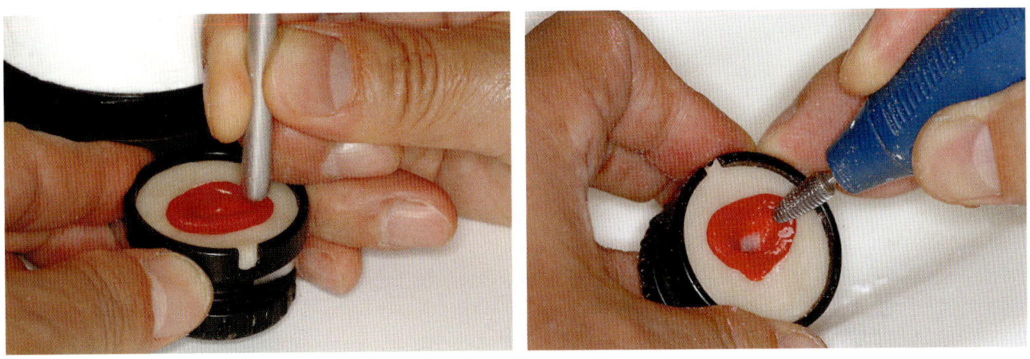

그림 38-3. 패턴 레진을 더 올리고 마찬가지 조작을 반복하면, 치료용 의치의 가이드를 정확히 옮길 수 있다.

제 4 장

인공치

■ 인공치의 재료

의치 임상 중에서도 소수치 잔존 증례에서는, 특히 인공치의 선택이 중요한 의미가 있다. 왜냐하면 기능이나 형태의 회복, 교합이나 심미성의 요건 등에서 잔존치 이상으로 인공치가 관계하는 요소가 크고, 또한 잔존치와 조화를 이루어야만 하기 때문이다.

의치용 인공치의 선택에서는 재료 및 형태·기능의 측면에서 검토가 필요하다.

인공치는 여러 가지 재료로부터 만들어져 있는데, 일반적으로는 레진 인공치, 경질 레진 인공치, 도재 인공치, 금속 인공치 등이 있다.

각각에 특징이 있지만, 필자의 진료실에서는 경질 레진 인공치를 많이 사용한다. 이유는 경도, 심미성 등에서 잔존치와 조화를 이루기 쉽기 때문이다. 그리고 유지관리에서 교합조정의 편리성도 선택의 이유 중 하나이다.

의치의 첨상은 일반적으로 직접법을 이용한다. 이때 유지장치(클래스프의 경우에는 레스트)를 정위치에 되돌리고 첨상하는데, 유리단인 경우에는 대부분의 증례에서 의치상 인공치의 교합이 높아진다. 이때 금속 인공치나 도재 인공치는 교합조정이 상당히 어렵다.

내마모도와 교합조정의 편리성 등 임상적으로는 경질 레진 인공치가 가장 활용성이 높다고 생각된다.

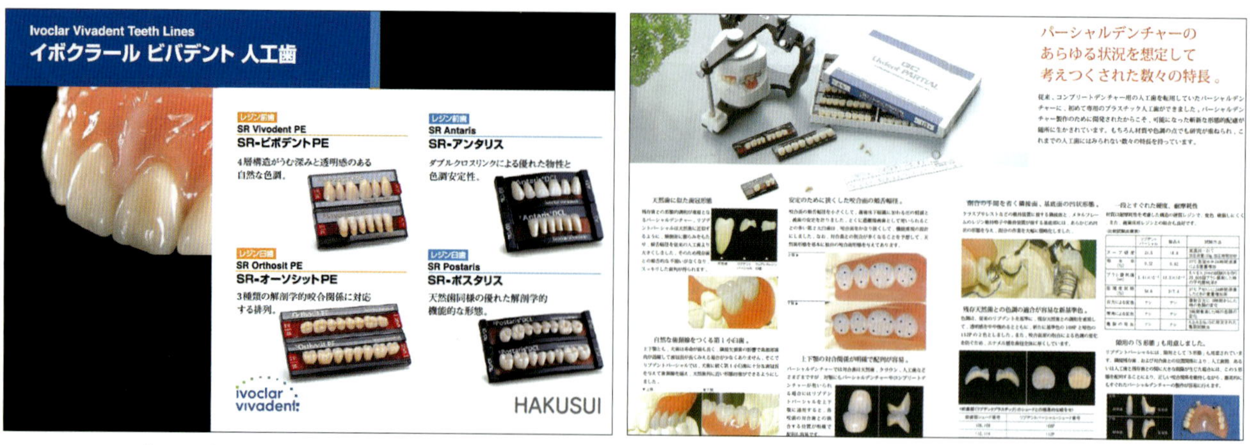

그림 39. 각 제조사의 경질 레진 인공치. 경도와 색조 등 자연치와 조화되기 쉽고, 시간에 따른 변화에도 대응하기 쉬운 장점이 있다.

■ 인공치의 선택

1. 구치부 인공치 선택

인공치는 형태를 기준으로 해부학적 인공치와 비해부학적 인공치로 나뉜다.

전자는 치아의 해부학적인 형태를 모방한 인공치로, 20~30°의 교두경사가 부여된 것이 일반적이다. 후자는 해부학적인 형태에 얽매이지 않고 저작의 기능, 효율, 의치상의 안정을 추구하여 개발된 것으로, 교두경사가 0°인 것이 많다.

교합을 부여할 때 인공치의 교두경사를 결정해야 하는데, 심한 흡수를 초래하여 조건이 나쁜 무치악 증례 외에는 해부학적 인공치를 선택한다.

교합기에 설정하는 과로 경사각과 절치로 경사각 등의 조건으로부터 균형교합을 부여하는 데 적합한 것을 선택하는데, 필자는 일반적으로는 25°의 경질 레진 인공치를 적용하는 경우가 많다.

인공치의 크기는 일반적으로는 자연치에 비해 작은 것이 많지만, 더 좋은 교합이나 기능을 발휘하기 위해서는 잔존치와 동일한 정도의 크기와 협설 폭의 인공치를 선택하는 것도 중요하다.

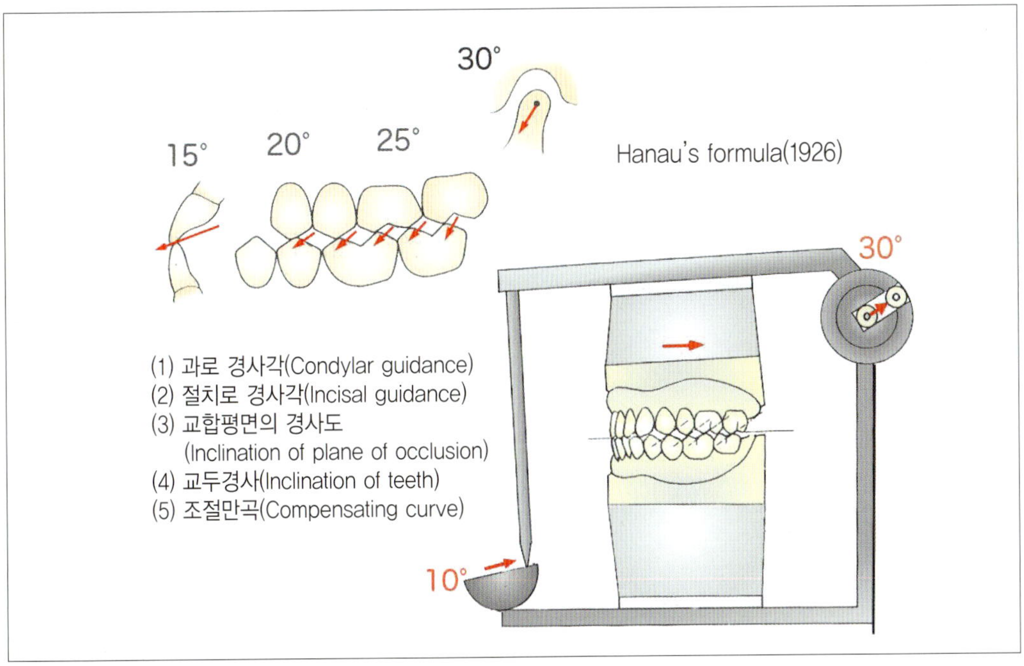

그림 40. Hanau formula. 시상면에서의 균형교합은 절치로각과 과로각에 의해 치열 각 부위의 교두경사가 결정되며, 교합평면의 경사도나 조절만곡에 의해 변화한다.

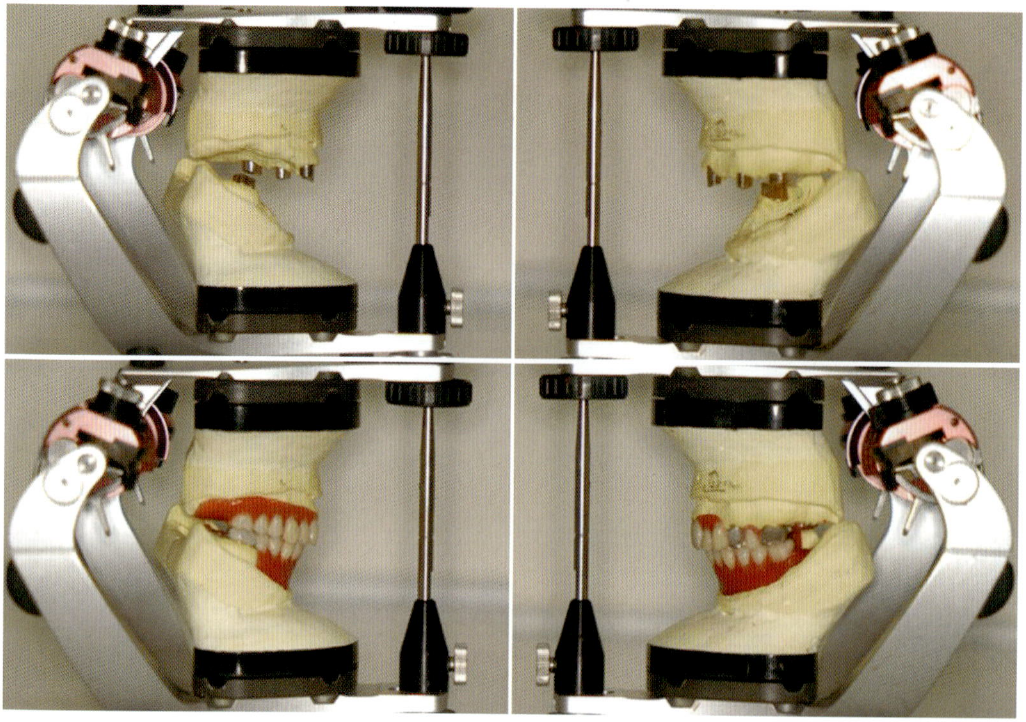

그림 41. Face bow transfer를 이용해 치열모형이 생체와 동일한 위치관계에서 교합기에 재현되는 것이 다음 과정인 인공치 배열의 마무리와도 관계가 있다.

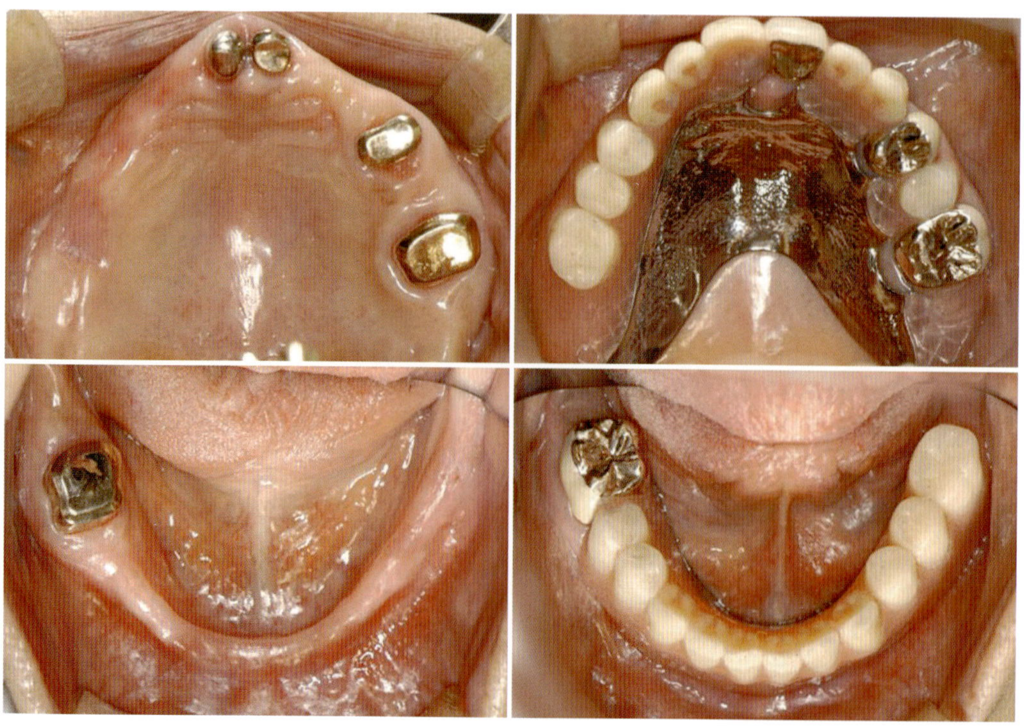

그림 42. 치관 보철물의 형태나 크기와 조화를 이룬 인공치를 선택하면 부여하는 교합면의 정밀도도 향상한다.

2. 전치부 인공치 선택

전치 인공치의 크기는 구각의 위치나 비익의 폭 등을 참고하여 결정한다. 구각의 위치는 상악 견치의 원심측에 해당하고, 비익에서 그은 수선은 상악 견치 첨두를 통과한다고 한다.

교합채득에서는 입술의 부푼 정도와 자연감을 보고 교합상의 순측 풍융을 결정한 후, 이러한 기준이 되는 선을 교합상에 기록해 전치 크기를 결정할 때의 기준으로 삼는다.

색조는 단지 하얀 것만의 심미성을 보는 게 아니라, 인공치용 색조 가이드를 이용해 더 자연스러운 아름다움을 표현하는 것이 좋다.

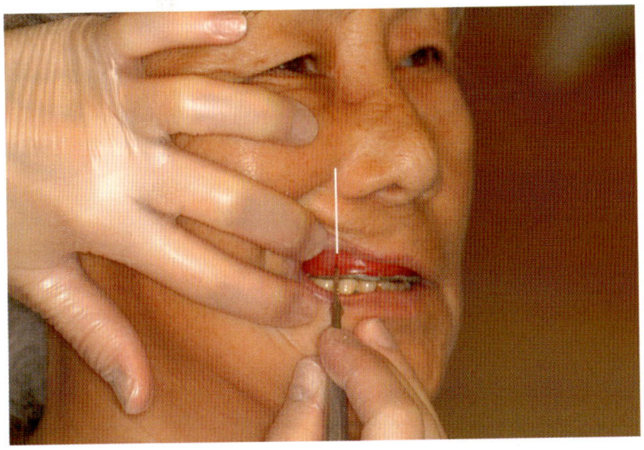

그림 43. 구각의 위치는 상악 견치의 원심측에 해당하고, 비익에서 그은 수선은 상악 견치 첨두의 위치라고 이야기한다.

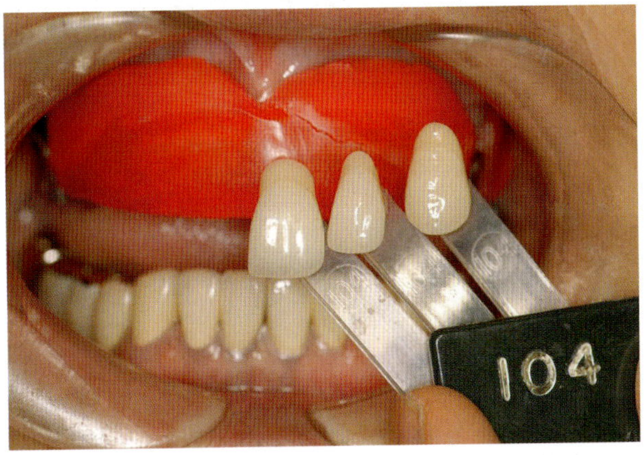

그림 44. 인공치의 색조 가이드는 하얀 것뿐 아니라 자연스러운 아름다움을 표현하기 위해 이용된다.

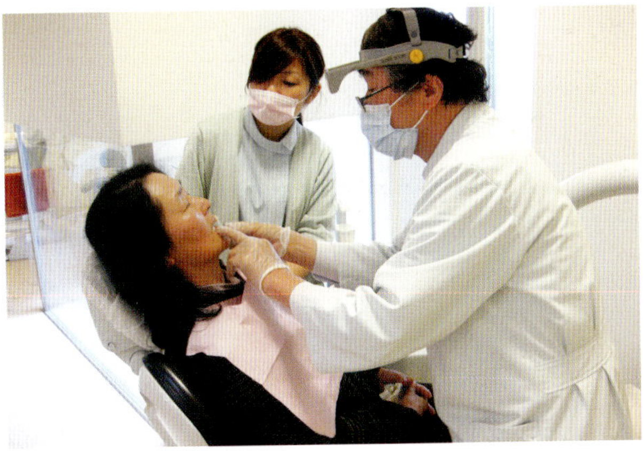

그림 45. 치과의사와 치과위생사의 의견도 섞어서, 개개인의 환자에 적합한 인공치를 선택하는 것이 좋다. 비보험 의치의 경우는, 치과기공사에게 의원에 오도록 해 여러 가지를 검토하고 있다.

전치의 인공치 형태는 얼굴 윤곽이 중절치와 서로 닮았다고 하며, taper, square, ovoid 등과 이것들의 혼합형 인공치가 시판되고 있다. 몰드 가이드를 이용해 선택하는데 일반적으로 남성의 경우에는 square(방형) 인공치로 강한 느낌을 내는 한편, 여성의 경우에는 ovoid(계란형)를 기본으로 상냥한 느낌을 표현한다.

Selection kit를 사용해 인공치와 잔존치 또는 안면과의 조화, 전체 표정을 보는 것도 전치 인공치 선택에서는 참고가 된다.

이처럼 인공치 선택에 관한 검사과정을 거쳐 더 적합한 것을 선택하는 것은, 환자도 '나를 위해 잘 배려해 준다'고 느껴 좋게 받아들인다.

전치 인공치의 선택에서는 환자와 함께 어울리는 것을 선택해 좋은 표정을 완성하도록 한다. 현재 유행하는 심미 치과치료가 아닌 더 자연스러운 아름다움을 추구한다.

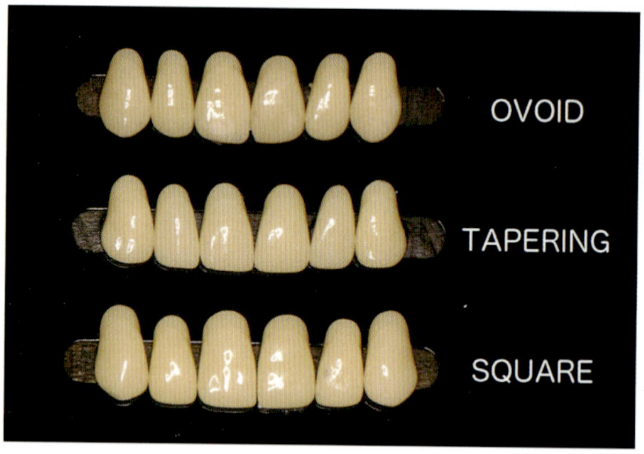

그림 46. Bio blend 인공치 견본에서 인용. 위로부터 ovoid(계란형), tapering(첨형), square(방형).

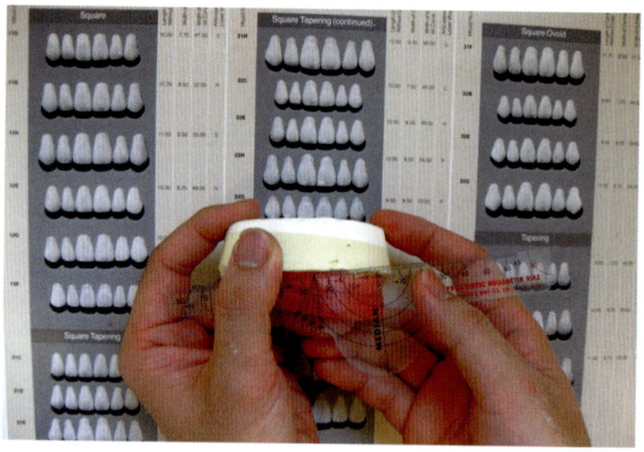

그림 47. 상악 교합제의 견치 간 거리를 재어 인공치의 크기를 결정한다.

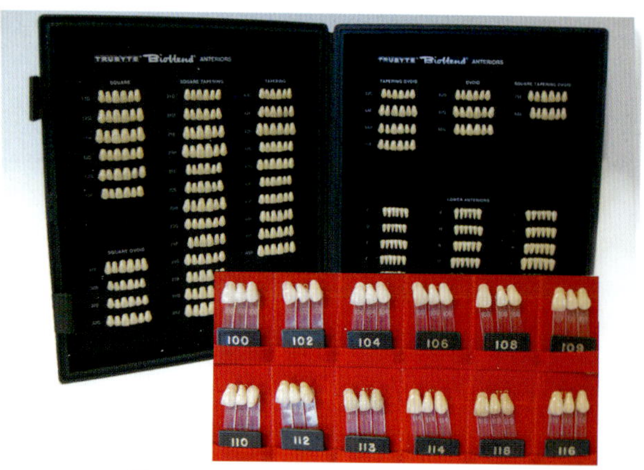

그림 48. 몰드 가이드(뒤)와 색조 가이드(앞).

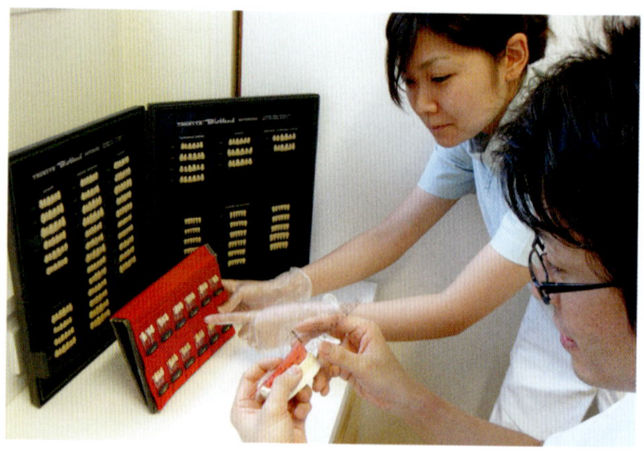

그림 49. 다양한 형태와 색조의 인공치 중에서 안면 형태와 인공치의 폭, 피부 색과 색조 등의 상호 관계를 참고하면서 인공치를 선택한다.

3. 배열

한편 구치에서도 잔존치와 조화를 이룬 크기의 인공치를 선택하면 상·하악이 양호한 관계가 되고 균형교합의 배열이 되므로, 안정된 교합을 만드는 중요한 과정 중 하나이다.

보철 임상은 전반에 걸쳐 더 좋은 개별적 대응이어야 하지만, 인공치 선택이나 배열은 특히 그 성과를 환자는 물론 술자도 느낄 수 있는 부분이다. 표정이 밝아지면 사회생활과 생활습관부터 적극성에 이르기까지 좋은 영향을 미친다는 사실을 경험하고 있다.

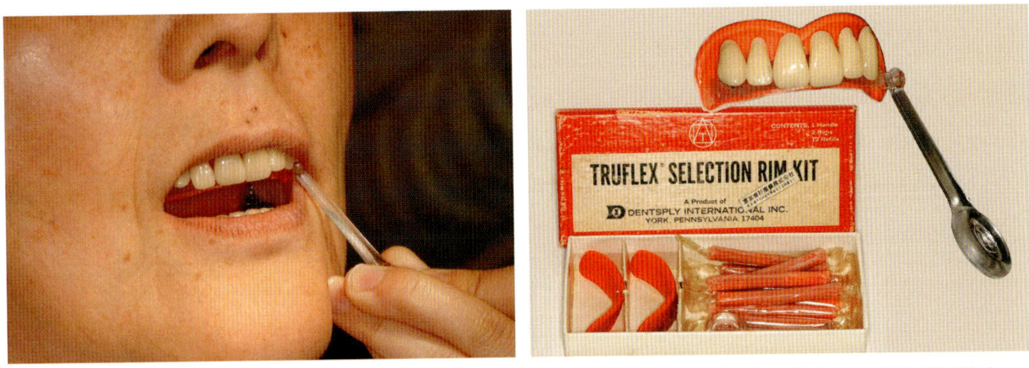

그림 50. Selection kit. 견본의 인공치를 임시로 배열한 것을 직접 입술 안쪽에 대고 형태나 크기를 검토한다.

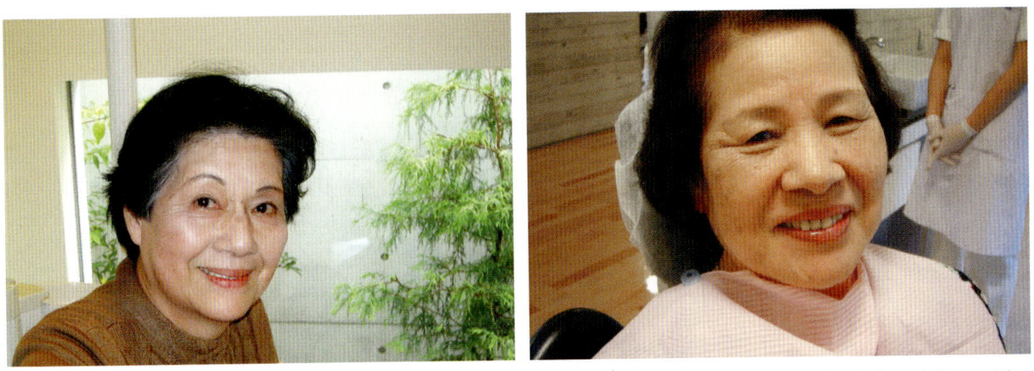

그림 51. 표정은 전치 인공치의 선택에 따라 미묘하게 바뀐다. 특히 웃는 얼굴이 생생한 표정이 될지는 전적으로 인공치 선택에 달려 있다.

제 6 부

술후 기능 평가와 유지관리

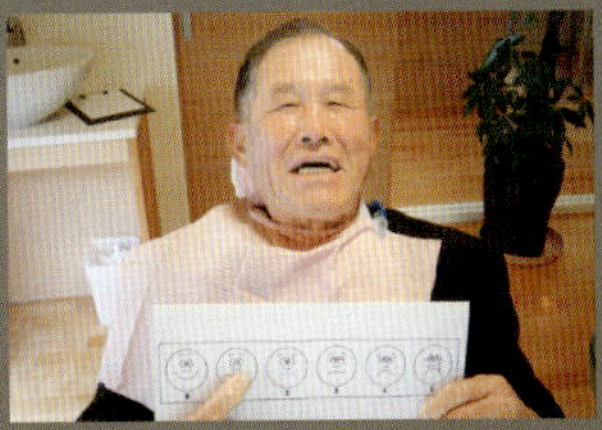

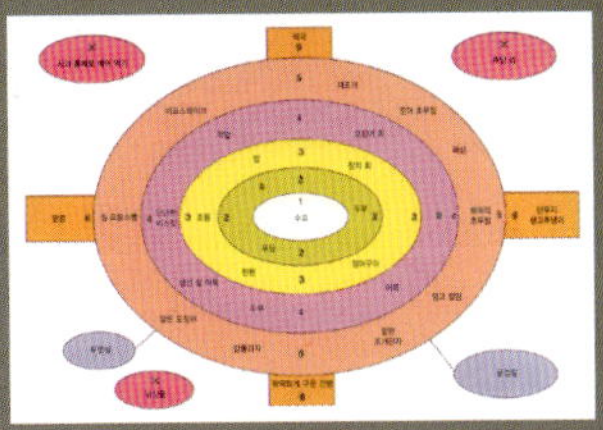

저작하는 것은 전신의 건강상태나 정신상태(치매에 걸리지 않는 것)와 많은 관계가 있다는 과학적 근거는 앞으로도 축적되어 일반인의 관심사가 될 것이다. 그런 점에서도 저작기능 회복 정도의 객관적인 평가가 있는 것이 좋다. 교합력이나 저작 효율에 관한 척도에 대해서도 정비될 필요가 있을 것이다.

건강하고 활기로 가득 찬 '노후'는 누구나 바라는 것이고, 웃는 얼굴과 맛있게 식사할 수 있는 것은 젊은 세대보다 절실하고 중요한 요건으로 여긴다.

씹을 수 있는 것을 나타내는 증거이기도 하지만, 소수치 잔존 증례의 술후 문제로 가장 많은 것이 의치상 파절이다. 그러나 체어사이드에서의 수리는 짧은 시간에 해결되는 경우가 많고, 첨상 등의 처치도 환자와 대화하는 사이에 완성된다. 장기 경과 증례의 마모된 인공치 교환 등은 기공소에 며칠 동안 맡겨야 하지만, 이전에 사용하던 의치를 당분간 사용하는 등 다양하게 융통성을 발휘할 수 있는 것은 가철성이 가지는 특유의 대응성이다.

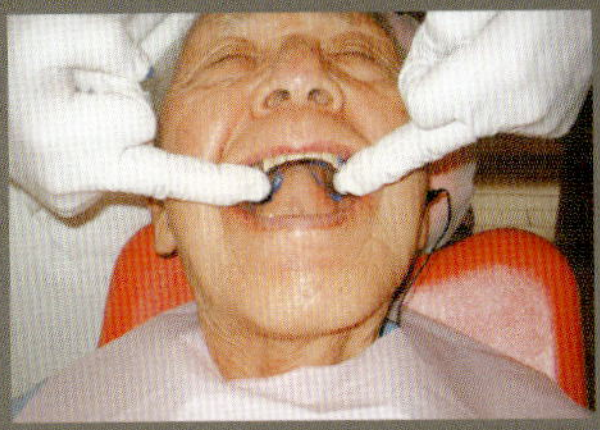

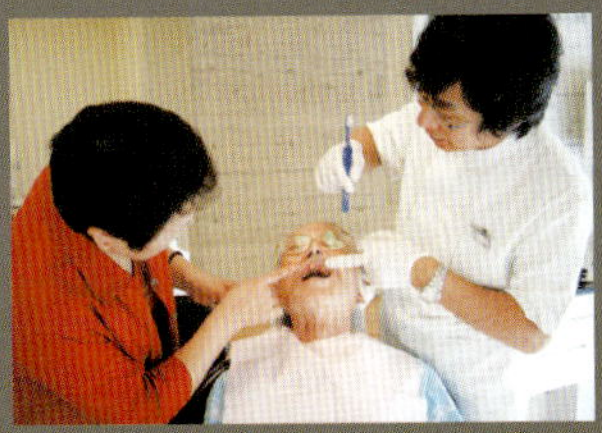

제 1 장

저작기능과 평가

■ 교합으로 평가하는 저작기능

의치의 첫 번째 목적이 저작기능의 회복이라면, 그 기능을 객관적으로 평가해 그 실태를 해명할 필요가 있다. 그러기 위해 추잉 시험이나 저작능률 판정표의 앙케트를 사용한 판정 등 여러 가지 시점에서 저작기능의 판정과 평가가 시행되고 있다.

소수치 잔존 증례에서 저작기능이나 저작력을 받아들이는 것은 잔존치보다 오히려 의치상이 담당하는 경우가 많아서, 그 열쇠가 되는 것이 의치상 부위의 안정일 것이다. 첫 번째로 저작할 때의 균형교합, 그리고 두 번째로 교두감합위의 교합접촉이라는 교합 요건이 저작기능에서 가장 중요한 사항이다. 구강에서 저작의 흐름 중 추잉 단계에서 그 양상을 보면, 전반에서 중반까지는 작업측에만 음식물이 개재해 편측성 균형교합이 유지되는 것이 중요하다.

첫 번째 '교합 요건'은 cotton roll을 이용해 교합의 평형·균형을 검사한다. 작업측에만 cotton roll을 두고 교합시켜, 이때 평형측 의치상이 안정된 상태에 있는지, 치조제에서 이탈하는지에 따

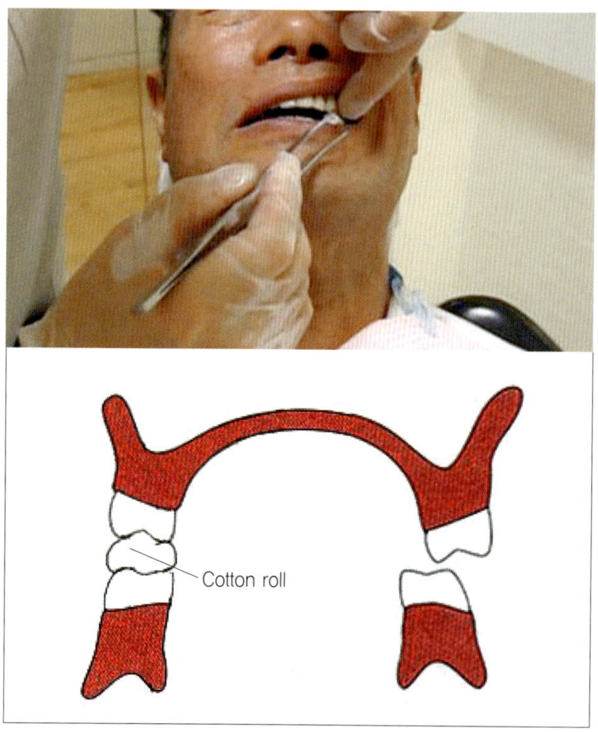

그림 1. Cotton roll을 이용한 편측성 균형교합 검사.

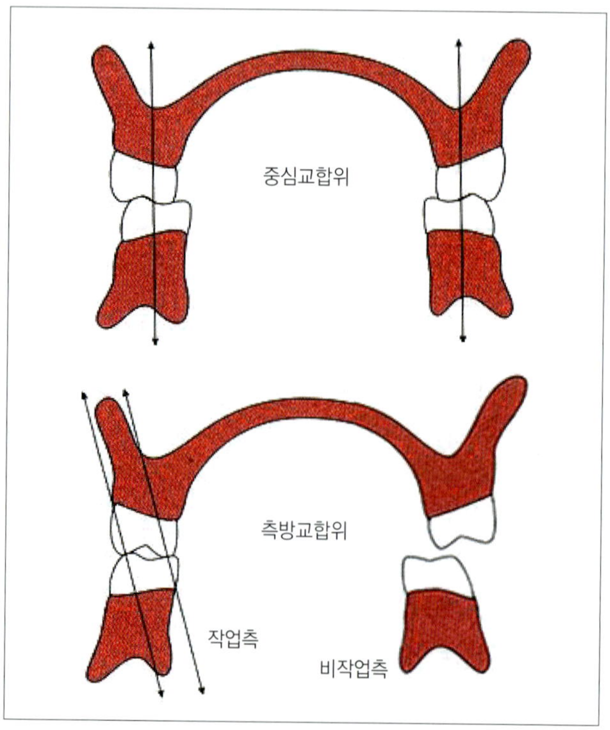

그림 2. 해부학적 인공치를 사용한 편측성 균형교합(문헌 39에서 인용).

라 저작 초기에서 중기까지의 안정성을 평가한다. 그리고 저작의 종반에는 교두감합위에 들어가므로, 이때 상하 치아의 접촉과 교두감합의 충실이 중요할 것이다. 인공치 교합 소면의 교합접촉 면적이나 접촉 수 등이 감합할 때 의치상의 안정성이나 추잉 능력과 관계가 있다고 생각한다.

두 번째 '교합 요건'에서는 인공치 교합면 형태와 교합접촉이 중요하다. 소수치 잔존 증례는 잔존치의 치관 형태나 교합면을 고려하여 인공치를 선택할 필요가 있다. 그 때문에 해부학적인 교합면을 부여한 인공치를 이용한다. 소와·열구가 부여되고, 교두와 와(fossa)로 만들어지는 교합면 형태와 가이드(균형교합)를 적절하게 부여해갈 필요가 있다.

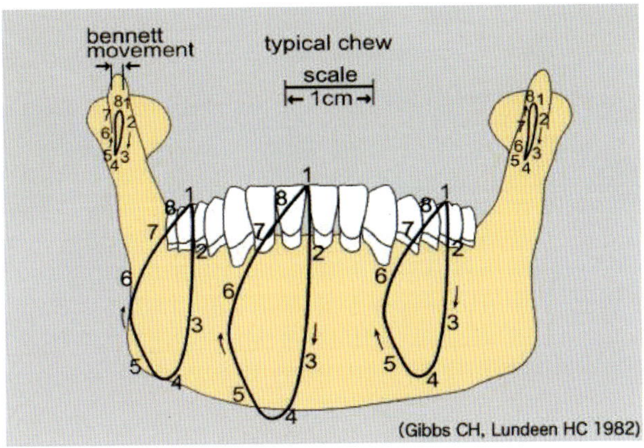

그림 3. 추잉 사이클과 치열 및 하악 각 부위의 움직임.

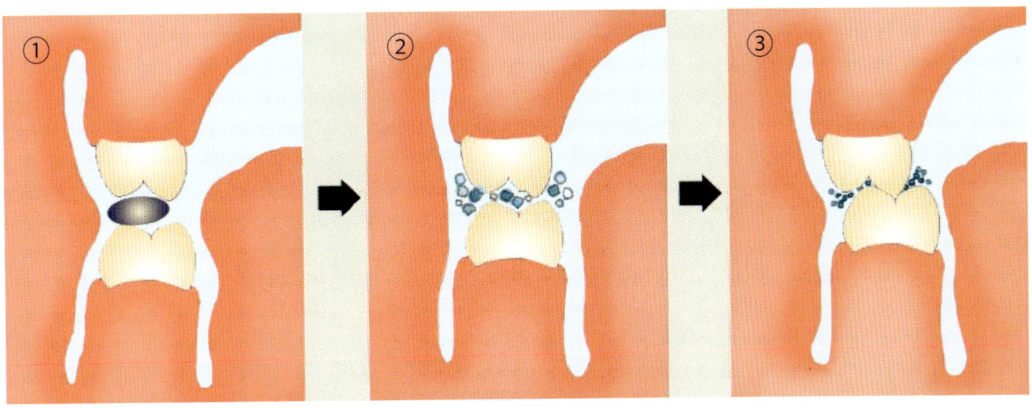

그림 4. 교합면에서 일어나는 음식물 분쇄 시기의 작업측 편측성 균형교합(①, ②). 음식물 분쇄의 마지막은 교두감합위이다(③). 따라서 총의치에 부여하는 교합 양식은 편측성 균형교합이 좋다.

저작기능과 환자의 평가

치아상실 후의 보철에 의한 기능회복 효과의 판정 중 하나로, Yamamoto식 저작능률 판정표[Yamamoto(山本), 1972]가 있다. 이것은 총의치 장착자가 저작의 난이도를 단계적으로 나눈 식품에 대해서 무엇을 먹을 수 있는지에 따라 저작 능력을 평가하는 것이다.

필자는 소수치 잔존 증례에서도 이 판정표를 이용하고 있는데, 결과적으로는 대부분의 소수치 잔존 증례의 환자가 단계 4까지는 먹을 수 있고, 단계 5에서는 씹을 수 있는 것과 씹을 수 없는 것으로 나뉘는 경우가 많다. 평가에 사용되는 식품이 때로는 환자가 '먹지 않는 것'도 많이 포함되고, 현재는 식품의 종류나 개인의 기호도 다양화하고 있으므로 지역 차이도 가미해 환자마다 저작 능력을 판정하는 것이 필요할 것이다.

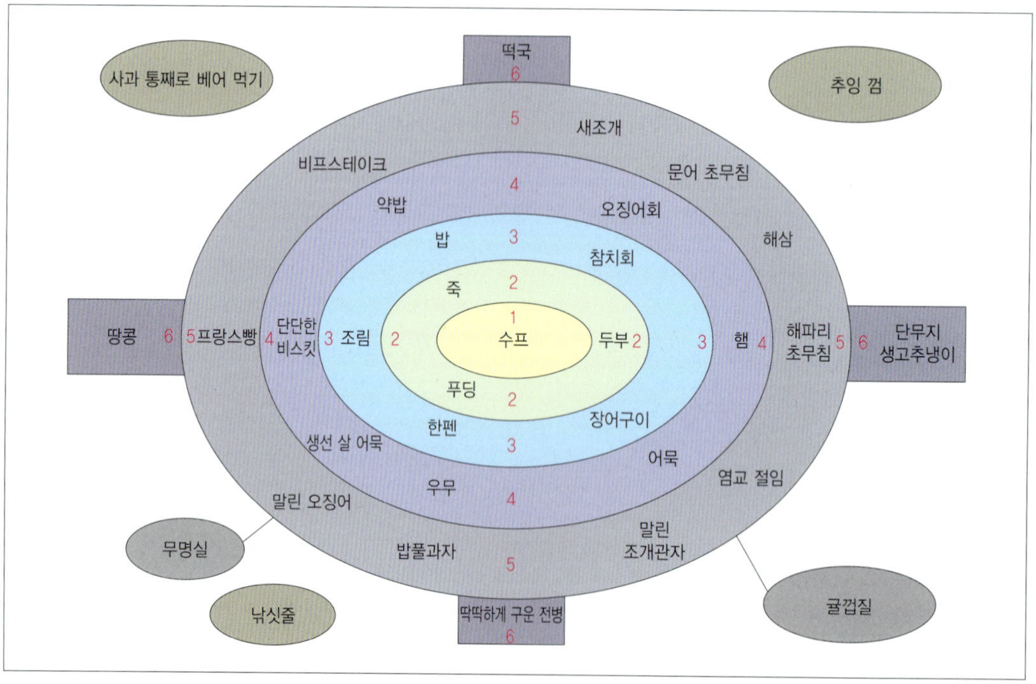

그림 5. 총의치의 저작능률 판정에 이용하는 Yamamoto식 저작능률 판정표.

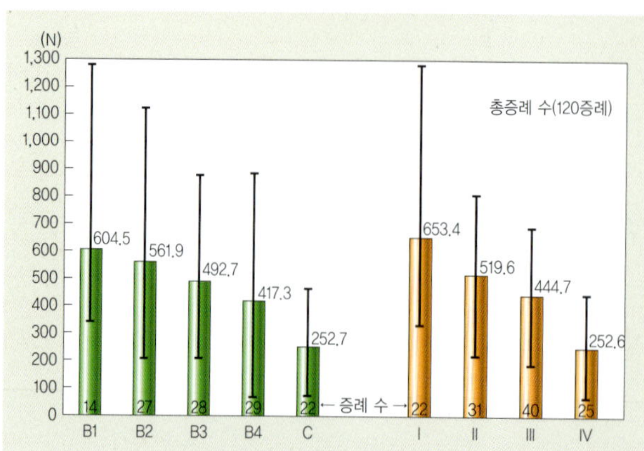

그림 6. Eichner의 분류 및 Miyachi(宮地)의 결손 단계별 교합력 평균치(dental prescale을 이용해 측정한 교합력 수치를 집계).

필자의 치과의원에서 실시한 앙케트에 의하면, 소수치 잔존 증례의 보철치료 후의 감상으로 생채소를 먹을 수 있는 기쁨을 기록한 환자는 몇 명 있었지만, 스테이크를 먹을 수 있는 기쁨을 말한 사람은 없었다.

이처럼 생애주기별로 환자 개개인이 '먹기를 원하는 것(기호)'도 다양하고 그 식품의 경도나 물성도 다르므로 기능회복의 목표는 일률적이지 않고 개인에게 걸맞은 회복이 필요할 수도 있다.

필자는 기능회복에 대한 다른 평가방법으로서 근래 통증의학과·마취과 등에서 사용하는 얼굴 통증 척도(pain rating scale)를 응용하고 있다.

이것은 '생긋 웃는 얼굴'부터 '보통 얼굴', '찡그린 얼굴', '우는 얼굴'까지 다양한 단계의 얼굴을 준비하고, 그중에서 현재 상황이 어느 단계인지를 환자에게 선택하게 해 의치의 기능회복에 대한 하나의 평가기준으로 삼고 있다. 아날로그 지표이지만 가치관을 어느 정도 객관적으로 알 수 있는 단서도 된다고 생각해, 보철 후의 평가에 이용하고 있다.

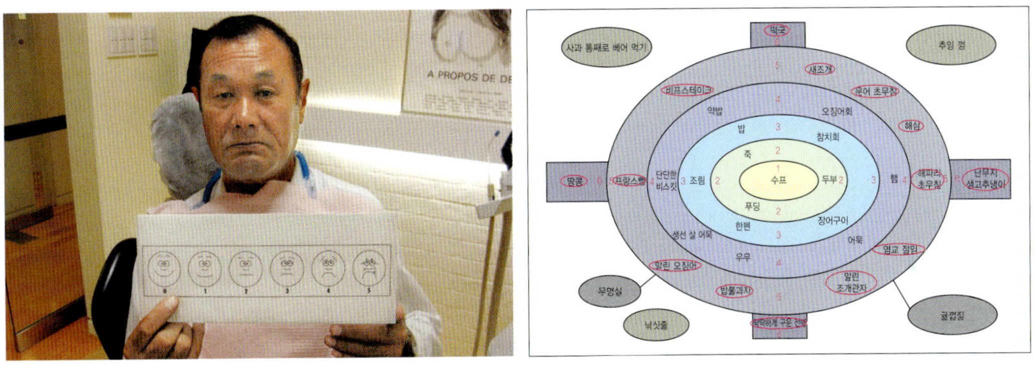

그림 7. 임플란트 오버덴처를 장착한 후의 만족도와 저작능률 판정표를 이용한 평가.

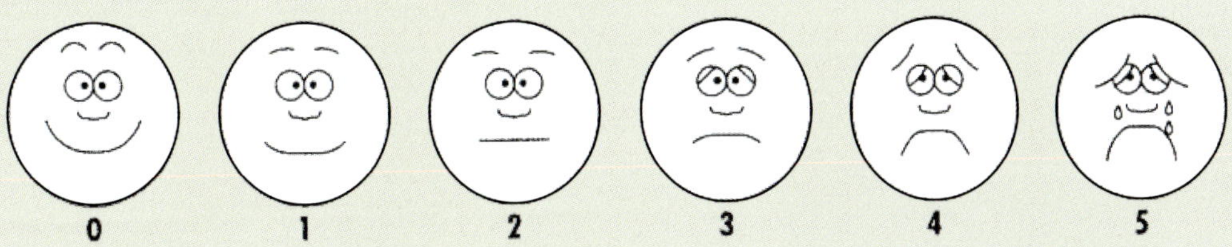

face 0: 통증이 전혀 없고 아주 행복하다.

face 1: 조금 아프다.

face 2: 가벼운 통증이 있고 조금 괴롭다.

face 3: 중간 정도의 통증이 있고 괴롭다.

face 4: 상당히 통증이 있고 매우 괴롭다.

face 5: 참을 수 없을 정도로 심한 통증이 있다.

그림 8. 얼굴 통증 척도를 이용한 통증 표시법. 6개의 표정으로 표시된다(Wong-Baker FACES Pain Rating Scale에서 인용).

COLUMN 11

부서지는 의치는 씹을 수 있는 의치?—총의치 대합 악궁 잔존치의 공과 허물

환자의 문진 청취 이외에 저작기능의 임상적인 평가나 기준이 되는 것이 있을까?

치과 임상에서는 의치에 얽힌 여러 가지 문제를 볼 수 있는데, 상·하악을 비교하면 의치상 파절의 빈도는 대부분 상악 의치 전방 정중부에서 일어난다. 상악과 비교하면 하악 의치는 전방 의치상의 폭이 좁고 강도가 낮다고 생각되지만, 실제로 하악 총의치가 파손되는 일은 적다. 의치가 파절되면 환자는 황급히 내원하지만, 기다리게 되어도 불평하지 않고 가만히 기다려준다. 이때는 '씹을 수 있는 의치이기 때문에 불만이 적다'고 상상하기도 한다. 실제로 일상에서 느끼는 것도 포함해 생각하면, 상악 총의치와 비교해 하악은 무치악이 되면 기능압 부담의 측면에서는 조건이 악화되어 저작기능이 심하게 저하하기 때문에 하악 총의치는 좀처럼 부서지는 일이 없다. 그런 만큼 소수치 잔존 단계를 소중히 취급해야 한다고 생각한다.

한편 상악 총의치, 하악 전치 잔존 증례에서는 술후에 하악 전치의 압력에 의해 combination syndrome에 빠질 가능성이 있다. 하악은 무치악이 되면 기능이 단번에 저하되지만, 하악 전치는 남아 상악 의치에 대해 계속해서 악영향을 미칠 가능성도 부정할 수 없다. 어쨌든 경과의 좋고 나쁨은 결손부 치조제와 잔존치가 마주하는 관계에 따라 다르다고 생각된다.

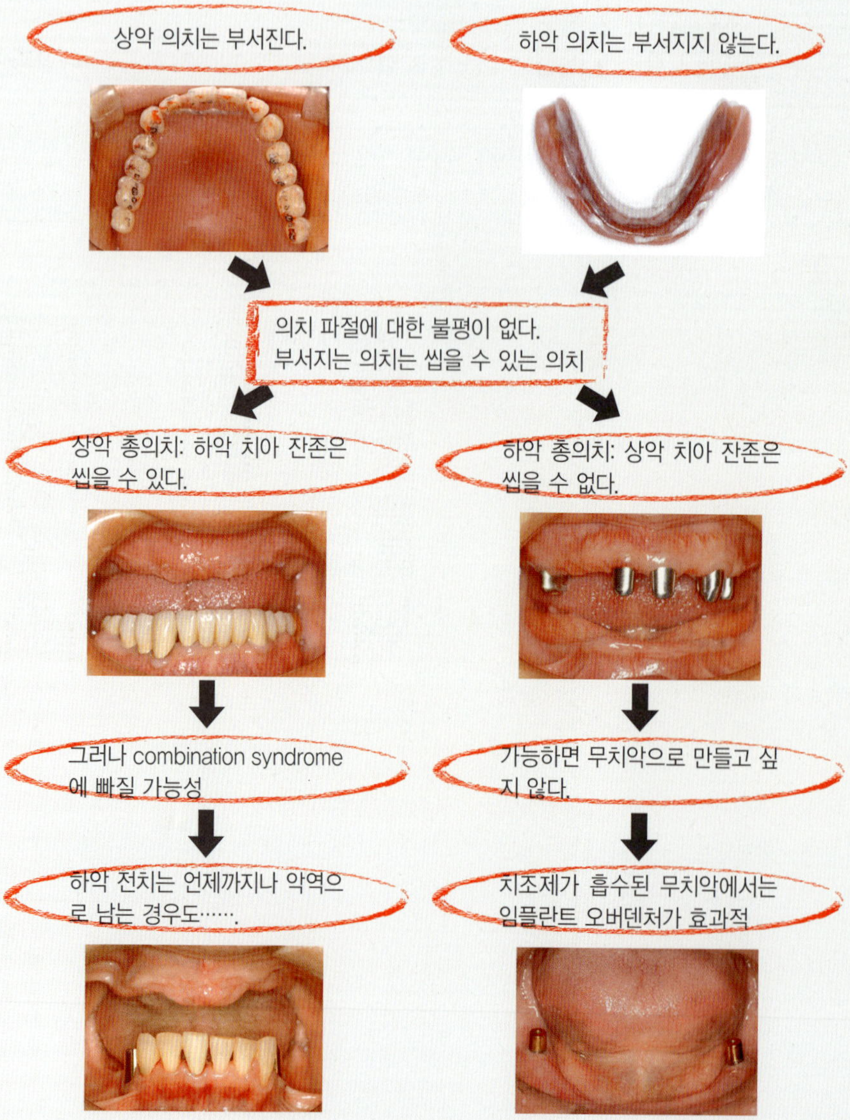

■ 환자의 식사 희망으로 수정한 의치—상악 konus 의치, 하악 총의치

초진 때 상악에는 5개 치아가 있고 하악은 무치악인 증례로, 상악만이라도 움직임이 적은 의치로 만들기 위해 konus 의치로 수복하였다(1994. 4). 하악이 무치악이지만, 환자는 기능회복 측면에서 거의 만족하고 있었다.

술후에도 큰 변화 없이 경과했지만, 14년 후에 #21을, 15년 후에 #11을 치근파절로 상실하였다. Follow up 처치로는 konus 의치의 술후 대응이 좋았기 때문에 간단한 수정과 첨상으로 마칠 수 있었다.

저작기능은 시간이 지나면서 문제가 생기고 있었다. "프랑스빵이나 전병은 먹을 수 있지만, 조개류를 먹을 수는 없다."라고 한다. 탄력이 있는 음식을 씹을 수 없는 것 같았다. 의치를 살펴보니, 오랜 기간의 사용으로 교합면이 마모해 평평한 면으로 변화해 있었다.

따라서 인공치 교합면에 즉시중합 레진을 올려 소와·열구를 형성한 새로운 교합면 형태로 식사의 회복을 기대하였다. 다음번 내원에서 환자는 "정말 좋아하는 조개를 맛볼 수 있었다."라고 웃는 얼굴로 전해 주었다. 이 증례에서는 일반적인 기능회복의 파악 방법이 아니라, 다양한 음식에 대한 개별 대응의 필요성에 대해 배울 수 있었다.

필자의 치과의원에서 시행하는 가철성 의치에 대한 저작기능의 임상적 평가는 다음과 같다.

- 약간 딱딱한 것을 씹을 수 있다(프랑스빵·생채소·육류). → 양호한 회복
- 탄력이 있는 것을 씹을 수 있다(조개류·해삼 등). → 매우 양호한 회복

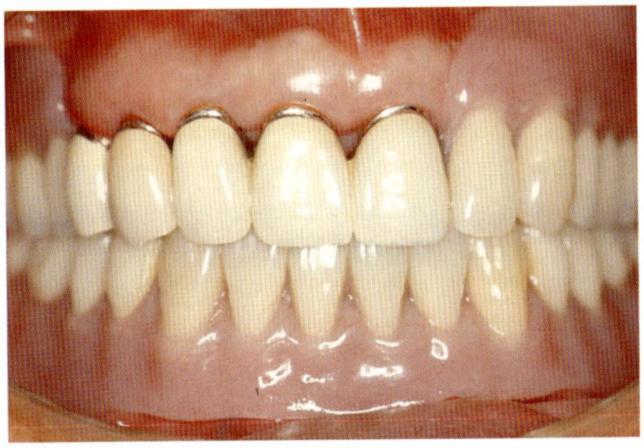

그림 9-1. 새롭게 제작한 의치. 상악은 konus 의치, 하악은 총의치.

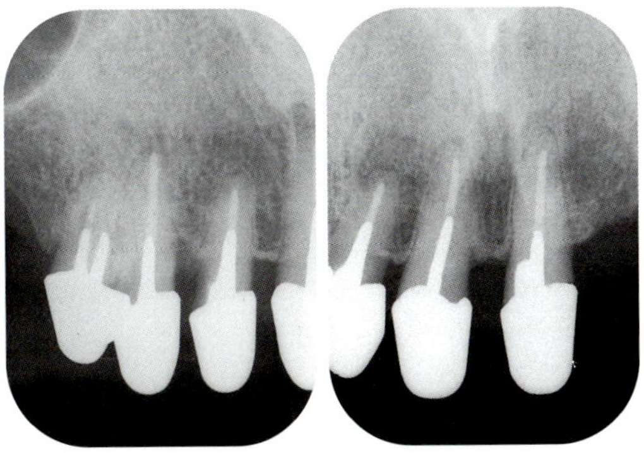

그림 9-2. 새로운 의치를 장착할 때의 구강 내 표준방사선사진.

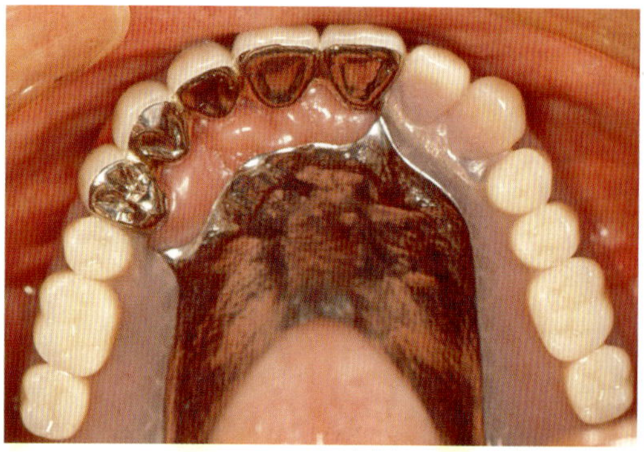

그림 9-3. Konus 의치를 장착할 때의 상악 모습.

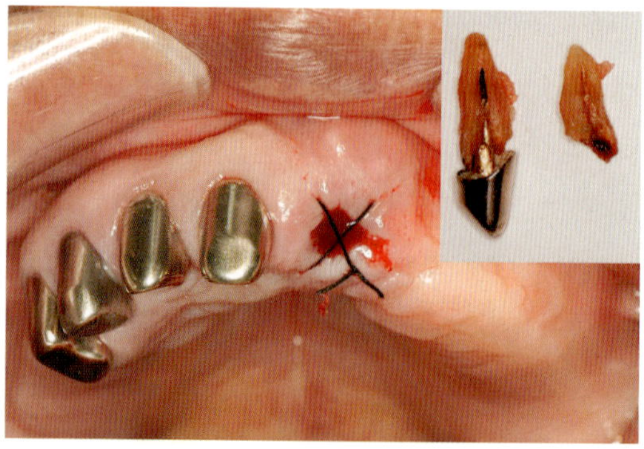

그림 9-4. 술후 14년이 지나 #21을 치근파절로 상실하였다.

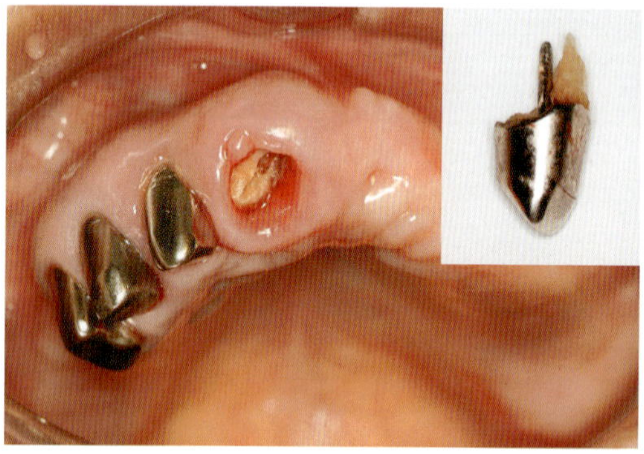

그림 9-5. 술후 15년에는 #11을 치근파절로 상실하였다.

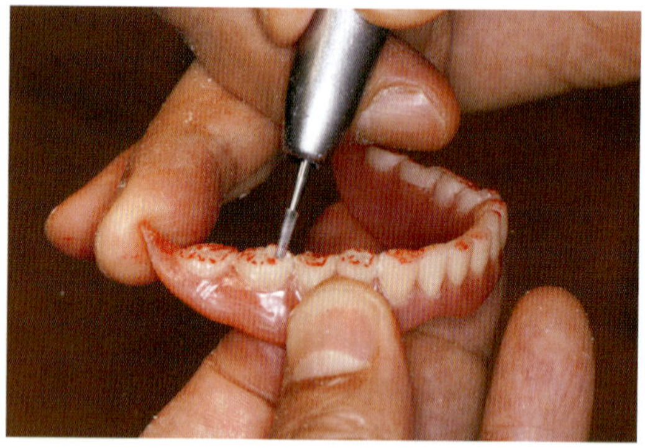

그림 9-6. 식사 희망으로 의치를 수정. 교합면에 즉시중합 레인지를 올려 교합시키고, 경화 후 소와·열구 등을 부여해 높낮이가 있는 교합면으로 마무리하였다.

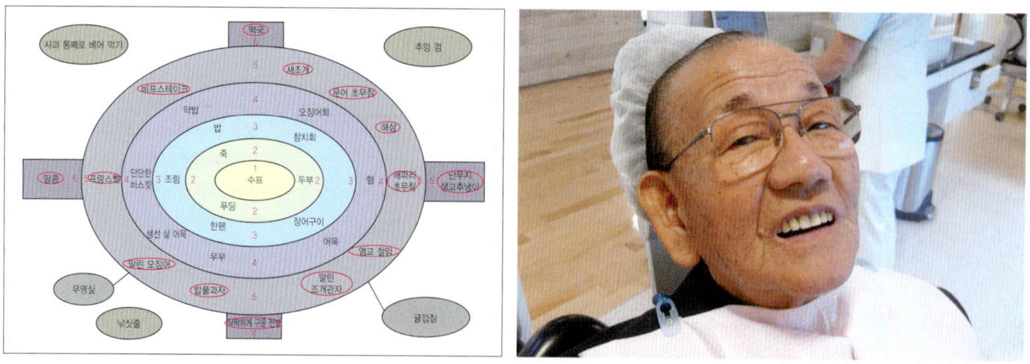

그림 9-7. 인공치 교합면의 수정으로, 씹을 수 없었던 탄력이 있는 조개류 등을 먹을 수 있게 되었다는 기쁜 이야기를 들었다.

총의치 가이드의 안정성과 저작운동—상악 총의치, 하악 전체 브리지

초진 때 상악 총의치의 불안정을 주소로 내원한 환자이다. 하악 잔존치의 치료 후 하악은 브리지로 보철하고 상악은 새롭게 총의치를 제작했는데, 전치로 씹는 경향을 바로잡아야 했으므로 교합평면을 수정하고 악위는 하악을 유도해 과두의 안정된 위치에서 교합채득을 하였다. 술후 상악 총의치는 안정되어 저작기능이 향상되었다. 그러나 다음 해에는 약간 불안정해져 내원했고, 교두감합위와 가이드를 수정하면 또 총의치의 흡착은 향상한다……. 이 과정을 반복하고 있다.

대합하는 하악으로부터 가해지는 압력이 강력한 경우, 시간이 지나 치조제가 약간 흡수하면 총의치의 흡착력은 저하하고 의치는 균형이 무너져 그것을 보상하는 것처럼 악위가 변동해, 이러한 요소의 상호 관계로 불안정이 생긴다.

항상 치열의 전후좌우 교두감합위를 가장 먼저 조정하는데, 좌우의 가이드는 총의치의 안정과 많은 관계가 있다는 것을 실감할 수 있다. 저작기능의 평가에서 저작능률 판정표의 음식물을 모두 먹을 수 있다는 것이었다.

총의치의 흡착·안정은 더 넓은 의치상 면적의 확보와 변연봉쇄에 의해 달성되는 사항이면서, 그 이상으로 교두감합위와 좌우 가이드의 안정이 열쇠를 쥐고 있다.

편악 의치는 결코 좋은 상하 관계가 아니지만, 10년 동안의 세세한 교합조정에 의해 combination syndrome에 빠지지 않고 의치의 안정을 유지하고 있다.

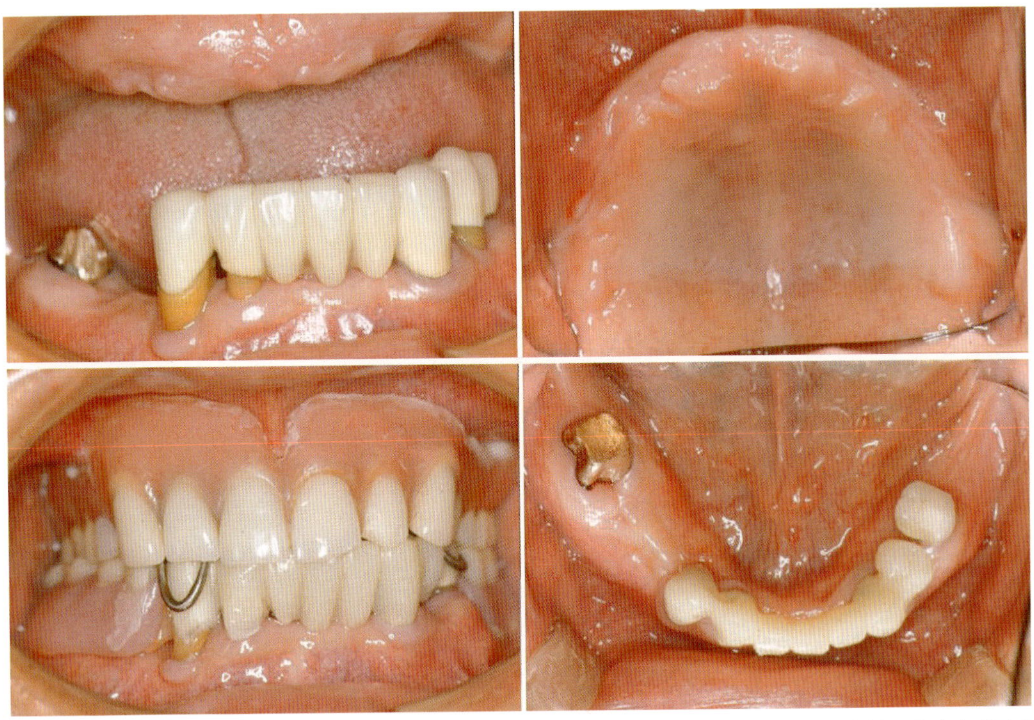

그림 10-1. 초진 상황에서 상악 결손부 치조제는 양호하지만, 하악에서 가해지는 좌우의 압력이 불균등하기 때문에 상악 총의치는 이탈해 식사에 불만을 느끼고 있었다.

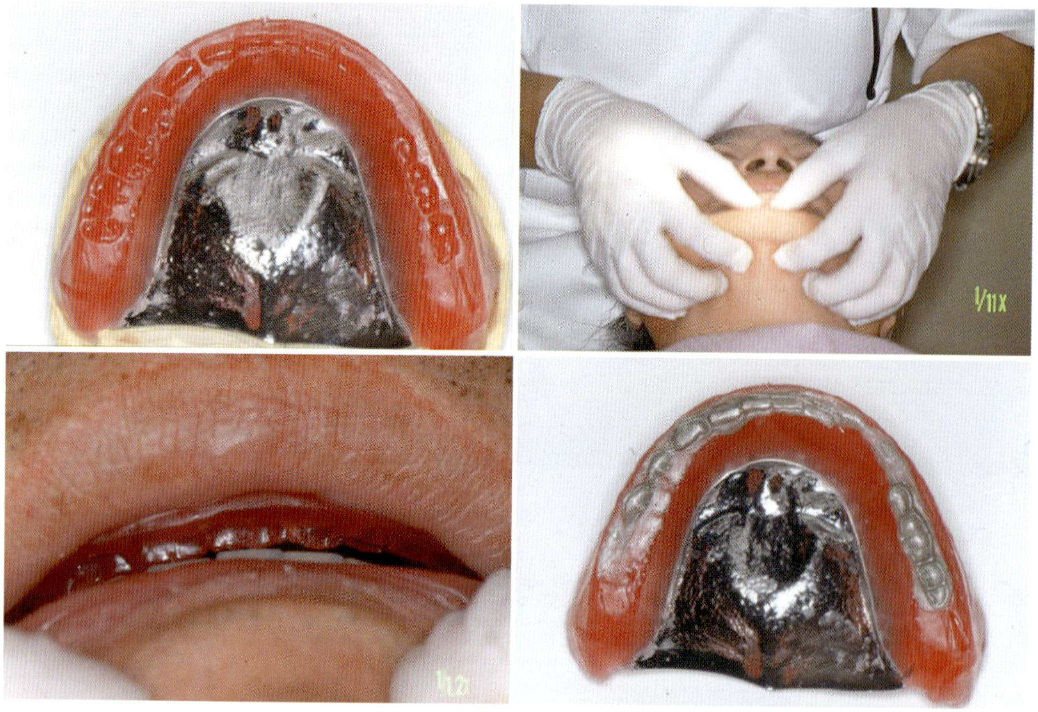

그림 10-2. 하악 좌우 구치부의 보철을 충실하게 시행하고, 지금 사용하는 의치의 불량한 교두감합위를 수정한 후에 새로운 의치의 인상, 교합채득을 시행하였다. 약간 전치로 씹는 경향이 있어 하악 유도의 악위 검사도 하면서 교합채득을 하였다.

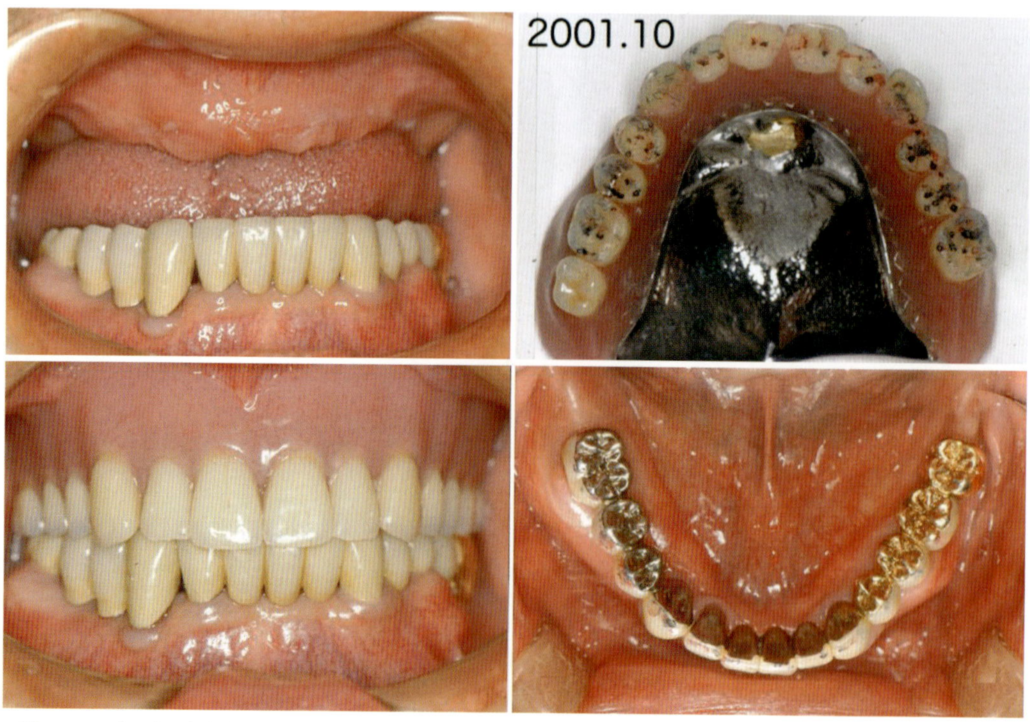

그림 10-3. 새로운 의치의 교두감합위는 안정되었다. 이것은 대합하는 악궁인 하악의 좌우대칭적으로 완성된 브리지 보철로 상악 총의치가 안정 흡착을 얻을 수 있었던 것이고, 좌우의 가이드에서도 의치가 전혀 흔들리지 않는 교합상태로 얻은 의치의 안정이다.

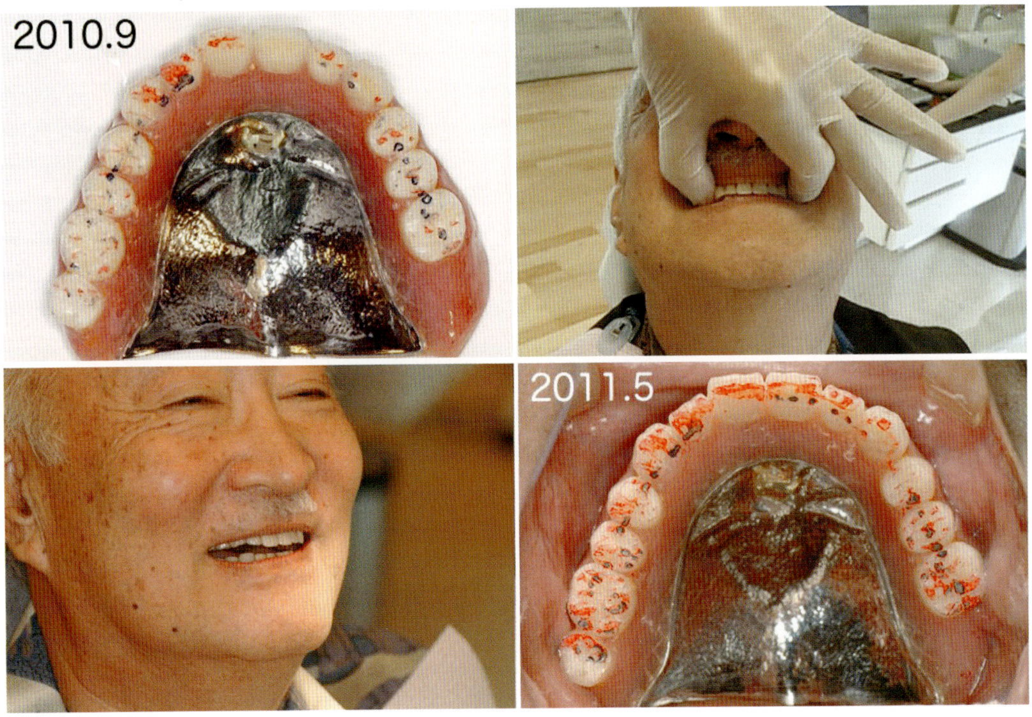

그림 10-4. 대합하는 악궁으로부터 가해지는 압력이 강력한 경우, 시간이 지나 치조제가 약간 흡수하면 총의치의 흡착력은 저하하고 의치는 균형이 무너져 그것을 보상하는 것처럼 악위가 변동해, 의치가 불안정해지는 연쇄작용이라고 생각되었다. 그러나 교두감합위와 가이드의 미세조정을 통해 의치는 다시 안정이 생긴다. 그림 10-3 이후 약 10년 동안의 세세한 교합조정을 통해 combination syndrome에 빠지지 않고 의치의 안정을 유지하고 있다.

제2장

소수치 잔존 증례의 술후 변화에 대한 대응

시간 흐름에 따른 변화와 술후 follow up

의치에서 시간 흐름에 따른 변화로는 일반적으로 결손부 치조제의 흡수가 가장 많다. 강한 가압 인자가 존재하는 경우나 좌우의 힘에 불균형이 있는 경우에는 치조제의 흡수가 더 많아진다.

그리고 오랜 기간 사용하면 마모나 교합조정에 의한 삭제 등으로 인공치의 교환이 필요해지는 예도 있다.

여러 가지 지대장치에서도 사용에 따라 유지력의 저하가 발생하므로, 교환·조정·수리 등을 적절히 시행하고 의치의 양호한 기능을 유지해 가기 위해서는 더 확실한 follow up이 필수 조건이다.

Saddle 부위의 유지관리에서 가장 빈도가 높은 것은 의치상 내면의 보정으로, 첨상이나 개상과 같은 follow up 처치이다.

첨상과 개상의 정의에 대해서는 먼저 의치상 점막면의 적합 불량에 대해 새로운 의치상용 재료를 이용해 의치상 점막면의 적합을 도모하는 조작을 '첨상'이라고 하고, 인공치 이외의 의치상을 모두 치환하는 것을 '개상'이라고 한다(2007 일본보철치과학회 가이드라인에서 인용).

한편 의치상 내면과 비교하면 작은 변화이지만, 인공치 교합면도 시간이 지나면서 마모로 인해 교합면이 평탄화하거나 이갈이(bruxism)로 비생리적인 교모가 진행하면 교합면의 형태 수정이나 교합고경 증가가 필요하고, 증례에 따라서는 인공치의 교환이 필요할 때도 있다.

오래 경과한 클래스프 의치의 개상과 인공치 교환

그림 11은 의치 장착 후 약 20년이 지난 시점에서 인공치의 마모와 그로 인한 교두감합위의 불안정, 의치상 내면의 적합 불량, 의치상 변색 등의 변화를 초래하고 있었다. 그러나 클래스프나 연결장치의 상태는 양호했기 때문에 금속 프레임워크는 그대로 두고, 특히 소모가 심한 인공치의 교환과 개상을 동시에 시행하는 것을 계획하였다.

1. 술식과 과정

먼저 의치상의 부적합이나 의치상의 변색·오염에 대해 간접법으로 개상을 시행하기 위한 인상을 채득하였다. 의치상 내면을 삭제하고 러버 인상재를 적당량 쌓아 구강 내에 넣는다. 클래스프의 레스트가 정위치에 유지된 상태이고, 주연결장치도 가능하면 적합한 위치에서 그것들이 움직이지 않도록 유지해, 적당한 근육 형성을 시행하고 인상재의 경화를 기다린다.

마모한 인공치를 의치상에서 제거하고, 그 부위에 왁스로 교합상을 만들어 교합채득을 시행한다. 이 조작이 끝난 의치의 픽업 인상을 채득해 경석고를 주입한다. 제작한 작업모형을 교합기에 부착하고, 새로운 인공치 배열 후 중합 조작을 해 새로운 의치상으로 치환해 의치를 완성한다.

구강에 장착해 의치상 내면과 결손부 치조제의 적합을 확인한 후 교합조정을 하고 마친다.

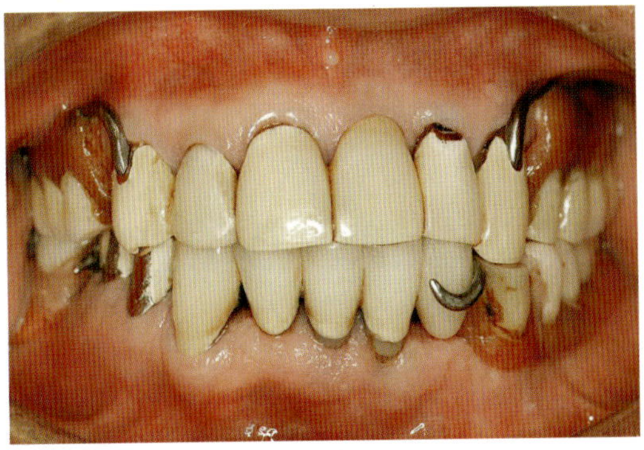

그림 11-1. 개상과 인공치의 교환을 시행한 증례. 술후 20년의 구강 내.

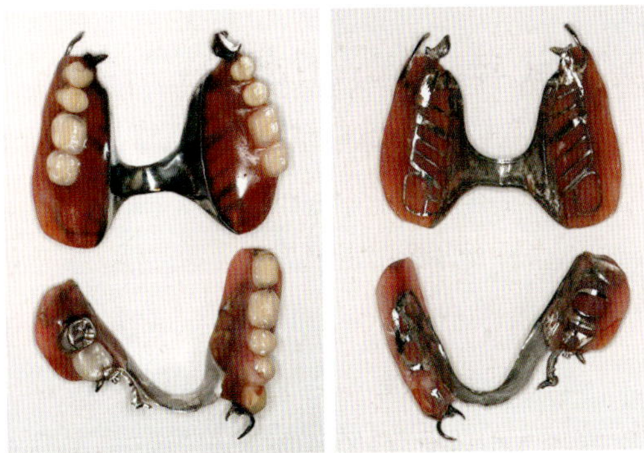

그림 11-2. 장착하고 있던 국소의치와 인공치 제거 후의 모습.

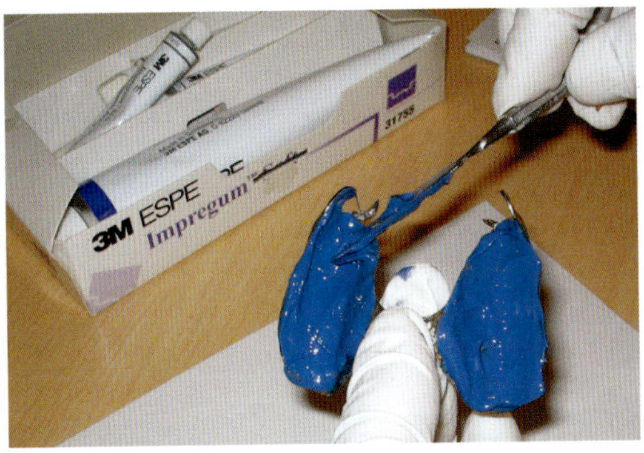

그림 11-3. 의치상 내면을 한 층 삭제하고 접착제를 도포한 후 러버 인상재를 쌓는다.

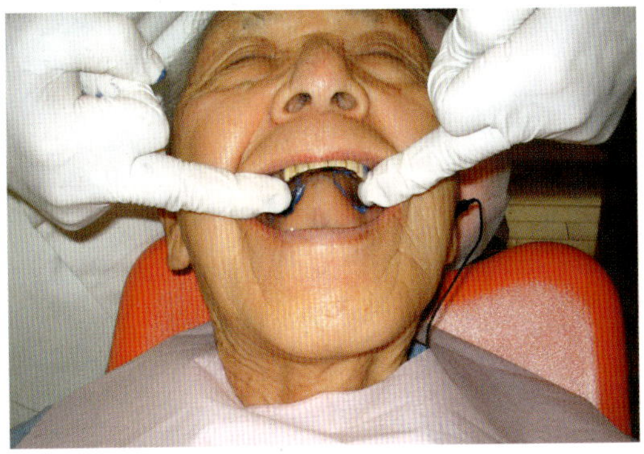

그림 11-4. 구강 내에 넣어 클래스프를 정위치에 유지하면서 가볍게 압접한다.

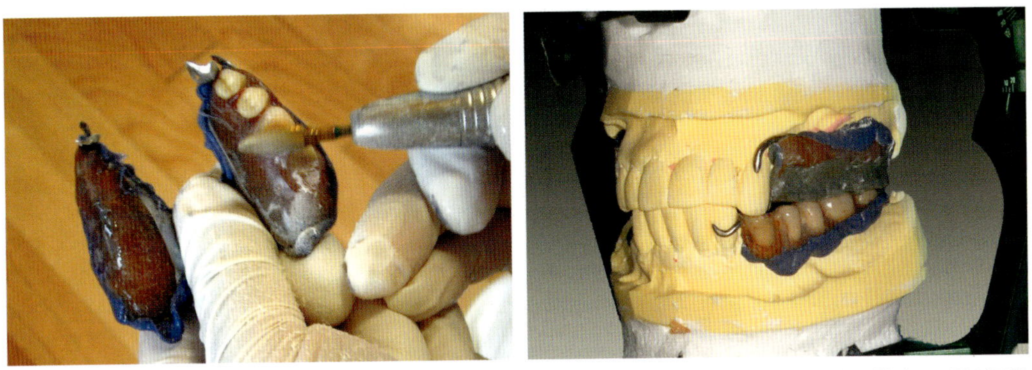

그림 11-5. 마모한 인공치를 삭제하고 왁스(알루왁스)로 교합상을 만들어 교합채득 후 교합기에 부착하고, 즉시중합 레진을 이용해 인공치를 배열하고 고정한다.

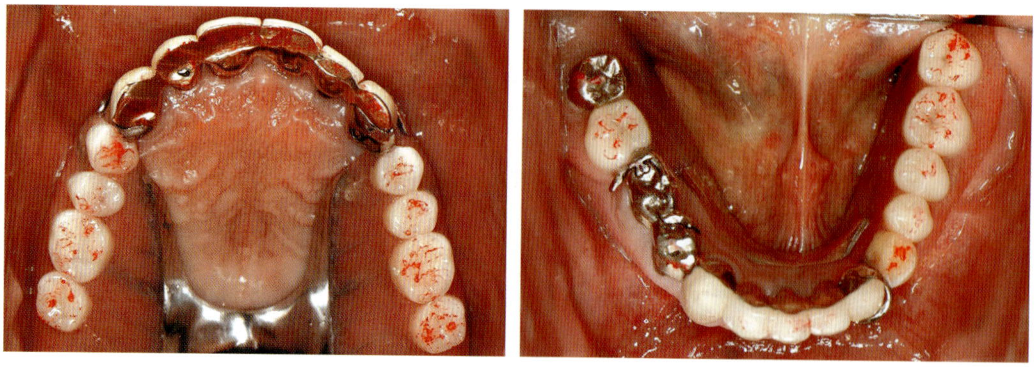

그림 11-6. 개상과 인공치 교환 후 구강 내에 되돌려 교합조정을 시행한다.

COLUMN 12

금속 교합면에 대한 평가

교합면을 금속으로 교환한 인공치는 오랜 기간에 걸쳐 의치를 사용해도 마모가 적고 양호한 교합관계를 유지할 수 있다고 한다. 분명 그러한 장점도 있겠지만, 필자는 인공치의 금속 교합면에는 소극적인 입장이다. 가장 큰 이유는 결손부 치조제의 흡수에 따라 첨상과 교합조정이 필요한데, 증례에 따라 다르지만 조정량이 일반적으로 적지는 않기 때문이다.

금속 교합면으로 수복하면 조정량이 많은 경우에는 그 조작이 상당히 힘든 것에 더해, 나아가 최근에는 나이가 든 환자도 심미성에 대한 희망이 커서 환영받지 못하는 경향에 있다.

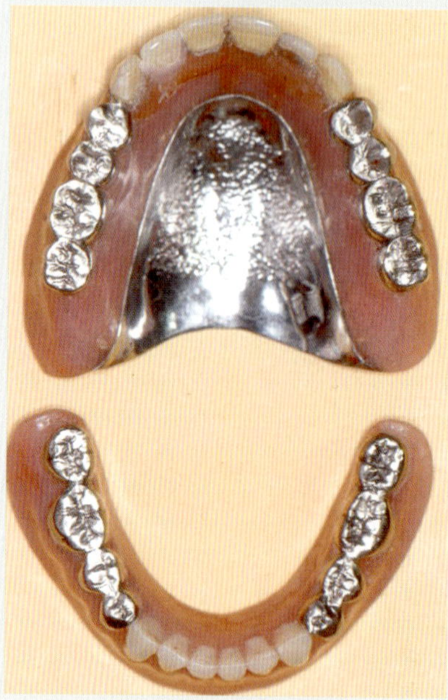

편측저작과 술후 의치의 변위—konus 의치의 첨상과 유의점

소수치 잔존 증례에서 잔존치의 분포에 불균형이 있는 경우에는 rigid한 유지장치여도 술후에 치조제의 흡수를 초래한다.

그림 12에서는 #47 외관의 내면에 광택이 있는 스폿이 출현했는데, 이 광택면은 결손부 치조제의 흡수에 따른 변위의 방향을 나타낸다. 의치상 내면의 첨상이 필요했는데, 소수치 잔존 증례의 경우에는 수리를 위해 하루 이틀이라도 의치를 장착하지 않으면 저작이나 겉모습에 지장을 초래하기 때문에, 가능하면 체어사이드에서 마무리해 주고 싶은 마음에서 필자는 대부분 구강 내의 직접법으로 시행한다.

먼저 의치상 내면을 삭제한 후 접착제를 바르고, 의치상 외면에는 분리제를 바른다. 첨상 재료를 혼합해 의치상 내면에 올리고 구강 내에 넣는다. 이때는 telescope 내·외관이 적합한 위치에서 의치상을 유지하는 것이 중요하다. 경화 후에 꺼내 의치상 변연의 잉여부를 삭제하고 연마한다.

구강 내에 되돌려 교합지로 검사하고, 교합조정을 통해 좌우의 균형을 얻는다. 이때 상악 의치의 협측에 손가락을 대 감합위나 가이드를 할 때 전해지는 진동이나 의치상의 흔들거림을 감지하는 훈련도 중요하다. 교합조정을 끝낼 때는 tapping 및 전방이나 측방 가이드에서 의치상의 흔들림이 없는 것을 확인한다.

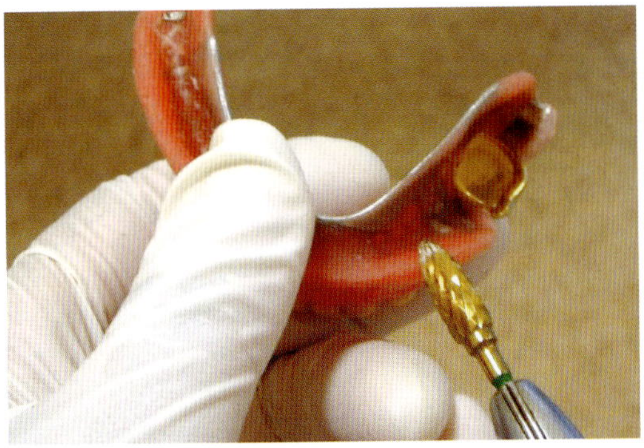

그림 12-1. 의치상 점막면을 한 층 삭제한다.

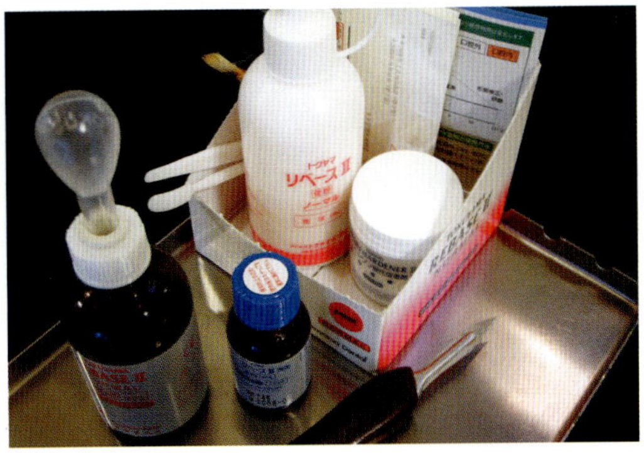

그림 12-2. 첨상에 필요한 기자재.

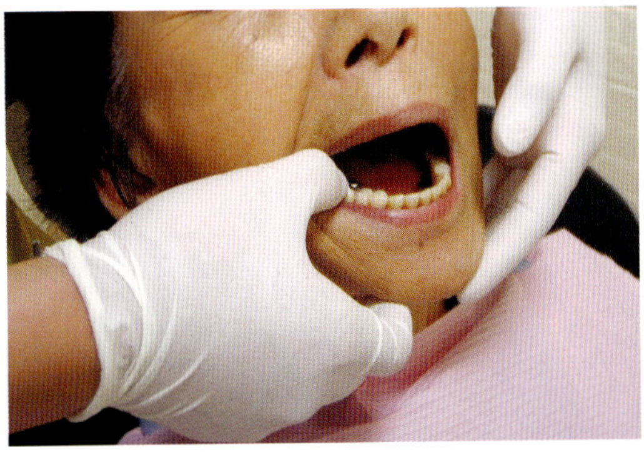

그림 12-3. 첨상할 때는 지대장치(AGC telescope)를 정위치에 유지하고 경화시킨다(씹게 한 상태로 경화를 기다리지 않음).

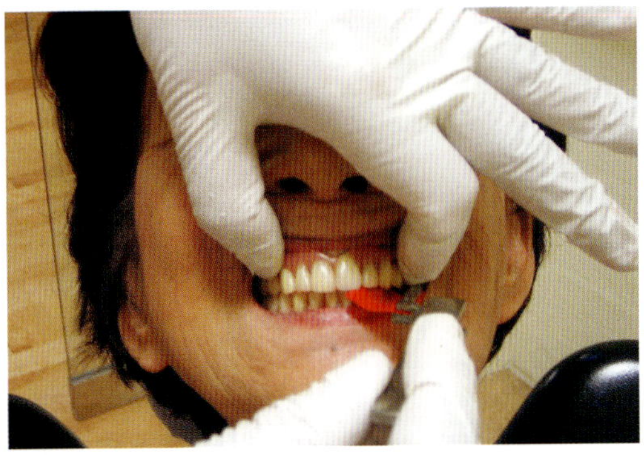

그림 12-4. 첨상하면 반드시 교합이 변화한다. 의치의 '흔들림'을 손가락으로 느끼면서 교합조정을 한다.

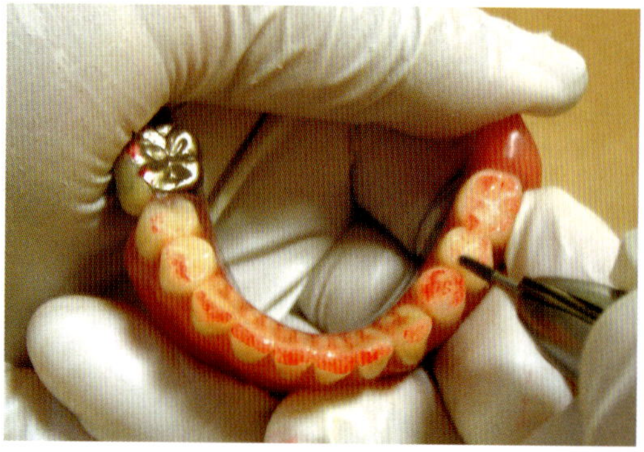

그림 12-5. 교합면 소와·열구를 부여해 교합면을 형성한다.

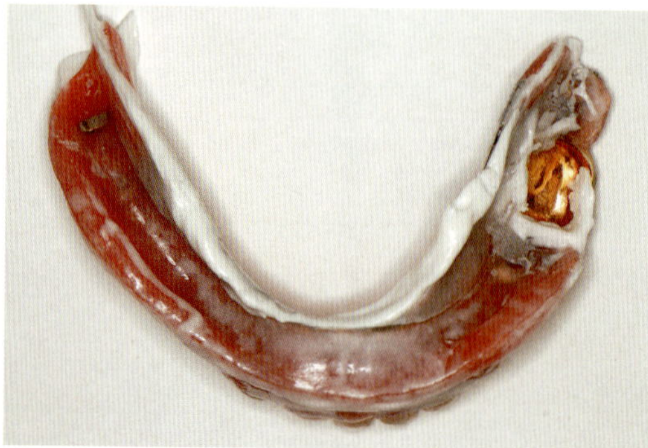

그림 12-6. 첨상 후 의치상 점막면의 적합검사도 시행한다.

■ 유지장치의 관리

각종 유지(지대)장치는 시간이 지나면서 생기는 소모나 질적 저하에 따라 적지 않게 유지력이 떨어지므로, 술후의 대응성에 관한 사항이나 각 장치의 수정법, 부품의 교환방법을 알 필요가 있다.

1. Konus telescope의 유지력 감소에 대한 대응책

이 환자는 이전부터 통원하시는 분으로서 필자의 치과의원에서 상악은 소수치 잔존 치열에 konus 의치를 장착하고, 하악은 임플란트 오버덴처를 장착하였다. 술후 약 11년이 지났을 무렵, "어째서인지 틀니가 잘 빠져 신경이 쓰인다."라는 주소로 내원하였다. 의치의 변위는 적었으므로, 내·외관의 마모에 따른 유지력 저하가 원인이라고 생각되었다. 이 변화에 대한 수정 방법으로는 개상(또는 첨상)과 동시에 내관을 조정해 konus telescope의 유지력을 부활시키는 것이다.

거친 실리콘 포인트로 내관의 교합면을 연마해 내·외관의 축면에서 마찰을 얻을 수 있도록 하는데, 개선책의 평가방법으로는 의치상 내면의 레진을 한 층 삭제한 상태에서 konus telescope의 유지력을 검사한다. 유지력이 회복되면 삭제한 의치상 내면을 직접법으로 첨상한다.

이러한 일련의 조작이 konus telescope의 유지력을 부활시키는 결정타까지는 되지 않지만, 몇 개의 증례에서 효과를 보았다.

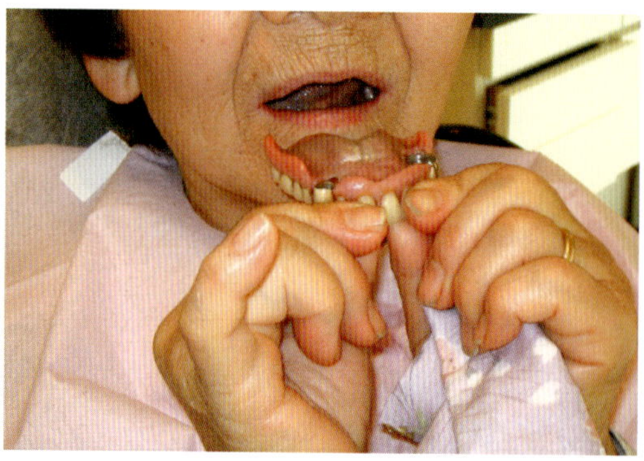

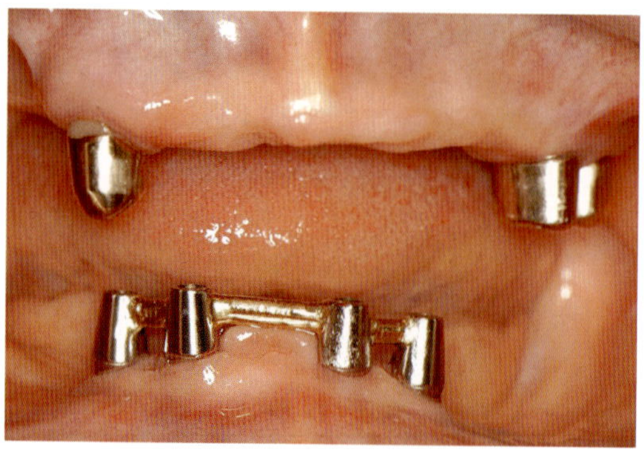

그림 13-1. 오래 경과한 클래스프 의치의 개상과 인공치의 교환. 10년 이상 지난 konus 의치에서는 유지력이 저하하는 일도 있다.

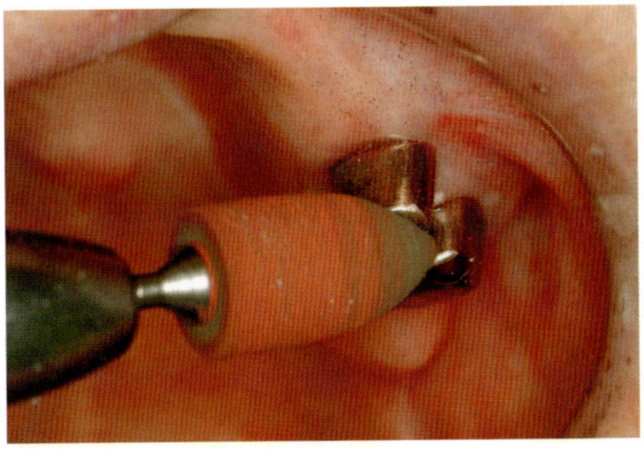

그림 13-2. 내·외관의 감합력을 부활시키는 수단으로, 의치상 점막면을 한 층 삭제하고 내관의 교합면을 연마한다.

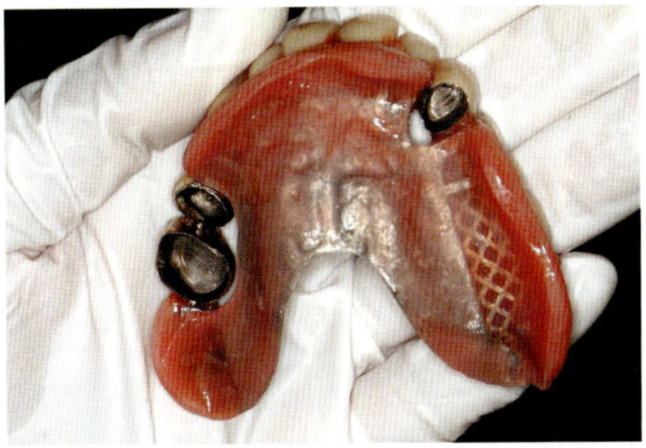

그림 13-3. 내·외관의 감합력이 얻어진 것을 확인한 후에 첨상한다.

2. 어태치먼트의 유지력 조정과 회복

어태치먼트의 종류에 따라 조정방법이 각각 다르지만, 몇 가지 제품의 조정에 관해 서술한다.

① 치관 외 어태치먼트(미니 SG 어태치먼트/CM사)

치관 외의 슬라이드 어태치먼트로, 지대치에 male이 부착되고 의치에 female이 부착되어 서로 감합해 유지가 되는 구조이다.

어태치먼트 지대장치의 요소 중에서 유지력은 female 내에 들어가는 플라스틱 인서트(insert)에 의해 생기는데, 유지력의 강도에 따라 색으로 분류된 것이 몇 종류 준비되어 있다. 플라스틱 인서트는 시간이 지나면 소모해 유지력이 저하하므로 교환이 필요하다. 전용 기구를 이용하면 간단하게 교환할 수 있다. 새로운 제품의 미니 SG 플러스는 female 내의 플라스틱 인서트에 인접해 설치된 작은 조절나사를 이용해 유지력 조절이 가능해졌다.

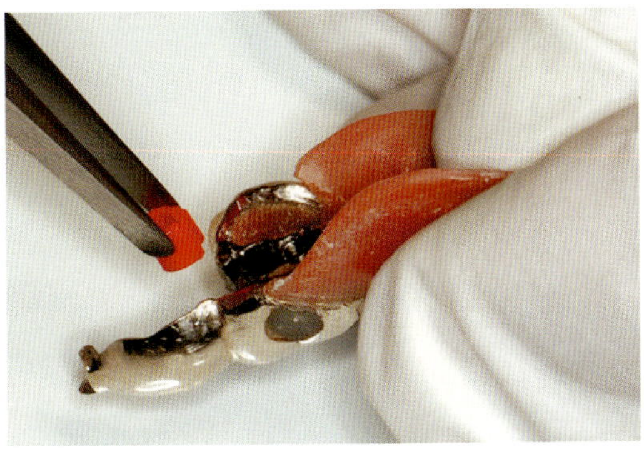

그림 14-1. 미니 SG 치관 외 어태치먼트에서 유지력이 저하한 경우, 플라스틱 인서트를 교환하면 유지력이 돌아온다.

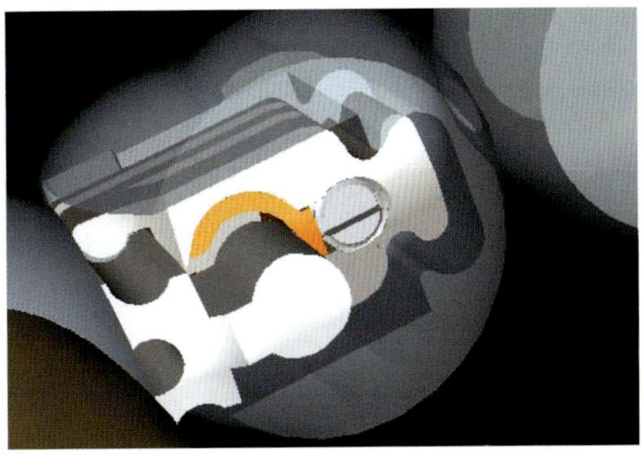

그림 14-2. 어태치먼트의 male과 female의 감합과 유지력 조정용 나사(CM사의 카탈로그에서 인용).

② 볼 앵커 female의 설치와 조정

치근면 타입 stud 어태치먼트 중 하나로 필자가 사용하고 있는 볼 앵커 어태치먼트의 경우, 임플란트 상부에 볼 형태의 male을 나사식으로 토크를 주어 설치한다. 한편 female이 male의 볼을 잡듯이 들어가는데, 지대장치의 3요소(지지, 파지, 유지)를 모두 담당해 각각의 기능이 분리되지 않았으므로, 사용에 따라 유지력의 저하가 일어나기 쉽다. 제품을 개봉한 당시에는 상당히 강한 유지력을 보이므로, 전용 기구로 조정하고 female을 의치상 내면에 설치한다.

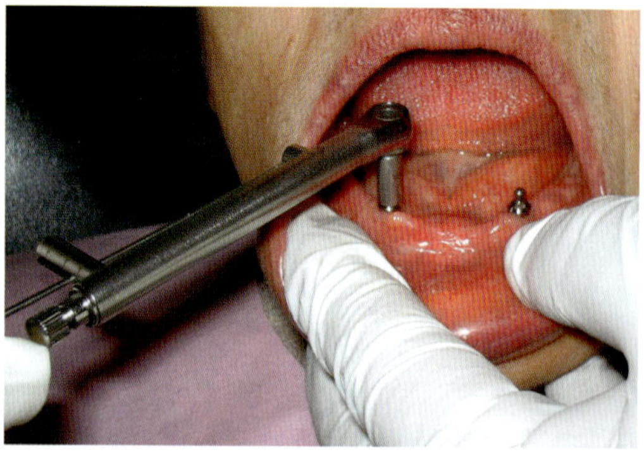

그림 15-1. 임플란트에 볼 앵커 헤드를 잠그고 토크를 주어 설치한다.

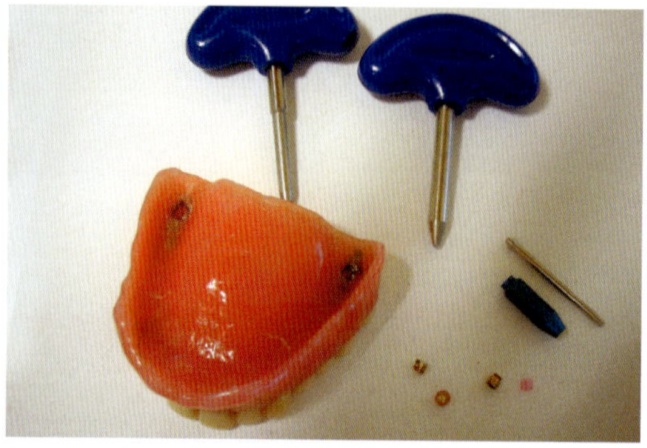

그림 15-2. 앵커 female의 부품과 의치상 내에 장착된 상태.

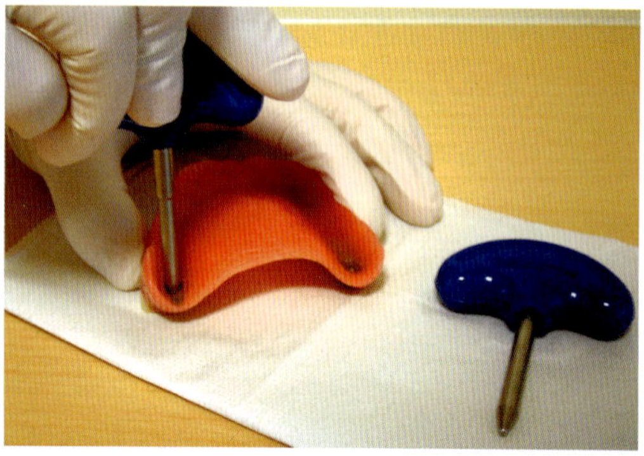

그림 15-3. 유지력의 강약을 조정하기 위한 activator.

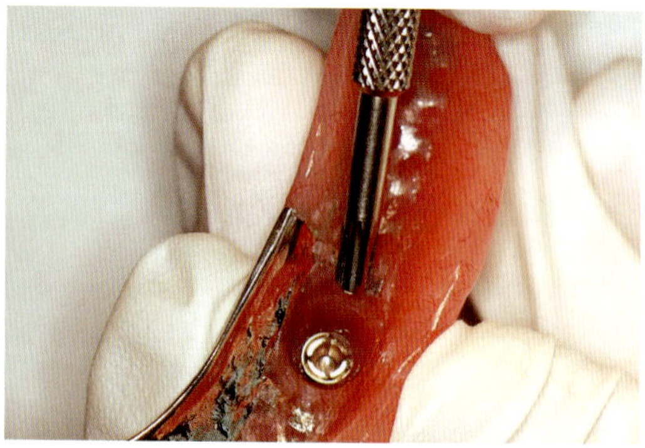

그림 15-4. 전용 기구로 female을 회전시켜 유지력을 조정할 수 있는 제품도 있다.

그리고 앵커 female 내면의 유지 용수철을 회전시켜 유지력을 조정하는 제품도 있다. 술후 유지관리에서 female의 조정을 반복해 유지력이 떨어지거나, 증례에 따라서는 female의 소모가 심할 때도 있어 구강 내에서 재장착하는 상황도 있다. 이러한 증례는 파손한 슬리브를 의치상 내면에서 제거하고, 긴 칼집 모양의 새로운 슬리브를 디스크로 잘라 사용한다. 이때 슬리브의 길이에 따라서도 유지력의 강도가 다르다는 점을 고려해 설치한다.

슬리브 교환은 의치상과 치조제의 적합이나 male과 female의 적합을 양호하게 보존하기 위해 구강 내에서 시행하는 경우가 많다. 슬리브를 설치하는 부분의 의치상 내면을 삭제하고, 슬리브를 고정하는 즉시중합 레진을 넣는 구멍을 설측에도 형성한다. 설치할 때는 연결한 바의 하부에 레진이 들어가지 않도록 왁스 등으로 미리 릴리프(relief)하도록 한다.

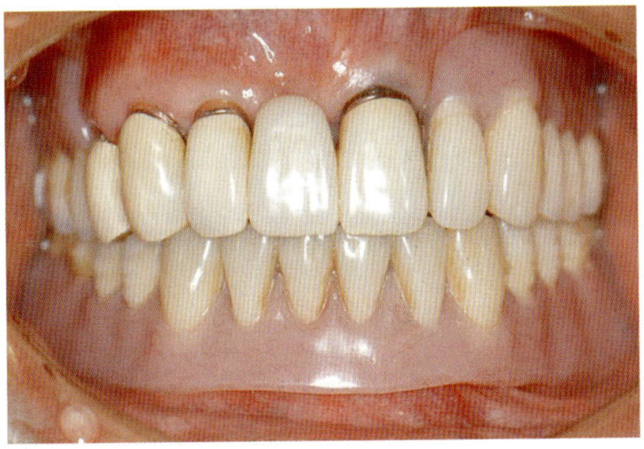

그림 16-1. 상악은 konus, 하악은 바 어태치먼트를 유지장치로 수복하였다.

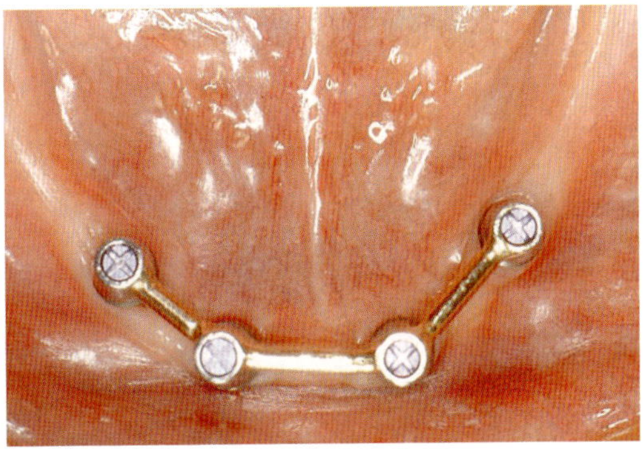

그림 16-2. 바 어태치먼트의 교합면 모습.

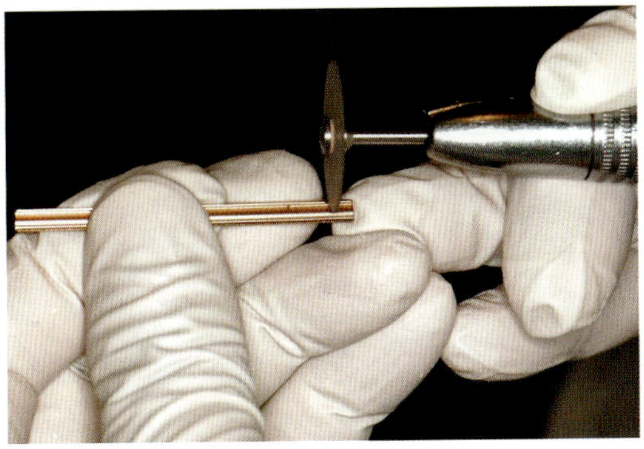

그림 16-3. 긴 칼집 모양의 슬리브를 디스크로 잘라 사용한다.

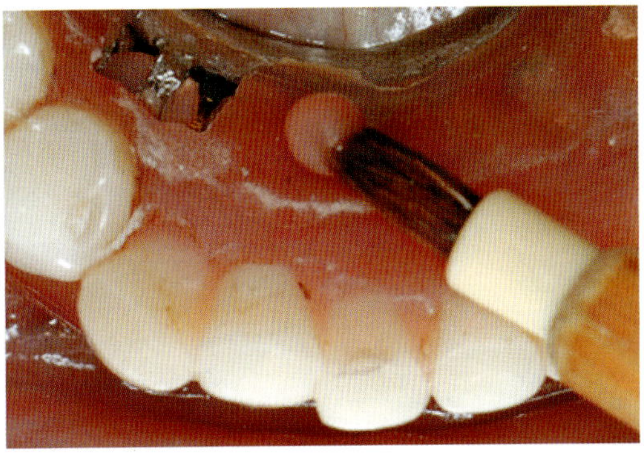

그림 16-4. 슬리브의 설치는 의치상과 점막면의 적합이 좋아지고 나서 시행한다. 의치상 변연 설측에 형성한 구멍에 즉시중합 레진을 넣어 고정한다.

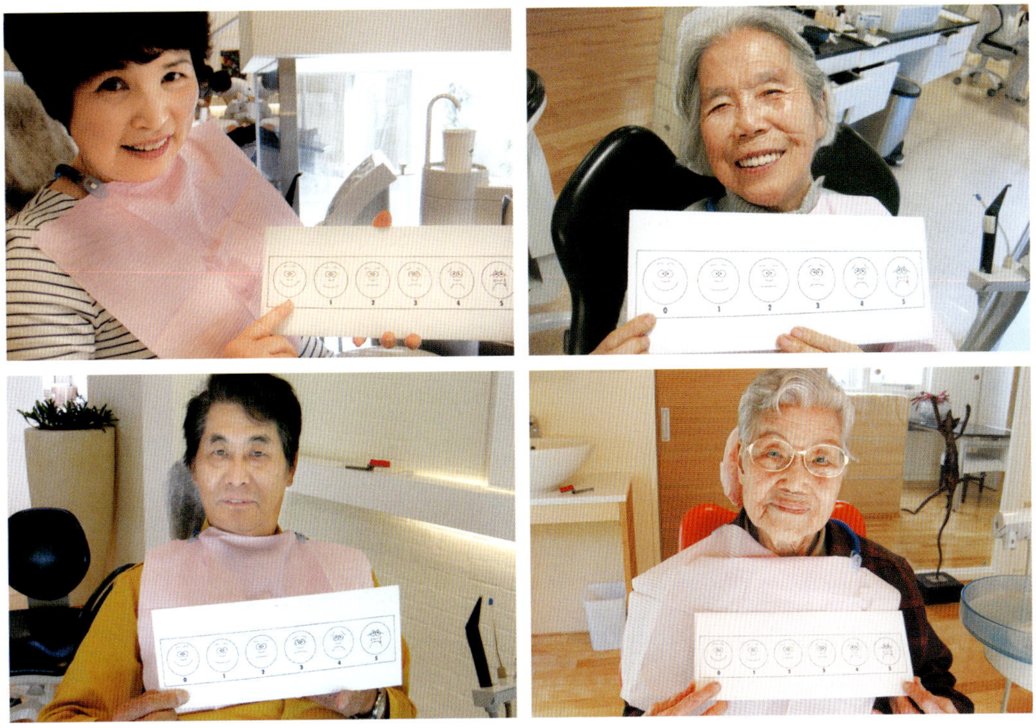

그림 17. 유지관리를 위한 내원에서 얼굴 통증 척도로 만족도를 표현해준다. 많은 환자들이 최고 평가를 해 준다.

치주질환을 동반한 소수치 잔존 증례에서 일차 고정 —술후 대응성이 나쁘다

그림 18은 치주질환이 있는 결손 치열로, 잔존치가 각각 다른 동요도를 보였다. 치주치료 후의 보철 설계에서 치료비용 등의 조건이 맞으면, 일반적으로는 telescope 등 이차 고정의 보철법을 제일 먼저 선택한다. 하지만 이 증례에서는 환자가 착탈할 때의 심미성 때문에 telescope를 싫어했으므로 어태치먼트를 적용하였다. 또한 지대치의 동요도에 각각 차이가 있어, 연결에 의한 효과와 리스크의 판단이 어려웠다. 특히 상악에서 좌우의 잔존치를 일차 고정으로 연결하면 리스크가 높다고 생각되었다.

한편 하악은 술후의 양상이 상악과 같으리라 생각하면서도 일차 고정에 의한 연결의 시멘트 고정 브리지 효과를 기대했지만, 잘못은 거기에 있었다.

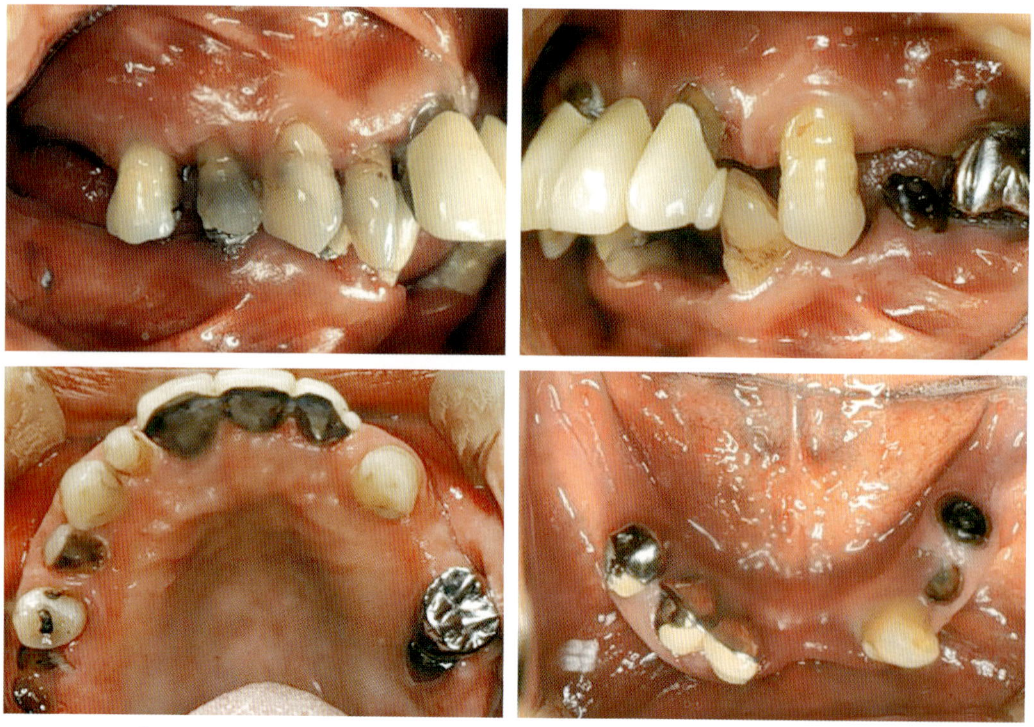

그림 18-1. 술전 상태는 치주질환이 있는 결손 치열로, 잔존치는 각각 다른 동요도를 보였다.

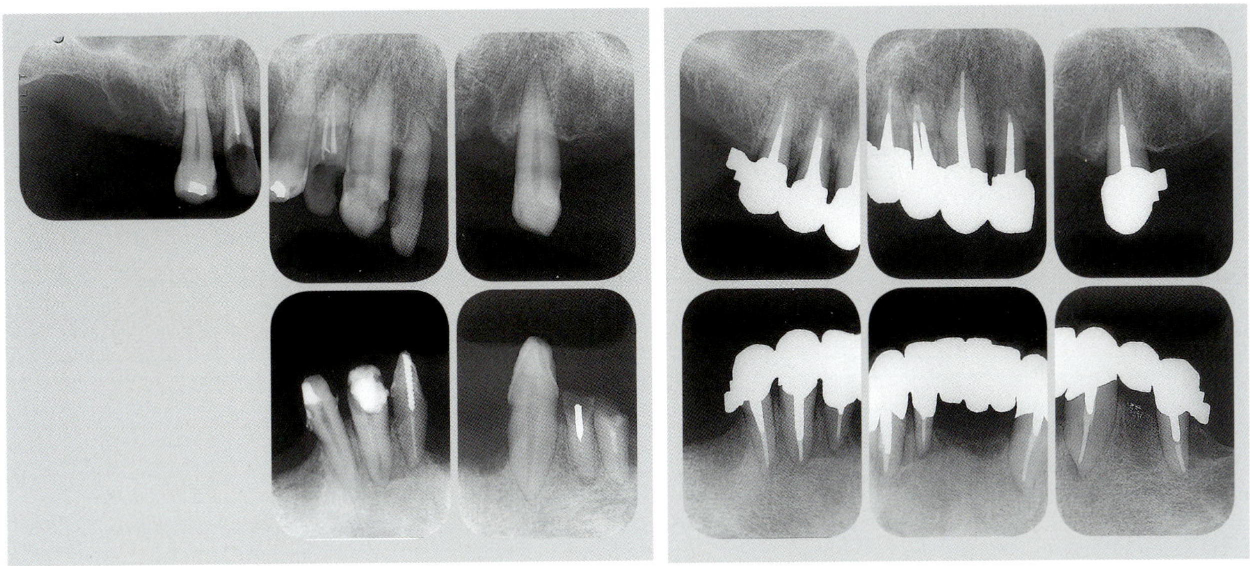

그림 18-2. 술전·후의 구강 내 표준방사선사진. 지대치의 동요도가 각각 달라, 연결에 의한 효과와 리스크의 판단이 어려웠다.

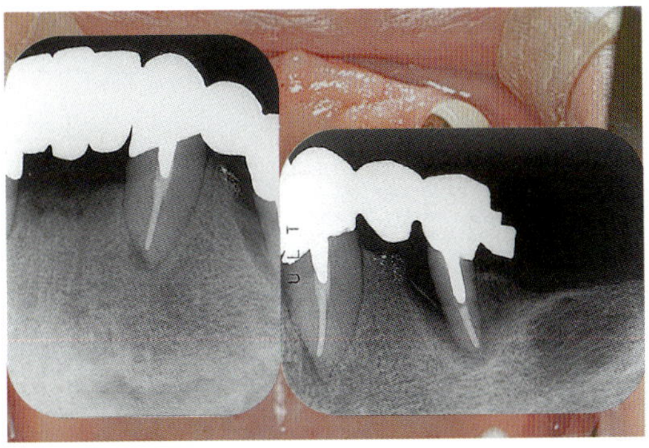

그림 18-3. 술후 3년이라는 이른 시기에 #35의 백악질 박리가 발생해 이후 치주조직이 파괴되었다.

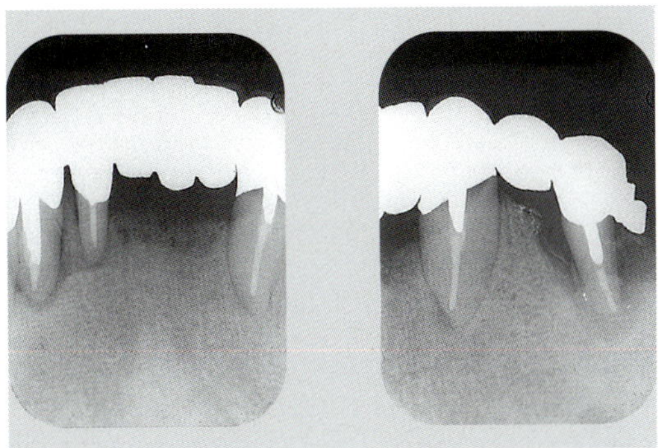

그림 18-4. 그로부터 1년 후, #33에 시멘트 용해로 인한 이차 우식이 생겼다.

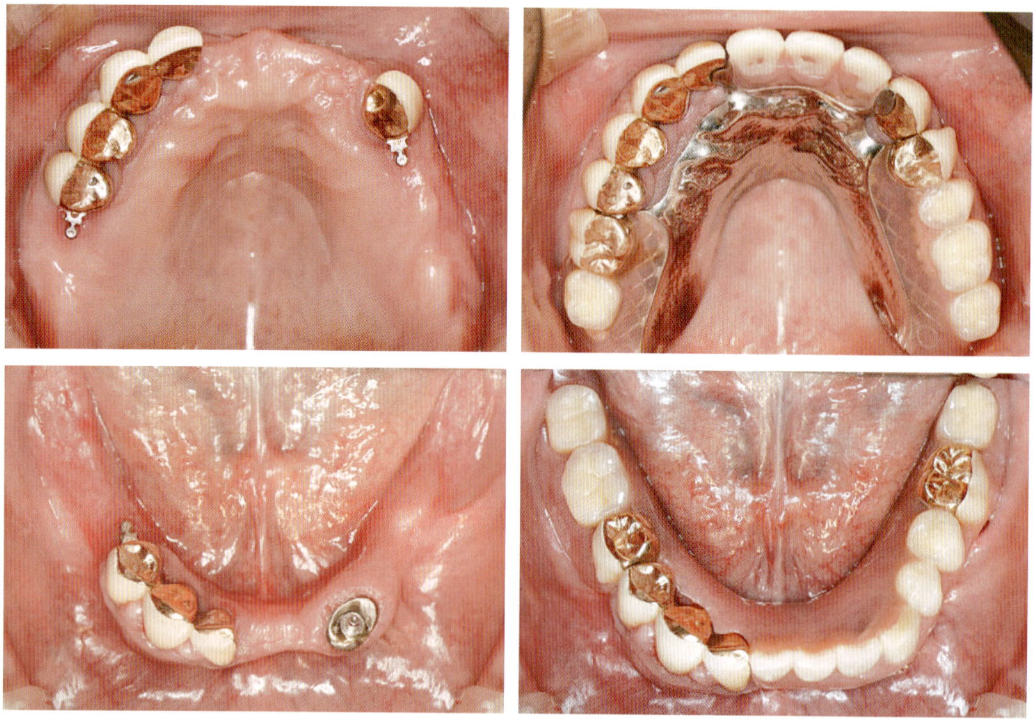

그림 18-5. 하악의 문제에 대한 follow up 처치로서 #33에 치근면 어태치먼트를 이용한 부분적인 재치료로 마칠 수 있었다. 술후 10년이 경과하면서 느낀 것은, 동요도가 다른 치아를 연결·고정하는 경우에는 술후의 대응성과 청소성 등의 측면에서 telescope 등의 이차 고정성 보철 쪽이 더 좋은 선택일 것이라는 점이다.

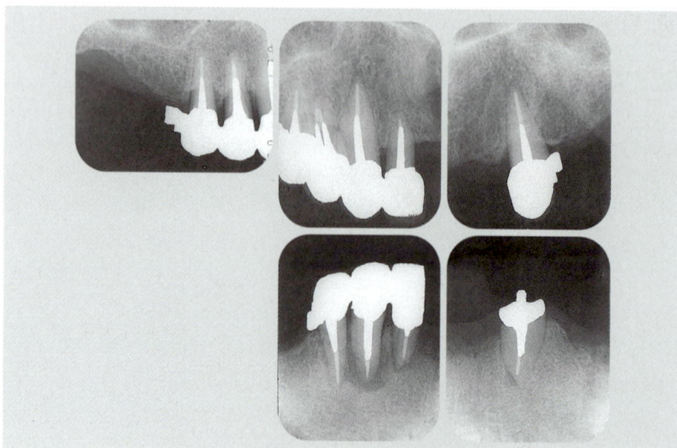

그림 18-6. 술후 10년의 구강 내 표준방사선사진.

약 3년 후 하악 좌측 후방의 지대치에 백악질 박리가 발생했고, 이후 치주조직은 한층 더 파괴되어 발치에 이르렀다. 그로부터 1년 후, #33에 시멘트 용해로 인한 이차 우식이 생겨 하악 전치의 일차 고정을 철거하고 재보철을 시행하기로 하였다. Follow up 처치로는 치근면 어태치먼트를 이용한 이차 고정으로, 하악 좌측만 재치료로 대응을 할 수 있었다. 술후 약 10년의 경과에서 치아 지지조직에 문제는 일어나지 않았다.

이 증례의 술후 경과를 보아도, 소수치 잔존 증례의 술후 대응성으로는 이차 고정이 유리하다는 것이 명백하다.

소수치 잔존 증례에서는 나이에 따른 변화를 고려하는 것이 필요하다

1. 변화에 대비한다

제1부 제1장에서 서술한 것처럼, 일본의 고령화율은 급속히 증가해 필자도 노령 환자가 늘어나는 것을 눈으로 실감하고 있다. 고령자는 구강 내에 머무르지 않고 전신적인 배려가 필요하며, 의치 자체도 일반 정상인과 다른 관점에서 검토할 필요가 있다고 생각한다. 다시 말해 청소성과 치주 환경, 술후 변화에 대한 대응성, 돌보는 사람이 취급하기 쉽게 하는 것 등을 배려해 불편함이 있는 환자를 위한 의치에 대해 고려해야 할 것이다.

2. 불편함이 있는 환자나 돌보는 사람에게 효과적인 의치

① 구강 내의 청소성과 치주 환경

과거에 hygienic 의치라고 불리는 보철물의 고려사항 중 하나로서 클래스프와 clasped tooth 치경부에 공간을 부여해 자정 환경을 높이려는 생각이 제안되었다. 그러나 의치의 구조나 지대장치의 특성에서 치주조직이나 치주 환경을 생각했을 때, 이 책에서도 많이 다룬 telescope 의치나 코핑 의치와 같이 잔존치 치관측의 모든 인접면이 개방된 형태이면 자연치보다 청소성이 양호하다. 게다가 인접면 치주조직이 각화치은이기 때문에 염증에 대한 저항성도 높다. 충분히 청소할 수 없어서 외관이나 의치가 더러워져 있어도, 빼보면 내관에는 치태 부착이 적은 경우를 볼 때마다 그 유효성을 느끼고 있다.

② 술후 변화에 대한 대응성

불편함을 가진 환자의 경우, 아무래도 충분한 배려를 할 수 없으므로 새로운 결손이 발생하는 상황이 적지 않다. 이때 이차 고정의 의치이면 수리 등을 하지 않고 약간의 수정으로 계속 사용하는 것이 가능해, 술후 변화에 대한 대응성이 좋다.

③ 안전성

클래스프와 같은 돌기가 없으므로 입술에 걸리는 사고나 욕창 등 점막 문제도 적다.

④ 가족이나 돌보는 사람의 취급하기 쉬운 의치

가족이나 돌보는 사람이 의치를 취급해야 하는 상황인 경우도 적지 않은데, 이때 더 간편하게 청소할 수 있는 것도 중요하다. 외관과 의치상으로 구성된 telescope나 레진 의치상으로만 되어 있는 코핑 의치는 단순한 형태이므로 돌보는 사람이 취급하기도 쉽다. 다만 telescope는 유지력이 강하기 때문에 손이 부자유스러운 고령자 등의 경우에는 고려할 필요가 있다.

그림 19~21의 증례들은 돌보는 사람에 의한 의치의 착탈이 어려웠으므로, 외관의 내면을 화이트 포인트로 연마해 유지력을 약하게 만들어 의치의 착탈을 쉽게 조정하였다.

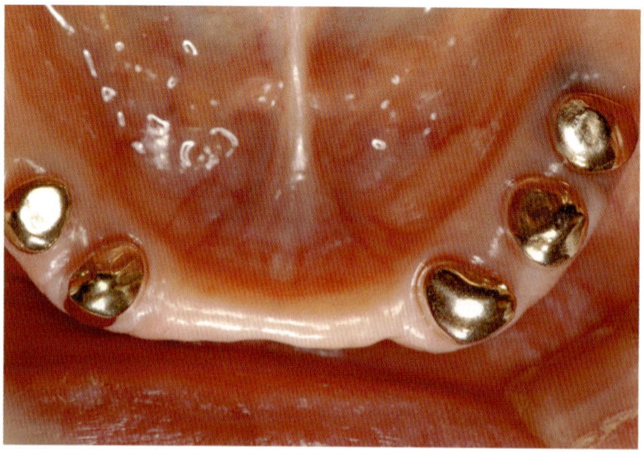

그림 19. Telescope의 경우에 외관을 빼면 인접면 부위가 개방되어 청소성이 아주 양호하다.

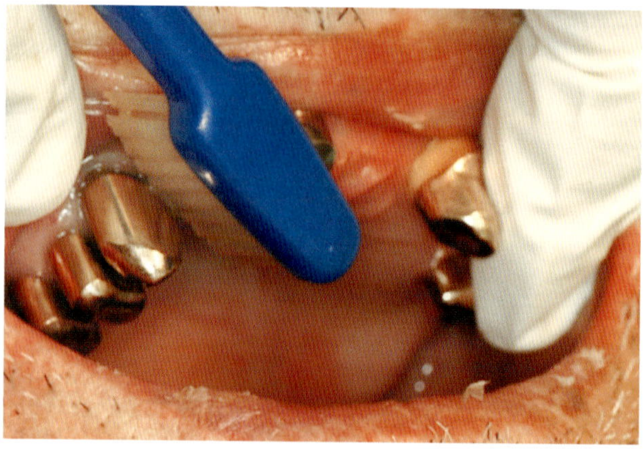

그림 20. 돌보는 사람에 의한 청소성도 양호하다.

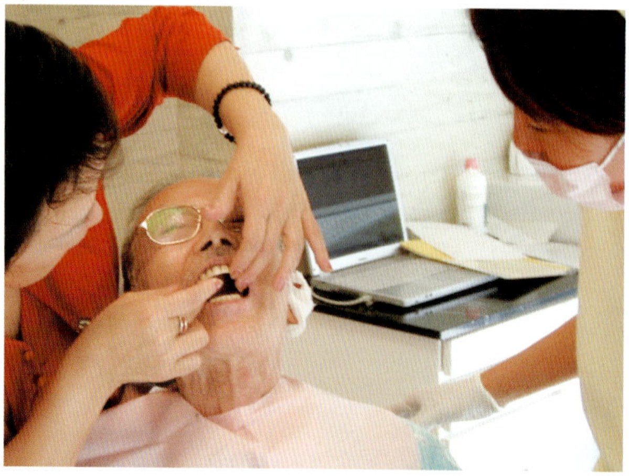

그림 21. 돌보는 사람이 요령을 알면, 의치도 부드럽게 착탈할 수 있다.

COLUMN 13

문턱이 없는 진료실

필자는 30세 때에 작은 공간을 빌려 개업하였다. 그리고 20년 동안 환자를 진료하면서 의치와 가철성 보철물 치료가 자신의 천직이라고 생각하게 되었다. 필자가 나이를 먹어감에 따라 의치를 중시한 진료에 대한 가치를 알아주신 환자들이 늘어나, 치료 후의 유지관리도 포함하여 고령 환자의 비율이 높아졌다. 50세가 되어 신축 이전하게 되었는데, 그 건물은 필자의 건축 디자인에 관한 생각과 고령 환자를 배려해, 가능하면 온화한 분위기의 문턱이 없는 진료실로 하고 싶다는 생각을 융합한 것이다.

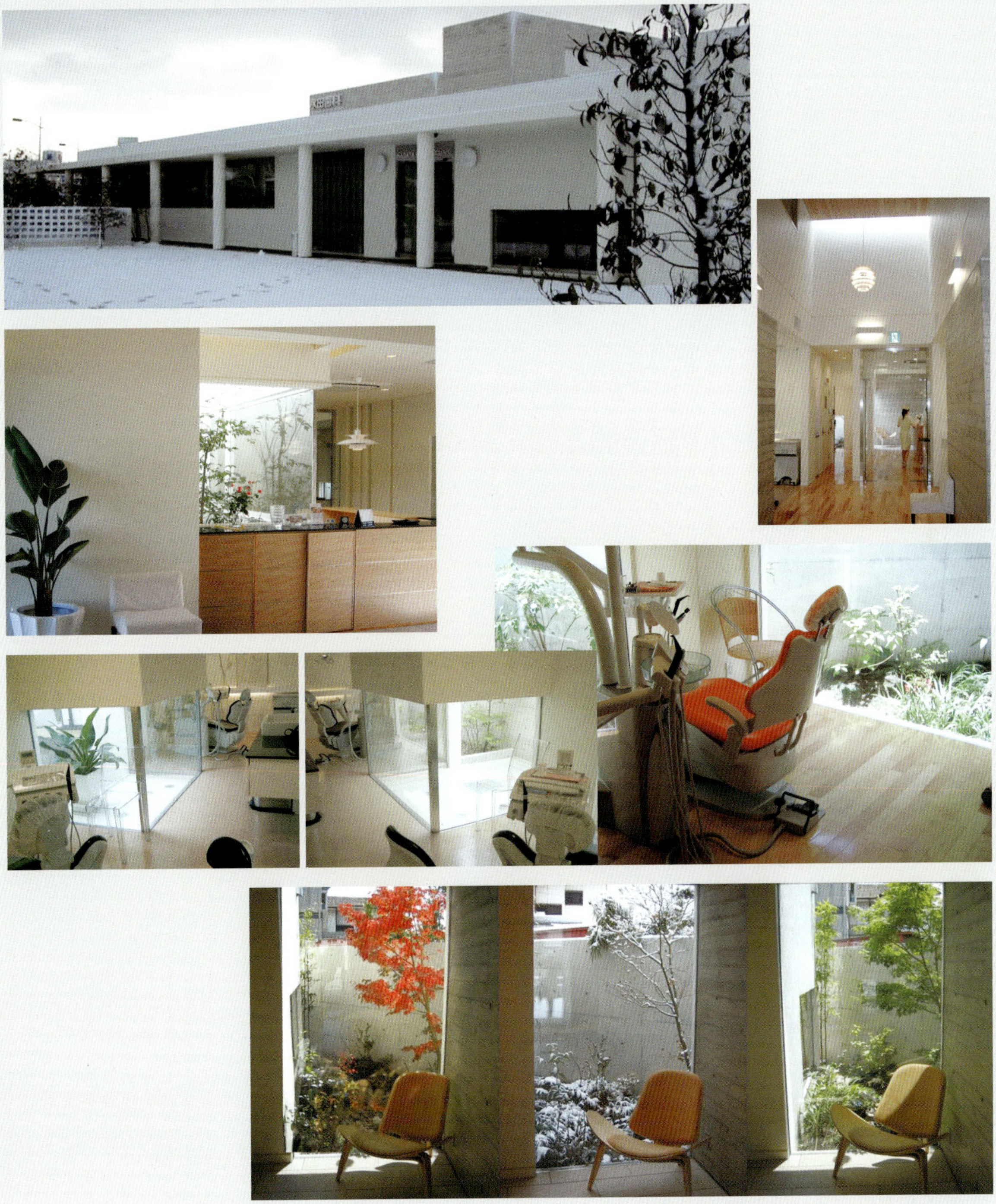

제 7 부 국소의치 디자인

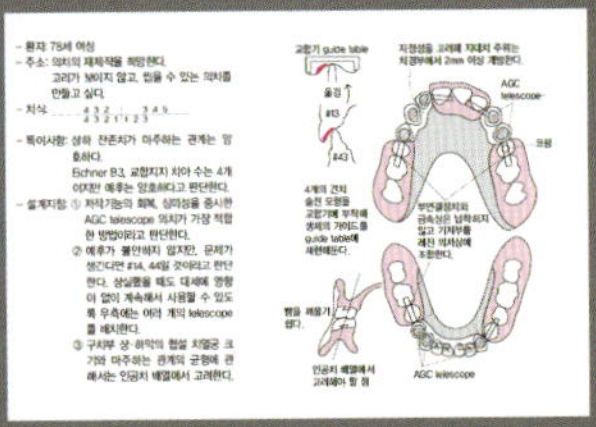

국소의치 임상은 항상 치과의사와 치과기공사가 모형을 주고받으면서 치료가 진행되고, 의치의 제작단계에서는 기공 지시서 등의 전달과 꼼꼼한 협의가 있어야 더 좋은 의치가 된다.

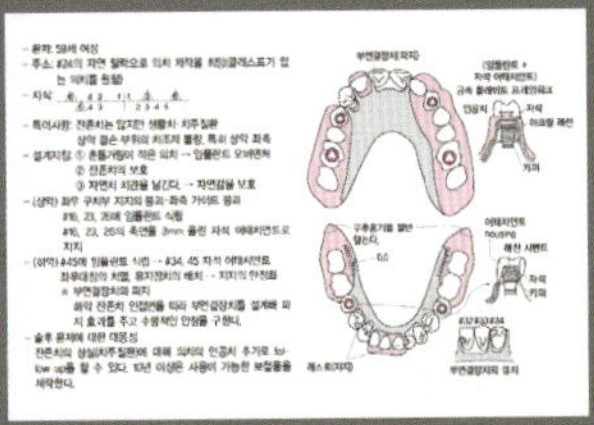

치과의사는 검사한 구강 내의 상황으로부터 추측되는 예후를 고려하고, 지금 사용하는 의치로부터의 단서나 환자의 희망 등에 근거해 유지장치 선정과 보철의 대략적인 범위를 결정해간다.

그리고 치료 시기마다 문진에서 얻을 수 있는 환자의 건강도나 생활배경의 유의점 등에서 보철에 반영되어야 하는 내용을 정리해, 더 정확하게 치과기공사에게 전달할 필요가 있다. 게다가 보철 작업상의 문제점 유무나 새로운 의치로 얻을 수 있는 효과 또는 한계점 등을 상호 검토하면서 보철물의 완성 이미지가 형상화되어간다.

여기서 보인 설계 예시는, 이 책에서 소개한 실제의 임상 증례에 대해 제작 당시에 검토한 점이나 기공 지시 등을 바탕으로 새롭게 도해해 해설을 더한 것이다. 보철 설계에 정답이나 오답은 없지만, 더 좋게 생체와 공존해가는 보철물을 제공하는 것이 좋다. 그렇게 함으로써 소수 잔존치라는 안정기를 소중히 취급할 수 있다고 생각한다.

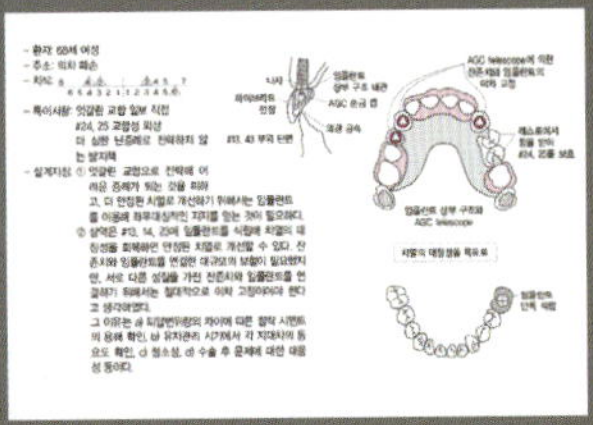

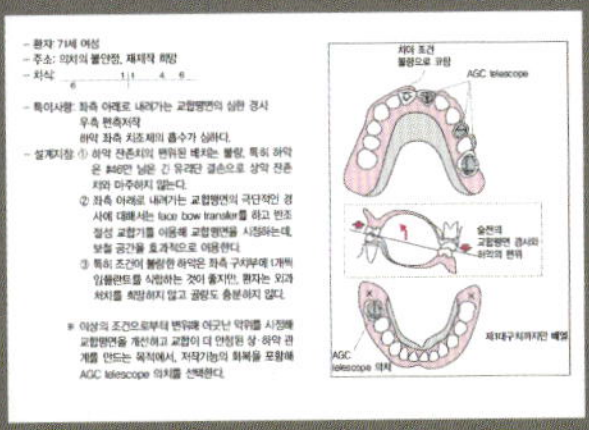

제1장

기공소와의 컬래버레이션

국소의치의 기공 지시

의원에서 치과기공소로 기공 의뢰를 한다. 치과기공사는 지시 내용을 확인하는데, 이제부터 기댈 수 있는 것은 치열모형에서 상상되는 치열의 상황과 지금까지 익힌 핵심밖에 없다. 치과의원에 따라서는 구강 내 사진이나 방사선사진 등을 첨부하기도 해, 환자나 결손 치열의 상황을 이해하는 정보원이 된다.

그러나 모든 정보를 망라해도 기공물을 어떻게 완성하는지의 참고는 되어도 제작의 지침은 되지 않는다. 제작의 지침이 되는 것은 역시 기공 지시서라고 생각한다.

필자의 치과의원도 그렇게 견실하지는 않지만, 의료보험 범위의 의치라 하더라도 그 설계를 그림으로 그려 지시를 전달한다. 하물며 환자가 특별히 원하는 telescope 의치나 어태치먼트 의치 등은 치과의사와 치과기공사 상호 간에 한층 더 상세히 검토할 필요가 있다. 왜냐하면 그 장치의 특성을 이해하고, 정밀도가 향상된 기공을 통해 비로소 더 좋은 형태로 완성되는 것이기 때문이다.

그러나 한편으로는 환자 개개인의 치열을 둘러싼 상황과 치료에 대한 희망이나 치료 비용이 천차만별이어서, 각각에 걸맞은 개별적인 검토가 되고 보철에서도 더 섬세한 부분에 배려가 필요하다.

의치상은 피복 범위나 형태, 주연결장치의 위치를 검토해 위화감이 더 적은 설계를 선택해 의뢰한다. 그리고 치아의 지지조직이 약해진 치열에 대한 유지장치의 선택, 심미성을 향상시켜 환자를 기쁘게 하기 위한 클래스프의 배려, 청소성이 좋고 술후의 follow up이 쉬운 유지장치 배치의 고안과 같이 그때그때 치과의사의 생각을 보다 알기 쉽게 치과기공사에게 전달할 수 있어야 더 좋은 최종 보철물을 얻을 수 있다고 생각한다.

심미적인 치관 보철이면 이름난 기공소에 맡기는 것도 충분히 가능하지만, 붕괴가 진행된 결손 보철에서는 환자 개개인의 치열에 걸맞은 보철물을 만드는, 이른바 주문 제작의 요소가 힘이 된다.

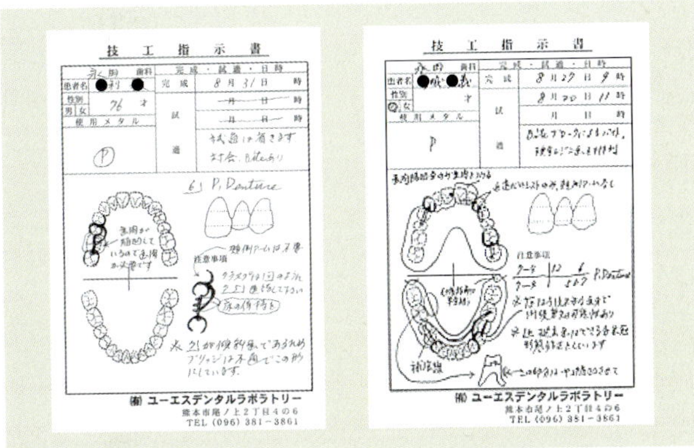

그림 1. 의료보험의 의치라 하더라도 가능한 만큼 지시를 적는다. 인상과 모형만 기공소에 보내지 않도록 한다!

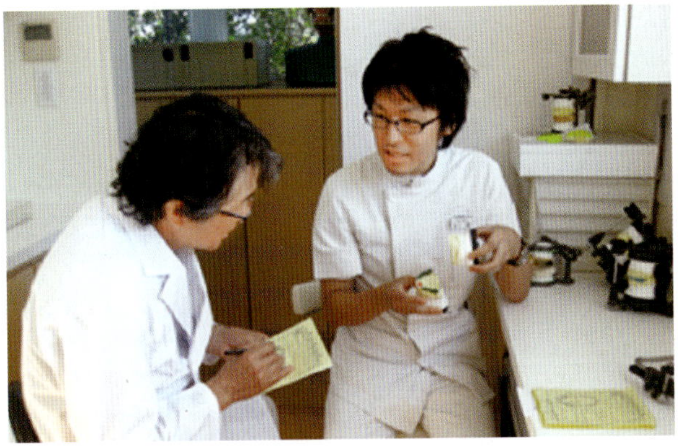

그림 2. 의치 임상에서는 진료실과 기공소의 연계나 세세한 정보교환이 있어야 마무리도 잘되는 법이다.

치과기공사와의 연계

필자의 치과의원에서는 보철 임상에 중점을 둔 치료체계로 의원의 방향성을 유지해왔기 때문에, 치과 기공에 깊은 애착을 가지고 있다. 치과기공사나 기공소와의 연계도, 치과기공사의 전문 부문이나 기공소 간의 상호 관계에서 기공물을 구분해, 오랫동안 3명의 치과기공사에게 신세를 지고 있다.

Ueda(上田) 기공사와는 월급의사 때부터 알고 지내는 사이로, konus, 각종 어태치먼트 등 필자 치과의원의 의치 전반을 맡아주고 있다. 찰떡같은 호흡으로 서로를 이해하고 있지만, 역시나 상의 없이는 설계나 보철물의 세세한 처리에서 더 좋은 마무리를 바랄 수 없다. 그것이 의치 임상이라고 생각한다. 이 책에서도 많이 다룬 AGC telescope는 10년 정도 전에 사용하기 시작했는데, 참고가 되는 서적이 적어 다양한 상의를 거듭한 끝에 현재에 이르렀다. 근래에는 먼 지역의 의뢰로 바쁜 것 같다.

Omura(大村) 기공사와도 20년 동안 거래했는데, 그는 의치 부문 중에서도 금속 의치상 외골수다. 그만큼 마무리는 확실히 예술품이다. 필자 치과의원의 telescope 의치는 Ueda 씨와 Omura 씨의 컬래버레이션이 있어야만 환자에게 제공할 수 있다.

Imamura(今村) 기공사는 청년 시절부터 Ueda 씨를 통해 기공을 담당해주었고, 기공소를 개업하고 나서는 주로 치관 보철, 임플란트의 상부 구조 등을 맡아주고 있다. 납득할 수 있는 일의 내용을 유지해가는 데 있어서 장인정신을 가지고 기공을 담당하고 있다. 기공물에 고도의 정밀도를 추구하는 데에 중요한 인재이다.

소개한 치과기공사들은 전문 분야의 일에 대한 각각의 고집과 긍지가 있어, 그것이 서로에게 좋은 영향으로 이어져 활약함으로써 필자의 치과의원에는 중요한 인재들이다.

프로필

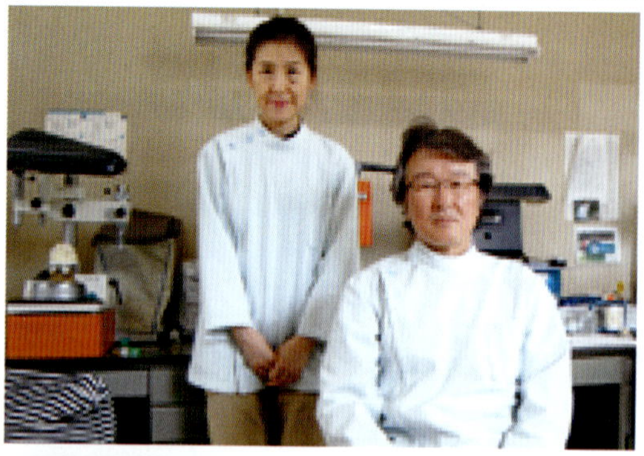

• Ueda Norihisa(上田徳久, 1948년생)
  - 1973년 구마모토 치과기술 전문학교 졸업
  - 1973년 소에지마 치과의원 근무
  - 1984년 (유)US dental laboratory 개설

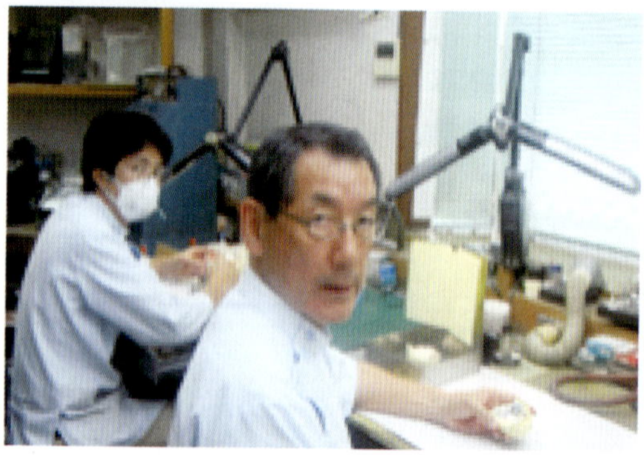

• Omura Kazuaki(大村和明, 1951년생)
  - 일본 대학 치학부 부속 치과기공사 학교 졸업
  - 1972년 (주)일본 덴탈 연구실 근무
  - 1979년 (주)교신치연 근무
  - 1981년 구마모토시 호리카와 치과의원 근무
  - 1990년 K Tech Lab. 개설

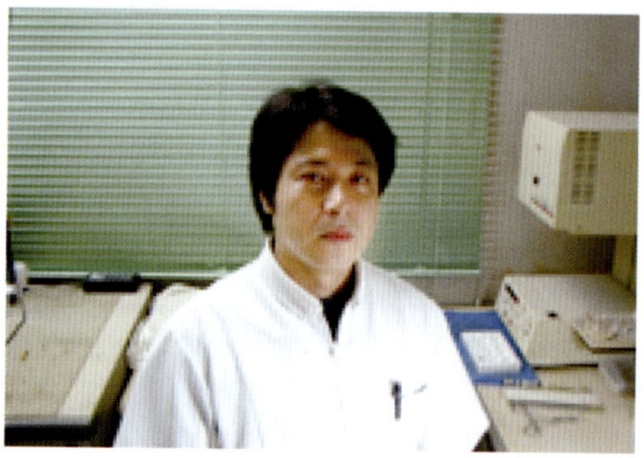

• Imamura Testsunori(今村哲典, 1970년생)
  - 1991년 구마모토 치과기술 전문학교 졸업
  - 1993년 US dental laboratory 근무
  - 2004년 IDS 개설

그림 3. 필자의 치과의원에서 신세를 지고 있는 치과기공사.

제2장

국소의치 설계

설계 1: I bar 클래스프 의치 **(65쪽 그림 15)**

– 환자: 62세 여성

– 주소: 의치를 장착하고 있는 것을 밖에서 보이지 않도록 하고 싶다. 치아는 삭제하지 않고 할 수 있으면 그대로 사용하고 싶다.

– 치식:

3	1 2 4 5
3	2 3 8

– 특이사항: 전악의 치주질환이 있는 치열이지만 오랜 기간 양호하게 유지되고 있다. 수압·가압은 무리 없이 양호하다.

– 설계지침: ① 상하 잔존치는 적지만 교합고경이 유지되어, 좌우의 guidance도 양호하게 유지되고 있다.
→ 잔존치에 의한 하악위는 바꾸지 않고, 잔존치에 부담이 적으면서 심미적인 의치를 목표로 한다.
② Lip line과 전치의 심미성에 대해서는 상하 모두 전치 치경부 1/3은 웃었을 때도 입술에 덮여 있어, I bar 클래스프이면 겉모습을 해치지 않는다.

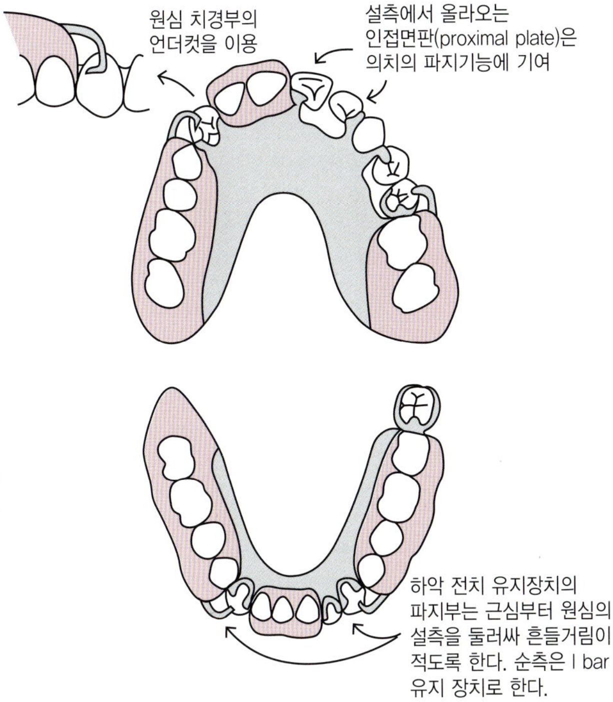

설계 2: 클래스프 의치—설측·밀링 암, 인접면 치간부·홀

(133쪽 COLUMN 10)

- 환자: 79세 여성
- 주소: 씹을 수 없다. 의치가 닿아 아프다.
- 치식:

	3 4 5 6 7
6 5 4 3 2 1	1 2 3 4 5

- 특이사항: 엇갈린 교합 일보 직전이다.
  씹을 수 없는 의치에 대한 불만이 강하다.
  (non-clasp 의치).
- 설계지침: ① 상악 의치의 안정 도모를 첫 번째로 고려한다(비용 측면에서 임플란트는 사용하지 않는 설계).
  ② 상악 의치는 전후·측방의 불규칙한 움직임을 보인다. 특히 우측의 외측으로 변위하는 경향이 있다.
  → 이 움직임에 대한 대응으로서 크라운 인접면 치간부에 홀을 형성해 변위에 저항하게 한다.
  ③ 결손 인접면 #23은 과도한 부담을 회피하는 의도로서 근심 레스트만 설계하고 클래스프 암은 설계하지 않는다.

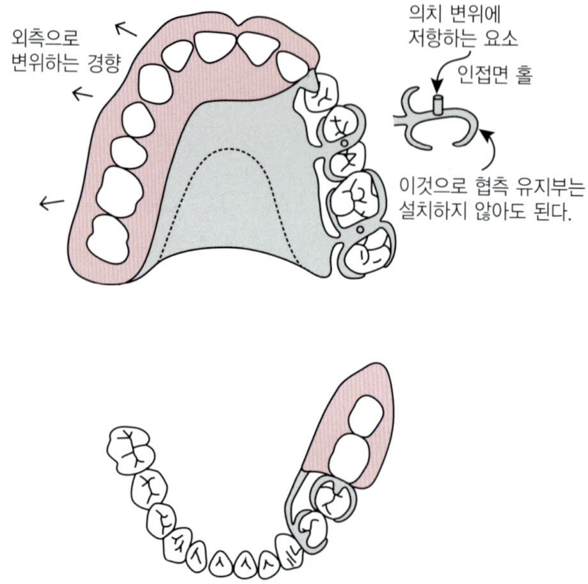

설계 3: AGC telescope 의치

(94쪽 제작과정)

- 환자: 78세 여성
- 주소: 의치의 재제작을 희망한다.
  고리가 보이지 않고, 씹을 수 있는 의치를 만들고 싶다.
- 치식:

4 3 2	3 4 5
4 3 2 1	1 2 3

- 특이사항: 상하 잔존치가 마주하는 관계는 양호하다.
  Eichner B3, 교합지지 치아 수는 4개이지만 예후는 양호하다고 판단한다.
- 설계지침: ① 저작기능의 회복, 심미성을 중시한 AGC telescope 의치가 가장 적합한 방법이라고 판단한다.
  ② 예후가 불안하지 않지만, 문제가 생긴다면 #14, 44일 것이라고 판단한다. 상실했을 때도 대세에 영향이 없이 계속해서 사용할 수 있도록 우측에는 여러 개의 telescope를 배치한다.
  ③ 구치부 상·하악의 협설 치열궁 크기와 마주하는 관계의 균형에 관해서는 인공치 배열에서 고려한다.

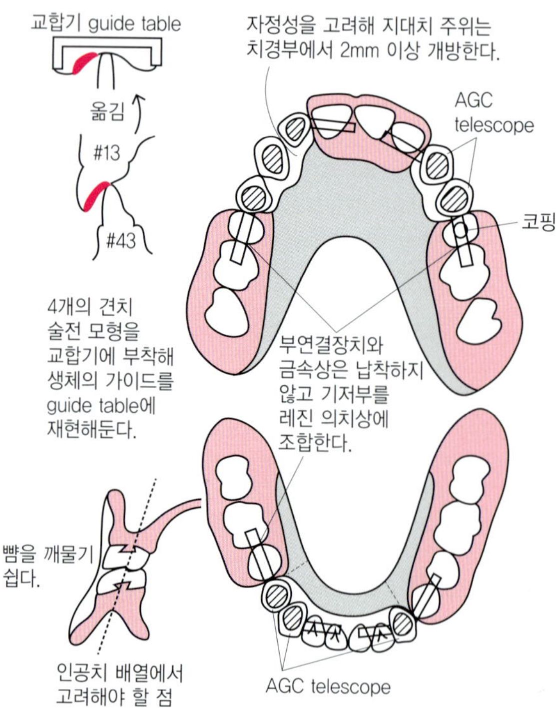

설계 4: AGC telescope 의치

(143쪽 그림 41, 42)

- 환자: 71세 여성
- 주소: 의치의 불안정, 재제작 희망
- 치식: 상악 1|1 4 6 / 하악 6|
- 특이사항: 좌측 아래로 내려가는 교합평면의 심한 경사
  우측 편측저작
  하악 좌측 치조제의 흡수가 심하다.
- 설계지침: ① 하악 잔존치의 편위된 배치는 불량, 특히 하악은 #46만 남은 긴 유리단 결손으로 상악 잔존치와 마주하지 않는다.
  ② 좌측 아래로 내려가는 교합평면의 극단적인 경사에 대해서는 face bow transfer를 하고 반조절성 교합기를 이용해 교합평면을 시정하는데, 보철 공간을 효과적으로 이용한다.
  ③ 특히 조건이 불량한 하악은 좌측 구치부에 1개씩 임플란트를 식립하는 것이 좋지만, 환자는 외과처치를 희망하지 않고 골량도 충분하지 않다.

※ 이상의 조건으로부터 변위해 어긋난 악위를 시정해 교합평면을 개선하고 교합이 더 안정된 상·하악 관계를 만드는 목적에서, 저작기능의 회복을 포함해 AGC telescope 의치를 선택한다.

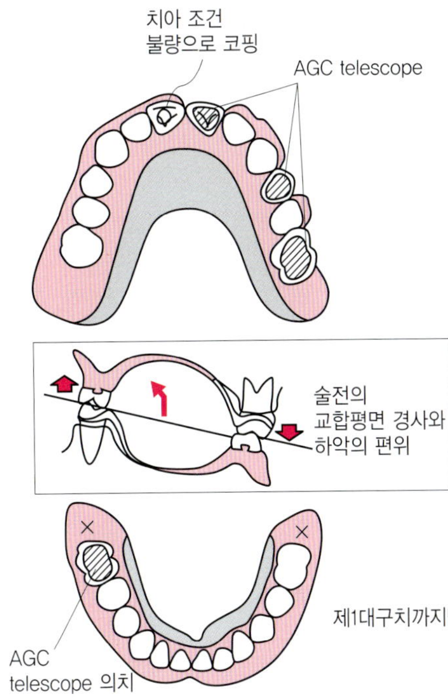

설계 5: Stud 어태치먼트 의치(하악)

(99쪽 제작과정)

- 환자: 74세 여성
- 주소: 전체적인 우식 치료와 결손 보철을 희망
- 치식: 상악 3|3 / 하악 4 3 2|3
- 특이사항: 상악은 치주질환으로 치아 동요가 보인다.
  상·하악 전돌, 치축 방향은 외측을 향한다.
- 설계지침: 상하 잔존치는 전돌해 우식 경향이 강하다. 치관 방향을 대폭 수정하기 위해 치근면 형식의 유지장치를 선택하는 것이 좋다.
- (상악) 약간 동요가 있는 견치이기 때문에 축면의 높이를 늘린 코핑에 자석을 장착한다(자기력에 의해 유지력이 효과적으로 작용하기 위해서는 축면의 높이를 늘린 코핑에서 파지 효과를 얻어 흔들리지 않는 의치로 만드는 것이 중요).
- (하악) 치근면 어태치먼트에 의한 rigid한 유지장치로 만든다.
  #42, 44는 축면의 높이를 늘린 코핑(konus 내관 모양)으로 제작해 지지와 파지를 얻고, 다른 하나의 목적으로서 #33, 43의 치근면 어태치먼트의 유도면이 되도록 한다.
- 예후 예측: 하악은 특별한 문제가 없지만, 상악은 정기검진을 통한 치태조절을 중시하고 의치상이 흔들리지 않도록 가이드에 유의한다.

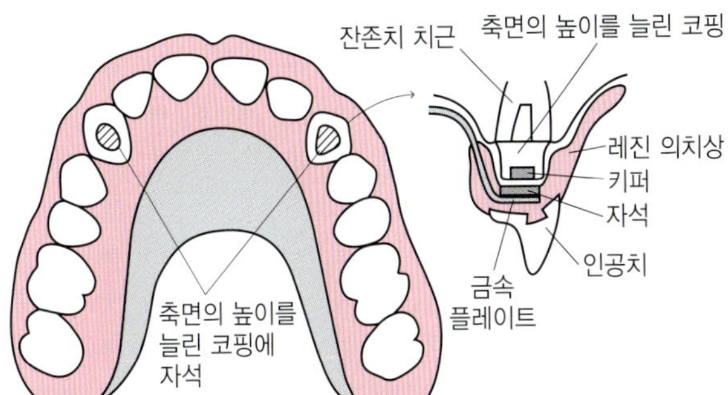

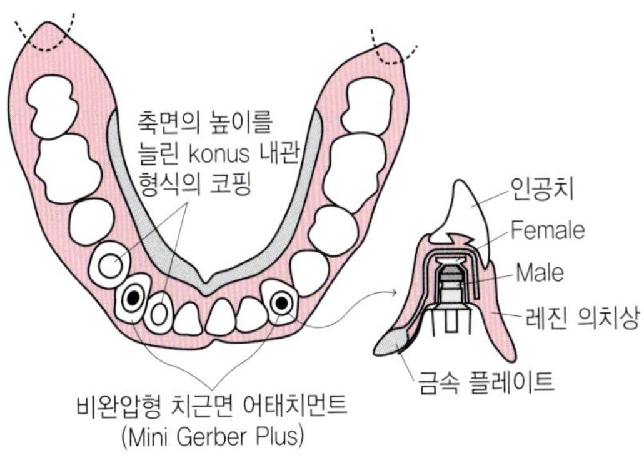

설계 6: AGC telescope 의치(잔존치·임플란트)

(106쪽 그림 29)

- 환자: 72세 남성
- 주소: 씹기 어려우므로 의치를 새로 만들고 싶다.
- 치식:

△3	3
4 3	3

- 특이사항: 교두감합을 할 때 #23, 33의 facet을 따라 하악이 우측으로 어긋난다.
  우측 TMJ에 관절음(click)이 있다(과두가 후방으로 편위하는 경향).
- 설계지침: ① 하악의 어긋남을 멈추기 위해서는 #13에 임플란트를 식립하는 것이 필수이다.
  ② 잔존치 내관을 telescope 형태로 개조한 치료용 의치를 이용해 어긋나지 않는 하악위(CO=CR)의 상태로 만들어, 새로운 하악위에 대한 적응성을 관찰한다.
  ③ 임플란트를 포함한 잔존치의 마주하는 관계는 양호하다.
  잔존치뿐만 아니라 임플란트의 상부 구조를 telescope 형식으로 수복하기 위해서는 AGC의 '적합'에 의한 유지 형태로 만들 필요가 있다.
- 예후 예측: 상·하악 모두 무리 없는 기능 부담
  예후는 양호하리라 예측

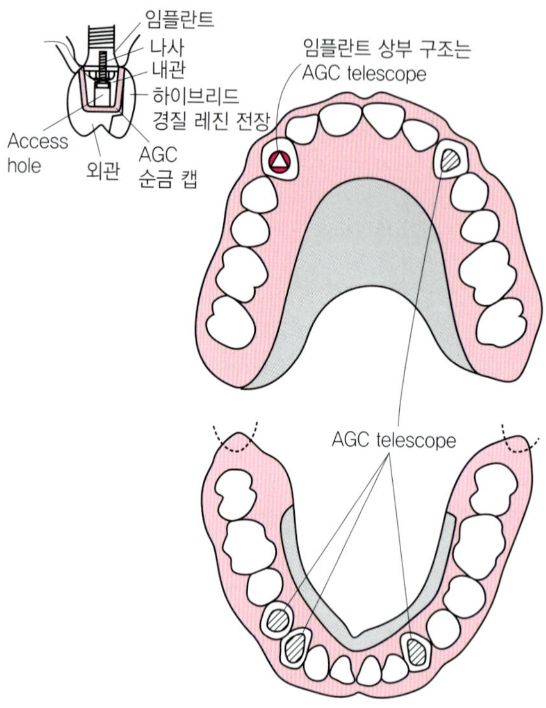

설계 7: 돌더바 어태치먼트 의치

(104쪽 그림 26)

- 환자: 62세 여성
- 주소: 의치가 움직여 아프다. 음식을 씹기 어렵다.
- 치식:

1	1 2 3 4 6
△4 △2	△2 △4

- 특이사항: 하악은 무치악이고, 치조제는 심한 흡수(특히 좌측)를 보인다.
  상악은 잔존치의 편재로 대합하는 악궁에 대한 가압이 좋지 않다(#26).
- 설계지침: ① 하악이 흡수된 Angle II급의 무치악에 대해서는 임플란트 지지의 국소의치로 수복한다.
  ② 상악 잔존치는 이차 우식 치료와 치주치료 후에 konus 의치로 수복한다.
  - #23, 24는 예후가 불안한 치아이므로 코핑
  - #11, 21, 22, 26은 bony stability가 불량하지만, konus 지대로 수복할 수 있다.
  - #11, 21, 22는 전치이기 때문에 설측 축면을 늘릴 수 없어 #26을 telescope 지대로 수복해 기능을 부담하게 한다.
  - 그러나 한편으로 #26은 대합하는 악궁의 유리단을 가압하는 나쁜 가압 인자인 것을 부정할 수는 없다.

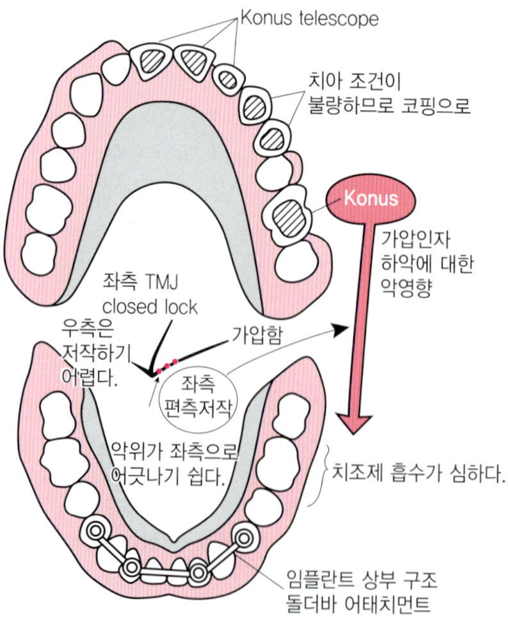

설계 8: 상악 총의치—하악 임플란트와 잔존치를 이용한 브리지

(113쪽 그림 35)

- 환자: 67세 남성
- 주소: 상악 의치 상태 불량으로 재제작을 희망
- 치식: 6 5 4 3 | △3 △6 (하악)
- 특이사항: 하악 우측에 편재한 잔존치, 우측 편측저작으로 상악에 가해지는 압력이 좌우 불균형 → 상악 의치의 흡착 불량
- 설계지침: ① 문제가 되는 하악 좌우비대칭 잔존치의 분포를 개선하기 위해서는 좌측에 몇 개의 임플란트를 식립하는 것이 효과적이다.
  ② 상악 총의치와 하악 보철물(Cr–Br)의 관계에서 combination syndrome에 빠지지 않도록 둘 사이의 마주하는 관계에 유의해 보철한다.
  ③ 환자의 희망이 하악이 가철성이어도 좋다고 하면 ⑥③△3△6을 지대로 한 오버덴처로 수복하는 것이 상악에 대한 부하가 작아진다.

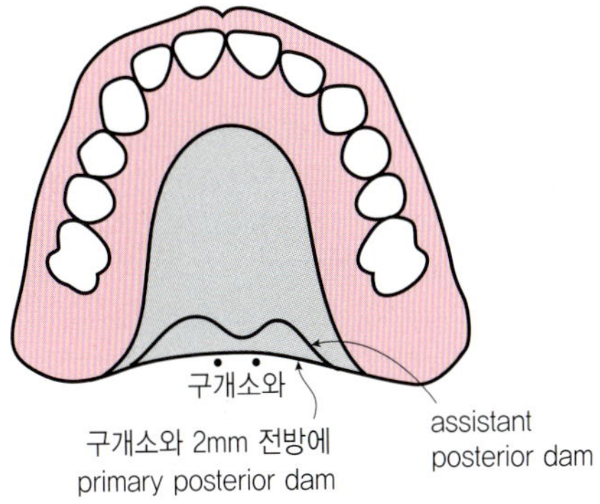

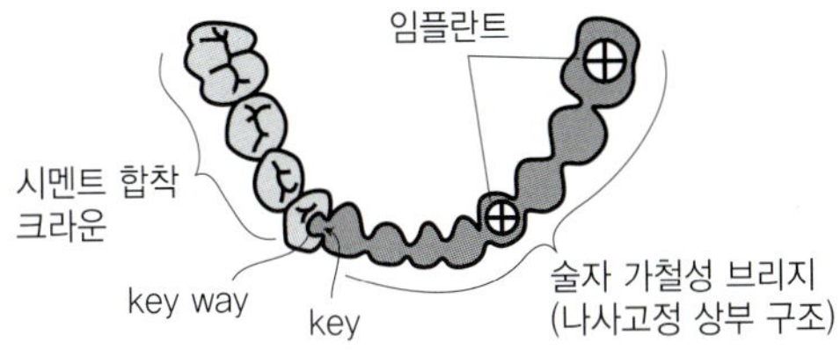

★ 결손 부위 치조제와 대합치의 마주하는 관계는 치축의 방향도 좋고 나쁨에 영향을 미친다.

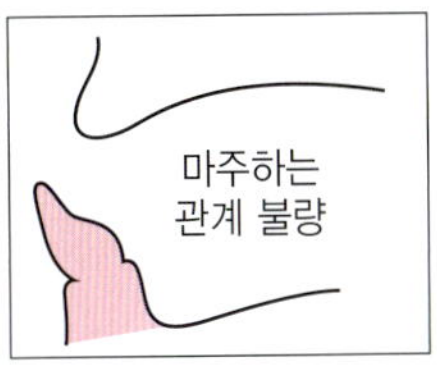

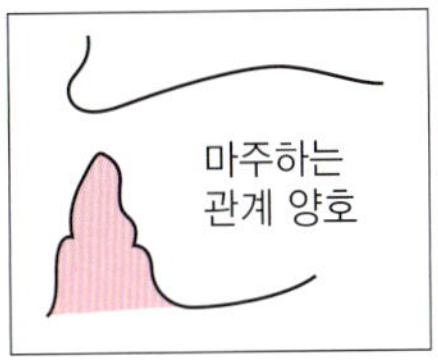

설계 9: 잔존치·자석 어태치먼트 + 임플란트·자석 어태치먼트

(111쪽 그림 32)

- 환자: 59세 여성
- 주소: #24의 자연 탈락으로 의치 제작을 희망(클래스프가 없는 의치를 원함)
- 치식: △6 4 3 1 | 1 △3 △6 (상악) / △5 4 3 | 2 3 4 5 (하악)
- 특이사항: 잔존치는 많지만 생활치·치주질환
  상악 결손 부위의 치조제 불량, 특히 상악 좌측
- 설계지침: ① 흔들거림이 적은 의치 → 임플란트 오버덴처
  ② 잔존치의 보호
  ③ 자연치 치관을 남긴다. → 자연감을 보호
- (상악) 좌우 구치부 지지의 붕괴·좌측 가이드 붕괴
  #16, 23, 26에 임플란트 식립
  #16, 23, 26의 축면을 3mm 올린 자석 어태치먼트로 지지
- (하악) #45에 임플란트 식립 → #34, 45 자석 어태치먼트
  좌우대칭의 치열, 유지장치의 배치 → 지지의 안정화
  ※ 부연결장치와 파지
  하악 잔존치 인접면을 따라 부연결장치를 설계해 파지 효과를 주고 수평적인 안정을 구한다.
- 술후 문제에 대한 대응성
  잔존치의 상실(치주질환)에 대해 의치의 인공치 추가로 follow up을 할 수 있다. 10년 이상은 사용이 가능한 보철물을 제작한다.

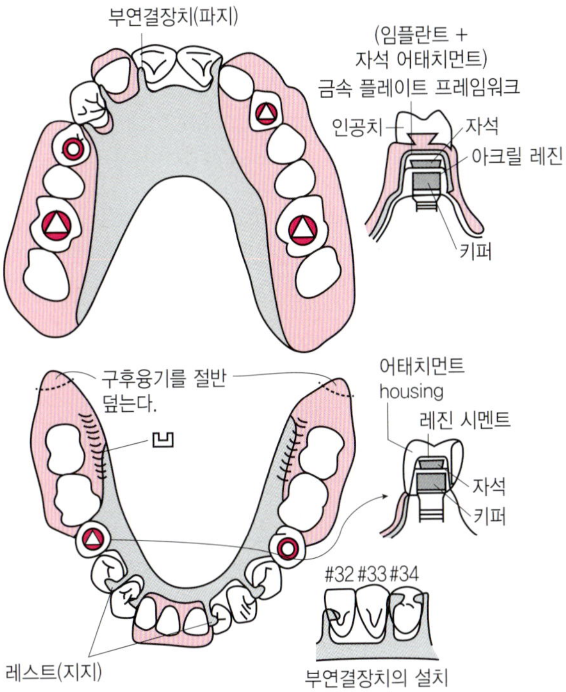

설계 10: 상악 임플란트·자석 어태치먼트—하악 AGC telescope 의치

(101쪽 그림 21-4)

- 환자: 54세 여성
- 주소: 전체적인 보철, 턱관절 치료
- 치식:

6 5 3 2 1	3 4 △6
△7 △3	△3 △7

- 특이사항: 턱관절질환 증례, 악위 불안정
  하악 결손 부위 치조제의 흡수가 심하다.
  흐트러진 교합평면, 경사되어 있다.
- 설계지침: ① 치료용 의치를 이용해 악위를 검토할 필요가 있다.
  ② 환자는 교합거상을 희망하지만 무턱대고 거상하는 것은 피하는 것이 좋다.
- (상악) 잔존치의 상태는 좋지만 #26에 임플란트를 1개 추가하고, telescope와 자석의 지대장치(예지성이 낮은 #15, 16, 24는 코핑)를 선택한다.
- (하악) 치조제 흡수량이 많은 하악에 대한 대응책으로서 치열 우각에 임플란트를 식립하고, rigid한 지지를 재건한다. 임플란트 상부의 유지장치에는 축면이 치은에서 3mm 올라온 자석 어태치먼트를 선택한다.

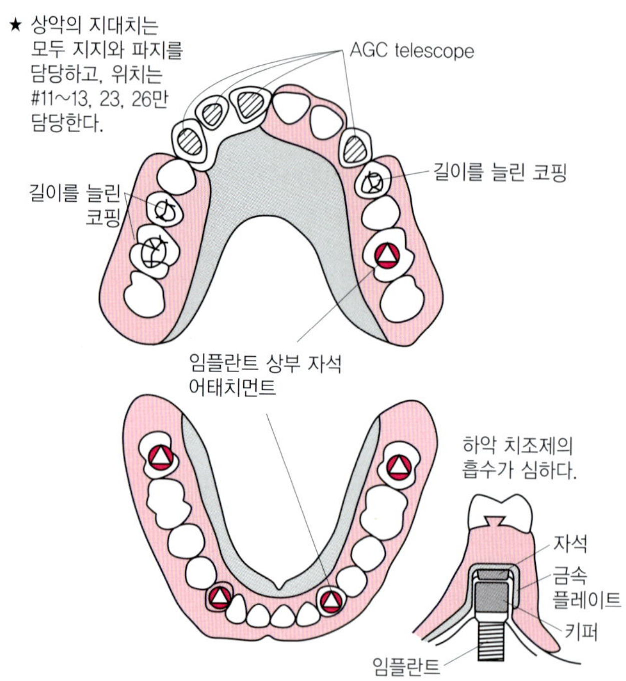

설계 11: AGC telescope 의치(잔존치·임플란트)

(109쪽 그림 31)

- 환자: 57세 여성
- 주소: #43의 통증. 전체적인 치아의 치료
- 치식:

4 3	3 4 5
6 3 2 1	1 △3 △6

- 특이사항: 중도 치주질환 치료 후의 보철
  청소성 중시, 맨 처음 사용하는 의치이므로 장착감에 유의한다.
- 설계지침: ① 상·하악 모두 기능회복을 첫 번째로 하고, 청소성이나 술후 문제에 대한 대응성을 중요시해 telescope에 의한 이차 고정성 보철로 수복한다(하악은 브리지, 환자 가철성 장치).
  ② 하악에 편재한 잔존치에 대해 △3△6 부위에 임플란트를 식립한다. 마주하는 관계에 대해서는, 치열 후방 부위에서는 상악 잔존치와 임플란트가 직접 지지가 되지 않도록 해서 잔존치에 대한 스트레스 완화를 도모한다.
  ③ 치주질환의 리스크가 있으므로, 어떤 치아가 상실되어도 추가 처치를 하면서 최소한 10년은 사용이 가능한 보철물이 되도록 한다.

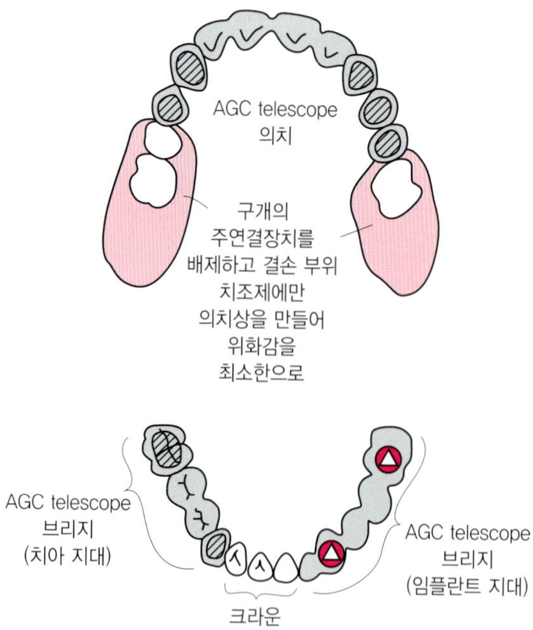

설계 12: 잔존치·임플란트 상부 구조—AGC telescope에 의한 이차 고정성 보철 (103쪽 그림 25)

– 환자: 68세 여성
– 주소: 의치 파손
– 치식:

8		4	3			|		3	4	5		7
	6	5	4	3	2	1 | 1	2	3	4	5	6

– 특이사항: 엇갈린 교합 일보 직전
#24, 25 교합성 외상
더 심한 난증례로 전락하지 않는 방지책
– 설계지침: ① 엇갈린 교합으로 전락해 어려운 증례가 되는 것을 피하고, 더 안정된 치열로 개선하기 위해서는 임플란트를 이용해 좌우대칭적인 지지를 얻는 것이 필요하다.
② 상악은 #13, 14, 23에 임플란트를 식립해 치열의 대칭성을 회복하면 안정된 치열로 개선할 수 있다. 잔존치와 임플란트를 연결한 대규모의 보철이 필요했지만, 서로 다른 성질을 가진 잔존치와 임플란트를 연결하기 위해서는 절대적으로 이차 고정이어야 한다고 생각하였다.
그 이유는 a) 피압변위량의 차이에 따른 합착 시멘트의 용해 확인, b) 유지관리 시기에서 각 지대치의 동요도 확인, c) 청소성, d) 술후 문제에 대한 대응성 등이다.

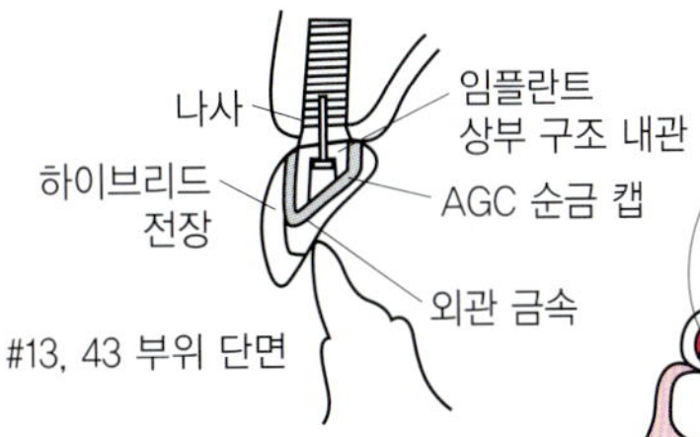

#13, 43 부위 단면

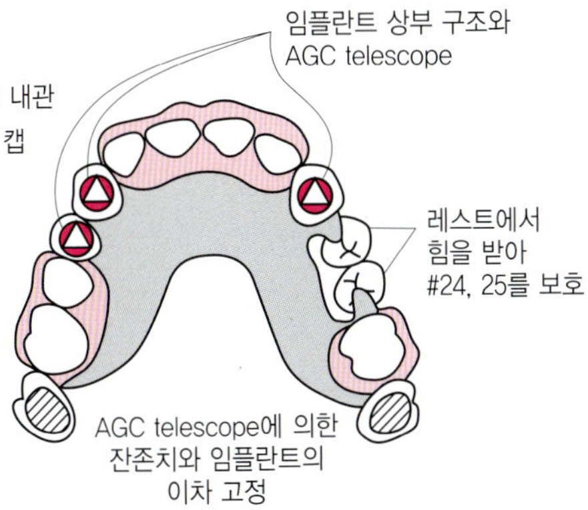

치열의 대칭성을 목표로

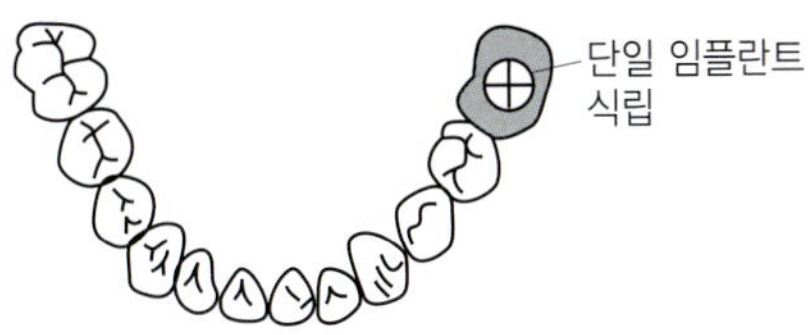

참고문헌

1) 大石忠雄：下顎運動の立場から見た顎関節構造の研究．補綴誌，11（2）：197〜220，1967.
2) Celenza, F.　V.ほか編，津留宏道監訳：オクルージョンの考察．クインテッセンス出版，1978.
3) 豊永美津糸：パーシャルデンチャーの崩壊から学ぶこと．日本歯科評論，463：14〜15，1981.
4) 宮地建夫：「欠損歯列の客観的位置づけ」の提案（上）．日本歯科評論，462：156〜169，1981.
5) 宮地建夫：「欠損歯列の客観的位置づけ」の提案（下）．日本歯科評論，463：176〜183，1981.
6) 宮地建夫：欠損歯列の処置方針―rigid supportへの理論的根拠をめぐって―/パーシャルデンチャーの考え方と処置方針．医歯薬出版，1984，179〜190.
7) 金子一芳：私の臨床ファイル2/パーシャルデンチャーの100症例．医歯薬出版，1987.
8) 鈴木　尚ほか編：ガイドとそのトランスファー．補綴臨床，20（3）：276〜307，1987.
9) Ramfjord, S., Ash, M.　M.，覚道幸男ほか訳：オクルージョン/咬合治療の理論と臨床（第3版）．医歯薬出版，1989，127〜174.
10) 藍　稔ほか編：補綴臨床別冊/咬合をどう考え臨床にどう生かすか．1989.
11) 中野雅徳ほか編：側方滑走運動のガイドをどのように与えるか．日本歯科評論別冊/犬歯，125〜134，1989.
12) Kratochril, F. J.，平沼謙二・松元　誠訳：クラトビルパーシャルデンチャー．医歯薬出版，1989，117〜125.
13) Dawson, P.　E.：Evaluation, diagnosis and treatment of occlusal problems（2nd ed）. C.　V. Mosby 1989.
14) 黒田昌彦：パントモ写真での顆頭の形態とゴシック・アーチとの関係．あるスタディグループの歩み，而至歯科工業，1990，186〜191.
15) 宮地建夫：欠損歯列の診断．補綴臨床，24（3）：247〜254，1991.
16) 宮地建夫：欠損歯列の捉え方．熊本講演抄録，1991.
17) 福島俊士：臨床咬合学．医歯薬出版，1992，114〜192.
18) Dawson, P.　E，丸山剛郎訳：オクルージョンの臨床．医歯薬出版，1993.
19) 坂東永一ほか編：顎機能障害／新しい診断システムと治療指針．医歯薬出版，1993.
20) The sixth edition of the Glossary（printed in the January 1994 issue of The Journal of Prosthetic Dentistry）. C.　V. Mosby St. Louis, 59, 62, 88.
21) 宮地建夫：咬合支持と症例の経過．歯界展望，86（2）：336〜345，1995.
22) 金子一芳ほか編：経過観察と歯科臨床．医歯薬出版，1995.
23) Ash, M. M, et al：Occlusion（4th ed）. W.　B. Saunders Philadelphia, 1995.
24) 厚生省健康政策局：歯科疾患実態調査報告．口腔保健協会，1995.
25) 須貝昭弘：歯周病と欠損歯列．歯界展望，86（2）：312，1995.
26) 宮地建夫：咬合支持と症例の経過．歯界展望，86（2）：336〜345，1995.
27) 鈴木　尚：ゴシックアーチを使う前に．補綴臨床，28（2）：127〜138，1995.
28) 宮地建夫：遊離端欠損症例の考え方．補綴臨床，29（4）：509〜518，1996.
29) 渡辺　誠ほか編：歯科技工別冊/目で見る顎口腔の世界．医歯薬出版，1996.
30) 後藤忠正ほか：対談/コーヌスクローネ20年の足跡．補綴臨床，29（1）：7〜50，1996.
31) 中村社綱：インプラント治療後の咬合変化に関する研究．補綴臨床，29（4）：445〜456，1996.
32) 須貝昭弘，千葉英史：一次固定・二次固定をめぐって．日歯会誌，49（11）：27〜37，1997.
33) 河野正司：臨床咬合学事典（長谷川成男，坂東永一監修）．医歯薬出版，1997，342〜343.
34) 北川原健：「力を読む」（上）（下）．補綴臨床，31（1）（2）：1998.

35) 千葉英史：歯の動揺/その臨床的評価と対応．補綴臨床，31（3）：319～332，1998.
36) 松井宏榮：欠損歯列に自家歯牙移植を有効に活用する．日歯会誌，51（10）：6～15，1999.
37) 松田光正：欠損歯列におけるインプラントの評価．歯界展望，93（5）：1065，93（6）：1281，1999.
38) 藍 稔：顎機能異常と咬合．医歯薬出版，1999，123～152.
39) 古谷野潔，矢谷博文編：歯科技工別冊/目で見る咬合の基礎知識．医歯薬出版，2002.
40) Wirz, J., Hoffmann, A.: Galvanoprothetik–neue Wege Zum Biologischen Zahnersatz. Quintessenz Verlags–GmbH, 1999.
41) 金子一芳：私の臨床ファイル 3/パーシャルデンチャーのデザイン．医歯薬出版，2000.
42) 中尾勝彦：補綴臨床 MOOK/無痛デンチャーの臨床，医歯薬出版，2002.
43) 前田芳信：臨床に生かすオーバーデンチャー―インプラント・天然歯支台のすべて・クインテッセンス出版，2003.
44) 添島義和：インプラントは臨床でこう活かす？欠損歯列へのインプラントによる対応．日本歯科評論増刊／高齢者とインプラント，2003.
45) 黒田昌彦：現在歯数の推移から読む「治療効果」「患者満足」「歯の生涯図」．歯界展望，108（5）：803～927，2006.
46) 小林賢一：総義歯臨床の押さえどころ．医歯薬出版，2007.
47) 高橋英登：的確に患者さんのニーズを読む．補綴臨床 41（2）：158～161，2008.
48) 鈴木 尚：欠損補綴と力の考察．補綴臨床，41（6）：693～710，2008.
49) 金子一芳：パーシャルデンチャー新時代．ヒョーロンパブリッシャーズ，2008.
50) 武田孝之ほか編：安心・安全・納得のインプラント治療．医歯薬出版，2008.
51) 栃原秀紀ほか：残存歯を守るためにインプラントを使いたい．歯界展望，112（5）800～830：2008.
52) 添島義和・添島義樹：インプラント Year Book，クインテッセンス出版，2008.
53) 熊谷真一：欠損の進行における力の影響／10 歯前後の欠損症例から見えること．補綴臨床，42(5)511～525，2009.
54) 下地 勲：歯根膜による再生治療／インプラントを考える前に．医歯薬出版，2009.
55) 中村社綱：DVD ジャーナル／Nobel Guide（TM）コンセプトによる無歯顎症例への即時荷重の実際．2009.
56) 井上 孝ほか編：「点」「線」「面」でみるインプラント治療．歯界展望，115（1）：33～61，2010.
57) 宮地建夫ほか：欠損歯列のリスクはどこまで読めるか？ 咬合三角を用いた欠損歯列の評価．歯界展望，115（5）：813～836，欠損歯列のコースを探れ！ 115（6）：999～1019，2010.
58) 北川原健：歯苦歯苦／こうして治した歯周病．医歯薬出版，2010.
59) 松田光正：長期経過から見たインプラント支台のパーシャルデンチャーについての考察．補綴臨床，43（4）：420～436，2010.
60) 前田芳信ほか：インプラントオーバーデンチャー／その活用の意義．歯界展望 116（6）：1009～1017，2010.
61) 宮地建夫：症例でみる欠損歯列・欠損補綴／レベル・パターン・スピード．医歯薬出版，2011.
62) 林 康博：メインテナンス期間中の抜歯数によるサポーティブセラピーの評価．歯界展望，116（5）：776～780，2010.
63) 細井紀雄ほか編：無歯顎補綴治療学（第 2 版）．医歯薬出版，2010.

저서·저술문헌

저서

1）北川原健，佐々木勉，千葉英史，永田省藏：BASIC PERIO1．医歯薬出版，1999.
2）北川原健・佐々木勉・千葉英史・永田省藏：BASIC PERIO2．医歯薬出版，2002.
3）牛島　隆・栃原秀紀・永田省藏・山口英司：ブラキシズム／歯ぎしり，咬みしめは危険！　医歯薬出版，2008.

저술문헌

1）咬合崩壊を伴う症例における咬合挙上．ザ・クインテッセンス，9（11）：79～93，1990.
2）パーシャルデンチャーの維持歯の保護と歯周環境の整備．歯界展望，79（1）：140～147，1992.
3）パーシャルデンチャーの維持歯における歯周環境の改善．日本臨床歯周病談話会会誌，10：64～71，1992.
4）EichnerB4 症例に対し，異なった負担様式により補綴を行った 2 症例の経過と問題点．補綴臨床，26（2）：157～167，1993.
5）顎堤の吸収が著しい場合，口腔底の緊張が強い場合の印象．補綴臨床別冊／実力アップ印象採得，143～146，1993.
6）補綴の目標を問い直す（3）欠損が進行しても補綴の目標は同じか／10 歯前後欠損の症例からすれ違い咬合の症例まで．補綴臨床，27（1）：6～73，1994.
7）特集／総合的歯科治療の目標と現在の課題．歯界展望，83（2）：322～333，1994.
8）臨床における顎位の設定の疑問から／ゴシックアーチの臨床統計．補綴臨床，28(2)：155～162，1995.
9）臨床における顎位の設定の疑問から／臨床例を通して生じた疑問．補綴臨床，28(2)：163～185，1995.
10）欠損補綴症例の術後経過から／パーシャルデンチャーの維持装置を考える（1）．歯界展望，87（4）：843～856，1996.
11）欠損補綴症例の術後経過から／パーシャルデンチャーの維持装置を考える（2）．歯界展望，87（5）：1140～1154，1996.
12）デンタルプレスケールを通して欠損歯列をみる．補綴臨床，29（4）：457～467，1996.
13）パーシャルデンチャーのフォローアップ．補綴臨床別冊／口腔ケアのためのフォローアップ，147～152，1996.
14）骨縁下欠損への対応／咬合性外傷に対する対応を中心に．日本臨床歯周病談話会会誌，29～36，1996.
15）NS アンテリアジグを用いた簡便で正確な下顎位の診断法．補綴臨床，30（4）：448～449，1997.
16）欠損歯列のリスクファクターと処置方針～症例の棲み分けをめぐって／欠損歯列の診断．日本歯科評論，658：139～155，1997.
17）欠損歯列のリスクファクターと処置方針～症例の棲み分けをめぐって／欠損歯列の回復と処置の実際—1，初期治療を進める中で．日本歯科評論，659：137～148，1997.
18）欠損歯列のリスクファクターと処置方針～症例の棲み分けをめぐって／欠損歯列の回復と処置の実際—2，初期治療を進める中で．日本歯科評論，660：125～136，1997.
19）欠損歯列のリスクファクターと処置方針～症例の棲み分けをめぐって／欠損歯列の回復と処置の実際—3，下顎位の捉え方と咬合採得．日本歯科評論，661：131～144，1997.
20）欠損歯列のリスクファクターと処置方針～症例の棲み分けをめぐって／術後経過と欠損歯列のリスク

ファクター 1．日本歯科評論，662：137～151，1997.
21）欠損歯列のリスクファクターと処置方針～症例の棲み分けをめぐって／術後経過と欠損歯列のリスクファクター 2．日本歯科評論，664：145～159，1998.
22）欠損歯列のリスクファクターと処置方針～症例の棲み分けをめぐって／連載の論点とまとめ．日本歯科評論，66：139～153，1998.
23）欠損補綴法におけるコーヌス・テレスコープの臨床的位置づけ．ザ・クインテッセンス，18（4）：81～92，1999.
24）下顎位とガイドの捉え方と設定法／下顎位に関する概念を理解する．歯界展望，94（1）：125～137，1999.
25）下顎位とガイドの捉え方と設定法／ゴシックアーチに取り組んでみてわかったこと．歯界展望，94（2）：357～372，1999.
26）下顎位とガイドの捉え方と設定法／さまざまな下顎位の状況とその咬合位回復の実際 1．歯界展望，94（3）：599～611，1999.
27）下顎位とガイドの捉え方と設定法／さまざまな下顎位の状況とその咬合位回復の実際 2．歯界展望，94（4）：851～862，1999.
28）下顎位とガイドの捉え方と設定法／ガイドと下顎運動 1．歯界展望，96（1）：115～128，2000.
29）下顎位とガイドの捉え方と設定法／ガイドと下顎運動 2．歯界展望，96（2）：405～416，2000.
30）欠損補綴診断のベースを探る「咬合支持」の臨床像．ザ・クインテッセンス，21（1）：212～233，2002.
31）インプラントは歯列の崩壊を防ぐか．歯界展望，99（5）：981～1021，2002.
32）ゴシックアーチに取り組んでみてわかったこと．日歯会誌，55（3）：4～13，2002.
33）歯周外科に踏み切るとき．デンタルハイジーン別冊，115～119，2002.
34）インプラントが同居するパーシャルデンチャーへの期待．日本歯科評論別冊，157～166，2003.
35）欠損歯列の術後評価とリスクファクター／個体差と症例群の傾向．別冊クインテッセンス・YEAR BOOK，59～66，2003.
36）欠損歯列と歯周疾患のかかわりから処置方針を考える．日本臨床歯周病学会会誌，21：26～32，2003.
37）咬合高径の挙上・回復を行った症例の経過と考察．ザ・クインテッセンス，23（2）：69～76，2004.
38）パーシャルデンチャーの術後の様相とインプラントの応用．歯界展望，104（2）：285～296，2004.
39）栃原秀紀・牛島　隆・永田省蔵：疫学データの蓄積を進めよう．日本歯科評論，85～88，2005.
40）可撤性補綴物での対応．補綴臨床別冊／診断と治療方針のコンセンサス，22～31，2005.
41）歯周外科に踏み切るべきか否かを考えてみよう．熊本県歯科医師会雑誌，2005.
42）顎位の不安定な歯列／臨床歯科医のステップアップ・研修リスクを抱える歯列とどう向き合うか．日本歯科評論，87～98，2006.
43）牛島　隆，栃原秀紀，山口英司，永田省蔵：ブラキシズムのプロトコール．補綴臨床，39（4）：395～415，2006.
44）QDT Success Basics 欠損歯列とパーシャルデンチャーの設計／欠損歯列とパーシャルデンチャーの設計（1）．31（2）：64～69，2006.
45）QDT Success Basics 欠損歯列とパーシャルデンチャーの設計／欠損歯列とパーシャルデンチャーの設計（2）レストとクラスプ．31（6）：66～73，2006.
46）QDT Success Basics 欠損歯列とパーシャルデンチャーの設計／欠損歯列とパーシャルデンチャーの設計（3）アタッチメント．31（10）：56～65，2006.
47）QDT Success Basics 欠損歯列とパーシャルデンチャーの設計／欠損歯列とパーシャルデンチャーの設計（3）テレスコープ．32（2）：52～59，2007.
48）欠損の終末像を豊かに／少数残存歯をめぐる欠損補綴／少数残存のステージを大切に扱う．補綴臨床，40（1）：81～90，2007.

49) 欠損の終末像を豊かに／少数残存歯をめぐる欠損補綴／少数残存歯列とオクルージョン（1）下顎の位置決めとよりよい咬合得のために・補綴臨床，40（2）：187〜198，2007.
50) 欠損の終末像を豊かに／少数残存歯をめぐる欠損補綴／少数残存歯列とオクルージョン（2）生体に調和するガイドと半調節性咬合器のハンドリング．補綴臨床 40（3）：321〜333，2007.
51) 欠損の終末像を豊かに／少数残存歯をめぐる欠損補綴／維持装置の選択と治療・技工のステップ．補綴臨床，40（4）：429〜441，2007.
52) 欠損の終末像を豊かに・少数残存歯をめぐる欠損補綴／少数残存歯とインプラント．補綴臨床，40（5）：541〜551，2007.
53) 欠損の終末像を豊かに・少数残存歯をめぐる欠損補綴／少数残存歯列の術後の変化とフォローアップ．補綴臨床，40（6）：665〜677，2007.
54) 牛島　隆，栃原秀紀，山口英司，永田省藏：ブラキシズムのプロトコール／調査結果から見えてきたこと．補綴臨床，40（4）：373〜394，2007.
55) 鑑別診断と治療計画立案の臨床アドバイス／上下臼歯遊離端欠損に対する補綴処置．ザ・クインテッセンス，26（7）：107〜116，2007.
56) 鑑別診断と治療計画立案の臨床アドバイス／長い中間歯欠損の咬合再建．ザ・クインテッセンス，26（8）：123〜133，2007.
57) 鑑別診断と治療計画立案の臨床アドバイス／左右的すれ違い傾向の補綴とその行方．ザ・クインテッセンス，26（9）：89〜99，2007.
58) インプラントの咬合／臨床上起こっている問題点．日本補綴歯科学会雑誌，52（1）：10〜16．2008.
59) 歯科臨床あるある大辞典（パーシャルデンチャー編）／診断・設計とその手立て．北海道歯科医師会，2009.
60) インプラントが対合歯に及ぼす力の影響．日本歯科評論，69（4）：79〜87，2009.
61) 欠損補綴からみた咀嚼／デンチャーは噛めない補綴か？．日本咀嚼学会雑誌，20（1）：68〜72．2010.
62) 触って覚える！半調節性咬合器使いこなしマニュアル／「咬合器離れ」のここが問題！　QDT，35（1）：76〜87，2010.
63) 触って覚える！半調節性咬合器使いこなしマニュアル／咬合器をどう選ぶか？　QDT，35（2）：77〜91，2010.
64) 触って覚える！半調節性咬合器使いこなしマニュアル／半調節性咬合器を手にとってみよう！　QDT，35（3）：72〜83，2010.
65) 触って覚える！半調節性咬合器使いこなしマニュアル／半調節性咬合器に歯列模型を正しく装着するために．QDT，35（4）：68〜80，2010
66) 触って覚える！半調節性咬合器使いこなしマニュアル／咬合採得材料の選び方と咬頭嵌合位での咬合採得．QDT，35（5）：80〜93，2010.
67) 触って覚える！半調節性咬合器使いこなしマニュアル／欠損が進行した歯列の咬合採得．QDT，35(6)：76〜89，2010.
68) 触って覚える！半調節性咬合器使いこなしマニュアル／歯列模型を半調節性咬合器に付着して咬合診断をしてみよう！ QDT，35（7）：72〜85，2010.
69) 触って覚える！半調節性咬合器使いこなしマニュアル／模型を付着した半調節性咬合器で基本的な下顎運動を学ぼう！　QDT，35（8）：70〜83，2010.
70) 触って覚える！半調節性咬合器使いこなしマニュアル／ガイドを決定し，アンテリアガイドテーブルを作ってみよう！　QDT，35（9）：64〜77，2010.
71) 触って覚える！半調節性咬合器使いこなしマニュアル／ガイドを決定し，よりよい咬合接触を作りあげよう！　QDT，35（9）：68〜82，2010.

72) 触って覚える！半調節性咬合器使いこなしマニュアル／本連載を振り返って：座談会／クラウン・ブリッジ編. QDT, 35 (10)：62～77. 2010.

73) 触って覚える！半調節性咬合器使いこなしマニュアル／本連載を振り返って：座談会／有床義歯編. QDT, 35 (11)：50～64. 2010.